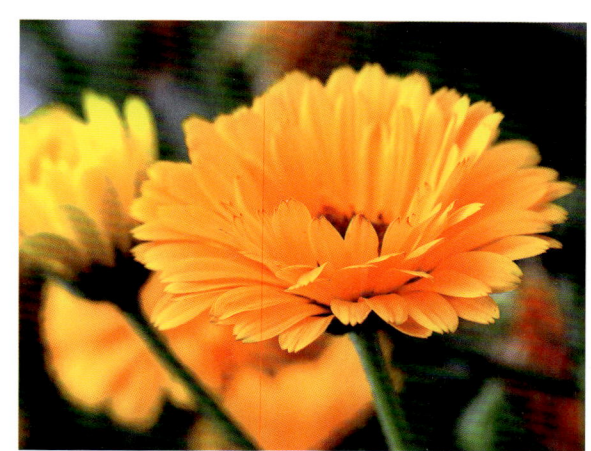

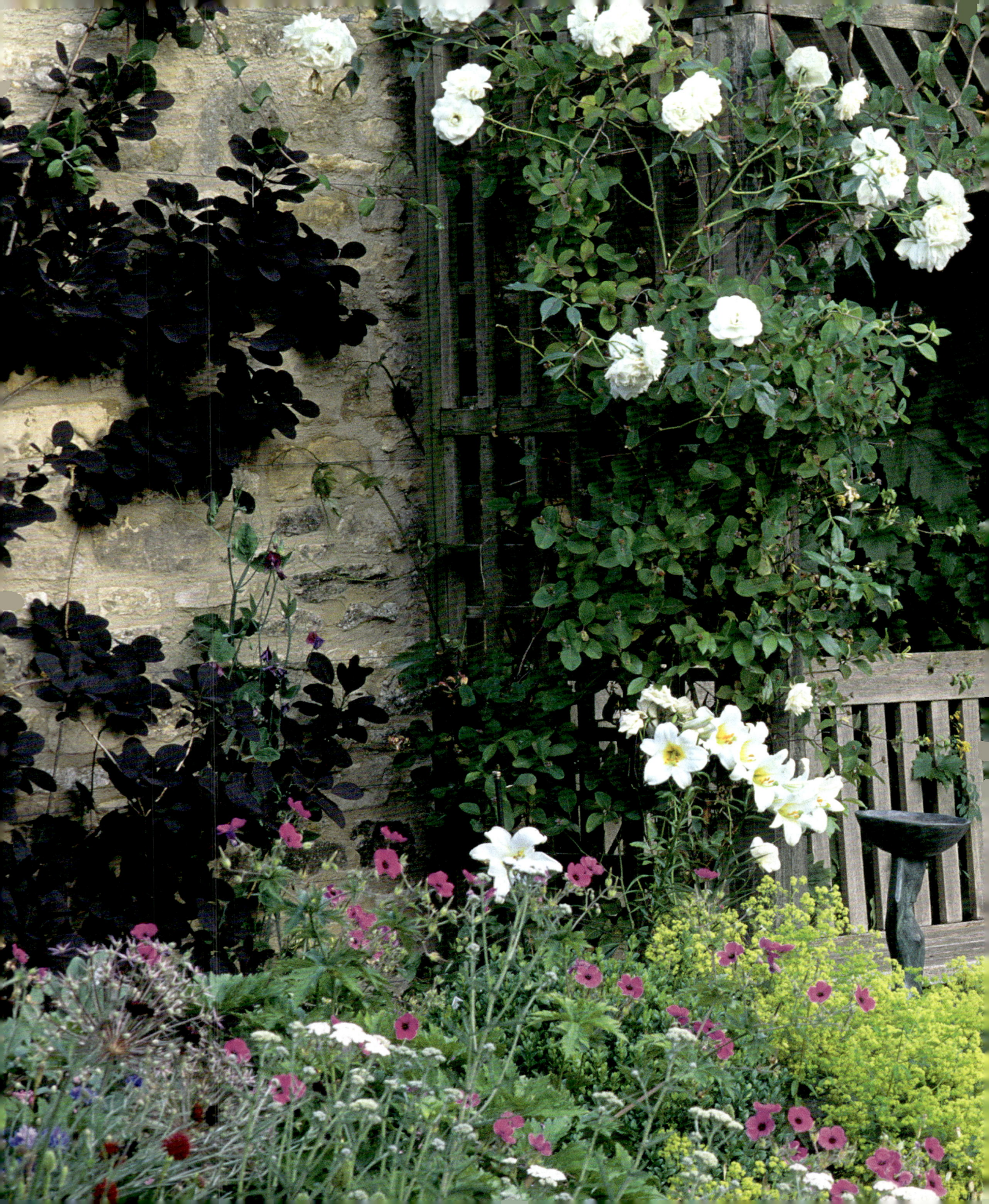

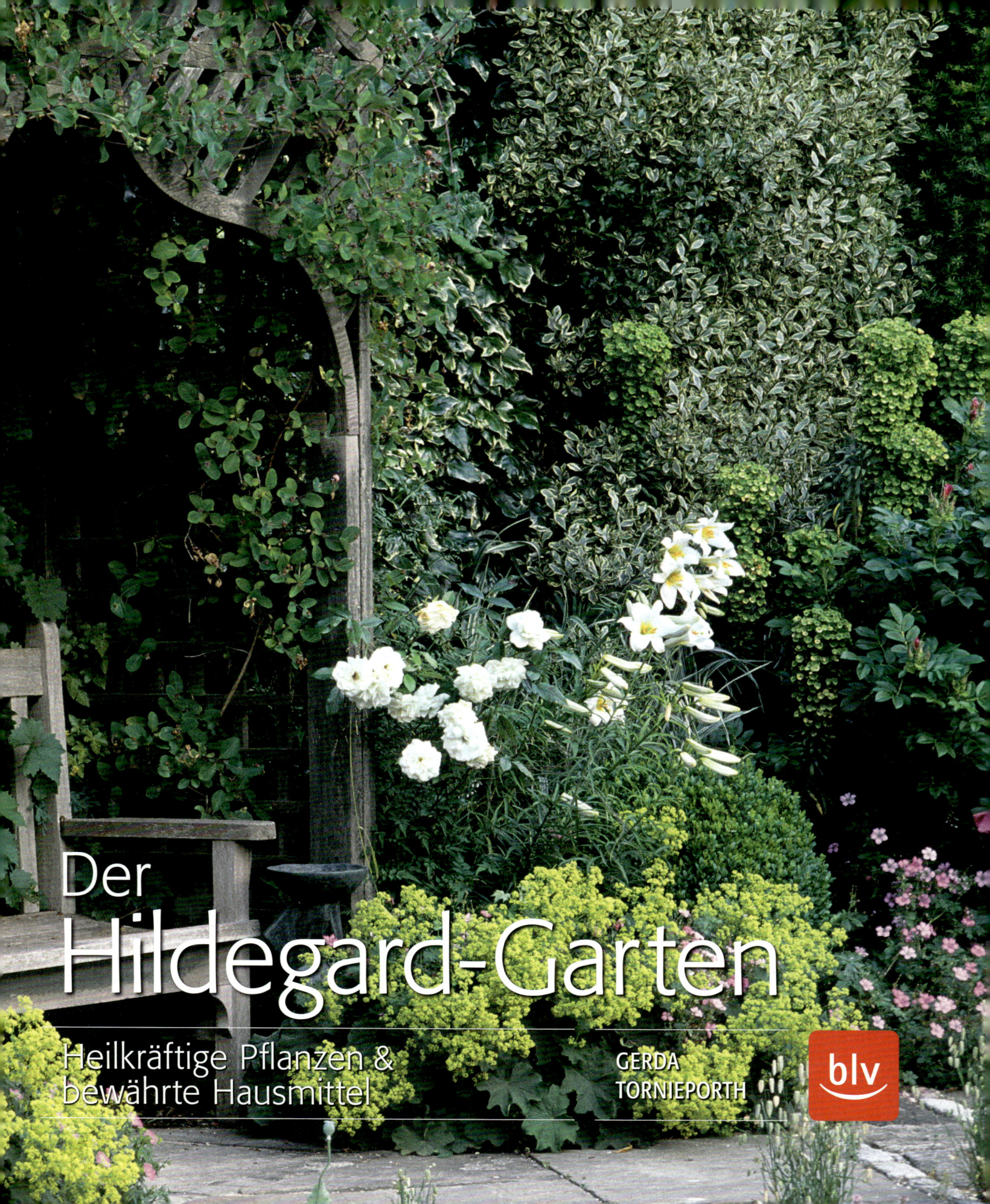

Der Hildegard-Garten

Heilkräftige Pflanzen &
bewährte Hausmittel

GERDA
TORNIEPORTH

Inhalt

7 Paradies und irdischer Garten

7   Die Faszination der alten Handschriften

9   Pflanzliche »Haustiere«

10   Ein Hildegard-Garten

13 Hildegard und ihre Zeit

15   Das Mädchen Hildegardis von Bermersheim

16   Novizin und Schülerin

16   Nonne und Äbtissin

17   Mystikerin und Prophetin

21   Beraterin von Mächtigen

23   Medizinerin und Krankenpflegerin

27   Predigerin und Komponistin

29 Eine mittelalterliche Medizinerin

29   Eine Handschrift namens »Physica«

32   Die Heilkunde der Hildegard von Bingen

37   Tierische Produkte, Steine und Metalle als Heilmittel

38   Bäume

39   Natur und Heilkraft in den Elementen

41   Heilkräftige Kräuter

43   Gartenpflanzen in Hildegards naturkundlichen Schriften

47 Die Entdeckung der Wirkstoffe

47   Von der Klostermedizin zur Schulmedizin

49   Der Weg zu den chemischen Arzneimitteln

51   Moderne Phytotherapie

52   Die reinen Wirkstoffe der Heilpflanzen

55 Hildegards heilkräftige Gartenpflanzen

56   *Agleya* – Akelei

58   *Allio* – Knoblauch

60   *Aloe* – Aloe vera

62   *Apio* – Sellerie

64   *Babela* – Wilde Malve

66   *Basilisca* – Basilikum

68   *Beonia* – Pfingstrose

70   *Biboz* – Beifuß

72   *Binsuga* – Zitronenmelisse

74   *Bontziderbaum* – Zitronenbaum

77   *Buxo* – Buchsbaum

79   *Consolida* – Beinwell

82   *Denemarcha* – Baldrian

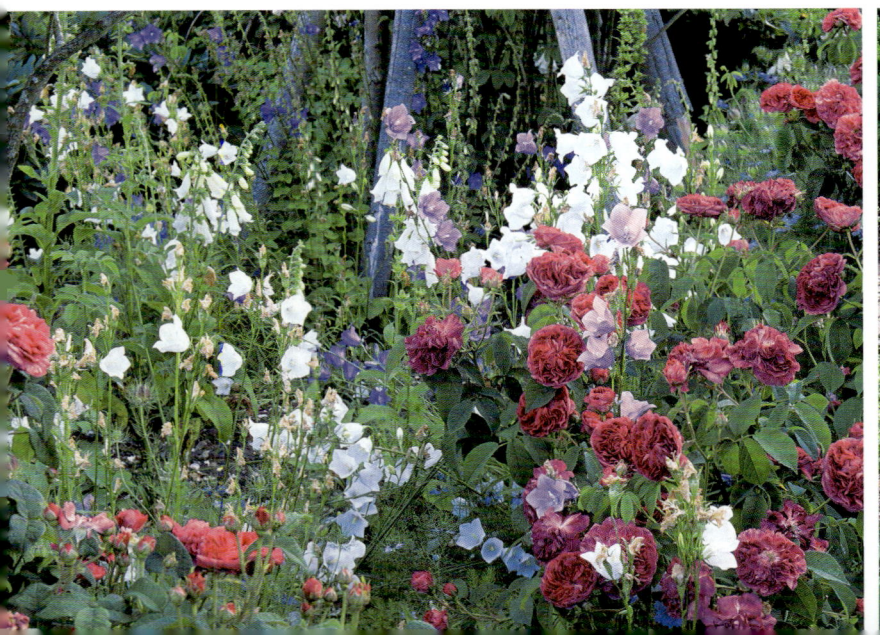
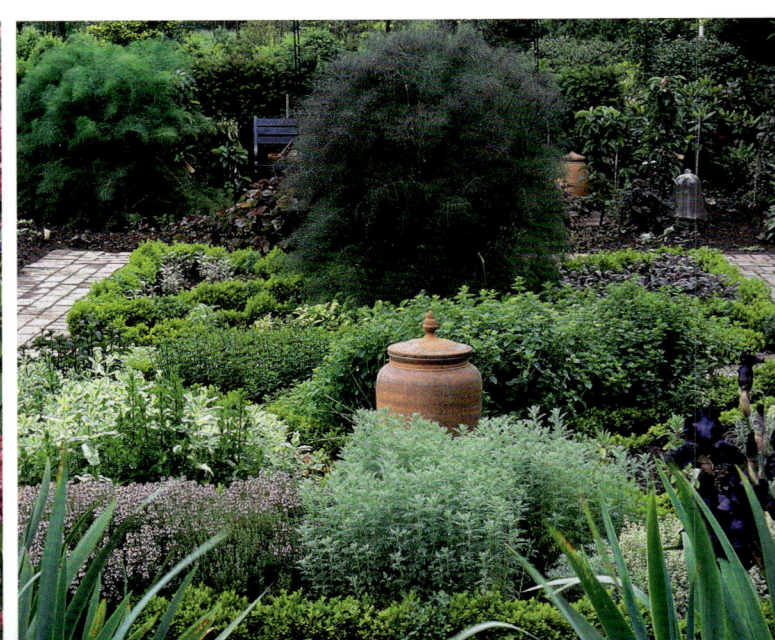

84	*Faba* – **Bohne**
87	*Feniculo* – **Fenchel**
90	*Grintwurtz* – **Schöllkraut**
92	*Hanff* – **Hanf**
94	*Holderbaum* – **Holunder**
97	*Hyffa* – **Hundsrose, Heckenrose**
99	*Hyssopo* – **Ysop**
102	*Kirbele* – **Kerbel**
104	*Lauro* – **Lorbeer**
107	*Lillio* – **Madonnenlilie**
110	*Lubestuckel* – **Liebstöckel**
112	*Metra* – **Mutterkraut**
114	*Petroselino* – **Petersilie**
117	*Poleya* – **Poleiminze**
119	*Quenula und Thymo* – **Thymian**
121	*Retich* – **Rettich**
124	*Ringula* – **Ringelblume**
127	*Rosa* – **Damaszenerrose**
130	*Rossemyntza* – **Krauseminze**
133	*Selba* – **Salbei**
136	*Spica* – **Lavendel**
139	*Storcksnabel* – **Ruprechtskraut**
141	*Swertula* – **Schwertlilie**
144	*Tilia* – **Linde**
146	*Vehedistel* – **Mariendistel**
148	*Viola* – **Veilchen**
151	*Vite* – **Weinrebe**
155	*Wakalder* – **Wacholder**
158	*Wermuda* – **Wermut**
162	*Wullena* – **Königskerze**
165	*Ybischa* – **Echter Eibisch**

169 Hildegard von Bingen und der Garten

169	Historische Vorbilder für einen Hildegard-Garten
170	Pfirsiche und Pastinaken im »St. Gallener Klosterplan«
171	Kloster Reichenau: lateinische Verse über einen Arzneigarten
173	Bauerngärten: große Pflanzenvielfalt auf kleinstem Raum
174	Moderne Vorbilder für einen Hildegard-Garten
178	Beziehung des Gartens zum Menschen, zu den Elementen und zum Kosmos
180	Anregungen für einen Hildegard-Hausgarten
182	Ein ganz privater Hildegard-Garten
184	Der Hildegard-Garten als Paradies

Anhang

186	Literatur/Adressen
187	Stichwortverzeichnis
191	Über die Autorin/Impressum

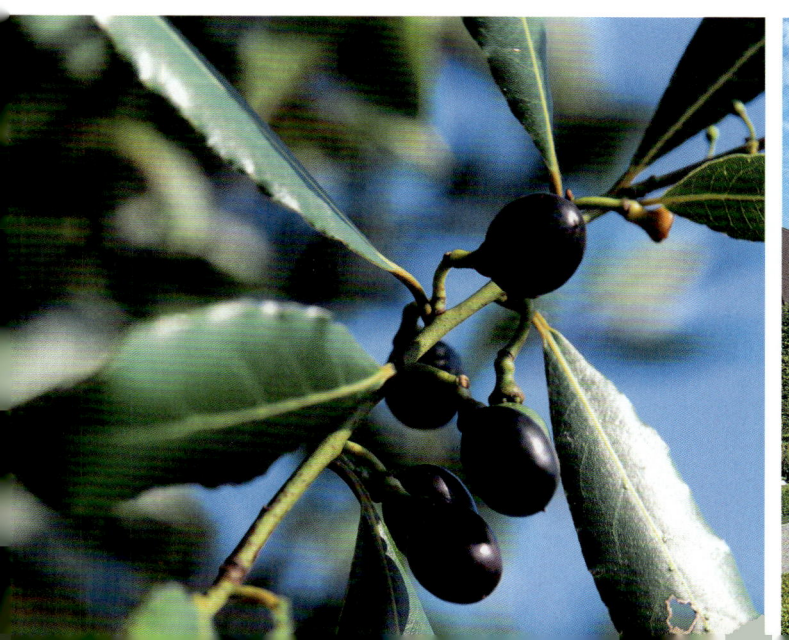

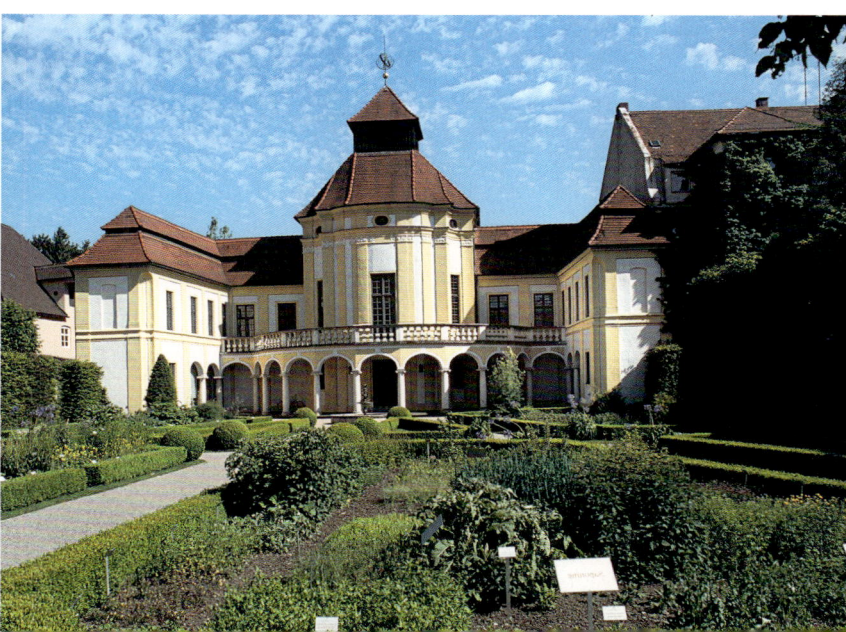

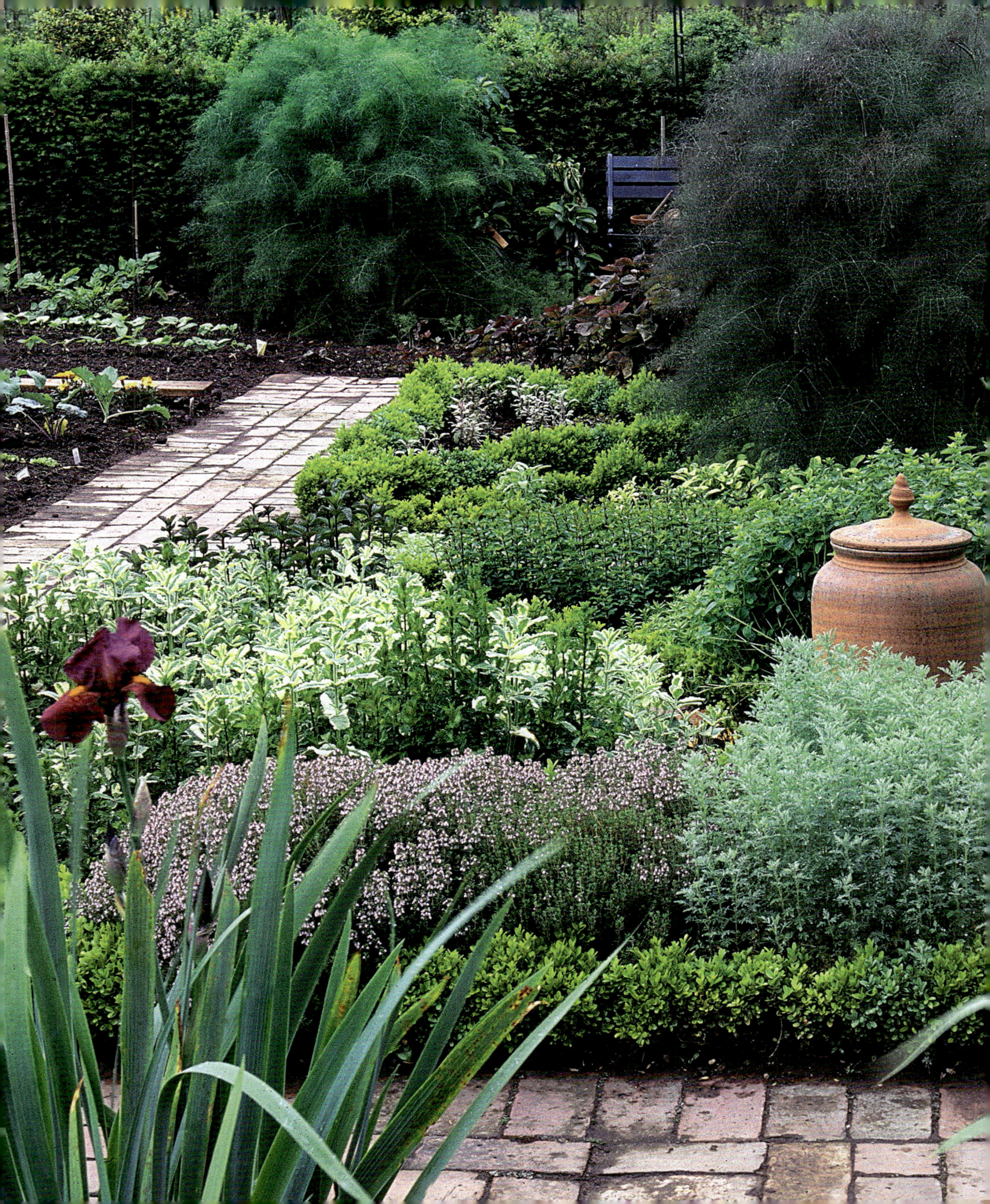

Paradies und irdischer Garten

In ihren Visionen sah Hildegard von Bingen das himmlische Paradies als einen Garten. Dieser Garten blüht, ohne zu welken, und ist vom allersüßesten Duft wohlriechender Kräuter durchdrungen. Eine Luftschicht, reiner als das reinste Wasser, strahlt über diesem Garten stärker als die Sonne. Ein Wind weht in diesem Garten, der den Duft aller Blüten des Paradieses und der Erde trägt, so wie der Sommer auf Erden den allersüßesten Duft aller »Lebensgrüne« trägt.

Deutlicher als alle ihre Beschreibungen von Pflanzen, Steinen und Tieren zeigen die mystischen Wortbilder der Hildegard ihre innige Beziehung zu allem Wachsen und Werden in der Natur. Auch in ihrer Sorge um die von den Menschen verursachten Entgleisungen der Elemente wird diese Verbindung offenbar. Sie sah die Natur keineswegs als eine Kraft, die wir Menschen beherrschen sollten, sondern als einen Acker, den es zu bestellen gilt. Auch der menschliche Körper selbst sei ein solcher Acker und sollte mit »Diskre-

Der mächtige Teefenchel im Hintergrund Thymian, Beifuß, Minze und Basilikum verströmen himmlische Aromen in diesem irdischen Garten.

tion« umgepflügt werden. Eine maßvolle Lebensweise und unverdrossene Arbeit seien der beste Weg dazu und überdies das »wahre Gotteslob«.

Vor nunmehr 910 Jahren wurde Hildegard von Bingen geboren – ein adliges Mädchen, das ins Kloster ging und dort eine atemberaubende Karriere als Prophetin, Schriftstellerin, Predigerin und Beraterin von Kaisern und Königen machte. Die Zeit, in der das geschah, ist uns so fern, dass wir Mühe haben, uns ihre Lebensumstände vorzustellen. Schon allein die das Leben durchdringende tiefe Religiosität des Mittelalters in einem damals noch jungen Christentum lässt einen Vergleich mit unserer verweltlichten Gesellschaft kaum noch zu. Und doch ist das Interesse an dieser historischen Frauengestalt und ihren geheimnisvollen Werken groß.

Die Faszination der alten Handschriften

Was fasziniert moderne Menschen an den fast tausend Jahre alten Handschriften Hildegards, aus denen eine Fremdsprache voller verschlüsselter Wortbilder strömt? Wer kann heute etwas anfangen mit allegorischen und

apokalyptischen Geschichten, wie sie in den Werken der Hildegard zuhauf vorkommen? Was verzaubert und bezaubert uns an den Hildegard-Texten, die nach und nach aus den uralten lateinischen Handschriften übersetzt und veröffentlicht wurden? Möglicherweise sind es weniger die Inhalte der Hildegard-Visionen, die uns faszinieren, sondern es ist eher die Tatsache, dass hier eine Frau ihre visionären Begabungen auslebte und auch noch veröffentlichte. Vielleicht ist es dieser tatkräftige Mut, der uns auch über die Zeit hinweg anspricht.

An der aktuellen Literatur über Hildegard ist allerdings unschwer abzulesen, dass es auch Inhalte in den alten Schriften gibt, die heutige Leser und Leserinnen interessieren. Am häufigsten zitiert werden die naturkundlich-medizinischen Werke der Hildegard mit ihren Büchern über Pflanzen, Bäume, Steine, Tiere, Gewässer, Luft und Erde. Der irdische Garten der Natur, wie Hildegard ihn schildert, findet das meiste Interesse.

Tröstet uns das mittelalterliche Weltbild, das aus dieser Naturkunde spricht, der zufolge alle Natur uns Menschen dienend und fürsorglich zugewandt ist? Rührt es uns, wenn wir bei Hildegard lesen, dass doch alle

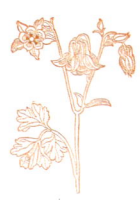

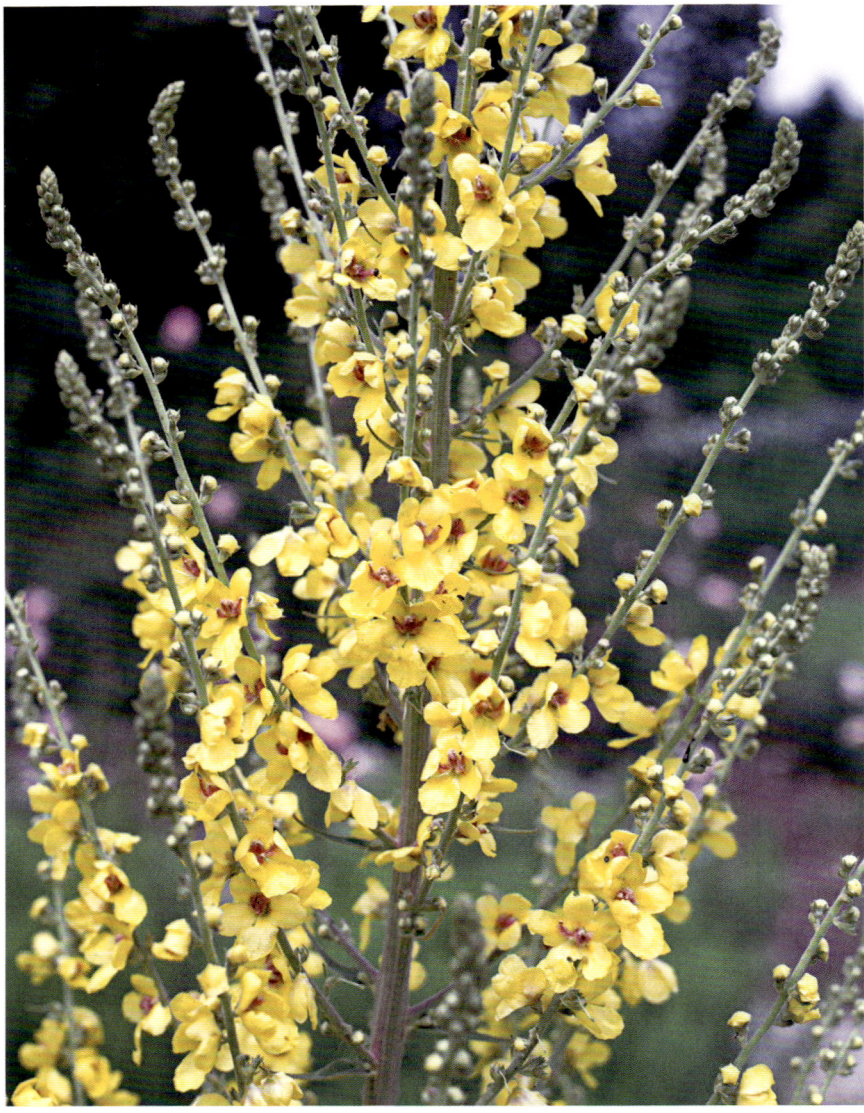

Königskerze, mit Fleisch oder Fisch gekocht, stärkt das Herz und macht es fröhlich.

Welt dem Menschen zur Verfügung stehe und ihm in »liebendem Dienst freudig ihre Güter ans Herz« lege? Oder macht es uns Mut, dass hier eine Frau aus ferner Zeit zu uns sagt: »Wer ein schwaches und trauriges Herz hat, der koche Königskerze mit Fleisch oder mit Fischen … und er esse das oft, und es stärkt sein Herz und macht es fröhlich«? Ist es diese Lebenseinstellung, von der wir profitieren wollen? Die Dinge selbst in die Hand nehmen, selbst etwas tun, sich im Rahmen der Möglichkeiten selbst zu helfen – das scheint etwas zu sein, was wir wieder lernen wollen.

Wir Deutschen sind Weltmeister im Besuch von Ärzten. 16-mal pro Jahr geht jeder von uns statistisch gerech-net zum Arzt. Offenbar haben wir die Verantwortung für unsere Gesundheit in der Arztpraxis deponiert. Es ist bezeichnend, dass der Arzt uns »krankschreibt« und unser Kranksein dadurch zu einem Status macht. Aber muss wirklich jeder Schnupfen mit ein bisschen Fieber ärztlich behandelt werden? Oder können wir auch einmal Hildegards Ratschlag folgen, wenn sie schreibt: »Der Eibisch ist warm und trocken und er ist gut gegen Fieber… Denn ein Mensch, der Fieber hat, … der zerstoße Eibisch in Essig und er trinke das so morgens nüchtern und abends und das Fieber… wird weichen«?

Krankheit als Teil des Lebens

Doch es ist nicht nur die Ermutigung zur Selbsthilfe, die aus den alten Texten spricht. Es zeigt sich auch eine altertümliche Lebenseinstellung, in der Krankheiten aller Art als schicksalhaft und gottgegeben hingenommen werden, die uns fremd geworden ist und dennoch fasziniert. Gesundheit war für den mittelalterlichen Menschen ja kein absoluter Wert, geschweige denn eine »heilige Kuh«. Sie wurde vielmehr als ein wünschenswertes Ideal, ein schwer herzustellendes Gleichgewicht der Körpersäfte, als relativer Wert verstanden. Die Existenz von Krankheiten dagegen verstand man als mahnendes Signal und auch als bleibendes Symptom. Sie gehörten zu den sieben »Genossen«, die den Menschen auf Erden beständig plagen: Hunger und Durst, Kälte und Hitze, Müdigkeit, Krankheit und

Tod. Die mittelalterliche Gelassenheit, die letzte Entscheidung über Gesundheit, Krankheit und Tod Gott zu überlassen, das ist für uns, die wir glauben, ein Recht auf Gesundheit und ein langes Leben zu haben, eine seltsame Sache.

Gesundheit ist für uns heute Teil der Lebensqualität, sie gilt als Voraussetzung für die private Genussfähigkeit, ja sogar als Bedingung für die soziale Brauchbarkeit von Menschen. Hildegard von Bingen hätte darüber den Kopf geschüttelt. Aus der Sicht des mittelalterlichen Wissens um das »gebrochene Dasein« des Menschen würden solche Interpretationen äußerst suspekt erscheinen.

Pflanzliche »Haustiere«

Thema dieses Buches sind Hildegards heilkräftige Gartenpflanzen. Diese – wie Hildegard sagt – »Haustiere« unter den Pflanzen werden mit ihren Heilkräften, ihren Schönheiten, ihrem Wohlgeschmack, ihrer Bekömmlichkeit sowie ihrer Kultivierung im Garten vorgestellt. Dabei können wir erstmals in einer vollständigen Übersetzung die mittelalterliche Heilkundlerin selbst zu Wort kommen lassen und ihre Texte ausführlich und meistens vollständig zitieren. So mag jeder Leser, jede Leserin sich selbst ein Bild machen, ganz unabhängig von unseren Kommentaren.

Leider lässt Hildegard uns bei der Kultivierung der Gartenpflanzen allein. Es gibt – mit ganz wenigen Ausnahmen, etwa dem Beschneiden und Pflanzen von Obstbäumen – keine Hinweise

auf die gärtnerischen Tätigkeiten. Zwar wird aus den alten Texten deutlich, dass Hildegard über einen großen praktischen Erfahrungsschatz bei der Herstellung von Arzneien, beim Ernten, Aufbewahren und Kombinieren von Heilpflanzen verfügte. Die praktische Gartenarbeit jedoch – mochte sie auch Ordenspflicht gewesen sein – kommt in den Schriften nicht vor.

Rezepturen für Pflanzenmedikamente

Aus den Schriften Hildegards sind mehr als 2000 Heilmittelrezepte bekannt, und einige davon werden in diesem Buch zitiert. Um eine praktische Anwendung zu ermöglichen, haben wir darüber hinaus moderne Rezepturen für viele Hausmittel aufgenommen, die heutigen medizinischen Standards entsprechen. Heilkräuter haben in den vergangenen Jahren eine ausgesprochene Renaissance erlebt. Allein in den vergangenen zehn Jahren sind in Deutschland rund 100 neue Apothekengärten entstanden. Gartenbaubetriebe, Gartenmärkte und Gartenzeitschriften haben dafür gesorgt, dass Heilkräuter in zahlreichen Arten und Sorten in unseren Gärten wachsen.

Viele Menschen wären daher ohne ärztliche Anweisung in der Lage, sich – wie Hildegard es empfiehlt – bei Befindlichkeitsstörungen mit Hausmitteln selbst zu helfen. Denn eine ganze Reihe von Pflanzen können aufgrund ihrer Unschädlichkeit ohne Bedenken bei leichten Erkrankungen zu Hilfe genommen werden. Pflanzenmedika-

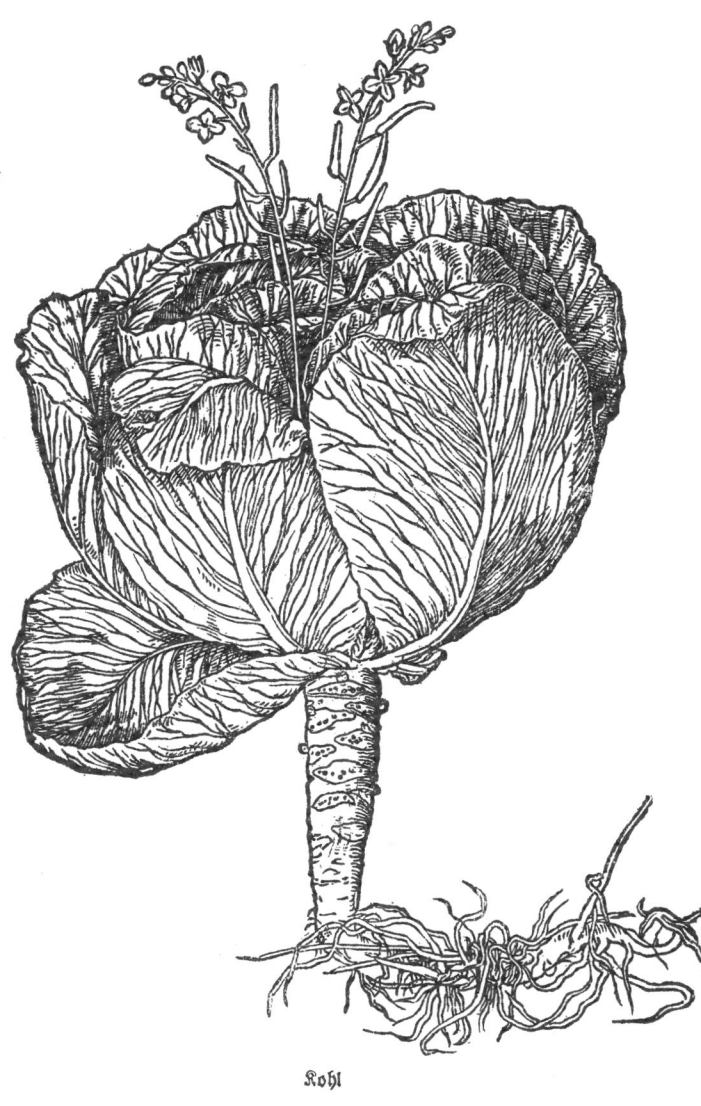

Kohl

Gartengewächse wie den Kohl nannte Hildegard die »Haustiere« unter den Pflanzen.

mente sind oft sogar besser verträglich als synthetische Präparate, da sie im Verdauungstrakt abgebaut werden, ohne schädliche Nebenwirkungen zu erzeugen – ein Vorteil, der bei Wirkstoffkombinationen eher selten vorkommt.

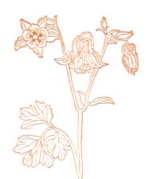

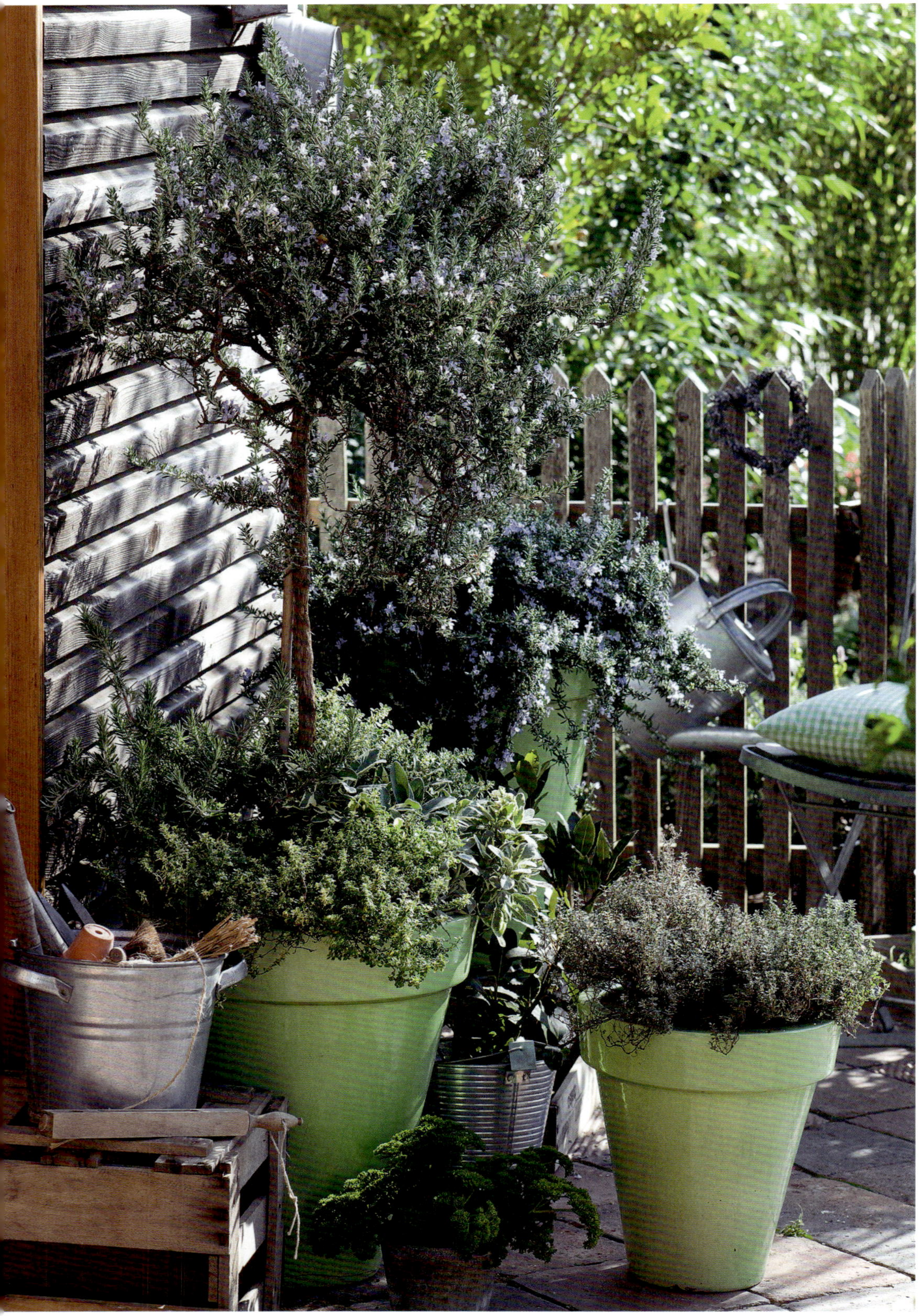

Gesundheit auf natürlichem Wege

Doch es ist nicht nur die Möglichkeit zur Selbsthilfe, die das Interesse der Menschen an pflanzlichen Heilmitteln neu geweckt und dazu geführt hat, dass die Pflanzenheilkunde heute als eigenständige Therapierichtung anerkannt ist. Die Wiederentdeckung der Naturheilkunde ist auch eine Reaktion auf den übermäßigen Gebrauch synthetisch-chemischer Arzneimittel. Es hat sich überdeutlich gezeigt, dass diese für unzählige Menschen segensreichen Medikamente nicht ohne Risiken zu haben sind. Auch das Interesse der Industrie an den alten Arzneipflanzen ist wieder gewachsen, weil man in diesen eine preiswerte Rohstoffquelle sieht.

Viele Menschen hoffen, dass eine neue zukunftsweisende Heilpflanzenkunde die naturwissenschaftlich-materialistische Arzneikunde ergänzen und erweitern und zur Vermenschlichung der modernen Medizin beitragen kann.

Ein Hildegard-Garten

Im letzten Kapitel des Buches wird gezeigt, wie ein Hildegard-Garten aussehen könnte. Dieser sollte nicht nur ein irdisches Paradies aus Heilkräutern und heilkräftigen Gemüsepflanzen sein, sondern auch die geheimnisvollen symbolischen Bezüge des Gartens

Heilkräuter: Quelle der Gesundheit und Mittel zur Selbsthilfe bei Befindlichkeitsstörungen.

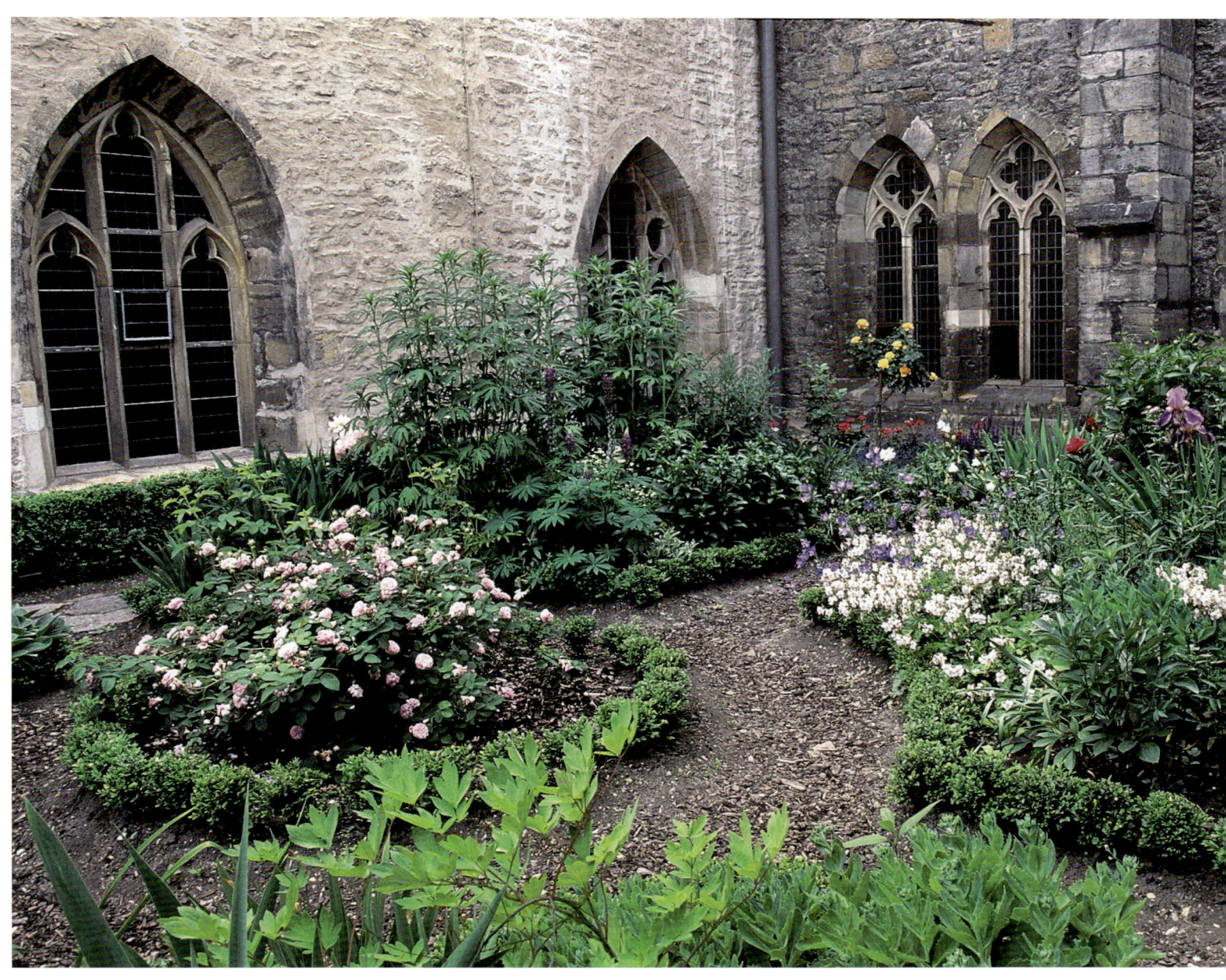

zu den vier Elementen und zu Hildegards Kosmos zeigen. Er sollte ein Ort
sein, der zu Kontemplation einlädt, zu
jenem ahnenden und sinnenden Denken, das auch in unserer Zeit das faszi-
nierende Geheimnis von einem
»anderen Leben« darstellt. Meditation
ist einer der Heilswege zur Gesundheit. In diesem Sinne kann der Garten

ein Ort sein, über dem der Himmel
offen ist, wie auch Robert Musil in seinem berühmten Roman »Mann ohne
Eigenschaften« wusste:

*»Agathe brauchte ihren Blick bloß ein
wenig zu lösen, so konnte sie, von
Sonnenschein umgeben, das Gefühl
empfangen, in einen übernatürlichen*

**Ein Klostergarten wie im Mittelalter,
historischer Ursprung der modernen
Phytotherapie.**

*Bereich geraten zu sein, … wo ein
hinterirdisches Pförtchen aus dem
Erdgarten heimlich hinüber ins
Überirdische weise.«*

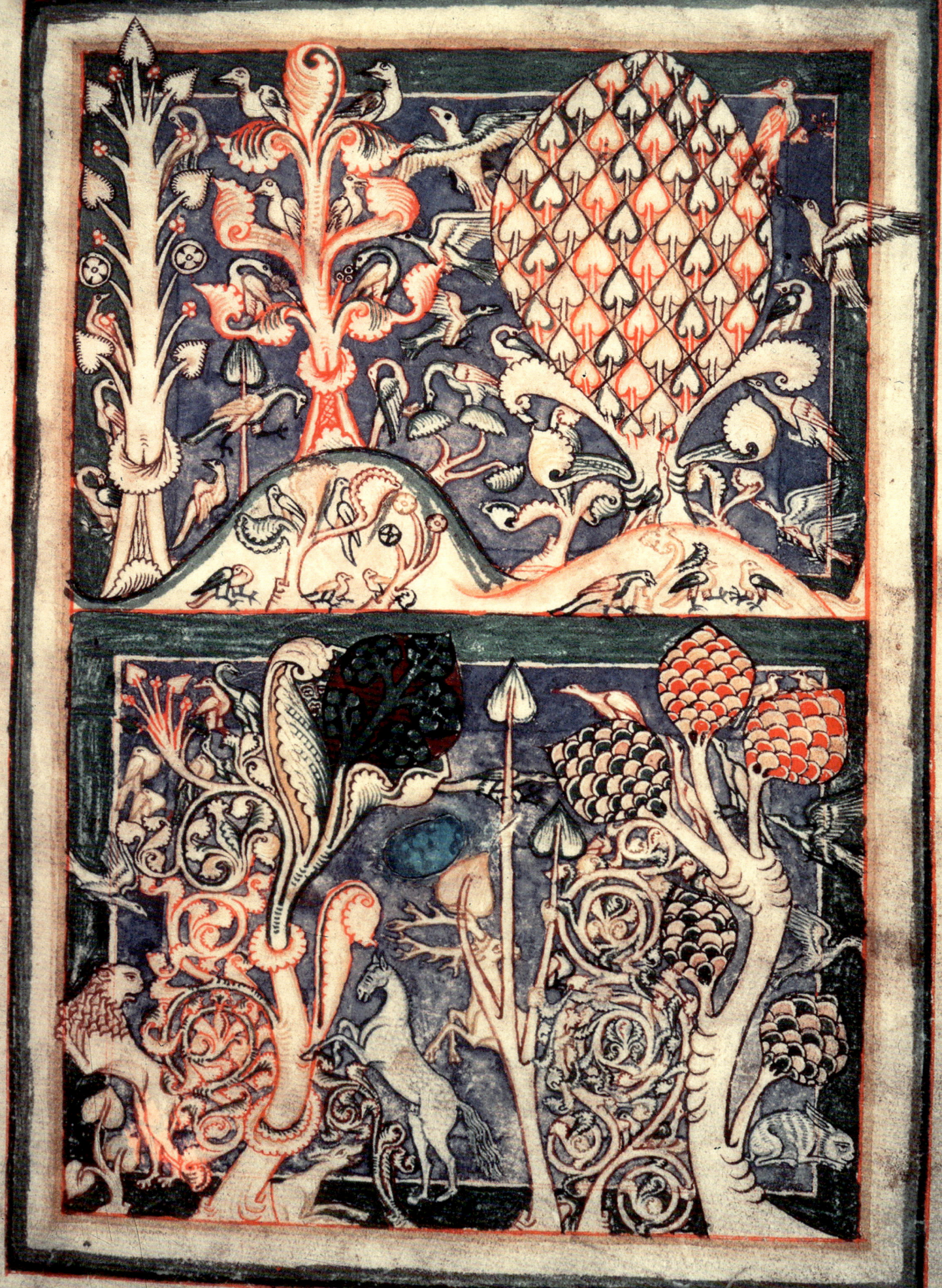

Hildegard und ihre Zeit

Hildegard von Bingen lebte von 1098 bis 1179 im hohen Mittelalter zur Zeit der Salier- und Stauferkaiser. Sie erlebte die Regierungszeit von fünf deutschen Kaisern und Königen sowie von 17 Päpsten und Gegenpäpsten. Ihre Zeit war geprägt durch die verbissenen Machtkämpfe zwischen Kaisern und Päpsten im lange andauernden Investiturstreit. Doch nicht nur Kaiser und Papst standen gegeneinander, auch die beiden christlichen Reiche, das morgenländisch-orthodoxe und das abendländisch-katholische.

In Hildegards Zeit fallen Beginn und katastrophales Ende des zweiten Kreuzzuges in das Heilige Land und die Unterwerfung und Christianisierung der Pommern und Wenden. Es war die Zeit, in der die großen romanischen Dome in Straßburg, Limburg, Speyer, Goslar, Mainz, Worms und Bamberg gebaut wurden, der Bamberger Reiter und die Figuren am Naumburger Dom entstanden. Aber das 12. Jahrhundert war auch die Zeit, in der »Ketzer« und asketische Sekten wie die Katharer

Mittelalterliche Darstellung eines Waldes aus der lateinischen Liedersammlung »Carmina Burana« mit stilisierten Pflanzen und Tieren.

brutal verfolgt wurden und in der eine erbarmungslose Gerichtsbarkeit den abhängigen Bauern Zins und Zehent abpresste. Aber zu Hildegards Zeit gab es noch keine Hexenverfolgungen, und auch die große Pest hatte die Menschen noch nicht heimgesucht.

Latein und Mittelhochdeutsch

Im Mittelalter lasen und schrieben gebildete Menschen in lateinischer Sprache. Auch einfache Leute verstanden ein paar Brocken Latein, weil sie an der lateinisch gesprochenen Messe teilnahmen. Daher waren selbst die bäuerlichen Vagantenlieder der »Carmina Burana« in Latein verfasst. Aber dieses Latein war nicht mehr die Sprache Ciceros und Vergils, sondern ein Vulgärlatein, das sich allmählich in die romanischen Sprachen hineinentwickelte. Die Zeit der Völkerwanderung hatte das klassische Latein im Sprachgewirr untergehen lassen. So ist zum Beispiel die Ordensregel des Benedikt von Nursia, »ora et labora«, nicht mehr in klassischem Latein ausgedrückt, denn dort bedeutete »laborare« nicht arbeiten, sondern wurde so gebraucht, wie wir heute das Lehnwort »laborieren« gebrauchen, wenn wir an einer Krankheit laborieren.

Karl der Große war es, der mit seiner

Bildungsreform Latein wieder zur Weltsprache machte. Von seiner Regierungszeit an lernten alle Gebildeten neben ihrer jeweiligen Umgangssprache Latein als Zweitsprache. Daher konnte eine gebildete Äbtissin wie Hildegard mit gebildeten Menschen in ganz Europa korrespondieren. Erst die Humanisten der Renaissance mäkelten am mittelalterlichen Latein und auch am Latein der Hildegard von Bingen herum, denn sie entdeckten die Schönheiten der alten Dichtersprache aufs Neue.

Hildegards Schriften sind zwar auf Lateinisch verfasst, doch finden wir in diesen Schriften auch zahlreiche mittelhochdeutsche Wörter und Namen von Pflanzen und Tieren. Höfisches Rittertum und ritterliche Dichtkunst machten die mittelhochdeutsche Sprache hoffähig. Selbst der Stauferkaiser Heinrich VI. dichtete und sang in deutscher Sprache, dass ihm die Liebe wichtiger sei als die Krone. Der Kürenberger, einer der ersten Minnesänger, schrieb: »Wip vil schoene, nu var du sam mir, lieb und leide daz teil ich mit dir…« Heinrich von Veldecke reimte die mittelhochdeutsche Äneas-Sage, und Hartmann von der Aue schrieb den ersten deutschen Artusroman.

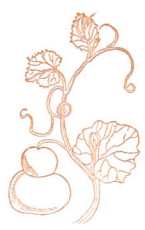

Sie waren die Vorgänger von Wolfram von Eschenbach und Walter von der Vogelweide, ihre Lieder und Epen wurden später in der sogenannten Manessischen Handschrift gesammelt. Dieser berühmte Codex mit seinen prächtigen Bildern wanderte vom 14. bis zum 17. Jahrhundert auf dunkler Irrfahrt durch acht europäische Bibliotheken, bevor er 1888 in Heidelberg seine Heimat fand. Er ist ein interessantes Beispiel für das Schicksal von Handschriften und deren Erhaltung oder Verlust im Laufe der Jahrhunderte.

Die Miniaturen in Hildegards Handschriften

Das hohe Mittelalter war die Zeit der Handschriften. Die missionierenden Mönche führten die Folianten als kostbaren Besitz und als unentbehrliches Rüstzeug zur Ausbreitung der christlichen Lehre mit sich. Mutterklöster gaben die kostbaren Folianten an ihre Tochterklöster. Handschriften wurden von den höfischen Gelehrten als Quellen genutzt und zur Darstellung ihrer Wissenschaften angefertigt. Mit Gold und Edelsteinen geschmückte Evangeliare sind bis heute Bestandteil kaiserlicher und königlicher Schatzkammern. Die Handschrift war das Medium, über das die mittelalterliche Gesellschaft kommunizierte. Auch Hildegard von Bingen wurde bekannt und berühmt, weil sie ihre prophetischen und naturkundlich-medizinischen Werke in Handschriften veröffentlichte, von denen viele glücklicherweise bis heute erhalten sind.

Seit der Zeit Karls des Großen wurden Handschriften mit Miniaturen geschmückt. Vorbild waren aus Italien stammende Bildhandschriften und die byzantinische Malerei. Die prächtigen Abbildungen leuchten in Gold und starken Farben, sind ornamental oder malerisch-figürlich. In den großen Klöstern wie Reichenau, Echternach, Köln, Trier, Regensburg, Salzburg und Hildesheim blühte die Kunst der Ornamentik. Es entstanden eigene Schulen der ostfränkischen Buchmalerei; so wurde das Reichskloster St. Gallen berühmt durch seine Prachtbände für die ottonischen Kaiser und Bischöfe.

Als die Miniaturen für die Handschriften der Hildegard von Bingen angefertigt wurden, hatte die Buchmalerei in ihren Darstellungen bereits eine Annäherung an die Natur vollzogen. Naturgetreue Darstellungen, wie wir sie heute kennen, sucht man allerdings vergebens. Besonders Pflanzen und Bäume sind so sehr stilisiert, dass es nur selten möglich ist, eine Blüte oder eine Pflanze zu bestimmen. Am ehesten ist noch die Heckenrose mit ihren fünf Blütenblättern und dornigen Ranken zu erkennen.

Obwohl aus dem Bilderreichtum der Illustrationen die Freude an der Schönheit der Natur spricht, wird diese nicht wirklichkeitsgetreu abgebildet. Zwar findet man Tiere und Menschen in Abbildungen des Hochmittelalters bereits in relativ natürlicher Haltung, doch keineswegs in natürlichen Größenverhältnissen. Die Größe der Figuren zeigt vielmehr deren Bedeutung im Verhältnis zu anderen Figuren oder zu einem Raum an. Denn die Kunst des Mittelalters suchte nicht die optische Realität. Vielmehr kam es den Buchmalern auf die eindringliche Darstellung des geisti-

gen Gehaltes an. So zeigt die Miniatur auf S. 17 die Autorin Hildegard mit Wachstafel und Griffel mit ihrem Schreiber, dem Mönch Volmar. Hildegard sitzt in einer blauen Arkade, die zu einem dreischiffigen Gebäude mit zwei Türmchen gehört. Dieses Gebäude ist im Verhältnis zu den Figuren so niedrig, dass die rote visionäre Feuerwolke, die von der Mitte des Bogens herabfließt, das Haupt der Mystikerin umgibt.

Heilige ohne Heiligsprechung

Leben, Werke und Wirken der mittelalterlichen Benediktinernonne Hildegard von Bingen sind gründlich erforscht. Allein im deutschen Sprachraum findet man derzeit rund 240 Buchtitel über sie. Die erste Biografie – nach Hildegards autobiografischen Notizen – verfassten zwei Zeitgenossen bereits kurz nach ihrem Tode. Die Mönche Gottfried und Theoderich beschrieben Ende des 12. Jahrhunderts das Leben der zu ihrer Zeit bereits berühmten und verehrten Äbtissin in einer dreibändigen Handschrift in lateinischer Sprache unter dem Titel »Vita sanctae Hildegardis«. Obwohl Hildegard nach kanonischem Recht erst 2012 heiliggesprochen werden sollte, wurde sie bereits zu Lebzeiten als Heilige verehrt. Sie genoss nicht nur den Ruf als kompetente Medizinerin, ihr wurden auch Wunderheilungen zugeschrieben.

Bis heute ist ihr Todestag, der 19. September, der Tag der hl. Hildegard. Der Reliquienschrein der »Heiligen Hildegard« befindet sich in der Pfarrkirche von Eibingen, wo die Äbtissin von Kloster Rupertsberg im Jahr 1165 ein Tochterkloster gegründet hatte.

Mit der zunehmenden Erschließung der lateinischen Handschriften der Hildegard-Werke wurden die Details aus der allerersten Biografie bestätigt und ergänzt, sodass wir heute über ein recht genaues und häufig beschriebenes Lebensbild der großen Mystikerin verfügen.

Das Mädchen Hildegardis von Bermersheim

Hildegardis stammte aus der Adelsfamilie der Edelfreien von Bermersheim und wurde auf dem Gut ihrer Eltern in der Nähe von Alzey im Sommer des Jahres 1098 geboren. Sie war das zehnte Kind ihrer Eltern, ein kränkelndes Mädchen. Hildegard berichtet in ihren autobiografischen Notizen, dass sie bereits im zarten Alter von fünf Jahren zu Visionen geneigt habe:

»Bis zu meinem fünften Lebensjahr sah ich vieles und manches erzählte ich einfach, sodass die, die es hörten, sich sehr wunderten, woher es käme und von wem es sei.« (»Scivias«, S. 14)

Es ist nicht verwunderlich, dass die Eltern das Mädchen mit acht Jahren ins Kloster gaben — zumal es im Mittelalter durchaus üblich war, eines von vielen Kindern ungefragt dem klösterlichen Leben zu weihen. Hildegardis kam in das Kloster Disibodenberg im Nahe-Glan-Eck im damaligen Fürstentum Zweibrücken, ein Kloster der Benediktiner. Eine einzelne Benediktinernonne, die mit der Familie von Bermersheim befreundete Jutta von Spanheim, lebte in diesem Männerkloster in einer eigenen abgetrennten Klause. Die Regeln des Benediktinerordens erlaubten damals die Aufnahme von Kindern als Novizen und Novizinnen, und aus diesem Grund wurden ursprünglich auch die Klosterschulen

Der Weingärtner, Darstellung aus dem Nürnberger Stiftungsbuch um 1400.

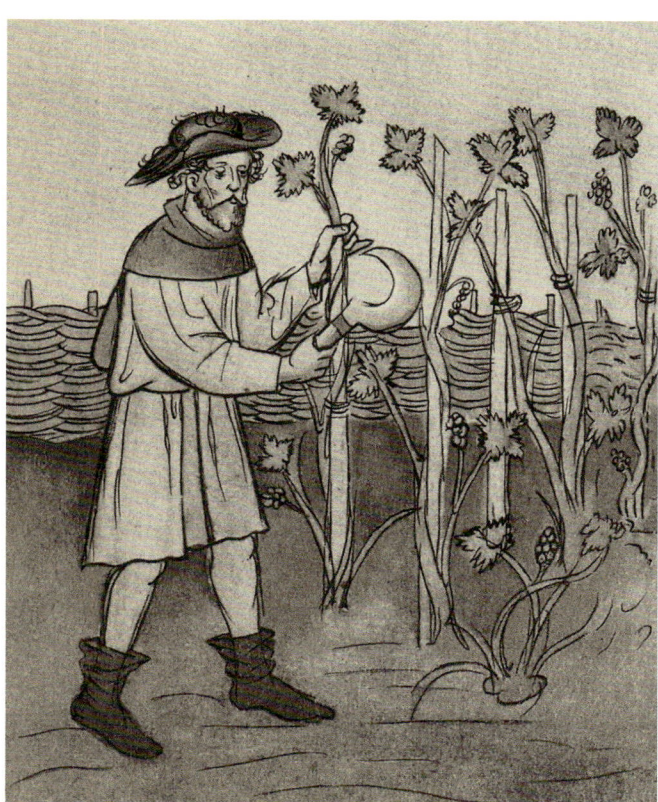

Neben der ritterlichen und geistlichen Welt umfasste das Menschenbild des Spätmittelalters auch den Bürger als eigenständige Gestalt (um 1400).

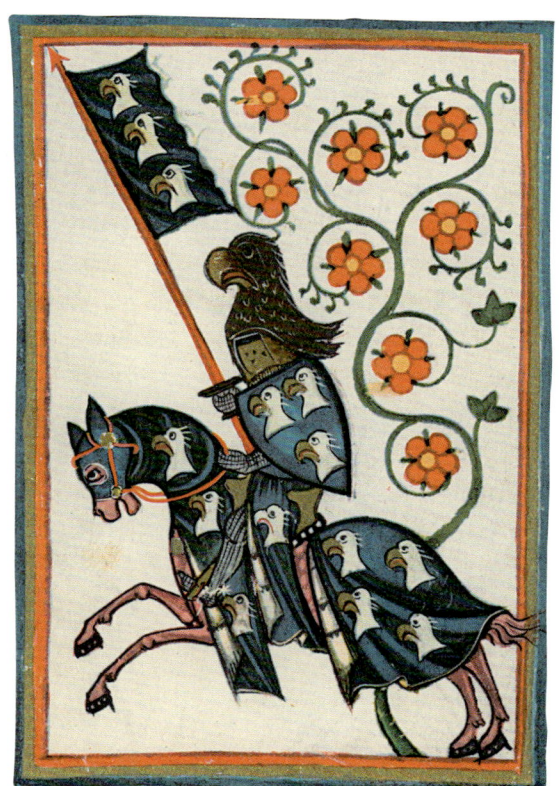

gegründet. Hildegardis von Bermersheim erhielt jedoch Einzelunterricht. Sie wurde sechs Jahre lang von der Benediktinernonne Jutta von Spanheim erzogen und unterrichtet.

Novizin und Schülerin

Hildegard erlernte Latein und Griechisch, wurde mit dem Alten und Neuen Testament und den Schriften der Kirchenväter vertraut. Zur klösterlichen Grundausbildung gehörten selbstverständlich die Ordensregeln und die Liturgie, und so lernte das Mädchen Hildegard auch den Psalmengesang nach Art des gregorianischen Chorals – Grundlage ihrer späteren kompositorischen Tätigkeit. Wenn auch die Pflege der Liturgie als Hauptaufgabe der Benediktinerklöster angesehen wurde, so gab es doch auch die Vorschrift der »Lectio«, das war die Lesung in der Liturgie und die Lesung der alten lateinischen und griechischen Handschriften zur Rettung und Bewahrung der antiken Literatur. Diese Literatur war in den kostbaren Bibliotheken der Klöster erhalten, von denen manche für den Reichtum an alten Handschriften berühmt waren. So ist es auch zu erklären, dass die medizinischen Schriften der Hildegard ganz offensichtlich auf der Tradition der antiken Autoren beruhen. Wie in allen Benediktinerklöstern wurden auch auf dem Disibodenberg die erstarkende mittelhochdeutsche Dichtung, Mathematik und Sternenkunde, aber auch uraltes Heilwissen gelehrt und diskutiert – Kenntnisse, die auch von den heimkehrenden Kreuzfahrern aus dem Orient importiert wurden.

Im Kloster lernte Hildegard als Novizin mit Sicherheit auch die Grundlagen des praktischen Gartenbaus und der Krankenpflege, denn beide Tätigkeiten gehörten zu den Ordenspflichten. Die Benediktinerklöster waren im Mittelalter gezwungen, durch Landwirtschaft, Gartenbau und Obstbau ihre Nahrungsgrundlage und auch ihre Medikamente selbst herzustellen. Das Anfertigen von Handschriften und Abschriften zur Klostermedizin war ebenso Teil des klösterlichen Alltags wie der Austausch von Pflanzen und Pflanzenkenntnissen mit anderen Klöstern. Da die Benediktiner viele Mittelmeerpflanzen nach Nord- und Mitteleuropa brachten, lernte Hildegard möglicherweise bereits als junge Novizin Pflanzen wie Aloe, Basilikum, Lavendel, Lorbeer- und Zitronenbaum kennen und schätzen. Hildegard hat in ihrem späteren Leben öfter darauf hingewiesen, dass sie keinen systematischen Sprachunterricht genossen und das Studium der klassischen Wissenschaften (Philosophie, Arithmetik, Geometrie, Astronomie und Musik) nicht absolviert habe. Anders als in den Frauenklöstern waren die Mönche in den Benediktinerklöstern im Mittelalter allesamt theologisch gebildet – Laienbrüder gab es damals noch nicht. So war es denn auch ein Mönch namens Volmar, der Probst des Klosters Disibodenberg, der die Ausbildung der jungen Novizin ergänzte. Dieser Mönch war nicht nur ihr »magister«, sondern auch der spätere Lektor und Schreiber, der Hildegard jahrelang als »Mitwisser der Geheimnisse« bei der Verfassung ihrer umfangreichen Schriften half. In der Miniatur ist er als bärtiger Mönch mit Tonsur und bräunlicher

Kutte dargestellt. Sein Kopf ragt lauschend in den Bogen hinein, in welchem die Prophetin sitzt.

Nonne und Äbtissin

Im Alter von fünfzehn oder sechzehn Jahren legte Hildegard das unwiderrufliche Gelübde nach den Ordensregeln der Benediktiner ab. Der Bischof von Bamberg, der heilige Otto, übergab ihr den Schleier. Sie verpflichtete sich damit zu den drei Grundregeln der Benediktiner:

- der Abkehr vom weltlichen Leben zum Leben in Dürftigkeit und Keuschheit (Conversio),
- dem unbedingten Gehorsam der Äbtissin gegenüber (Obedientia),
- zum Verbleiben im Heimatkloster (Stabilitas).

Die zeitgenössische Miniatur zeigt Hildegard im schwarzen Habit der Benediktiner, das über einem hellen, eng anliegenden Untergewand getragen wurde. Der Schleier der Benediktinerinnen war ein schulterlanger »Weihel«, braunschwarz kariert. Das Gesicht umrahmte ein weißer Wimpel.

Die zeitgenössischen Biografen berichten, dass die junge Nonne mit zahlreichen Erkrankungen zu kämpfen hatte und dass sie durch ihr eigenes Leiden die Fähigkeit erwarb, hilfsbedürftige, kranke und schwache Mitmenschen zu verstehen und ihnen zu helfen.

Aus der Klause der Jutta von Spanheim hatte sich mit den Jahren ein eigenes kleines Benediktinerinnenkloster entwickelt, und von den zwanzig Nonnen dieses Klosters wurde Hildegard 1136 zur Äbtissin gewählt. Vier-

zehn Jahre später hatte sich durch die enorme Öffentlichkeitsarbeit der jungen Äbtissin das Frauenkloster so erweitert, dass die Gebäude auf dem Disibodenberg für die Nonnen zu klein wurden. Mit diplomatischem Geschick erwarb Hildegard vom Mainzer Erzbischof Heinrich, dem Primas des Reiches, das Recht zur Klosterneugründung und zur freien Äbtissinnenwahl. Sie fand Geldgeber und kirchliche Förderer und konnte einen Klosterneubau auf dem Rupertsberg bei Bingen planen, ausführen lassen und 1152 mit ihren fünfzig Nonnen beziehen. Der Erzbischof von Mainz weihte die neue Klosterkirche, und man vermutet, dass aus diesem Anlass von den Nonnen das von Hildegard komponierte Mysterienspiel »Ordo virtutum« aufgeführt wurde. Dem Kloster auf dem Rupertsberg stand Hildegard bis zu ihrem Tode im Jahr 1179 als Äbtissin vor. Sie steuerte den Konvent durch die ersten Jahre wirtschaftlicher Not und durch Zeiten großer innerklösterlicher Konflikte. Nicht alle Nonnen waren bereit, die von Hildegard verlangte strenge Einhaltung der Ordensregeln mitzutragen. Am 18. April 1163 auf dem Mainzer Hoftag erhielt die Äbtissin Hildegard von Kaiser Friedrich I. Barbarossa die kaiserliche Schutzurkunde für das Kloster auf dem Rupertsberg. Das war ein großes Privileg, denn die süddeutschen Reformklöster mit ihrem Recht auf freie Wahl des Abtes standen nicht unter Königsschutz.
Im Jahre 1165 gründete Hildegard ein Filialkloster in Eibingen. Während das Kloster Rupertsberg im Dreißigjährigen Krieg 1631 von den Schweden zerstört wurde, bestand das Eibinger Klos-

ter bis zur Säkularisierung 1802. Seit 1904 gibt es in Rüdesheim wieder ein Benediktinerinnenkloster St. Hildegard, das das geistige Erbe der großen Mystikerin bewahrt und fortführt.

Mystikerin und Prophetin

In der Mitte ihres Lebens erhielt Hildegard ihren eigenen Berichten zufolge den göttlichen Auftrag, die Visionen, die sie seit ihrer Kindheit gehabt hatte, aufzuzeichnen. Sie erkrankte schwer. Diese und weitere schwere Erkrankungen im Laufe ihres Lebens werden heute in psychologischem Zusammenhang mit Hildegards Visionen als Erleben einer Grenzsituation gesehen. Auch die mittelalterlichen Menschen verstanden diesen Zusammenhang: Krankheit und Leiden führten nach damaligem Verständnis nicht nur in das Tal der Tränen, sondern auch zu Umkehr und Einsicht, zu Heilung und Heil. Das Wesen Gottes bereits in der irdischen Gegenwart zu erfahren, war eine Gabe, die auch über Krankheit, Askese oder großes Leiden errungen werden konnte. Hildegard schrieb: »Es geschah im Jahre 1141 nach der Menschwerdung des Gottessohnes Jesus Christus, als ich 42 Jahre und sieben Monate alt war. Aus dem offenen Himmel fuhr blitzend ein feuriges Licht hernieder. Es durchdrang mein Gehirn und setzte mein Herz und die ganze Brust wie eine Flamme in Brand; es verbrannte nicht, war aber heiß, wie die Sonne den Gegenstand erwärmt.« (»Scivias«, S. 5)
Die Menschen des christlichen Mittelalters waren mystischen Erfahrungen

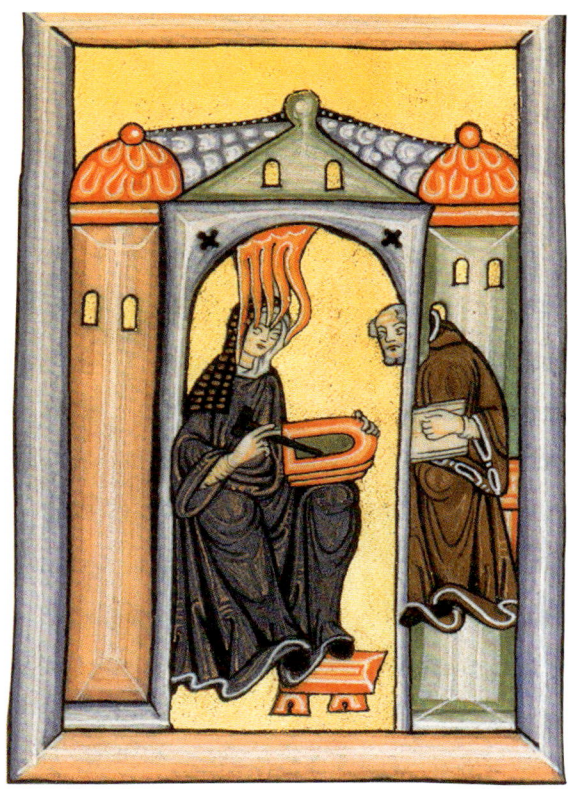

Hildegard schreibt inspiriert von der roten Feuerwolke; der Mönch Volmar in ihrer Nähe ist »Mitwisser der Geheimnisse«.

gegenüber aufgeschlossen, ganz anders als die Menschen der heutigen Zeit. Man fand es völlig normal, dass bestimmte besonders begabte Menschen mehrere Dimensionen des Bewusstseins erlebten. Diese Menschen wurden bewundert und fanden Gleichgesinnte mit ähnlichen Erfahrungen. So konnte Hildegard sich Hilfe suchend an den französischen Dominikanermönch Bernhard von Clairvaux wenden, der selbst mystische Erfahrungen hatte. Jesusmystik und Brautmystik waren besonders in den Klöstern zu Hause.

Berichte über mystisches Erleben bei zahlreichen Menschen der mittelalterlichen Gesellschaft erreichten im ersten Viertel des 11. Jahrhunderts die stärkste Intensität. Nach Hildegard entstand im Spätmittelalter eine weitere mystische Gesellschaftsbewegung, deren bedeutendster Vertreter Meister Eckehart (geb. 1260 in Straßburg) werden sollte. Hildegard selbst sah sich in einer Reihe mit den Propheten des Alten und Neuen Testaments. Sie bezeichnete sich als »Posaune Gottes« und fühlte sich dem Zwang zur Verkündigung fast ihr ganzes Leben lang ausgeliefert. Aus ihren Visionen entstand ein Werk voll feuriger Phantasie und übersinnlicher Kraft, das wir bis heute in den romanischen Handschriften des 12. Jahrhunderts bewundern können. Diese Handschriften mit ihren leuchtenden Buchmalereien zeigen die Heilswege für den Einzelnen und die christliche Heilslehre in ihrer Gesamtheit.

Die erste Handschrift entsteht

Mit der Niederschrift ihrer ersten großen Visionen begann Hildegard ihr schriftstellerisches Werk. In den zehn Jahren zwischen 1141 und 1151 schrieb sie mithilfe ihrer Mitarbeiter, des Mönchs Volmar und der Nonne Richardis, einem »wohlerzogenen adligen Mädchen«, ihr erstes großes und wichtigstes prophetisches Werk, die »Scivias«. Der Titel ist eine Abkürzung und bedeutet lateinisch »Sci vias domini«, zu Deutsch: Wisse die Wege des Herrn. Dieses Werk mit seiner gewaltigen mittelalterlichen Bildersprache, seinen Allegorien und verschlüsselten Symbolen ist für heutige LeserInnen eine schwer verdauliche Kost. Auch für Historiker gilt die »Scivias« bis heute als Werk ohne Vergleichbarkeit. Sie beschreibt Visionen von der Schöpfungsgeschichte, vom Sündenfall, von Christi Erlösertod und das zukünftige Wirken der göttlichen Kräfte bis zum Jüngsten Tag. Insgesamt besteht die »Scivias«

aus drei Büchern, deren Übersetzung in der deutschsprachigen Ausgabe mehr als 600 Seiten umfasst. Die Originalhandschrift wurde in der Werkstatt von Hildegards Kloster Rupertsberg zwischen 1175 und 1181 hergestellt. Wie alle Handschriften entstand sie in einem mehrstufigen Prozess: Hildegard schrieb ihre bestürzenden Visionen zunächst mit einem Holzgriffel auf eine Wachstafel, wie auf der Miniatur, die zu Hildegards Lebenszeit entstand, zu erkennen ist. Der Griffel hatte ein spatelförmiges Ende, mit dem man die Wachstafel immer wieder glätten konnte. Der Mönch Volmar und weitere Skriptoren überarbeiteten dann den lateinischen Text und übertrugen ihn auf ein Pergament. Erst in der dritten Fassung, der Reinschrift, entstanden dann die zeitgenössischen Originalhandschriften. Die farbigen oder schwarzweißen Miniaturen übersetzten die Wortbilder in die Sprache der Bilder.

Das Kloster verfügte offensichtlich nicht nur über höchst professionelle Skriptoren, sondern auch über meisterhafte Buchmaler. Viele Seiten der Handschrift sind mit schönen und rätselhaften Miniaturen illustriert. Sie machten den Codex zu einem Prachtband.

Handschriften der Hildegard von Bingen

- **Physica** (Liber simplicis medicinae): Buch der Heilmittel
- **Causae et Curae** (Liber compositae medicinae): Heilwissen. Von den Ursachen und der Behandlung der Krankheiten
- **Scivias**: Wisse die Wege
- **Liber vitae meritorum**: Buch der Lebensverdienste
- **Liber divinorum operum**: Buch der göttlichen Werke

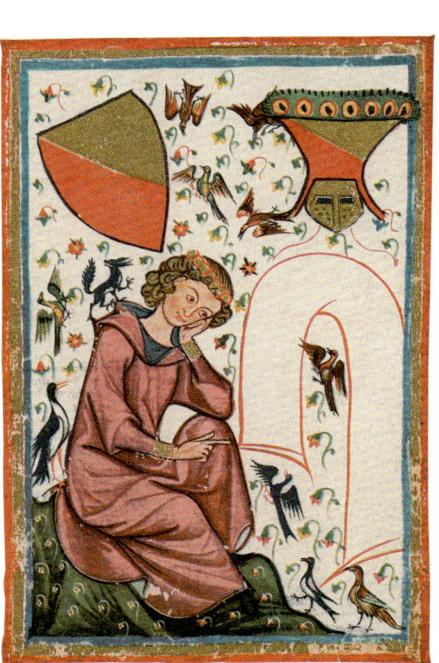

Hildegard lebte und wirkte zur Zeit der Minnesänger, hier Heinrich von Veldecke in der Manessischen Handschrift (12. Jh.). Meisterhafte Buchmaler stellten den höfischen Dichter der mittelhochdeutschen Äneas-Sage inmitten blühender Natur dar.

In leuchtenden Farben mit Blattgold sind die Bildmotive mit großer Meisterschaft gemalt. Malerisch erinnern sie uns Heutige an den Phantastischen Realismus. Hildegard selbst hat ganz offensichtlich bei der Anfertigung der Miniaturen aufs Engste mitgewirkt. Vor allem die Farbenglut ihrer Visionen findet sich im Codex wieder. Hildegard sah in dieser Glut das lebendige Licht, das »lux viventis«, das Kraft und Ruhe verströmte:

»Das Licht, das ich schaue, ist nicht an den Raum gebunden. Es ist viel lichter als eine Wolke, die die Sonne in sich trägt. Weder Höhe noch Breite vermag ich zu erkennen. Es wird mir als Schatten des lebendigen Lichts bezeichnet. Und wie Sonne, Mond und Sterne im Wasser sich spiegeln, so leuchten mir Schriften Reden, Kräfte und gewisse Menschen in ihm auf.« (»Scivias«, S. 17 f.)

Es entstand nur ein einziger großformatiger Codex mit farbigen Miniaturen, jedoch sind bis heute zehn Handschriften erhalten, die zum Teil mit Federzeichnungen illustriert sind. Der farbige Codex ging bei Kriegsende 1945 verloren; glücklicherweise war ab 1927 in sechs Jahre dauernder Arbeit im St.-Hildegard-Kloster in Eibingen ein Faksimile angefertigt worden. In den mittelalterlichen Techniken auf Pergament hatte man ein überaus genaues Abbild des Originals angefertigt. Dieses Faksimile mit 36 zum Teil ganzseitigen Miniaturen, bekannt als Riesencodex Wiesbaden, wird in der Hessischen Landesbibliothek aufbewahrt, wo zuvor auch das Original archiviert war.

Die Visionen

Über ihre Visionen schrieb Hildegard:

»Die Gesichte aber, die ich sah, empfing ich nicht im Traum, nicht im Schlaf oder in Geistesverwirrung, nicht durch die leiblichen Augen oder die äußeren Ohren, auch nicht an abgelegenen Orten, sondern ich erhielt sie in wachem Zustand, bei klarem Verstand, durch die Augen und Ohren des inneren Menschen, an zugänglichen Orten, wie Gott es wollte. Wie das geschieht, kann der fleischliche Mensch schwer begreifen.« (»Scivias«, S. 6)

Dreizehn Visionen empfängt Hildegard und schreibt sie im Verlauf von zehn Jahren mithilfe ihrer Mitarbeiter nieder. Es sind Visionen von mystischen Bildern, von Lichterscheinungen, von Symbolfiguren der christlichen Tradition, von Tönen und Klängen; vor allem aber wird sie immer wieder gerufen, »mit lauter durchdringender Stimme«. Hildegard lässt die Leser ihrer Visionen mit der Deutung der schwer zugänglichen Texte nicht allein. In mehreren Kapiteln, die jeweils auf jede Vision folgen, erläutert sie die Wortbilder, die sie empfangen hat. Ihr eigenes Verständnis belegt sie mit zahlreichen Bibelstellen aus dem Alten und Neuen Testament. Sie erklärt die Botschaft ihrer Visionen aber auch mit dem Zeitgeschehen und mit ihren eigenen Lebenserfahrungen. Zum Teil sind die Erläuterungen als Dialog gestaltet mit rhetorischen Rückfragen und Zwischenfragen.
Die erste der dreizehn Visionen beschrieb Hildegard folgendermaßen:

*»Ich sah etwas wie einen großen eisenfarbenen Berg. Darauf thronte eine Gestalt von solchem Glanz, dass ihre Herrlichkeit meine Augen blendete. Zu ihren beiden Seiten erstreckte sich ein lichter Schatten, wie Flügel von erstaunlicher Breite und Länge. Und vor ihr, am Fuße des Berges, stand eine Erscheinung, über und über mit Augen bedeckt. Ich konnte vor lauter Augen keine menschliche Gestalt erkennen. Und davor sah ich eine andere kindliche Gestalt in farblosem Gewand, doch mit weißen Schuhen. Auf ihr Haupt fiel ein solch heller Glanz von dem, der auf dem Berge saß, dass ich ihr Antlitz nicht zu schauen vermochte. Doch von dem, der auf dem Berge thronte, ging ein sprühender Funkenregen aus, der die Erscheinungen mit lieblichem Licht umgab. Im Berge selbst konnte ich viele kleine Fenster sehen, in denen teils bleiche, teils weiße menschliche Häupter erschienen.
Und plötzlich rief der auf dem Berge Thronende mit lauter, durchdringender Stimme und sagte: O du hinfälliger Mensch aus Erdenstaub, Asche aus Asche, verkündige und sprich über den Zugang zur unvergänglichen Erlösung...«* (»Scivias«, S. 10)

Die Miniatur zeigt den »eisernen Berg« als graues Massiv mit sieben runden hervortretenden Schollen. Darin sind die kleinen Rundbogenfenster eingeschnitten; in diesen erkennt man jeweils zwei Menschenköpfe im Profil; sie bedeuten – wie Hildegard erklärt – die reinen und die lauen Menschen, die sich im Schatten der göttlichen Flügel bergen. Auf der Kuppe des Berges

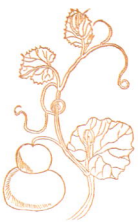

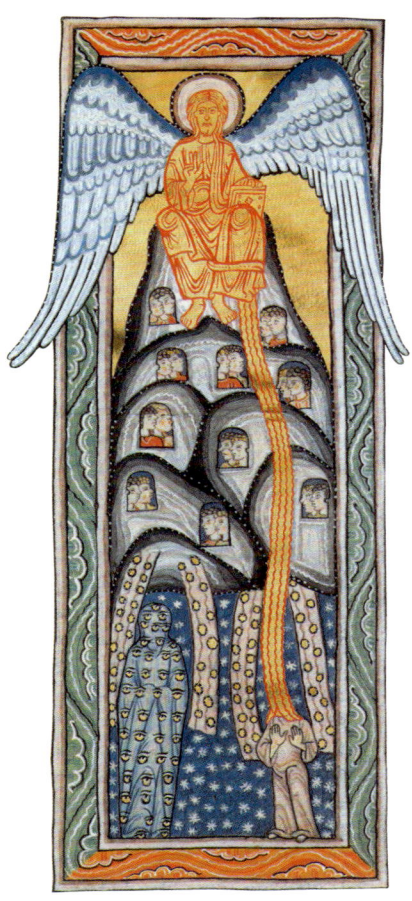

Der eisenfarbene Berg: Darstellung von Hildegards erster Vision in einer der geheimnisvollen Miniaturen aus dem Rupertsberger Codex.

– also in der Menschenwelt – thront mit weit ausgebreiteten Flügeln die göttliche Gestalt, die zu Hildegard spricht. Von ihrem hellen Glanz, der als goldener Grund dargestellt ist, fließt ein Lichtstrom zu der kindlichen Figur am unteren Rand. Diese stellt Hildegards Deutung zufolge die »Armen im Geiste« dar. Die mit Augen bedeckte Figur am linken unteren Rand ist die »Furcht des Herrn«, die mit verhüllten Augen und Händen die Wachsamkeit

von Engeln symbolisiert. Der Funkenregen in Form von Sternen und Lichtbändern stellt die Tugenden dar.

Traditionen der Mystik

Berichte von mystischen Erfahrungen – auch wenn sie aus einer sehr entfernten Zeit stammen – sind für die allermeisten Menschen äußerst befremdend, ja irritierend. Auch Hildegards Texte widersprechen unserem gesunden Menschenverstand, und wir denken unwillkürlich an Drogengebrauch.

Jedoch hat die kontemplative »Ver-Rückung« des Bewusstseins bekanntlich eine sehr lange Tradition in vielen Kulturen der Welt. Hinduismus wie Buddhismus, Taoismus und Zen, Dionysios-Kult und indianische Religionen, sie alle kennen Wahrnehmungen auf unterschiedlichen Ebenen des Bewusstseins und gehen davon aus, dass die mystische Erfahrungsweise keine geistige Verwirrung und keine psychotische Halluzination ist, sondern ein natürlicher und erfüllender Bewusstseinszustand. Große Weise der östlichen Religionen wie Siddharta Gautama, Laotse und Krishnamurti sahen es als Inhalt und Ziel des Lebens an, eine Bewusstseinsebene zu erreichen, die weit vom rationalen Bewusstsein entfernt ist und zur Auflösung der Vorstellungs- und Gefühlsprozesse führt. Ganz ähnlich wie bei Hildegard heißt es zum Beispiel im Taoismus:

»Dein Ziel sei Einheit. Du hörst nicht mit den Ohren, sondern hörst mit dem Verstand; du hörst nicht mit dem Verstand, sondern hörst mit der Seele. Das äußere Hören darf nicht weiter

eindringen als bis zum Ohr; der Verstand darf kein Sonderdasein führen wollen, so wird die Seele leer und vermag die Welt in sich aufzunehmen…«*

Auf dem Weg zu dieser höchsten Stufe des Versinkens in den Seinsgrund gibt es zahlreiche Stufen anthropologischer Betroffenheit und Erfülltheit. Psychologen würden heute die mystischen Wortbilder Hildegards mit den symbolischen und allegorischen Figuren aus dem Alten und Neuen Testament als Archetypen bezeichnen. Die Mystikerin knüpft zu diesen überpersonalen Urbildern eine bewusste Beziehung, um ihren Sinn zu erfassen.

Aus Sicht der interkulturellen Psychologie gilt übrigens auch Christus selbst als Mystiker, wenn er zum Beispiel im Johannesevangelium zitiert wird:

»Ich bin das Licht, das über ihnen allen ist, ich bin das All, das All ging aus mir hervor, und das All erlangte mich. Spalte ein Holzscheit, und ich bin da; hebe einen Stein auf, und du findest mich dort.«

Eines der ältesten meditativen Bilder im Menschheitsgedächtnis ist der Erzvater Jakob, wie er träumend an der Stelle liegt, an der später der Tempel Salomos errichtet wurde und heute die Al-Aksa-Moschee steht.

Jakob war auf seiner Reise nach Haran an einen Ort gekommen, an dem er über Nacht blieb, denn die Sonne war untergegangen.

* Wilber, S. 330

»Und ihm träumte; und siehe, eine Leiter stand auf der Erde, die rührte mit der Spitze an den Himmel, und siehe, die Engel Gottes steigen daran auf und nieder. Und der Herr stand obendrauf und sprach: Ich bin der Herr Abrahams, deines Vaters Gott und Israels Gott; das Land, darauf du liegst, will ich dir und deinem Samen geben.« (1. Buch Mose, Kap. 28, 12)

Jakob sah das keinesfalls nur als Traum an, denn er fürchtete sich und sprach:

»Wie heilig ist diese Stätte! Hier ist nichts anderes denn Gottes Haus, und hier ist die Pforte des Himmels.« (Kap. 28, 17)

Amerikas größter Philosoph und Psychologe William James schrieb,

*»dass die Welt unseres gegenwärtigen Bewusstseins nur eine von vielen existierenden Bewusstseinswelten ist und dass diese anderen Welten Erfahrungen beinhalten müssen, die für unser Leben ebenfalls von Bedeutung sind«.**

Allen voran sind es die Künstler und Künstlerinnen, die zu allen Zeiten Zugang zum Spektrum des Bewusstseins hatten und haben und die genau aus dieser Quelle Schaffenskraft und Inspiration ziehen.
Hildegard von Bingen hat zeitlebens solche Erfahrungen in großer Fülle und Intensität gemacht, aufgezeichnet, gedeutet und kommentiert. Auch ihre naturwissenschaftlich-medizinischen Schriften sind von mystischen Erfah-

* Wilber, S. 24

begunde: der heilige patriarche. des wir verot starche. allez sin geslæhte. als ez vil wol mahte. sie wrden des gefrowet. daz er was beschower: von gotes anblike. si sich ten ueme dicke: gegen den himilischen choren. hie muget. ir wnder horen.

rungen durchdrungen. Wie es in der modernen Psychologie beschrieben wird, wuchsen ihr aus den visionären Zuständen Kräfte zu, die ihr trotz zahlreicher Erkrankungen ein unerhört produktives Leben ermöglichten.

Beraterin von Mächtigen

Mit ihrem ersten großen Werk, der »Scivias«, wurde Hildegard so berühmt, dass Papst Eugen III. (1145–1153) auf der Synode in Trier 1147 persönlich aus ihren Handschriften vorlas. Nicht weniger als 18 Kardinäle und eine Vielzahl von Bischöfen und Äbten aus ganz Europa hörten Hildegards

Jakobs Traum von der Himmelsleiter: Der Erzvater »träumt«, dass der Himmel über ihm offen ist und die Engel an einer Leiter auf- und niedersteigen (Miniatur in einem Evangelienbuch des 12. Jahrhunderts).

mystische Texte. Ihre Sehergabe und ihre Visionen wurden von der obersten Kirchenbehörde als Privatoffenbarungen anerkannt. Dadurch avancierte sie zu einer ebenso begehrten wie kritischen und unangepassten Beraterin in kirchlichen, politischen und gesellschaftlichen Fragen. Sie korrespondierte fortan, wie man heute sagen würde, »mit Gott und der Welt«.

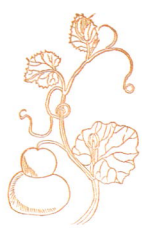

Vier nacheinander residierende Päpste waren ihre Briefpartner, ebenso Kardinäle und Erzbischöfe, Klöster und Konvente. Hildegard unterhielt Briefkontakt zum Stauferkaiser Friedrich I. Barbarossa, zu König Heinrich II. von England und zu Bernhard von Clairvaux, dem Anstifter des zweiten Kreuzzuges. Hildegards Berühmtheit und Einfluss reichte über ganz Europa bis nach Griechenland und Palästina. 1154 wurde sie von Kaiser Friedrich I. Barbarossa auf dessen Pfalz Ingelheim eingeladen. Die hohe und höchste Protektion, die Hildegard genoss, war allerdings für ihre persönliche Sicherheit ungemein wichtig, denn Visionen, die öffentlich bekannt wurden, konnten im Mittelalter auch als »Einflüsterungen des Teufels« gedeutet und als Ketzertum verfolgt werden.

Weitläufige Korrespondenz

Dass Hildegard von Bingen mit einem theologischen Werk aus dem Kloster heraus Berühmtheit erlangen konnte und zur Beraterin von Mächtigen wurde, hängt auch mit der Stellung der mittelalterlichen Klöster in der Gesellschaft zusammen. Aus Benediktinerklöstern gingen 24 Päpste, 200 Kardinäle und 1600 Erzbischöfe hervor. Unter den Mönchen und Nonnen befanden sich zahlreiche Personen aus kaiserlichen und königlichen Familien, denn bis in das 14. Jahrhundert hinein wurden nur adelige Novizen ins Kloster aufgenommen.

Mehr als 300 bis heute erhaltene Briefe zeigen, dass die Äbtissin vom Rupertsberg ihre Kontakte nutzte, um eine Läuterung des kirchlichen und gesellschaftlichen Lebens anzumahnen. Sie kämpfte gegen den Verfall der Ordensregeln und gegen die Verweltlichung des Klerus. Und dazu hatte sie allen Grund. Die Regeln, die der heilige Benedikt von Nursia im 6. Jahrhundert für sein neu gegründetes Kloster auf dem Monte Cassino entwickelt hatte, waren zu Hildegards Zeit keineswegs mehr in allen Klöstern verbindlich. Längst hatte sich die Lebensführung in den Klöstern gelockert, so manche Abtei war nur noch ein Versorgungsstift des Adels, in dem kaum mehr ein Gelübde abgelegt wurde. Zu dieser Lockerung der Ordensregeln hatte vor allem der Reichtum geführt, den die Klöster erworben hatten. Wegen dieses Reichtums und wegen ihres Grundbesitzes vergaben die karolingischen Herrscher die Abteien gerne an weltliche Äbte, die es mit der Ordensregel nicht so genau nahmen.

Mönche und Nonnen als Lehrer Europas

Die mittelalterlichen Benediktinerklöster waren Hochburgen der Forschung und Zentren der wissenschaftlichen Kommunikation über Ländergrenzen hinweg. Die Blütezeit des Benediktinerordens lag im 8. Jahrhundert. Eine große Anzahl von Klöstern und Abteien wirkten damals in Europa als Ausgangspunkte der Bodenkultur und der Wissenschaft. Bereits seit dem 7. Jahrhundert gab es auch den Orden der Benediktinerinnen. Das Grundprinzip der benediktinischen Ordensregel, »ora et labora«, besagt, dass sich notwendige und nützliche Arbeit mit asketischen Übungen abwechseln solle – diese Verhaltensregel hatte zu großer Produktivität der Klöster geführt. Je nach Eigenart und Ausprägung der Gemeinschaften widmeten sich die Abteien der Wissenschaft, der Medizin, der seelsorgerischen Missionstätigkeit oder pädagogischen Aufgaben. Am Anfang stand die Missionstätigkeit im fränkisch-karolingischen Reich, wie zum Beispiel Bonifatius sie verkörperte, im Zentrum der »notwendigen und nützlichen Arbeit«.

Aber ebenso wurden die Benediktiner durch Bauten, Rodungen, Landwirtschaft, Obstbau, Handwerk, Schulen, ärztliche Kunst und Frömmigkeit zu Erziehern Europas. Das Leben der Mönche und Nonnen, das der Kultivierung des Bodens ebenso gewidmet war wie der Kultivierung ihrer Seelen, wurde auch zum Lebensmodell für die einfachen Menschen. In gewisser Weise war die »Regula Benedicti« das Grundbuch mittelalterlichen Zusammenlebens, denn man verstand, wie auch Hildegard immer wieder betonte, mit größter Selbstverständlichkeit Leib und Seele als Einheit: »Daher existieren beide, Leib und Seele, trotz ihrer verschiedenen Naturen, dennoch als einzige Wirklichkeit…«* Die geistliche Lebenskunst, wie sie in der Benediktinerregel enthalten ist, besteht darin, das Gleichgewicht zwischen weltoffener Aktivität und meditativer Geistigkeit zu halten. Diese Lebenskunst ist ein Erbe der griechisch-arabischen Kultur, das Benedikt von Nursia (480–550) in das christliche Mittelalter einbrachte. Gesellschaftsmodell waren auch die keineswegs hierarchischen Strukturen innerhalb des Klosters, die unabhängig vom Gehorsamsgebot quasi demokra-

* Schipperges 1993, S. 36

tische Entscheidungsprozesse zuließen. Dem gewählten Abt standen der Prior und die Dekane zur Seite. Die Lebensregeln des hl. Benedikt verbanden römischen Rechtssinn mit christlicher Frömmigkeit.

Auch heute spielt so manche Benediktinerabtei eine gesellschaftliche Vorreiterrolle, wie zum Beispiel das Kloster Plankstetten mit seinem ökologischen Landbau. Als einer der größten Bio-Bauernhöfe Bayerns produziert und vermarktet es ökologische Lebensmittel mit dem Slogan »Leben aus dem Ursprung«. Spirituelle Ansprüche werden also auch heute im Klosterleben geschickt mit weltlichem Pragmatismus und gesundem Geschäftssinn vereinbart.

Medizinerin und Krankenpflegerin

In den ersten sieben Jahren auf dem Rupertsberg, von 1150 bis 1158, verfasste die Äbtissin Hildegard ihre beiden medizinischen Schriften »Physica« und »Causae et Curae«. Aus ihrer Autobiografie und zahlreichen Briefen geht hervor, dass die Autorin sehr genau wusste, worüber sie schrieb. Nicht nur, dass sie brieflich vielfach medizinischen Rat erteilte, sie war selbst in der medizinischen Versorgung der Kranken tätig. Und sie betreute nicht nur die Kranken in ihrem Kloster, son-

Weltoffene Aktivität und meditative Geistigkeit bestimmen auch heute das Ordensleben.

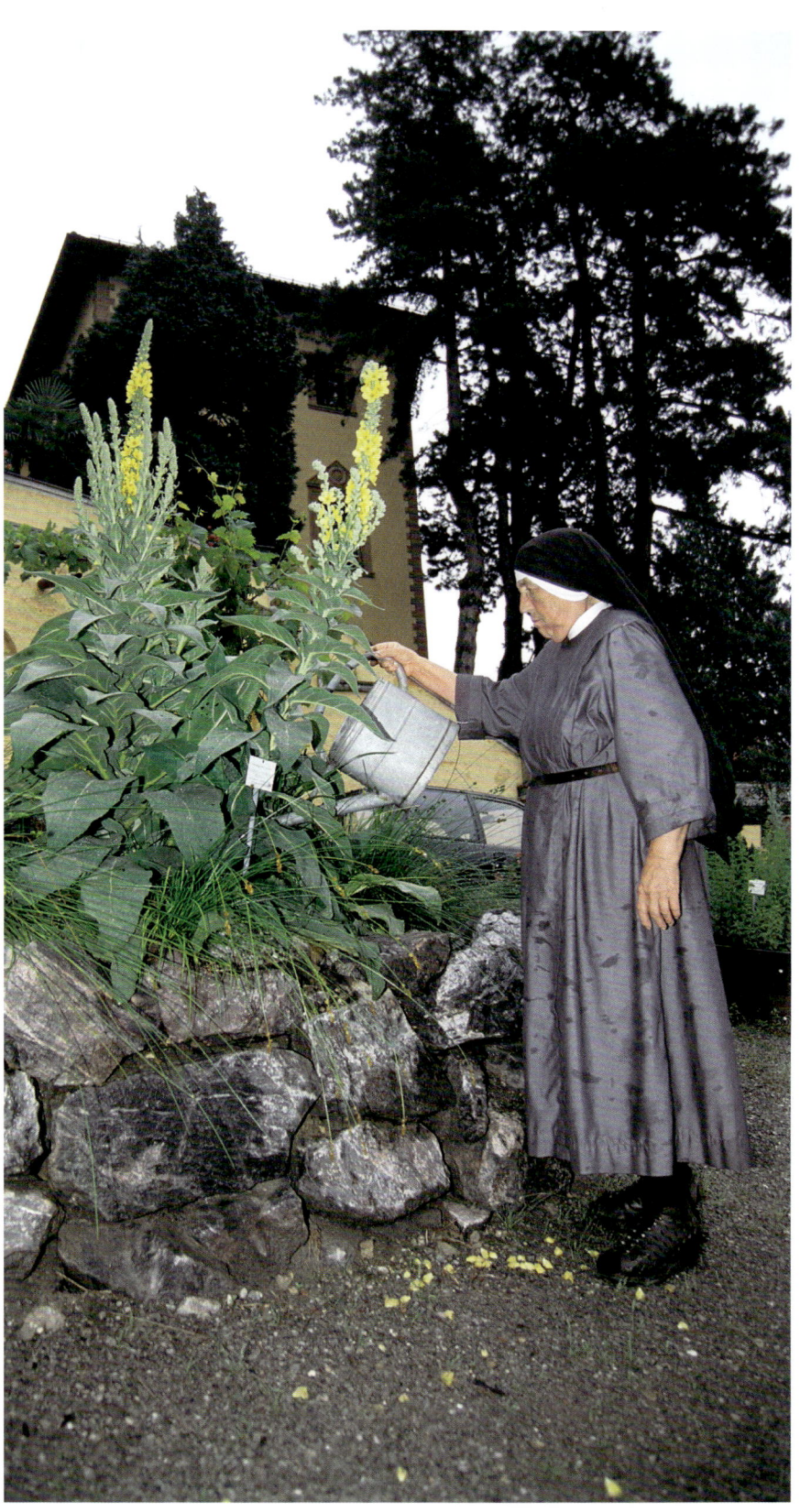

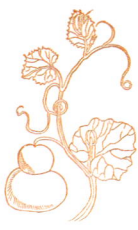

dern nahm auch Kranke beiderlei Geschlechts in ihrem Kloster auf. Sie umsorgte Bettler und noble Reisende und heilte den zeitgenössischen Biografen zufolge Hunderte von Kranken. Jedes Kloster hatte mindestens einen Krankensaal, oft aber auch ein eigenes Siechengebäude. Es gab eine Herberge für Kranke, Pilger und Arme, einen Heilkräutergarten, eine Klosterapotheke und zumeist eine eigene Krankenküche.

Nun war die ärztliche Tätigkeit in einem Benediktinerkloster für jeden Abt und jeden Konvent selbstverständlich, denn die Regula des heiligen Benedikt sah die Kranken- und Siechenpflege als unabdingbare Pflicht der Mönche vor: »Für die Kranken muss man vor allem und über alles besorgt sein. Man soll ihnen dienen wie Christus selbst, dem man ja wirklich in ihnen dient.«* Keine Tätigkeit im Kloster wurde höher bewertet als die Krankenpflege.

Für Abt oder Äbtissin eines Benediktinerklosters war es folglich Herzenssache, die Kranken in keinem Punkt zu vernachlässigen, aber auch für Körper und Geist der Gesunden zu sorgen. Das Amt der Klosterärztin bzw. des Klosterarztes umfasste sehr unterschiedliche Tätigkeiten, die in den folgenden Jahrhunderten zu eigenständigen Berufen ausdifferenziert wurden: Hildegard war Ärztin, Lehrerin (durch ihre Schriften), Pharmazeutin, Botanikerin und Apothekerin. Nicht ganz zufällig warnte sie davor, dass der Mensch durch zu viel Arbeiten seinen Leib zugrunde richte. Anders als ihre mittelalterlichen Kollegen betrachtete

Schipperges 1993, S. 34

Hildegard Krankheit weder als Heimsuchung durch den Teufel noch als Strafe für persönliche Sünden oder für die Erbsünde. Sie suchte die Ursache eher in einem Lebenswandel, der nicht der Gesunderhaltung diente. Außerdem sah sie eine Prüfung, die man nur bestehen könne, wenn der kranke Körper gestärkt werde. Unter dieser Bedingung konnte Krankheit auch zur Entwicklung der Persönlichkeit beitragen.

Tugend- und Glaubenslehren

Nach den naturkundlich-medizinischen Schriften arbeitete Hildegard 1158 bis 1163 an weiteren Texten zur Glaubenslehre. Zunächst entstand als moralische Kampfschrift das »Buch der Lebensverdienste« (»Liber vitae meritorum«). Es enthält scharfsinnige Streitgespräche der 35 Tugenden mit den 35 Lastern. Als Laster zählen dabei keineswegs nur die bekannten sieben Todsünden, sondern auch so aktuelle wie der Weltschmerz, die Unbeständigkeit, die Feigheit, die Herzenshärte, der Stumpfsinn und die Missgunst. Die Missgunst erscheint zum Beispiel in Hildegards Visionen als menschliche Gestalt mit dem Körper und den Klauen eines Bären und spricht:

»Wenn ich das Schöne und Strahlende schon nicht besitzen kann, dann will ich es wenigstens in den Dreck ziehen … Meine Redensarten versende ich wie Pfeile im Dunkeln, und alle, die sich treuherzige Menschen nennen, verletze ich. Meine Kräfte sind wie der Nordwind. Alles, was ich besitze, werde ich dem Hass überliefern.« (»Lebensverdienste«, S. 135)

Dem Auftritt der personifizierten Laster folgt jeweils die Darstellung der jenseitigen Strafe im Fegefeuer und der diesseitigen Buße (»poenitentia«). In ihren Visionen sieht Hildegard eine männliche Gestalt, die von den obersten Himmelswolken bis hinunter in die Abgründe reicht. Diese kosmische Gestalt blickt nach den vier Windrichtungen und rundum ins All und bewegt sich in den vier Zonen der Erde. Vor einer Lichtwolke mit Sonne und Mond, einer Sturmwolke mit der Schar der Seligen und einer Feuerwolke mit dem Chor der Feuergeister treten die verschiedenen Laster in leibhaftiger grotesker Gestalt auf und reden in unbekümmerter Alltagssprache daher. Als verantwortliches Mittelglied steht der Mensch mit seinen Lastern und Tugenden hier im Zentrum des Universums.

Von der Verantwortung des Menschen

Im »Buch der Lebensverdienste« sind auch die Visionen über den Umgang der Menschen mit der Natur enthalten, die uns heute, da wir die Folgen der Klimaveränderung deutlich zu spüren bekommen, ziemlich erschrecken können:

»Die gewaltige Stimme aber, die du aus den Elementen der Welt zu diesem Manne rufen hörst, deutet auf die Klagen hin, welche die Elemente mit wildem Geschrei ihrem Schöpfer vortragen. Nicht mit menschlicher Weise hörst du sie reden, sondern mit allen Zeichen ihrer augenscheinlichen Unterdrückung, Überschreiten sie doch die rechte Bahn, die sie von ihrem Schöpfer gesetzt bekamen,

*durch ihre fremdartigen Bewegungen
und ihren widernatürlichen Kreislauf.«*
(»Lebensverdienste«, S. 146)

Diese Klage der Elemente macht den
Menschen verantwortlich für die Ver-
änderung der natürlichen Kreisläufe.
Die Folgen malt Hildegard in beklem-
menden, weil ungemein aktuellen Visionen aus:

*»Auch die Winde sind durch den
äußerst schlechten Gestank der
Schandtaten so behindert, dass sie
nicht mehr recht mit reiner Luft zu
wehen vermögen, vielmehr mit dem
Sturm der Gewitter bedrohlich einher-
ziehen. Ebenso speit die Luft den
Schmutz der zahlreichen Unreinheiten
der Menschen wegen aus, indem sie
eine widernatürliche und nicht be-
kömmliche Feuchtigkeit aussendet,
durch welche sie die Grünkraft und die
Früchte, die der menschlichen Ernährung dienen sollen, dörren lässt. Mitunter ist diese Luftschicht voller Nebel,
mitunter auch voll Schnee, aus welchen Schichten dann häufig schädliche und unnütze Tierchen entstehen,
welche die Frucht der Erde verletzen
und verzehren, sodass sie nicht mehr
den Menschen zum Nutzen gedeihen
kann.«* (»Lebensverdienste«, S. 147 f.)

Hildegard schreibt, dass Himmel und
Erde über den Menschen klagen, der
durch sein Verhalten die Natur in
Unruhe versetze. Allein der Mensch sei
der Rebell, der die Luft verpeste und
das Licht getrübt habe. Sie zeigt einen
strafenden Gott, der die verantwortli-
chen Menschen so lange heimsuchen
wird, bis sie umkehren.

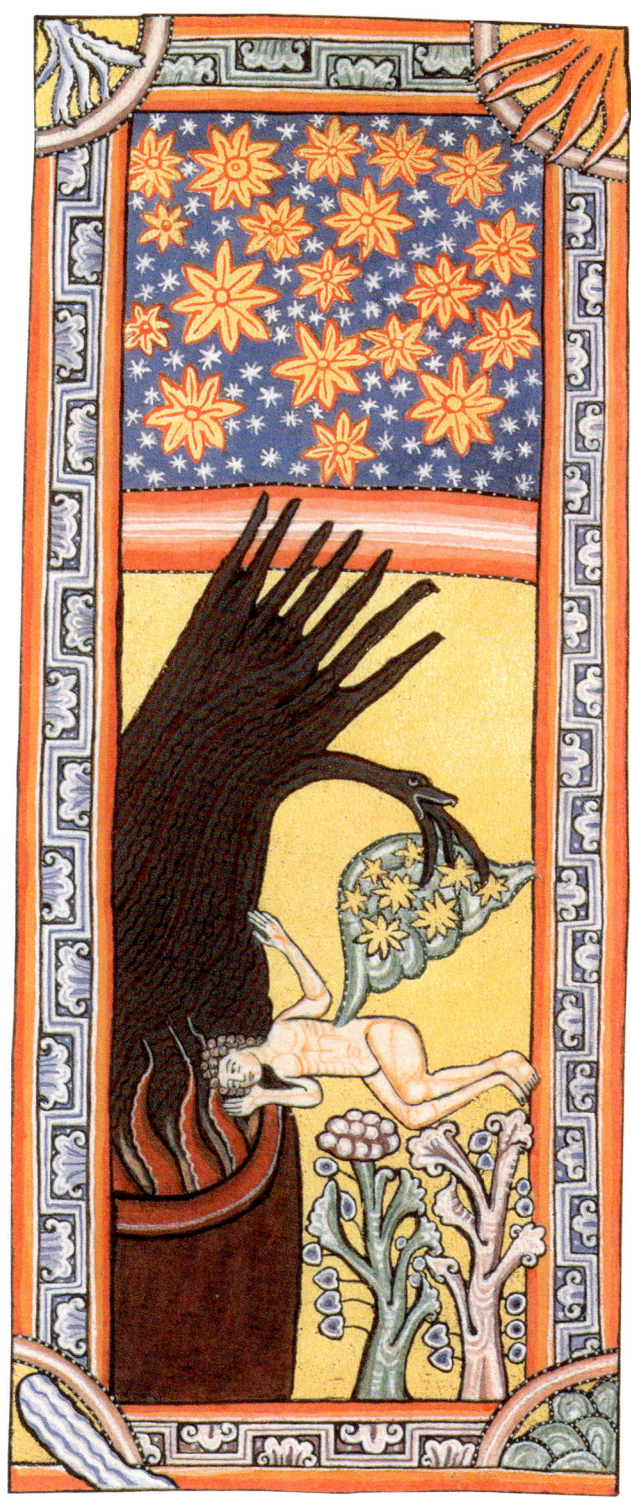

**Die vier Elemente überschreiten den Rahmen dieses Bildes, das den Men-
schen zwischen Paradies und Höllenschlund zeigt.**

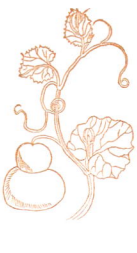

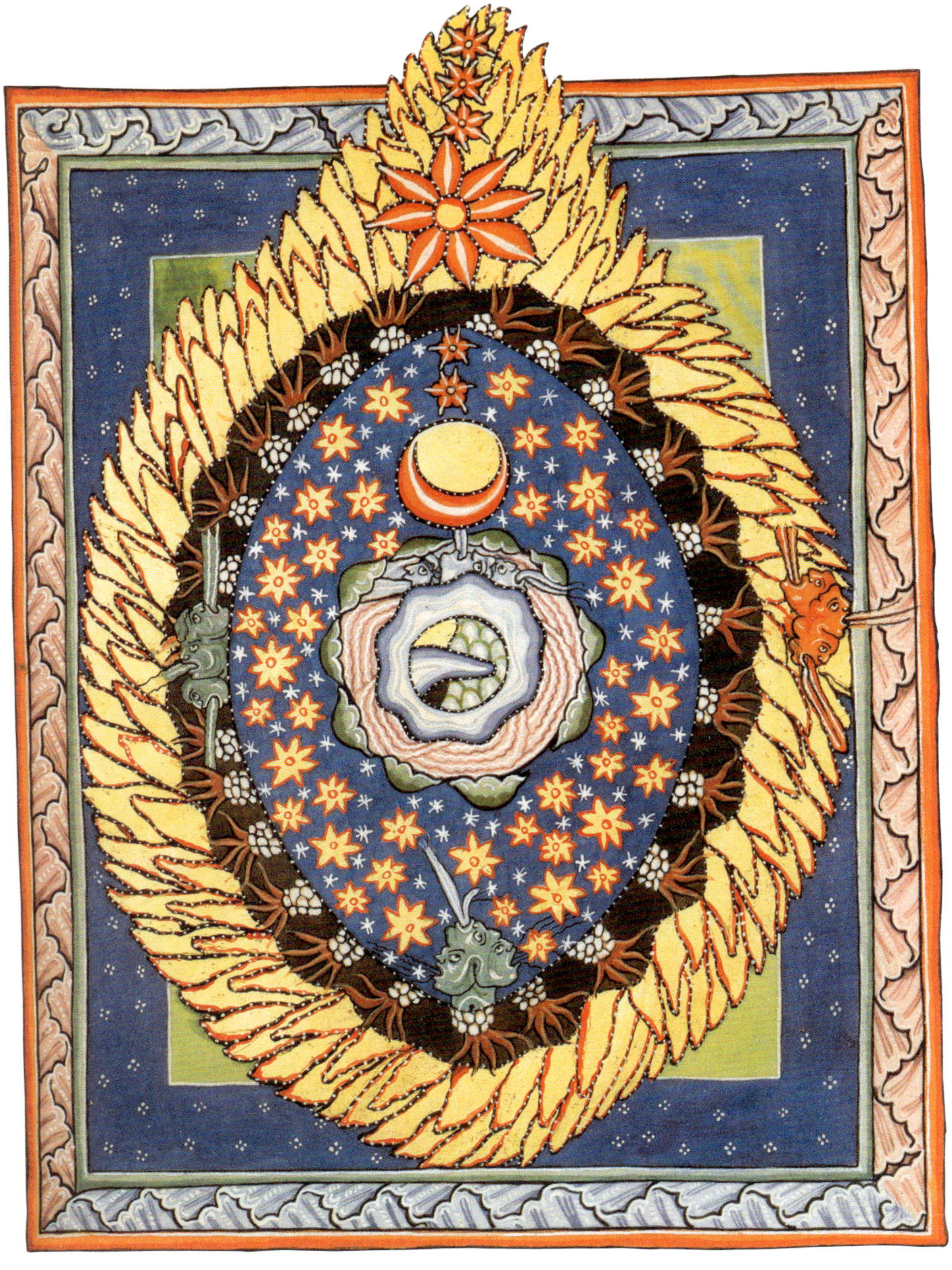

Hildegards Prophezeiungen erinnern an die im Mittelalter verbreiteten apokalyptischen Schriften. Tatsächlich zitiert sie aus der Apokalypse des Johannesevangeliums. Am Jüngsten Tag würden die Elemente in ihrer ursprünglichen Form wiederhergestellt, heißt es bei Hildegard, dann werde der Schmutz, der bei Adams Fall geronnen sei, abgeschieden und die Welt werde wieder strahlen, wie sie in ihrem Urstand geleuchtet habe. Die Gläubigen und wahrhaft Seligen würden zur Herrlichkeit des Paradieses zurückgeführt: »Dieses Paradies ist mit einem Blühen voller Lieblichkeit, das nie mehr welkt, geschmückt; und es ist vom allersüßesten Duft wohlriechender Kräuter durchdrungen.« (»Lebensverdienste«, S. 287).

Das »Buch der göttlichen Werke«

Ihr drittes visionäres Werk, das »Buch der göttlichen Werke«, verfasste Hildegard in den folgenden Jahren bis 1175. Dieses Opus (Originaltitel »Liber divinorum operum«) beinhaltet zehn Visionen über die Werke Gottes im Mikro- und Makrokosmos und über die liebende Beziehung des Schöpfers zu seiner Schöpfung. Der Mensch auf seiner Erde erscheint in dieser Weltkunde als leibhaftige Mitte des Weltalls, als »Herz der Natur«.

Dieses anthropozentrische Verständnis entsprach der mittelalterlichen Weltsicht von der Erde als Zentrum des Universums und dem Menschen als Krone der Schöpfung. Erst im 16. und 17. Jahrhundert lernte man durch die großen Astronomen Kopernikus, Kepler und Galilei, dass sich die Erde und

Hildegards Vision vom Weltall: ein riesiges Ei aus leuchtendem Feuer, von Stürmen durchtobt; im Zentrum die Erde, darüber der Mond und zwei Planeten, die Sonne, und über ihr drei weitere Planeten.

damit auch der Mensch keineswegs im Zentrum des Kosmos befinden. Vielmehr zeigte sich, dass die Menschheit auf einem Staubkörnchen am Rande einer recht durchschnittlichen Galaxie existiert. Allerdings kann die moderne Physik und Astrophysik vermuten, dass die Erde mit dem menschlichen Leben im All tatsächlich einen Sonderfall darstellt. Auch ist die materielle Verbundenheit des Menschen mit dem Kosmos konkret erkennbar. Wir wissen heute, dass unsere Körpermaterie aus dem jahrmillionenalten Staub vieler Sterne besteht. Die Stellung des Menschen zwischen den unfassbar großen Strukturen des Weltalls und den unfassbar kleinen Bausteinen der Materie wird auf neue Weise als eine Art von Mitte interpretiert.

Hildegard schreibt, die Visionen von den göttlichen Werken hätten ihr geholfen, den Inhalt des Evangeliums zu verstehen:

»Wie sanfte Regentropfen träufelte es aus Gottes Inspiration in mein Bewusstsein, so wie der Heilige Geist den Evangelisten Johannes betaut hat, als er aus Jesu Brust die gewaltige Offenbarung zog, dass im Anfang das Wort war.« (»Scivias«, S. 21)

Predigerin und Komponistin

Neben ihrer schriftstellerischen Tätigkeit betätigte sich die Äbtissin des Klosters Rupertsberg auch als Predigerin. Sie unternahm noch als Greisin zwischen ihrem 60. und 72. Lebensjahr mehrere große Reisen und sprach vor großem Publikum auf den Marktplätzen von Mainz, Trier, Lothringen, Metz, Köln, Bonn, Würzburg und Bamberg. Sie predigte in schwäbischen Städten, im Steigerwald und im Hunsrück. Es waren wortgewaltige Predigten, wie man sie von einer Nonne kaum erwartete. Sie erregte damit Aufsehen und erhielt mächtigen Zulauf, denn das Interesse für ihre Erneuerungsideen war groß. Bereits im Jahrhundert vor Hildegard, zur Zeit der ottonischen Herrscher, war die Gesellschaft geprägt durch ein Anwachsen des Spiritualistisch-Immateriellen, erwartete man doch zur Jahrtausendwende das Ende aller Zeiten. Diese Erwartung stürzte die damals noch tief religiösen Menschen jedoch nicht in Verzweiflung, sondern motivierte sie zur Erneuerung und »Heilung der Welt«.

In diese Strömungen ihrer Zeit war Hildegard eingebunden. Sie verstand ihr Wirken als einen persönlichen Beitrag zur ganzheitlichen Heilung, zur sozialen und geistigen Erneuerung des Reiches und der Kirche. Eine »Heilung der Welt« umfasste in ihrem Denken auch die Heilung der Menschen, die Wiederherstellung der individuellen Gesundheit. Neben ihrer Tätigkeit als Predigerin reiste Hildegard auch häufig in andere Klöster, um dort Frieden zu stiften, gegen geistliches Versagen zu wettern und die Konvente an ihre klösterlichen Regeln zu erinnern.

Hildegard wurde zu ihrer Zeit als »Athletin Gottes« bezeichnet, denn die Strapazen ihrer Reisen wären selbst für eine junge und gesunde Frau gewaltig gewesen. Auf wackeligem Tragsessel, auf dem Pferderücken, auf schwankenden Booten und zu Fuß legte sie große Strecken zurück.

Musikalisches Wirken

Wie bereits erwähnt, komponierte Hildegard auch und schuf neben dem Singspiel »Ordo virtutum« (»Reigen der Tugenden«) 77 Liedkompositionen (Carminae), die in der Kirche vorgetragen wurden. Zeitgenossen berichten, dass Hildegards Nonnen an Festtagen mit herabwallenden Haaren im Chor sangen, geschmückt mit leuchtend weißen Seidenschleiern und goldenen Kränzen. Denn Gesang, so Hildegard, »erweicht harte Herzen, bewegt sie zu Tränen der Zerknirschung und ruft den Heiligen Geist herbei« (»Scivias«, S. 610). In der dreizehnten Vision der »Scivitas« hörte Hildegard denn auch »Lobgesänge auf die Freuden der Himmelsbürger, die mutig auf dem Weg der Wahrheit verharren«. Eines dieser Lieder, das Lied von der heiligen Jungfrau Maria, enthält die folgende Strophe:

»O liebliches Reis voller
Grünkraft am Stamme Jesse,
welch großes Geschehen:
Die Gottheit wirft
den Blick auf die Schönste
der (Menschen-)Kinder,
wie auf die Sonne
sein Auge heftet der Adler.«
(»Scivias«, S. 592)

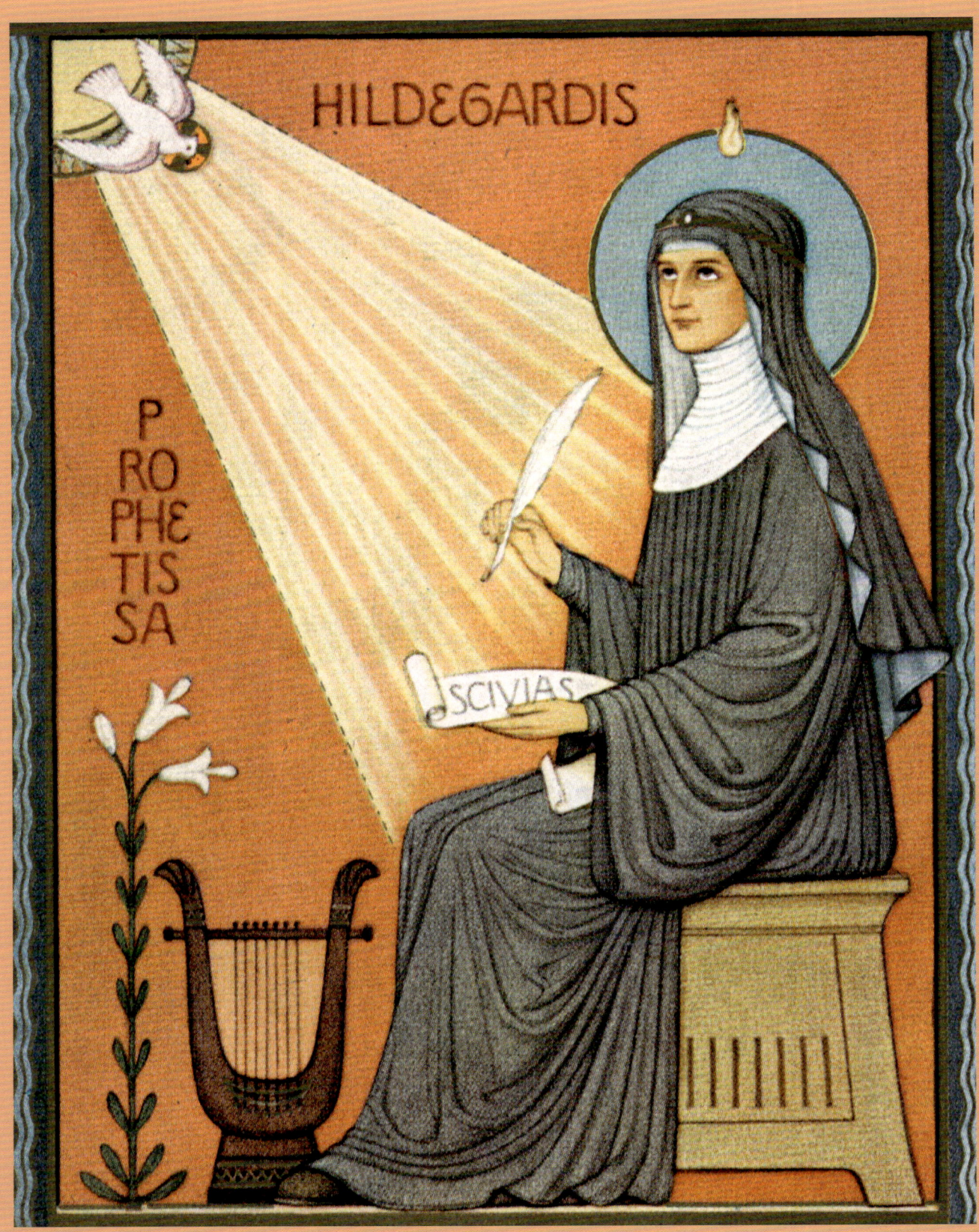

Eine mittelalterliche Medizinerin

Auskunft über Pflanzen und deren heilkräftige Wirkungen findet man in Hildegards naturkundlich-medizinischen Werken. In diese Werke wollen wir nun eine kleine Einführung geben, bevor die mittelalterliche Pflanzenkundlerin bei den jeweiligen Pflanzenporträts selbst zu Wort kommt.

Man darf sich das Auffinden und Entschlüsseln uralter Handschriften nicht so einfach vorstellen wie das Lesen eines modernen Buches. Vielmehr ist die Entdeckung der Handschriften und der Abschriften von den Handschriften eine spannende Angelegenheit, die an Umberto Ecos »Der Name der Rose« erinnert.

Auch das Konzept von Hildegards Heilkunde bedarf einer Erläuterung und einer Einbettung in das Verständnis mittelalterlicher Vorstellungen von Gesundheit, Krankheit und Heilung.

Odyssee der Handschriften

Das naturkundlich-medizinische Werk der Hildegard von Bingen bestand ursprünglich aus einer einzigen großen

Hildegard von Bingen in konventioneller Heiligendarstellung mit Heiligenschein und begleitet von den Insignien ihrer prophetischen Gabe.

Handschrift. Diese Originalhandschrift, die in den Jahren 1150 bis 1158 entstand, ist verschollen, doch hofft man noch immer, sie zu finden. Die Handschrift war, wie man aus mittelalterlichen Literaturlisten wusste, in zwei Teile gegliedert. Diese erhielten später die lateinischen Titel »Causae et Curae« (im Original: »Liber compositae medicinae«) und »Physica« (im Original: »Liber simplicis medicinae«).

Im Jahr 1983 entdeckte man nach langer Suche eine der beiden ältesten bisher bekannten Abschriften der »Physica« in der Bibliotheca Medicea Laurenziana in Florenz. Es war eine kostbare Handschrift auf Pergament, im Jahre 1300 im Rheinland entstanden. Ebenso alt ist eine vollständige Abschrift auf Pergament in der Herzog-August-Bibliothek in Wolfenbüttel. Zwei Jahre nach der florentinischen Entdeckung stieß man auch in der Bibliothek des Vatikans auf eine vollständige Abschrift mit dem Titel »S. Hildegardis Phisica…«, die Ende des 14. Jahrhunderts angefertigt worden war. Nach jahrelanger Suche in den mittelalterlichen Beständen fanden sich noch weitere mehr oder weniger vollständige Abschriften aus dem 15. Jahrhundert: eine in der Bürgerbibliothek zu Bern, eine in der königlichen Bibliothek

zu Brüssel, eine in Harburg in der Schlossbibliothek der Oettingen-Wallerstein sowie die sogenannten Berliner Fragmente. Manche dieser Handschriften waren – fast unauffindbar – in andere Handschriften eingefügt. Außerdem existierte eine gedruckte Ausgabe der »Physica« aus dem Jahre 1533, die in lateinischer Sprache bei Schott in Straßburg verlegt worden war.

Vom zweiten Teil der medizinischen Schriften wurde bislang nur eine einzige Handschrift entdeckt, die aus dem 15. Jahrhundert stammt. Sie wurde in der Königlichen Bibliothek in Kopenhagen gefunden. Auf ihr beruhen alle bisherigen Veröffentlichungen und Übersetzungen von »Causae et Curae«. Dieser Teil der Handschrift handelt von den Ursachen und der Behandlung von Krankheiten und trägt den deutschen Titel »Heilwissen«.

Eine Handschrift namens »Physica«

Mit der Entdeckung der Handschriften war das medizinische Werk der Hildegard freilich noch keineswegs für jeden Interessierten zugänglich. Die kostbaren Pergamente mussten auf Mikrofilm

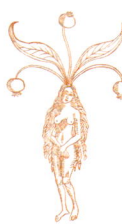

aufgenommen und – äußerst mühsam – in lesbare Maschinenschrift übertragen werden, bevor man an eine Übersetzung denken konnte. 1855 wurde die erste »Physica«, eine in der Pariser Nationalbibliothek aufgefundene Handschrift, transkribiert. Seitdem weiß man, dass diese Schrift aus neun Einzelbüchern besteht, die der Reihe nach die Heilkraft der Pflanzen, der Gewässer, der Bäume, der Edelsteine, der Fische, der Vögel, der (Säuge-)Tiere, der Reptilien und der Metalle in rund 500 Einzelkapiteln beschreibt. In diesen Kapiteln enthalten sind rund zweitausend Rezepte und Anwendungen.

Vom lateinischen Urtext in die deutsche Sprache

Die ersten ins Deutsche übersetzten Auszüge aus der »Physica« wurden 1959 veröffentlicht. Weitere Übersetzungen entstanden in den 1970er- und 1980er-Jahren und wurden teilweise als Privatdrucke oder Textkopien veröffentlicht. Zwischen 1980 und 1985 übersetzte Marie-Louise Portmann den vollständigen Text der Pariser Handschrift neu und machte die Handschriften aus Wolfenbüttel, Brüssel und Bern lesbar. Um die Echtheit der uralten Textstellen zu überprüfen, zog sie diese Handschriften und die gedruckte Ausgabe von 1533 beim Übersetzen hinzu. Das erschien ihr notwendig, weil selbst die frühesten Abschriften keineswegs immer wortgetreu vorgenommen wurden. Vielmehr versahen die Kopierer die Texte oft mit Zusätzen und Kommentaren, ja fügten ganze Kapitel ein, die dem jeweiligen Wissensstand oder Zeitgeist entsprachen. Für die Echtheit von Textstellen spricht es, wenn diese in mehreren Quellen, vor allem auch in den älteren vorkommen. Auch die Sprache gibt Hinweise auf die Authentizität. Hildegards Originaltexte sind in einer äußerst knappen Sprache verfasst.

Die bei den einzelnen Pflanzenporträts abgedruckten Originalzitate Hildegards über die heilkräftigen Gartenpflanzen stammen überwiegend aus der Übersetzung der »Physica« von Marie-Louise Portmann. Einige der abgedruckten Hildegard-Texte über Heilung, Heilmittel und Rezepturen sind auch dem Buch »Heilwissen« (»Causae et Curae«) entnommen, das von Manfred Pawlik ins Deutsche übertragen wurde.

Magische Pflanzen

Besonders die in den Schriften vereinzelt vorkommenden magischen Anwendungen der Heilmittel sind manchen Interpreten der Hildegard-Schriften suspekt. Hildegard betont nämlich immer wieder, dass Magie zu den teuflischen Künsten gehöre; sie werde den Menschen durch die Nachstellungen des Teufels eingegeben. Bestimmte Heilmittel sollten daher vor Gebrauch zuerst von teuflischen Trugbildern gereinigt werden. Zu diesen gehören alle Arten von Wurzeln. So müssten Rettich und Liebstöckelwurzel zuerst in eine Quelle gelegt werden, damit ihr verderblicher Saft »usz gebissen« wird. Solche seltenen Beispiele zeigen, dass die magische Naturbetrachtung eben doch Teil des mittelalterlichen Weltbilds war. Insgesamt aber wird sie durch Erfahrung und offensichtliche Praxisnähe deutlich übertroffen und auch korrigiert.

Mehr teuflische Einflüsterung als bei anderen Kräutern sei, so Hildegard, bei der Alraune zu erwarten. Dieses uralte Heilkraut, die *Mandragora officinarum*, war als Antiaphrodisiakum bekannt, und auch Hildegard empfiehlt es Frauen und Männern, die unter bestimmten »Hitzen« leiden. Wegen der Ähnlichkeit der Wurzel mit menschlichen Körperformen wurden die »Glieder« überdies zur Heilung der entsprechenden Gliedmaßen verwendet.

»Die Alraune ist warm und etwas wässrig und ist von jener Erde verbreitet worden, aus der Adam geschaffen wurde; sie ähnelt etwas dem Menschen. Jedoch ist bei diesem Kraut, auch wegen seiner Ähnlichkeit mit den Menschen, mehr teuflische Einflüsterung als bei anderen Kräutern dabei… Wenn ein Mann unenthaltsam ist… bindet man sich die Wurzel drei Tage und drei Nächte zwischen Brust und Nabel.« (»Physica«, S. 73).

Auch Hildegard selbst war offensichtlich nicht von irdischen Anfechtungen verschont, sondern eine Frau aus Fleisch und Blut, die mit ihren unerfüllten erotischen Sehnsüchten leben musste. Die Erfüllung dieser Sehnsüchte war bekanntlich durch die Ordensregeln streng untersagt. Hildegard klagt, dass man mit seinen unerlaubten Gelüsten belastet sei wie ein Kamel mit seinen Höckern; in einem ihrer Briefe schreibt sie:

»Wenn in meinem Zelte die fleischliche Begierde sich regt, flößt sie mir die Lust zum bösen Werke ein und ich vollbringe es… ich fühle sie in mir,

diese Lust des Fleisches zur Sünde. Von Schuld berauscht vernachlässige ich den reinsten Gott. Und doch wollte ich den Gelüsten meines Zeltes nicht folgen… da ich weiß, dass auch ich rein und einfältig erschaffen bin.« (»Scivias«, S. 17)

Heilmittel zur Unterdrückung »fleischlicher Begierde« werden in beiden Büchern des medizinischen Werkes des Öfteren genannt, darunter auch Anwendungen, die eher autosuggestiven als magischen Charakter haben. Eindrucksvoll und nicht ohne komische Wirkung wird in diesem Sinne die Heilkraft der Betonie (Heilziest, *Stachys officinalis*) beschrieben:

»Das Betonienkraut ist warm und bezeichnet in sich die Zeichen der Wissenschaft des Menschen… Aber wenn ein Mann von einer Frau, oder eine Frau von einem Mann, durch irgendeine magische Kunst getäuscht wurde, … sodass der Mann in Liebe zur Frau oder die Frau in Liebe zum Mann so verzaubert rast, dann verlange sie Betonienkraut… Ein Blatt stecke sie in jedes ihrer Nasenlöcher, ein Blatt lege sie unter ihre Zunge und in jeder Hand halte sie ein Blatt und unter jeden Fuß lege sie ein Blatt und sie schaue auch mit ihren Augen das Betonienkraut fest an, … bis es besser-geht und sie von dem Wahnsinn jener Liebe gelöst wird.« (»Physica«, S. 136)

Heilziest hat eine wunderschöne Blüte und graugrünes Laub – selbst wenn er nicht für die hier geschilderte Anwendung benötigt wird, lohnt sich folglich ein Anbau im Kräutergarten. Auch die Alraune ist leider nicht so zauberkräftig, wie manche noch heute denken, sondern eine ganz prosaische Pflanze. Sie treibt eine attraktive, 30–50 cm hohe Blattrosette und im Juni/Juli eine grünweiße Blüte. Im Spätsommer zieht die Pflanze ein, um noch vor dem Winter die neue Blattrosette zu bilden. Sie ist winterhart, benötigt aber einen sonnigen Standort, gut durchlässigen Boden und Winternässeschutz. Daher ist es praktisch und erfolgversprechend, sie im Topf zu ziehen.

Magische Vorstellungen des Mittelalters: der Buchsbaum mit seiner mächtigen Grünkraft vertreibt den Teufel zusammen mit dem Hahn, der das Tageslicht verkündet (linkes Bild). Männliche und weibliche Alraune galten als starke Mittel gegen erotische »Hitzen« (rechts).

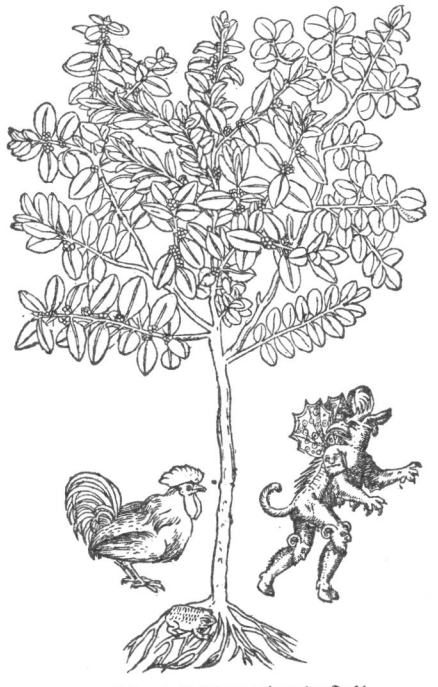

Hahn und Buchsbaum verjagen den Teufel

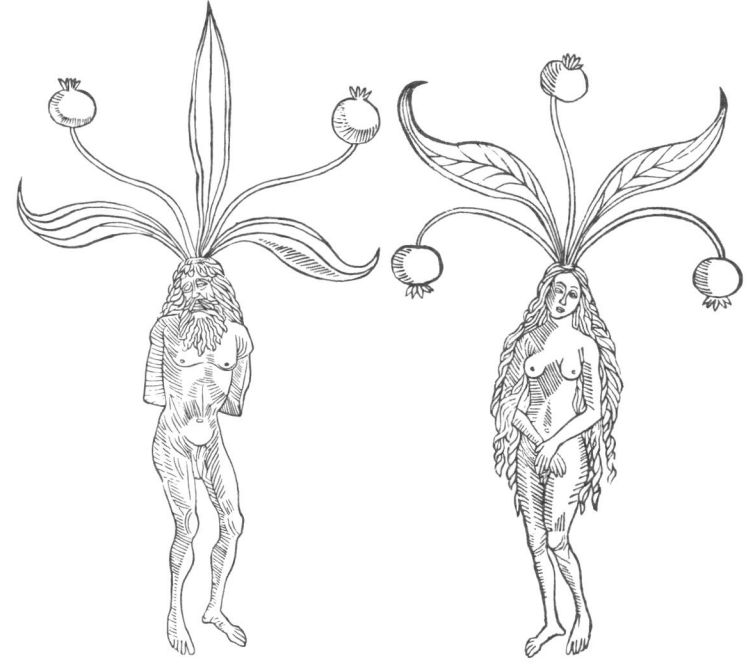

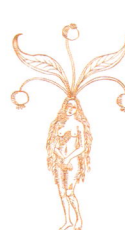

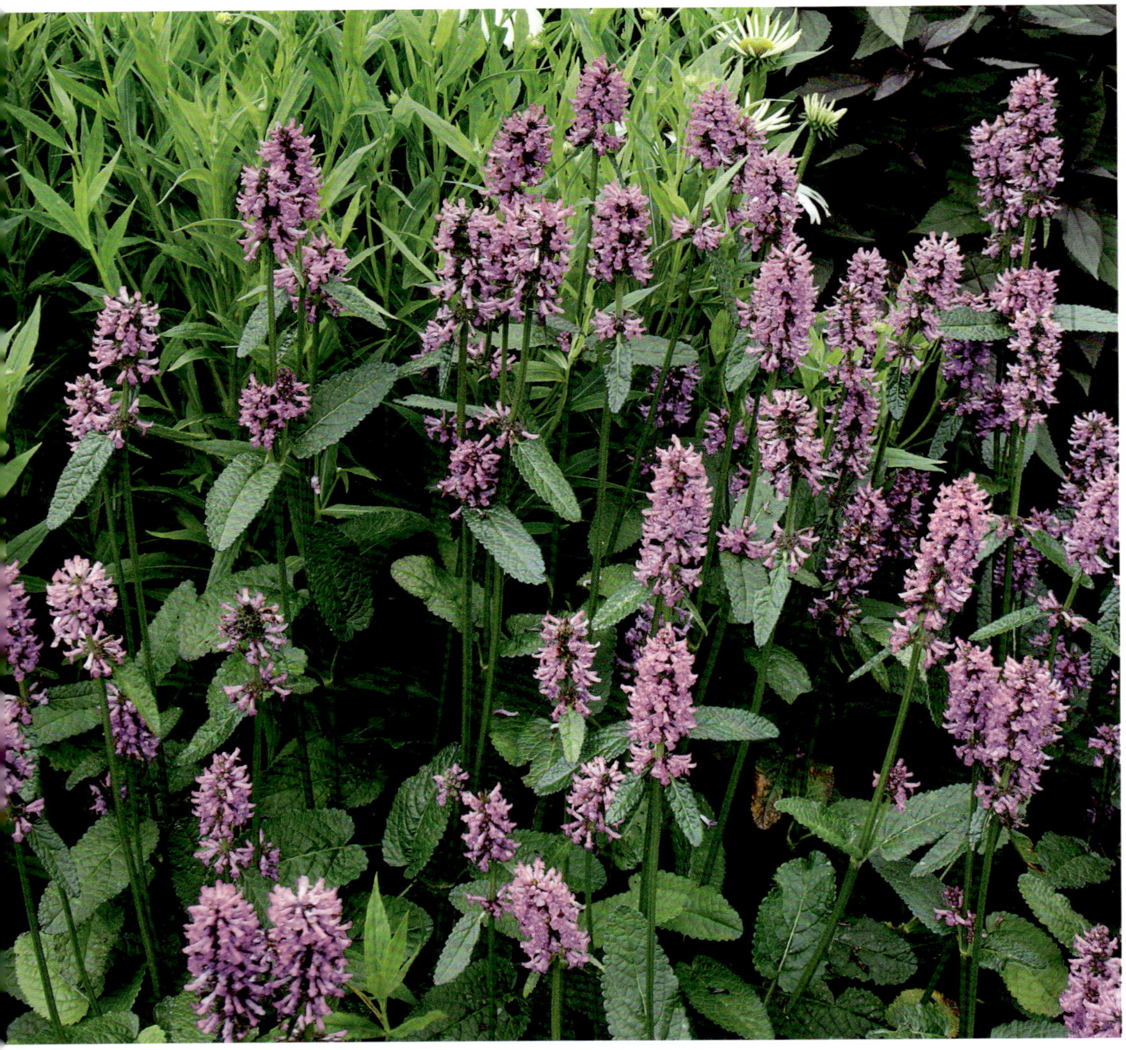

Die Behandlung der Kranken mit Arzneimitteln und chirurgischen Eingriffen wird begleitet von einer Diätetik zur allgemeinen Stärkung der Lebenskraft. Krankheiten werden allgemein als eine Form des Mangels, des Unterbleibens, des Verfehlens und der Störung eines Gleichgewichtes angesehen. Arzt und Ärztin verstehen sich als Partner der Natur im Auftrage Gottes. Die Natur ist in allen medizinischen Künsten der Meister und Künstler, der Arzt nur ihr Diener. Auch der Kranke selbst wird als Partner der Natur verstanden, der seine eigenen natürlichen Hilfskräfte zu mobilisieren hat. Das gelingt jedoch nur dann, so heißt es in Hildegards Schriften, wenn der Kranke zum Arzt Vertrauen hat. Diese Merkmale ergeben ein lebendiges und ganzheitliches therapeutisches Muster. Nicht durch Worte, so Hildegard, sondern durch Taten werden Krankheiten vertrieben. Nicht das Reden hilft, sondern das Wesen und die Kräfte der Dinge.

Eine sanfte und ganzheitliche Methode

Die Hildegard-Medizin stellt sich uns heute als eine sanfte und ganzheitliche Medizin dar: Nicht die wirksamsten, sondern die sichersten Heilmittel werden angewendet. Gifte aller Art, abortive Pflanzen wie der Sadebaum (*Juniperus sabina*) und Heilmittel mit starken Nebenwirkungen werden nicht empfohlen. Lieber verabreicht man medizinisch wirkende Speisen als reine Arzneimittel. Eine länger dauernde Anwendung wird hohen Dosierungen vorgezogen. Heilung wird nicht um jeden Preis gesucht. Psychische Leiden werden ebenso kuriert wie physische

Die graugrünen Blätter des Heilziests halfen gegen den Liebeswahnsinn.

Die Heilkunde der Hildegard von Bingen

In den genannten naturkundlich-medizinischen Schriften informiert Hildegard über die nützliche und schädliche Wirkung der gesamten natürlichen Umwelt auf die Gesundheit des Menschen, wobei als Umwelt ganz allgemein die Elemente Luft und Erde sowie das Wasser in den großen Strömen Germaniens verstanden wurde. Sie beschreibt Heilmittel und Heilverfahren, welche die Gesundheit von Menschen (und Tieren) stärken, möglichen Krankheiten vorbeugen, akute und chronische Krankheiten heilen und Schmerzen lindern. Dabei ist das Ziel der wahren Hildegard-Medizin die Erhaltung der Gesundheit, die ihrerseits die Vollendung des Lebens möglich macht. Heilkunde war folglich für alle da, für Kranke und Gesunde.

Leiden. Die Grenzen der Heilkunst werden respektiert.

Hildegard individualisiert im Rahmen ihrer Möglichkeiten. Ihre medizinischen Empfehlungen sind abgestimmt auf Menschen mit bestimmten Konstitutionen, das hieß mit einem bestimmten »Säftehaushalt«.

Zur Gesunderhaltung gehören – wie Hildegard betont – die Freude am Leibe (»vita laeta«) und die Freude am Le-ben. Daneben finden wir einfache Re-geln, die ihre Gültigkeit bis heute nicht verloren haben: ruhige und reine Luft, mäßige Nahrungsaufnahme, rechte Verdauung der Speisen zur Stärkung der Glieder, aromatische Getränke, Waschungen des Körpers, Reinigung der Zähne und angenehme Bewegung. Durch das Hören lieblicher Melodien und den Anblick anmutiger Dinge erblühe auch der Mut des Genesenden.

»Jede Speise und jedes Getränk soll man mit Anstand, richtig temperiert und mäßig zu sich nehmen… auch wenn (der Mensch) körperlich gesund ist, soll er, wie gesagt, beim Essen und Trinken auf sich achtgeben, damit er gesund bleibt.« (»Causae et Curae«, S. 178)

Zur Gesunderhaltung hilft daher in erster Linie die Tugend des Maßhaltens. Die zweite der vier Kardinaltugenden, die Klugheit, von Hildegard als Mutter-Klugheit bezeichnet, ermöglicht das Vorauswissen und -denken (»providentia«). Das Unterscheidungsvermögen (»discretio«) unterstützt die Vorsicht. Der Mut jedoch, der als die »Zartheit des Mutes zur Genesung« bezeichnet

wird, zieht aus der »viriditas«, dem lichten Grün, neue Lebenskraft.

Die grünende Kraft der Natur

Ein zentraler und originärer Begriff in der Hildegard-Medizin ist »viriditas«, die grünende Kraft der Natur. Dieses lateinische Wort wurde mit der nicht besonders schönen deutschen Bezeichnung **Grünkraft** übersetzt. Mit diesem Begriff ist keine Farbe gemeint, sondern der Grad der Lebendigkeit, der Kraft und Gesundheit. Grün ist das Herz Gottes, grün das von ihm gezeugte Licht, grün ist der Leib des gesunden Menschen. Grünkraft bezeichnet die frische Jugendkraft, grün ist die männliche Zeugungskraft wie auch die weibliche Schönheit. Grün ist ein Habitus, ist das gesunde Sein. Maria ist bei Hildegard die »viridissima virgo« und die Mutter der Medizin. Abnehmende Grünkraft kennzeichnet den Alterungsprozess und schwerwiegende Erkrankungen. Umgekehrt ist ein Genesungsprozess nicht denkbar ohne Einwirkung der Grünkraft. Das trifft für Pflanzen und Tiere ebenso zu wie für Menschen:

»Grünkraft bringt die Früchte hervor, die der menschlichen Ernährung dienen. Wenn die Bäume altern, weil sie das innere Grün zu verlieren beginnen, oder wenn sie jung sind, aber durch einen zufälligen Unglücksfall innerlich geschwächt werden, dann geben sie das Grün und die Gesundheit, die sie im Inneren haben sollten, nach außen an die Rinde, und so wächst Moos an den Rinden, weil (die Bäume) kein inneres Grün haben.« (»Physica«, S. 267)

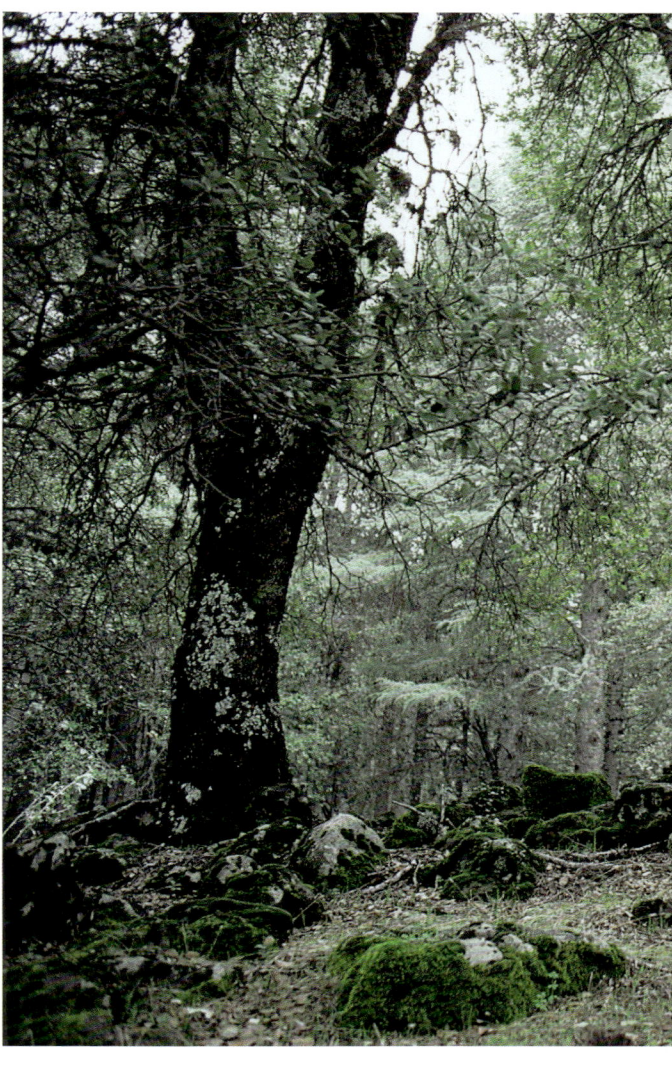

Zypressen – mittelalterliches Symbol für das »Geheimnis Gottes«; das Moos an den Stämmen zeigt das Schwinden der »grünen Lebenskraft«.

Grünkraft durchdringt die größten Bäume und den kleinsten Wurm: »Der Regenwurm ist sehr warm und er wächst in jener Grünkraft, durch welche die Gräser zu sprossen beginnen, und im Klang dieser Grünkraft wächst er.« (»Physica«, S. 482)

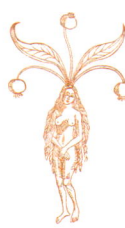

In den Hildegard-Texten ist die Grünkraft manchmal ein Maßstab dafür, wie wirksam Heilmittel eingeschätzt werden. So wird zum Beispiel der *Calendula* große Grünkraft zugeschrieben und ebenso der Gundelrebe, beide werden als Gegengifte empfohlen.

Warm, kalt, feucht, trocken

Betonienkraut sei warm, die Alraune warm und etwas wässrig, so lesen wir in der Beschreibung der Heilkräuter. Und in ebendieser Weise wird in der gesamten »Physica« jedem pflanzlichen, tierischen, mineralischen und metallenen Heilmittel als wichtigste Eigenschaft zugeschrieben, dass es warm oder kalt, trocken oder feucht sei. Diese vier Eigenschaften der Heilmittel sind von den vier Elementen Feuer, Erde, Wasser, Luft abgeleitet und stammen aus einer seit der Antike bekannten Heilkunde. In dieser sogenannten Viersäftelehre oder Humoralpathologie wird die Wirkung von Pflanzen und anderen Heilmitteln auf deren

stoffliche Qualitäten zurückgeführt. Entwickelt hatte diese medizinische Theorie der römische Militärarzt und Leibarzt Marc Aurels, Galen von Pergamon. Seine Theorien gehen jedoch auf viel ältere Lehren griechischer Philosophen und Ärzte zurück; Galen war von den Lehren des Hippokrates und Aristoteles beeinflusst.

Hildegard von Bingen hat zahlreiche Komponenten der antiken Viersäftelehre in ihre medizinischen Schriften übernommen und an die mittelalterliche Klostermedizin weitergegeben. Sie schreibt:

»Aber ein jedes Kraut ist entweder warm oder kalt und so wächst es, weil die Wärme der Kräuter ihre Seele bezeichnet und die Kälte den Leib… wenn aber alle kalt wären und keines warm, würden sie ebenfalls in den Menschen ein Ungleichgewicht erzeugen, weil die warmen der Kälte und die kalten der Wärme des Menschen widerstehen… Und gewisse Kräuter haben die Kraft sehr starker Gewürze (und) die Herbheit der bittersten Gewürze in sich. Daher unterdrücken sie auch viel Übel.« (»Physica«, S. 29)

Wie die antiken Autoren, so betrachtete auch Hildegard die vier Elemente als Grundprinzipien, die das Weltgefüge zusammenhalten und über das System der vier Säfte auf den menschlichen Organismus einwirken.

Den Heilqualitäten der Pflanzen und anderen Heilmittel entsprechen – diesen Vorstellungen zufolge – die Zustände des menschlichen Körpers, der ja ebenfalls aus den vier Elementen zusammengesetzt sei. Im menschli-

chen Körper zeigen sich die Elemente als ein System von vier Säften: Blut, schwarze Galle, gelbe Galle und Schleim, in der Antike als »sanguis«, »melanos«, »chole« und »phlegma« bezeichnet. Wenn diese vier Säfte im Körperhaushalt ein Gleichgewicht bilden, ist der Mensch gesund. Überwiegt einer der Säfte, entstehen Krankheitsbilder oder sogar besondere charakteristische körperliche Veranlagungen. Ein Überschuss der schwarzen Galle etwa führt demzufolge zur Melancholie, also zu depressiven Erkrankungen.

So manch drastische medizinische Eingriffe der Vergangenheit lassen sich auf die Theorie von den vier Säften zurückführen. Das Aderlassen zum Beispiel wurde als Ableitung eines überschüssigen Saftes verstanden. Das Abfließen von Blutstauungen sollte Entzündungen hemmen und die Durchblutung verbessern. Abführmittel dienten zur Verminderung überflüssiger gelber Galle, das Brennen mit dem Brenneisen zur Verminderung von üblem Schleim.

Als vorbeugende Maßnahme gegen das Ungleichgewicht der Säfte sah man eine gemäßigte Lebensweise. Ein Ungleichgewicht der Säfte konnte Hildegard zufolge durch eine ungezügelte Lebensweise, aber auch durch bestimmte Nahrungsmittel entstehen; in den Pflanzenporträts finden sich zu diesem Zusammenhang zahlreiche Beispiele.

Die vier Elemente

In der modernen chinesischen Phytotherapie, dem wichtigsten Verfahren der Traditionellen Chinesischen Medi-

Gelbe Galle
FEUER

HEISS   TROCKEN

LUFT   ERDE
Blut   Schwarze
                         Galle

FEUCHT   KALT

WASSER
Schleim

zin (TCM), gehören Temperaturverhalten und Geschmacksrichtung von Arzneimitteln ganz selbstverständlich noch heute zu den elementaren Bewertungsmaßstäben. Auch hier stehen die Temperatureigenschaften mit den Elementen in Verbindung, und diese sind wiederum bestimmten Organen zugeordnet: die Luft der Lunge, die Erde der Milz, das Wasser der Niere und das Herz dem Feuer. Das fünfte Element ist Holz, es wird der Leber zugeordnet, die bekanntlich in der chinesischen Medizin als Sitz der Seele gilt.

Auch in der Hildegard-Medizin halten die vier Elemente nicht nur das Weltgefüge zusammen, sondern wirken über die Körpersäfte auch auf den Menschen ein: Das **Feuer** schenkt dem Menschen Wärme und Sehvermögen, die **Luft** gibt ihm den Atem und das Hörvermögen, vom **Wasser** erhält er das Blut und die Beweglichkeit und von der **Erde** das Knochensystem und den aufrechten Gang. Der Magen aber sei es, mit dem wir die Welt erfassen.

In der chinesischen Phytotherapie gibt das **Temperaturverhalten** Auskunft über die energetische Dynamik:

• Kühl und kalt entspricht einer Verlangsamung, Verdichtung und Ansammlung,

• warm und heiß entspricht im Gegensatz dazu der Entfaltung, Beschleunigung und Lösung.

Die **Geschmacksrichtung** eines Heilmittels entscheidet über seine Wirkung auf bestimmte körperliche Funktionskreise: So werden scharf schmeckende Mittel dem Lungen-, sauer schmeckende dem Leber-, bitter schmeckende dem Herz- und salzig schmeckende dem Nieren-Funktionskreis zugeordnet.

Aus der Dynamik der Temperatureigenschaften und der Wirkungsebene der Geschmacksrichtung wird dann die **Wirkrichtung der Heilmittel** abgeleitet. Es gibt folglich Heilmittel, die aufgrund ihrer Eigenschaften an der Körperoberfläche, und andere, die im Inneren wirken. Manche Heilmittel wirken »emporhebend«, manche absenkend.

Vergleicht man die Temperaturbewertung der Heilmittel, wie sie in der chinesischen Phytotherapie vorgenommen wird, mit Hildegards Bewertun-

Die Ringelblume galt als kalt und feucht, der Salbei als warm und trocken in der Viersäftelehre.

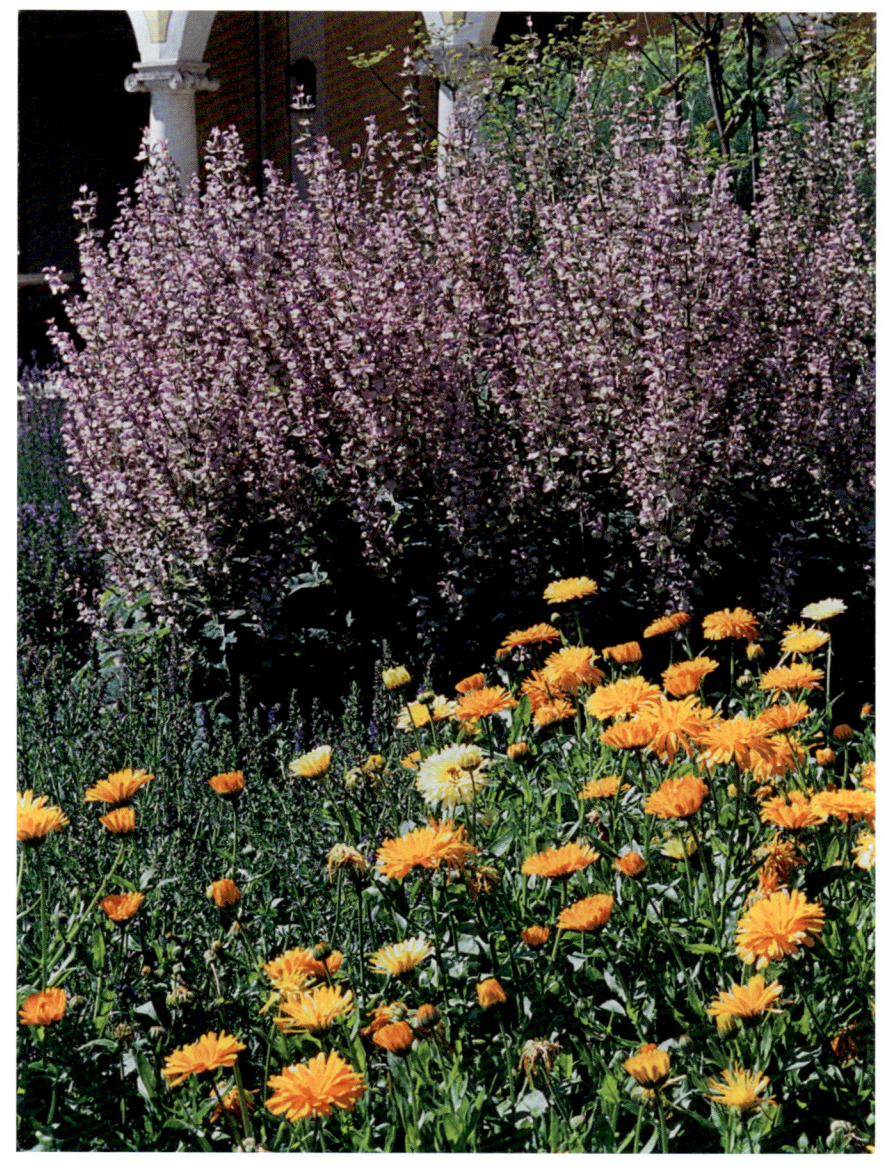

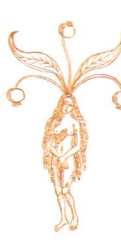

»Warm« und »kalt« in der Hildegard-Medizin und in der Traditionellen Chinesischen Medizin (TCM)

Heilmittel	TCM	Hildegard-Medizin
Aloe	kalt / Fieber, Kopfschmerzen	warm / Fieber, Räude, Gelbsucht
Amethyst	warm / beruhigend, ausgleichend	warm, feurig / Hautschäden, Geschwulst
Bohnen	neutral / Geschwüre, Furunkel, Karbunkel	warm / Geschwüre, Krätze, Bauchschmerzen
Calciumcarbonat	kalt / Haut	warm / eitrige Geschwüre
Eisenkraut	kalt / Verletzung, Tumor, Parasiten	kalt / Geschwüre, fauliges Fleisch, Schwellung der Kehle
Fenchelfrüchte	warm / Schmerzen im Unterbauch	warm / Verdauungsstörungen, übler Schleim
Hagebutte	neutral bis warm / Durchfall, Niere, Blase	warm / Lungenfäulnis
Hanf	neutral / Geschwüre, Schrunden, Verdauung	warm / Geschwüre, Wunden, Magensäfte
Knoblauch	warm / Geschwüre, Abszesse, Keuchhusten, Durchfall, Wurmmittel	warm / erwärmt und erregt das Blut
Kornelkirsche	warm / Schweiß, Schwäche, Menstruation	warm / reinigt den Magen
Liebstöckel	warm / Schmerzen zerstreuend, Blase	warm / Schmerzen in Brust und Hals
Lilienzwiebel	kalt / Husten, Schlaflosigkeit	kalt / Lepra, Ausschlag
Minze	kalt / Fieber, Kopfschmerzen, Husten	mehr warm als kalt / Magen, Augengeschwüre
Muskatnuss	warm / Durchfall, Übelkeit	größte Wärme / mindert die schädlichen Säfte, macht froh
Pfingstrosenwurzel	neutral–kalt / Gliederschmerz, Krämpfe, Depression	feurig / Gicht, Verwirrung des Verstandes
Regenwurm	kalt / innerlich: Rheuma, Krämpfe	sehr warm / äußerlich: Skrofeln, Magenschmerzen
Rettichsamen	neutral / Magen, Völlegefühl	mehr warm als kalt / treibt Unrat aus den Eingeweiden
Veilchenkraut	kalt / Augenentzündung, Schwellungen, Mumps	kalt / gegen feurige und verdunkelte Augen
Zitrusfrüchte	warm / Husten, Brechreiz, Appetitverlust	mehr warm als kalt / Fieber

gen, so ergeben sich durchaus interessante Übereinstimmungen. Allerdings verwendet die chinesische Phytotherapie überwiegend ganz andere, zum Teil auch tropische Pflanzen, sodass sich nur wenige Heilmittel zum Vergleich anbieten.

Tierische Produkte, Steine und Metalle als Heilmittel

LeserInnen, die mit Hildegards Schriften nicht vertraut sind, werden sich über den Amethyst und den Regenwurm in dieser Aufstellung wundern, aber auch sie sind Heilmittel der Traditionellen Chinesischen Medizin. Doch nicht nur wegen der Temperaturbewertung drängt sich der Vergleich von Hildegards mittelalterlicher Medizin mit der Traditionellen Chinesischen

Medizin auf. Auch die Anwendung zahlreicher mineralischer und metallischer Heilmittel sowie Heilmittel tierischen Ursprungs weist Ähnlichkeiten auf. 36 Fischarten, 73 Vogelarten, 45 Säugetiere und 18 Reptilien werden in der »Physica« aufgeführt und in ihrer Heilwirkung beschrieben. Ein Beispiel sei hier zitiert:

»Der Kranich ist warm und er hat eine reine Natur und er hat sowohl die Fähigkeit zu fliegen als auch auf der Erde zu gehen. Und er fliegt gerne in der Vielzahl und so entgeht er umso leichter den Nachstellungen. Und er hat große Kraft im Hals und er ist einfach und vorsichtig und er hat einen wachsamen Sinn und die Kunst vorzusorgen, dass weder ein Vogel noch ein wildes Tier ihm leicht schaden kann. Aber sein Fleisch ist für Gesun-

de und Kranke gut zum Essen, aber seine Eier taugen nicht zum Essen. Ein Mensch aber, der von der Gicht geplagt wird, der esse häufig von seinem Fleisch, und die Gicht in ihm wird weichen. Und wer eine Seuche hat, der esse oft von seiner Leber.« (»Physica«, S. 362)

In ähnlicher Weise wird – mehr oder weniger eingehend – jeweils vom Lebensraum der Tiere, von ihrem Verhalten, ihrer Nahrungsgrundlage und Fortpflanzung berichtet, bevor die jeweilige Verwendung für gesunde und kranke Menschen aufgeführt wird. Am genauesten beschreibt Hildegard die Fische, die ihr aus den Fanggebieten von Nahe, Glan und Rhein sicher bestens vertraut waren. Mit den 36 Fischarten sind wohl die meisten der damals in Mitteleuropa vorkommen-

Gegen Gift und den Biss tollwütiger Hunde und Schlangen halfen nur die ganz großen Heilmittel (15. Jh.).

Das Einhorn mit heilsamen Wirkungen war der Legende nach nur von einer Jungfrau zu fangen (15. Jh.).

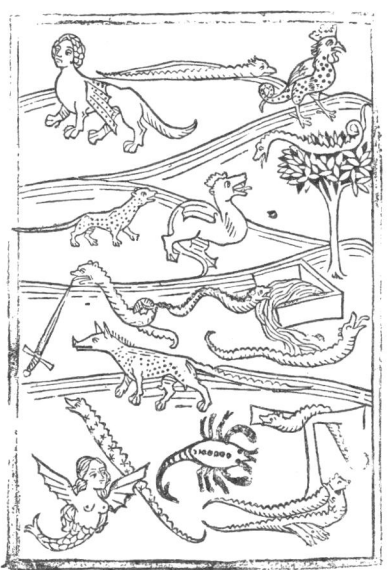

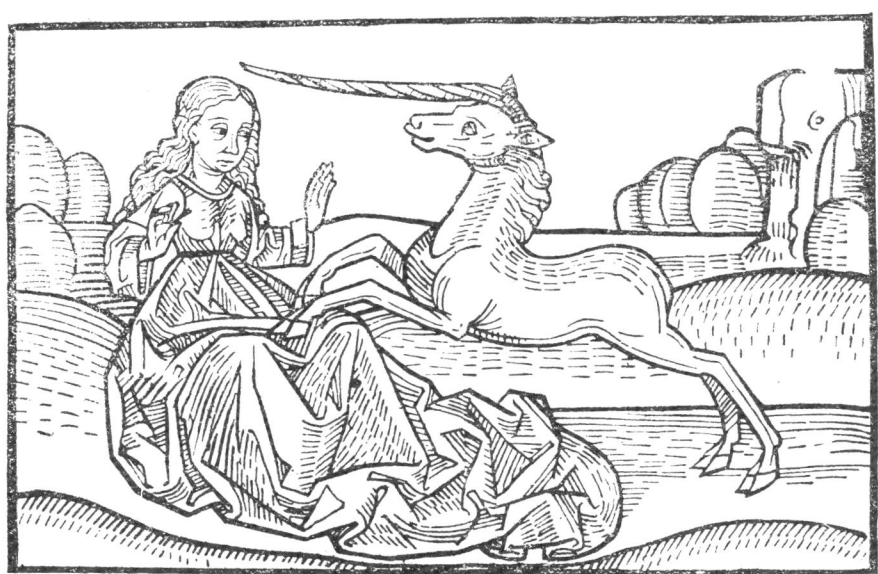

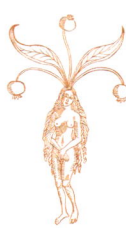

den Fischarten behandelt. Eine kuriose Ausnahme bildet das Kapitel über den Wal, das einiges Seemannsgarn über das Meerestier wiedergibt. Auch bei den Säugetieren finden sich allerhand Mythen, so werden der Vogel Greif, der Drache und das Einhorn wie real existierende Tiere beschrieben. Das »Unicorni«, so wird hier die allseits bekannte Legende berichtet, lasse sich von Jungfrauen fangen, dies habe ein Philosoph entdeckt.

»Diese Mädchen aber, durch die es gefangen wird, müssen adlig sein und nicht bäurisch, keinesfalls aber erwachsen und nicht zu klein, sondern mäßig jugendlich, und diese liebt es, weil es sie als sanft und mild erkenne.« (»Physica«, S. 428)

Maulwurfsleber, Metalle und Mineralien

Man nimmt allgemein an, dass das »Buch von den Tieren« besonders deutlich auf ältere Quellen zurückzuführen ist. Als Vorbild mögen antike Tierbücher wie die »Naturalis Historia« des C. Plinius Secundus (23–79 n. Chr.) und ein berühmtes Tierbuch gedient haben, das im 2. Jahrhundert entstand. Dieser Codex mit dem Namen »Der Physiologicus« enthält allerlei haarsträubende Geschichten zur religiös-moralischen Anwendung. Es wird freilich auch vermutet, dass so manche Seltsamkeit von späteren Bearbeitern und Abschreibern in das medizinische Werk der Hildegard eingefügt wurde.

Die Verwendung tierischer Produkte für Heilmittel ist jedoch offensichtlich Inhalt des Originals. Hamsterleber und Wieselherz, gekochte Biberzunge und

Fuchsschmalz, Maulwurfsleber, Schlangenherz und Schwalbenkot, Eichhornfett und Pfauenblase sollten ebenso als Heilmittel dienen wie eine Salbe von der Leber des Einhorns. Nur im Skorpion gebe es keine Heilmittel, es sei denn den sicheren Tod.

Und nicht nur die chinesische Medizin, auch die Homöopathie nutzt ähnliche »unvegane Grundstoffe«, wie sie in der Hildegard-Medizin aufgeführt werden. Neben den tierischen Heilmitteln nennt Hildegard acht Metalle und 26 Mineralien. Letztere gehören als sogenannte **Heilsteine** zu den in der esoterischen Szene bekanntesten Heilmitteln Hildegards. Metallen und Steinen werden ebenso wie den Pflanzen und Tieren Temperatureigenschaften zugeschrieben, doch werden Metalle und Steine nicht innerlich angewendet, sondern auf den Körper auf- oder in Trink- und Badewasser eingelegt. »Denn die Natur dieser Edelsteine verlangt alles Ehrbare und Nützliche und das Böse und Schlimme der Menschen verschmäht sie, wie die Tugenden die Laster abstoßen …« (»Physica«, S. 275) Einzig Gold wird gemahlen als wertvoller Bestandteil von Arzneimitteln beschrieben. Die Giftigkeit von Blei, das den toten Körper konserviert, den lebenden Menschen jedoch »zerspaltet«, ist gut bekannt.

Bäume

Die Bäume beschreibt Hildegard mit ihren mittelhochdeutschen Namen im Buch von den Heilmitteln. Es sind 58 Obstbäume, Laubbäume und Nadelbäume, aber auch einige Bäume aus

dem Mittelmeerraum wie Ölbaum, Zitronenbaum, Dattelpalme, Zypresse, Feigenbaum, Mispel und Lorbeerbaum. Sträucher finden sich ebenfalls in diesem »Buch der Bäume«, etwa Pfaffenhütchen, Rose und Berberitze. Es ist also genau genommen ein Buch der Gehölze, das nach den Pflanzen den zweitgrößten Umfang in der Handschrift der »Physica« einnimmt. Wie im Buch der Pflanzen wird auch bei den Gehölzen jeweils das Temperaturverhalten angezeigt. So gelten zum Beispiel Weide, Hainbuche, Eibe, Ahorn und Eiche als kalt. Große Wärme haben Linde, Zypresse, Rose und Besenginster, die Weinrebe wird sogar als feurig bezeichnet. Daneben gibt es Bäume mit eher ausgeglichenem Temperaturwert; zu diesen gehören Weißdorn, Schlehdorn und Berberitze sowie fast alle Obstbäume.

Neben dem Temperaturverhalten werden die Bäume durch ihren mittelalterlichen Symbolwert gekennzeichnet. So steht die Berberitze mit ihren Dornen für Kampf, die Tanne mit ihrem aufrechten Wuchs für Tapferkeit und die Traubenkirsche für Kühnheit.

Eher negative Eigenschaften versinnbildlichen die Bäume des Obstgartens: der Pflaumenbaum den Zorn, der Pfirsichbaum den Neid und die Quitte die Schlauheit. Die Heckenrose, die auf zahlreichen mittelalterlichen Gemälden die Gottesmutter und ebenso die Minnesänger begleitet, ist dagegen Sinnbild der Zuneigung. Der heiligste Baum ist die Zypresse, denn sie stellt das »secretum Dei«, das Geheimnis Gottes, dar. In die Nähe weltlicher Ausgelassenheit führen uns der Haselstrauch (Ausschweifung), die Eiche (Liederlichkeit), die Weide (Laster), der Kirschbaum (Spaß), die Eibe (Freude), die Birke (Glück) und die Erle (Nutzlosigkeit). Christliche Tugenden werden durch Bäume aus dem Mittelmeerraum symbolisiert: Der Ölbaum stellt die Barmherzigkeit dar, der Lorbeerbaum die Beständigkeit, die Mispel die Milde. Die Dattelpalme schließlich wurde als Symbol für die Glückseligkeit sicher aus dem arabischen Kulturraum importiert.

Es fällt auf, dass Hildegard von den Früchten der Obstbäume nicht allzu viel hält. Sie findet – übrigens nicht zu Unrecht –, dass rohe Pfirsiche, Birnen, Kirschen, Nüsse und Pflaumen Dämpfigkeit und üble Säfte verursachen können und dass allenfalls Gesunde diese Kost überstehen und ertragen. Einzig die Früchte des Apfelbaumes und der Quitte seien warm und trocken, hätten die richtige Mischung in sich und schadeten weder dem gesunden noch dem kranken Menschen.

Als wichtige und vielfältig zu verwendende Heilmittel werden Holz und Rinde der Bäume, Baumsaft, Blätter, Samen, Wurzeln, Holzasche und Holzrauch empfohlen, als nutzlos wie Unkraut jedoch manche Gehölze bezeichnet, so der Weißdorn (»Agenbaum«) und der Liguster (»Schulbaum«) sowie der Hartriegel: »De Hartbrogelbaum … nützt nicht einmal zu Heilmitteln.« (»Physica«, S. 259)

Natur und Heilkraft in den Elementen

Auch die Elemente selbst, Wasser, Feuer, Luft und Erde, sind dem Men-

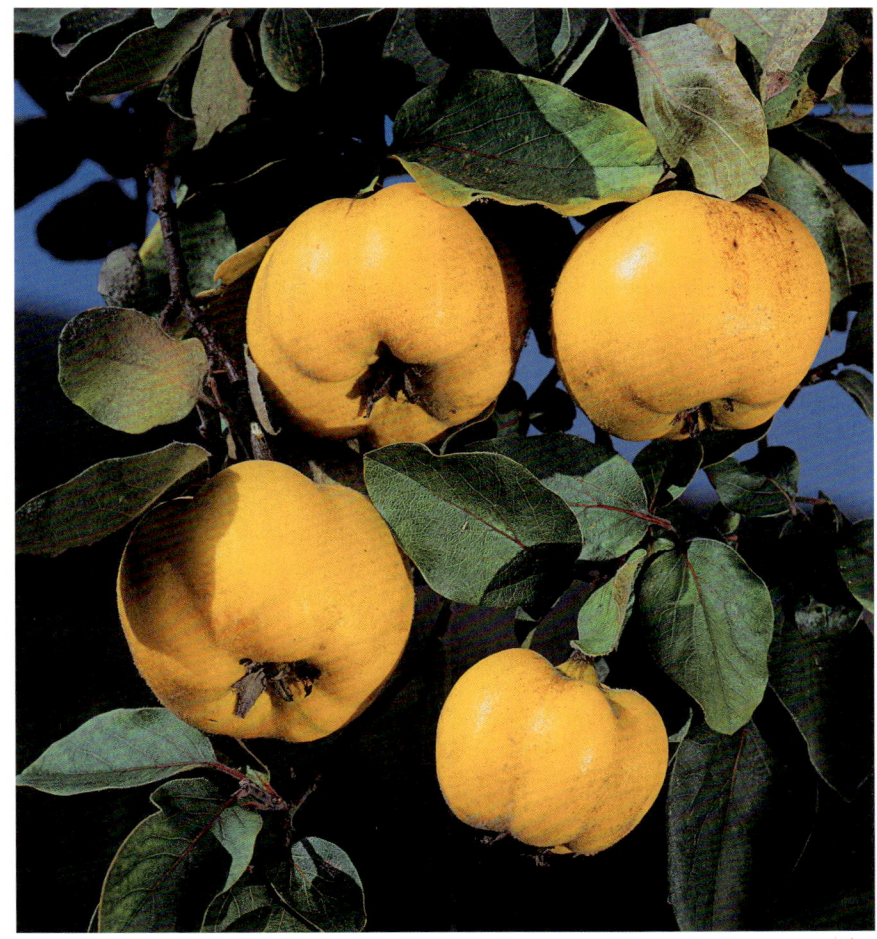

schen nicht nur Lebensgrundlage, sondern – in Hildegards Weltbild – auch heilsam. Fast poetisch sind die Texte, mit denen sie ihre Eigenschaften und Kräfte beschreibt.

Die Luft (trocken)

»De Aere. Die Luft ist der Hauch, der im Tausaft den Keimen die Feuchtigkeit eingießt, sodass alles grün wird und sodass (die Luft) durch den Hauch die Blumen hervorbringt und sodass sie durch die Wärme alles zur Reife bringt… Die Erdenluft aber, welche die Erde befeuchtet, bringt die Bäume und Kräuter zum Grünen und in Bewegung.« (»Physica«, S. 203)

Wohltuende Quitte: Sie enthält die richtige Mischung aus warmen und trockenen Eigenschaften.

Ohne sich selbst zu vermindern, belebe und bewege die Luft die vernunftbegabten und empfindenden Wesen ebenso wie alle anderen.

Das Wasser (feucht)

»De Aqua. Das Wasser kommt vom Lebensquell und von ihm kommen auch die sprudelnden Gewässer. Die allen Schmutz abwaschen.«

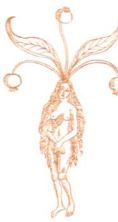

Besonders die Quelle mit dem schönen mittelalterlichen Namen »queckborn« hat nach alter Meinung reinigende Kräfte; sie reinigt auch Wurzeln aller Art von magischen Einflüsterungen. Die Hinweise auf Wasser als Heilmittel erinnern an die Anwendungen des Pfarrers Kneipp; da werden Umschläge mit kaltem Wasser um Kopf und Schläfen zur Behandlung von altersbedingter Sehschwäche empfohlen. Es gibt kalte Umschläge um die Schenkel, die zusammen mit einer sanften Venenmassage bei übermäßigem Monatsfluss helfen soll:

Früchte des Olivenbaumes: mittelalterliches Symbol für Barmherzigkeit und heilendes Öl für schmerzende Glieder.

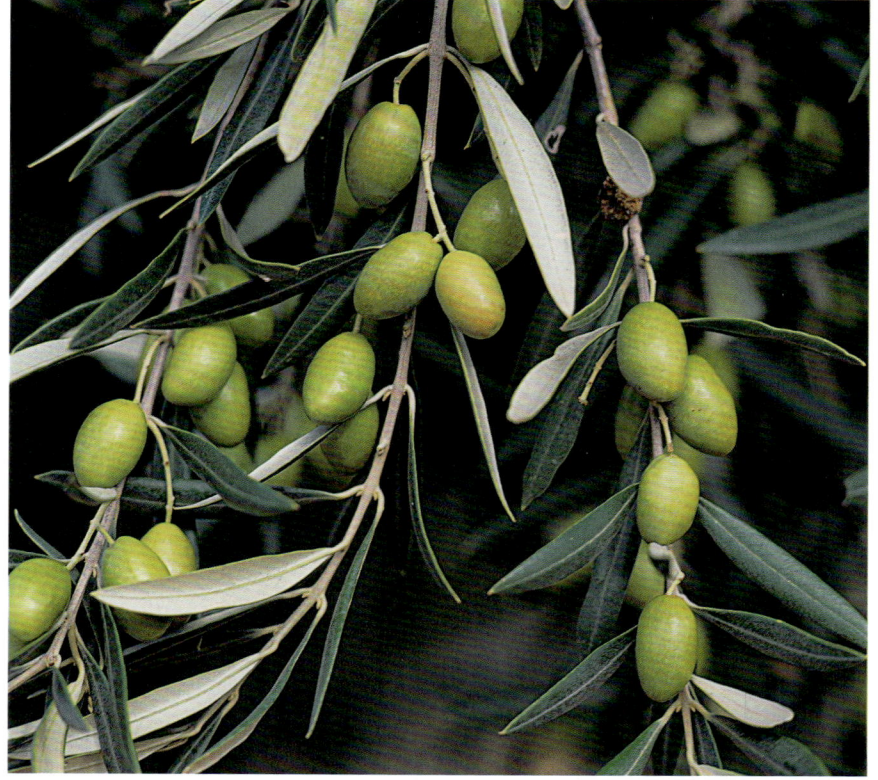

»Sodann massiere sie oft durch sachtes Drücken mit den Händen ihre Adern, die in den Beinen, im Unterleib, in der Brust und in den Armen sind, nach oben, damit (die Venen) zusammengepresst werden und sie dem Blut keinen verkehrten Weg machen.« (»Physica«, S. 205)

Die Erde (kalt)

Ist das Wasser das feuchte Element, so ist die Erde (Terra) das kalte. Allerdings wird diese abstrakte Zuordnung durch Naturbeobachtung differenziert:

»Denn im Sommer ist sie unten kalt und oben durch die Sonnenglut warm, weil die Sonne dann durch die Kräfte ihrer Strahlen Wärme erzeugt. Im Winter jedoch ist sie innen warm, andernfalls würde sie durch die kalte Trockenheit zerspalten. Und oben ist sie kalt, weil die Sonne dann ihre Kräfte über die Erde zurückzieht, und so zeigt die Erde in der Wärme das Grün, in der Kälte das Abdorren. Denn im Winter ist die Sonne über der Erde unfruchtbar und heftet über der Erde ihre Wärme fest, damit die Erde verschiedene Pflanzen aufbewahren kann, und so bringt sie durch die Wärme und Kälte alle Pflanzen hervor.« (»Physica«, S. 209)

Hildegard beschreibt verschiedene Erden mit unterschiedlicher Fruchtbarkeit: eine sandige Erde, die Wein und fruchttragende Bäume hervorbringe, eine schwarze Erde, die nur bestimmte Frucht trage, und eine rötliche Erde, die die richtige Mischung habe und nicht so leicht durch Unwetter abgeschwemmt und geschädigt werde. Die Struktur des fruchtbaren Bodens erläutert sie sehr anschaulich, wenn sie im Kapitel über den »Ulwurm« auf den Lebensraum des Regenwurmes eingeht:

»Die Erde hat nämlich eine gewisse Feuchtigkeit in sich, durch die sie wie durch Adern zusammengehalten wird, damit sie nicht zerfließe. Und wenn Regen aus der Luft niederströmen wird, dann spürt diese Feuchtigkeit der Erde den kommenden Regen, durch welchen die Adern der Erde sich füllen, und weil die Regenwürmer dies verstehen, kommen sie hervor wegen der Füllung der Erdadern.« (»Physica«, S. 482)

An dieser Stelle muss man fast annehmen, dass die gelehrte Binger Äbtissin auch praktische gärtnerische Erfahrungen hatte. Die röhrenförmigen senkrechten Behausungen der Regenwürmer sind reinen Schreibtischtätern wohl kaum bekannt. Ganz ohne eigene Anschauung kann man das Leben im gewachsenen Boden auch kaum verstehen. Der Boden mit seinen Hohlräumen, Wasserreservoirs, Steinen und Feinerden enthält immerhin 50 Prozent Luft und Wasser. Sein Aufbau gleicht einem guten Brot, das durch den Sauerteig zu einem luftigen Lebensraum für Mikroorganismen aufgetrieben wurde, und genau das wird in Hildegards Text deutlich.

Wie das Wasser, so wurde auch die Erde direkt als Heilmittel verwendet. Besonders die Erde zwischen den Wurzeln der Bäume wird öfters als äußerlich anzuwendende Arznei empfohlen, möglicherweise deswegen, weil sie Myzel von Pilzen enthält. Eine andere Anwendung erinnert an die Erschaffung von Adam in der Genesis: Bei einer schweren Ohnmacht sollte grüne Erde unter das Kopf- und Fußende des Krankenbettes gelegt werden mit den Worten:

*»Du, Erde, in diesem Menschen…
wachse und gedeihe, damit er seine
grüne Farbe wieder erlange, im
Namen des Vaters und des Sohnes
und des Heiligen Geistes, welcher der
allmächtige und lebendige Gott ist.«*
(»Physica«, S. 212)

Die »grüne Farbe«, die der Ohnmächtige wiedererlangen solle, ist nichts anders als die von Hildegard so oft beschworene »viriditas«, die Lebenskraft, der lebendige Atem.

Das Feuer (warm)

Wasser und Erde bezeichnet Hildegard als die beiden fleischlichen Elemente; Luft und Feuer sind dagegen die geistigen oder himmlischen Elemente. Gebändigt durch die drei anderen Elemente, ist das Feuer die Grundlage des Lebens. Es gibt – so Hildegard – kein Wachstum, wenn es nicht durch das Feuer und die Wärme erhalten würde: »Jedes Geschöpf wäre ohne Trost und verlassen, es würde zerfallen und verfallen, wenn es nicht durch das Fundament des feurigen Lebensgeistes gestärkt würde.« (»Causae et Curae«, S. 46) So wie der Geist Gottes das Feuer sei, so sei auch die Seele des Menschen von feuriger Natur.

Heilkräftige Kräuter

Das Mittelalter verfügte bereits über einen großen Schatz an pflanzlichen Heilkräutern. Vor allem das karolingische **»Capitulare de villis«**, eine um das Jahr 800 erlassene Landgüterordnung Karls des Großen, hatte zur Bereicherung der Kräutergärten beigetragen. Dieser Ministerialerlass über die Verwaltung und Bewirtschaftung der zur Krone gehörenden Güter enthielt unter anderem auch Pflanzenlisten für den Heilkräutergarten, die die Bepflanzung der Klostergärten nachhaltig beeinflussten: Bockshornklee, Liebstöckel und Salbei, Weinraute, Kümmel und Petersilie, aber auch Lilie und Rose gehörten fortan zum Grundbestand der Kloster- und Bauerngärten.

Hildegards »Buch der Pflanzen« folgt jedoch keineswegs diesen einfachen Listen. Vielmehr werden dort alle damals bekannten nützlichen und heilkräftigen Pflanzen beschrieben und überdies auch solche, die keinen Nutzen versprechen. Denn Hildegard sieht in der Pflanzenwelt einen Spiegel des Menschen. Die unnützen Kräuter entsprechen den unnützen und dämonischen Charakterzügen der Menschen. Auch vergleicht sie die giftigen Kräuter mit den Ausscheidungen des Menschen, die luftigen Kräuter mit dessen Haaren, die Steine mit den menschlichen Knochen und den Bast der Bäume mit den Adern.

Dinkel, eine ihrer Lieblingspflanzen, beschreibt Hildegard als das mildeste Getreide – warm, fett und kräftig.

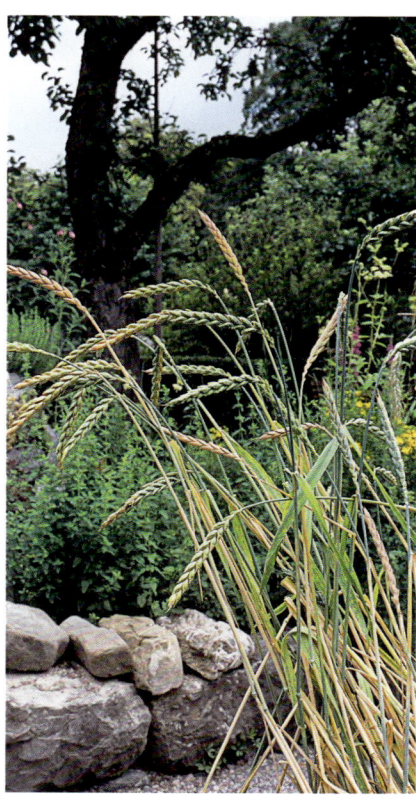

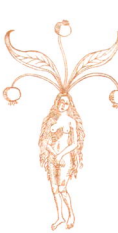

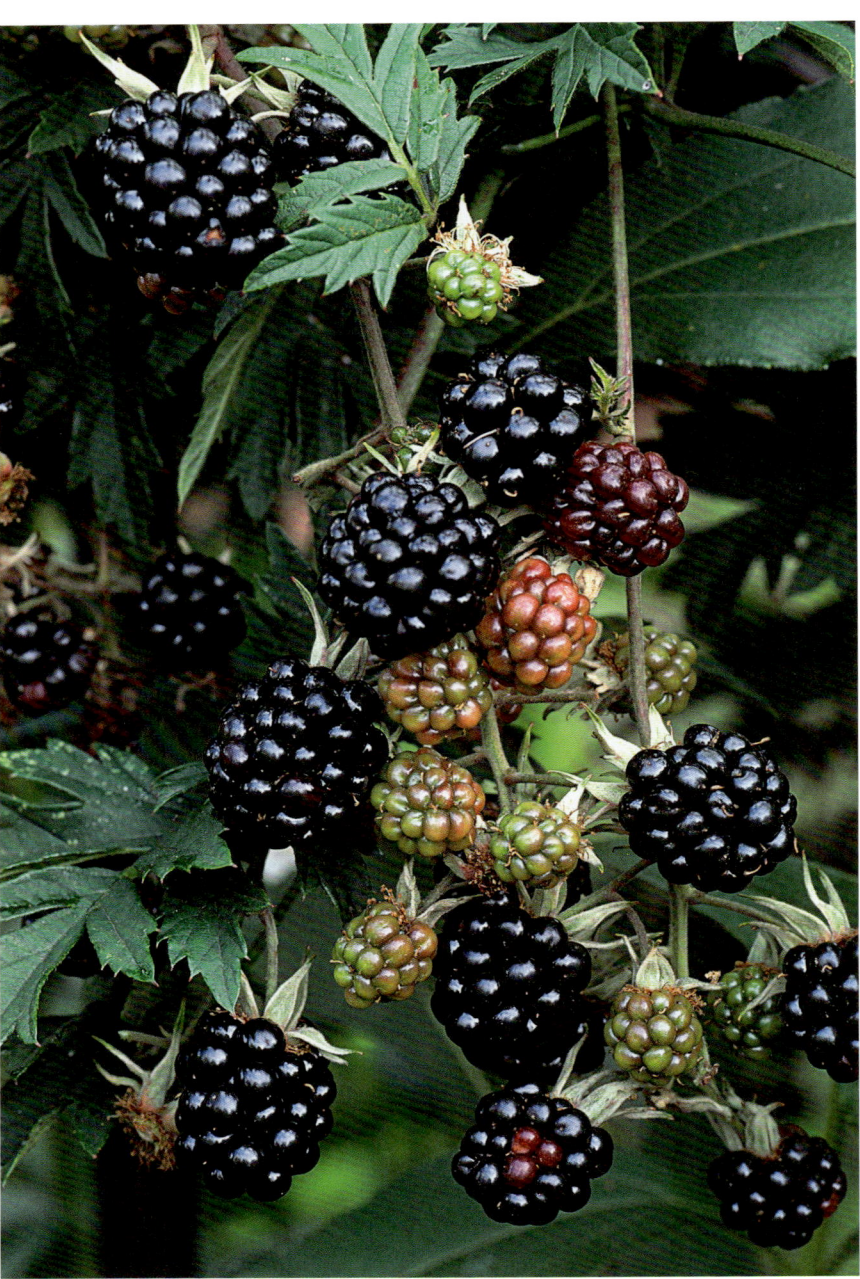

Brombeeren – kein Ehrenplatz unter den Heilmitteln, aber leicht verdauliche Speise.

Unter den 226 Pflanzen, die Hildegard aufführt, sind Getreidearten, Gemüse und Gewürze, Kräuter, Pilze und Flechten, Zierpflanzen ebenso wie Nutzpflanzen, Wildpflanzen und Kulturpflanzen. Sie alle werden unterschiedslos als Teil der Natur und deren Heilkraft angesehen. Veilchen und Rose werden nicht anders als Schafgarbe und Rettich daraufhin untersucht, ob sie sich für die physische

oder psychische Heilung des Kranken eignen.

Dabei erfahren wir kaum etwas über die Form der Pflanzen, über die Farbe ihrer Blüten oder sonstige botanische Merkmale. Nur selten gibt es Hinweise auf Standort und Kultivierung. Allerdings liest man öfter etwas über Duft und Geschmack der Pflanzen. In erster Linie wird jedoch die medizinische Brauchbarkeit erörtert, sodann werden Arten, Zeitpunkt und Dauer der Anwendungen sowie Rezepte zur Herstellung der Heilmittel beschrieben. Eingehend widmet die Autorin sich der Herstellung höchst komplexer Heilmittel und der begleitenden Maßnahmen der jeweiligen Therapie. Zwölf oder mehr Zutaten zu einer einzigen Rezeptur findet man, und die jeweiligen Komponenten werden von Hildegard in ihrem Zusammenwirken genau erklärt.

Diese Erläuterungen beziehen sich auf die Temperatureigenschaften und auf die Viersäftelehre. Als Beispiel seien hier Gewürzküchlein gegen Schmerzen in der Milz genannt. Sie werden aus Kerbel, Dill, Weizenbrot und Essig hergestellt:

»… die milde Kälte des Kerbels beseitigt und heilt den Schmerz in der Milz, der infolge heißer und kalter Säfte entsteht, dagegen stärkt die Kälte des Dills die Milz, und das Weizenbrot lässt die Milz wachsen, der Essig aber reinigt sie durch seine Schärfe.« (»Causae et Curae«, S. 217)

Es gibt heute Hersteller, die nach »Originalrezepten« sogenannte Hildegard-Produkte vertreiben: Kräuter-Tränke, Liköre, Cremes, Öle und Teigwaren.

Einnahmeformen der Heilmittel

Heilmittel können aus einem Trank bestehen; gewöhnlich werden dafür die Pflanzenteile in Wasser, Wein oder Essig eingelegt. Eine andere Form sind bohnengroße Pillen und münzengroße »Kucheln«. Diese Küchlein oder Tortelli werden aus Pflanzenpulvern gefertigt und meist mit Mehlteig verknetet und in der warmen Asche, im Backofen oder an der Sonne getrocknet und damit haltbar gemacht. Aus manchen Pflanzenteilen wird mit Honig einge- dicktes Mus (Latwerge) hergestellt. Es gibt Leckmittel, Süppchen, Salben, Umschläge, Bäder und Inhalationen, Pflaster, Augenstäbchen, Räucherun- gen und Massageöle. Für die mengen- mäßige Zusammensetzung wird meis- tens ein Grundbestandteil angegeben, zu dem die weiteren Bestandteile der Rezeptur in Beziehung gesetzt werden (ein Drittel davon von diesem, doppelt so viel von jenem usw.)

Rezepturen für Gesunde und Kranke

Die meisten Rezepte stimmen mit der traditionellen Klostermedizin überein oder haben eine noch ältere antike Tra- dition. Man erkennt jedoch in der Hil- degard-Medizin eine an der Praxis ori- entierte Auswahl aus den oftmals überladenen Listen. Hildegard be- schränkt sich stets auf wenige, meist heute noch zutreffende Anwendungen. Nicht nur die mittelhochdeutschen Pflanzennamen, auch so manche in der Antike nicht bekannte Heilpflanze weisen darauf hin, dass Hildegard zudem aus dem volksmedizinischen Wissen ihrer Zeit geschöpft hat.

Viele Anwendungen sind nicht für Kranke gedacht, sondern zur Stärkung der Gesundheit oder zur Vorbeugung. »Und gewisse luftige Kräuter wachsen und diese sind auch für die Verdauung des Menschen leicht und von heiterer Natur, sodass sie den Menschen, der sie isst, fröhlich machen…« (»Physica«, S. 28) In diesem Sinne hat Hildegard übrigens ausgesprochene Pflanzen- lieblinge. Zu diesen gehört selbstver- ständlich der Dinkel, denn er sei das beste Getreide

»und er ist warm und fett und kräftig und er ist milder als andere Getreide- arten und er bereitet dem, der ihn isst, rechtes Fleisch und rechtes Blut und macht frohen Sinn und Freude im Gemüt des Menschen« (»Physica«, S. 34).

Die Ringelblume zählt zu den Lieb- lingspflanzen, weil sie große Grünkraft hat, die Linde, weil sie große Wärme besitzt, die Weinrebe, weil sie dem Menschen das Blut gut und gesund macht, die Lilie, weil der Duft ihrer Blu- men das Herz des Menschen erfreut und ihm richtige Gedanken bereitet.

Gartenpflanzen in Hildegards naturkundlichen Schriften

Manche Heilpflanzen, die in der Volks- medizin von jeher in hohem Ansehen standen, sucht man bei Hildegard ver- gebens, so etwa den Frauenmantel oder die Kamille. Der Frauenmantel war in der Antike nicht bekannt und wurde erst im späten Mittelalter in die Heilkräuterverzeichnisse aufgenom-

men. Berühmt wurde das Kraut durch die Alchemisten; sie sammelten die »Tautropfen«, die sich in den mantel- förmigen Blättern am Morgen zeigen, für ihre vergeblichen Versuche zur Goldproduktion.

Über andere Pflanzen, die bei Hilde- gard aufgeführt werden, gerät man ins Grübeln: Waren nicht Kürbis und Boh- nen Pflanzen aus der Neuen Welt? Doch der Flaschenkürbis *(Lagenaria siceraria)* und die Puffbohne *(Vicia faba)* stammen aus der Alten Welt und waren bereits im Mittelalter in Nordeuropa bekannt. Der Reichenauer Benediktinermönch und spätere Abt Walahfrid Strabo dichtete bereits rund 300 Jahre vor Hildegard in seinem Gartengedicht:

»Siehe, da wächst auch der Kürbis. Aus winzigen Samen zur Höhe reckt er sich, streut mit den Schilden der Blätter riesige Schatten und entsendet mit üppigen Zweigen haltende Ranken… Abwärts gebogen an schmächtigem Stiele hangen die Früchte, tragen am schlanken länglichen Halse gewaltige Körper…« (Stoffler, S. 132)

Auch zahlreiche Mittelmeerpflanzen waren bekannt und wurden als Heil- mittel genutzt. So kannte Hildegard zwar Olivenöl nicht als Speiseöl und glaubte, dass es die Speisen verdürbe und Übelkeit errege. Als Salbe und Heilöl wusste sie es jedoch zu schät- zen.

Für uns heutige LeserInnen ist es über- raschend, dass unter Hildegards Heil- mitteln Pflanzen sind, die bei uns als Betäubungsmittel gelten, nämlich Can-

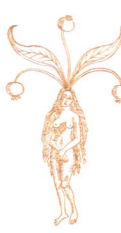

nabis und Mohn. Diese werden jedoch seit langer Zeit von den Menschen genutzt. Über den Mohn heißt es:

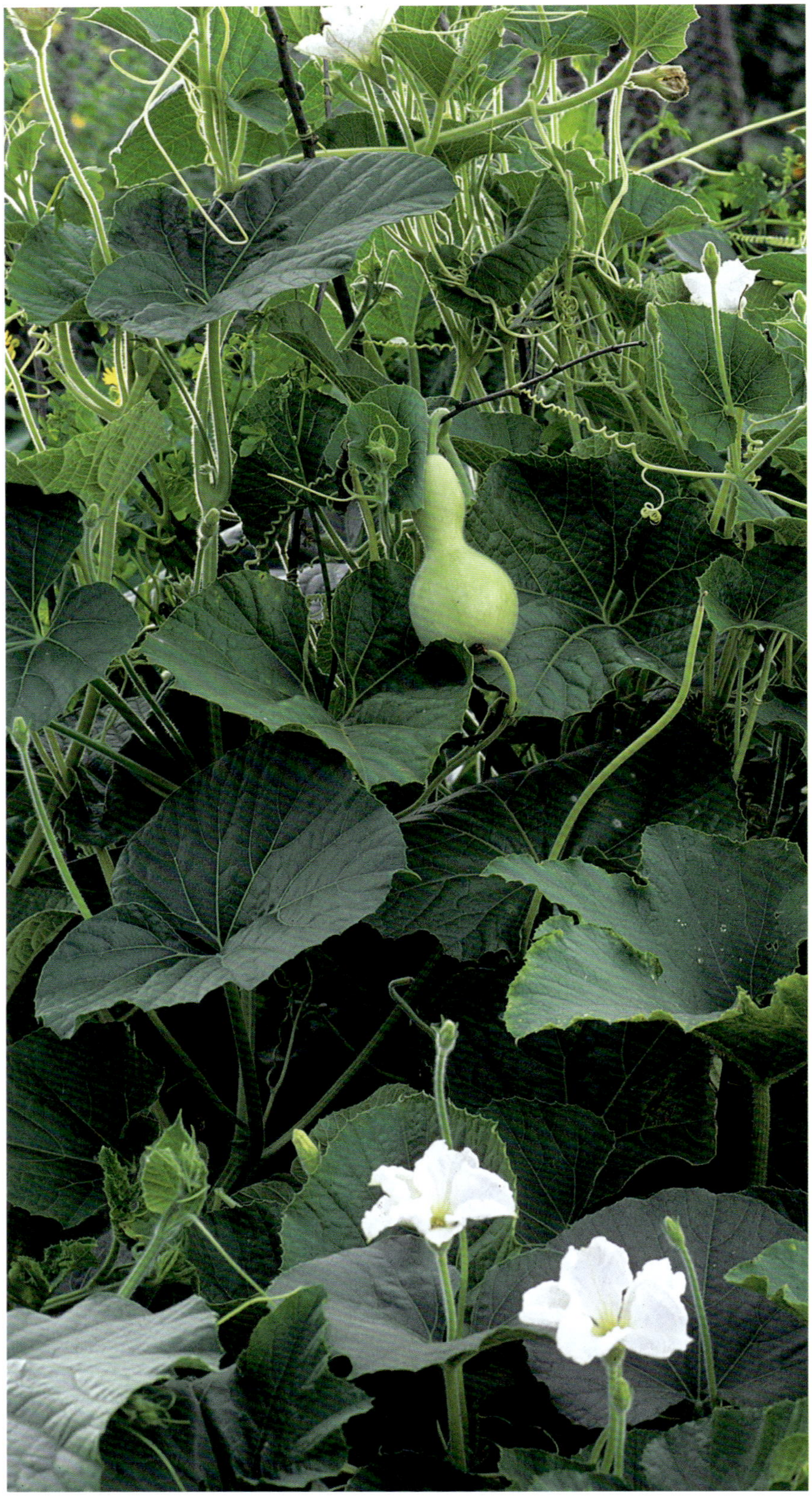

»Der Mohn ist kalt und feucht und seine Körner führen, wenn man sie isst, den Schlaf herbei und verhindern den Juckreiz und sie unterdrücken die rasenden Läuse und Nisse …« (»Physica«, S. 104)

Gemüse

Gartenpflanzen haben im »Buch der Pflanzen« keinen prominenten Platz, sondern sind gleichberechtigt zwischen Wildpflanzen eingeordnet. Dennoch sieht Hildegard sehr wohl einen qualitativen Unterschied:

»Die Kräuter, die durch die Arbeit des Menschen gesät werden und allmählich emporkommen und wachsen, verlieren wie Haustiere, die der Mensch in seinem Haus mit Sorgfalt aufzieht, durch jene Arbeit, durch die sie vom Menschen angebaut und gesät werden, die Herbheit und Bitterkeit ihrer Säfte, sodass die Feuchtigkeit dieser Säfte die Beschaffenheit des Saftes des Menschen etwas berührt, insofern als sie für seine Speisen gut und nützlich sind.« (»Physica«, S. 28)

Dabei scheinen Hildegard nicht alle Gartenpflanzen in gleicher Weise gut und nützlich zu sein. Von den Hülsenfrüchten akzeptiert sie nur die Bohne; Erbsen und Linsen dagegen seien kalt,

Kürbis wurde bereits im frühen Mittelalter als gesundes Gartengemüse gezogen.

unnütz und erzeugten nur Sturm in
den Eingeweiden. Die meisten Lauchgewächse scheinen ihr kalt, ja giftig zu
sein, nur der Knoblauch habe die rechte Wärme. Kohl sei nichts für schwache Eingeweide, Pastinaken füllten
lediglich den Bauch. Dagegen finden
Fenchel und Sellerie Gnade vor den
Augen der Heilkundigen. Kürbis sei
gesünder als Gurke, letztere »bringe
die Bitterkeit der Säfte in den Menschen in Bewegung«. Rettich und Lattich förderten richtig zubereitet die Verdauung. Auch Brombeeren seien leicht
verdaulich, während Erdbeeren nichts
taugten, weil sie nur Schleim verursachten.

Was sich bereits im Kapitel über die
Bäume andeutete, wird bei den Gartenpflanzen bestätigt: Die Äbtissin mit
ihrer zarten gesundheitlichen Konstitu-
tion beurteilt – sicher aus eigener
Erfahrung – schwer verdauliche
Lebensmittel wie rohes Obst, Gemüse
mit harter Blattstruktur und die meisten Hülsenfrüchte nicht gerade positiv.

Gewürze

Ganz anders fällt Hildegards Beurteilung der im Mittelalter noch teuren
und schwer zu beschaffenden Gewürze aus: Muskatnuss und Zimt, Gewürznelke und Pfeffer werden als warm,
stark und heilsam bezeichnet. Berühmt
wurde ihr Rezept für Törtchen, die mit
etwas gutem Willen zur Euphorie unter
dem Tannenbaum verhelfen könnten:

*»Nimm, wie auch immer, Muskatnuss
und in gleichem Gewicht Zimt und
etwas Nelken und pulverisiere das.
Und dann mach mit diesem Pulver
und mit Semmelmehl und etwas Was-*

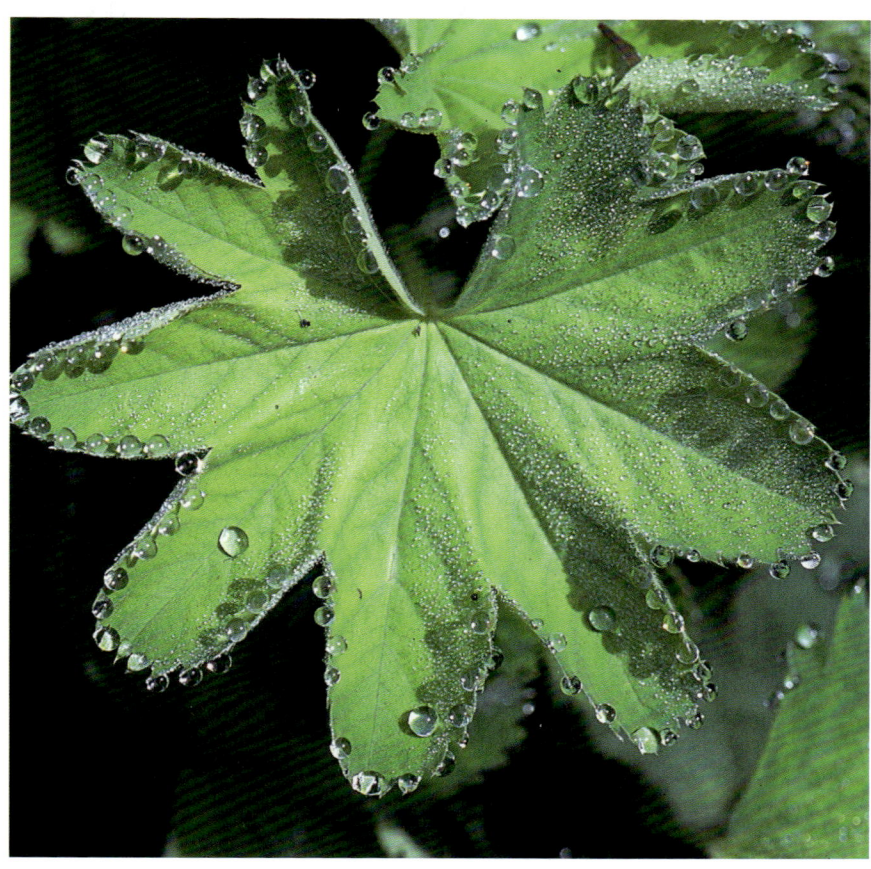

*ser Törtchen und iss diese oft und es
dämpft die Bitterkeit des Herzens und
deines Sinnes und es öffnet dein Herz
und deine stumpfen Sinne und es
macht deinen Geist fröhlich und reinigt deine Sinne und es mindert alle
schädlichen Säfte in dir und es verleiht
deinem Blut einen guten Saft und es
macht dich stark.«* (»Physica«, S. 47)

Bei der Auswahl der Gartenpflanzen,
die ab Seite 55 in eigenen Porträts
beschrieben werden, haben wir diejenigen Gemüse und Kräuter weggelas-
sen, die Hildegard als unnütz oder
sogar als gesundheitlich bedenklich
einstufte. Es wurde also eine positive
Auswahl unter den pflanzlichen »Haus-
tieren« getroffen. Allerdings mussten

**Der Frauenmantel mit seinen Gutta-
tionstropfen – Geheimpflanze für
Alchemisten.**

wir auf manche Kräuter, die man sehr
wohl im Garten kultivieren kann, auch
aus Platzgründen verzichten. Zu ihnen
zählen beispielsweise der Schwarz-
kümmel, die Hauswurz und das
Bertramkraut.

Weil es uns darauf ankam, Pflanzen
nicht nur zu beschreiben, sondern
auch ihre Verwendung für Hausmittel
zu zeigen, sind überdies solche Heilpflanzen nicht genannt, die in der heutigen Volksmedizin überhaupt keine
Rolle mehr spielen oder in der offiziel-
len Phytotherapie abgelehnt werden.

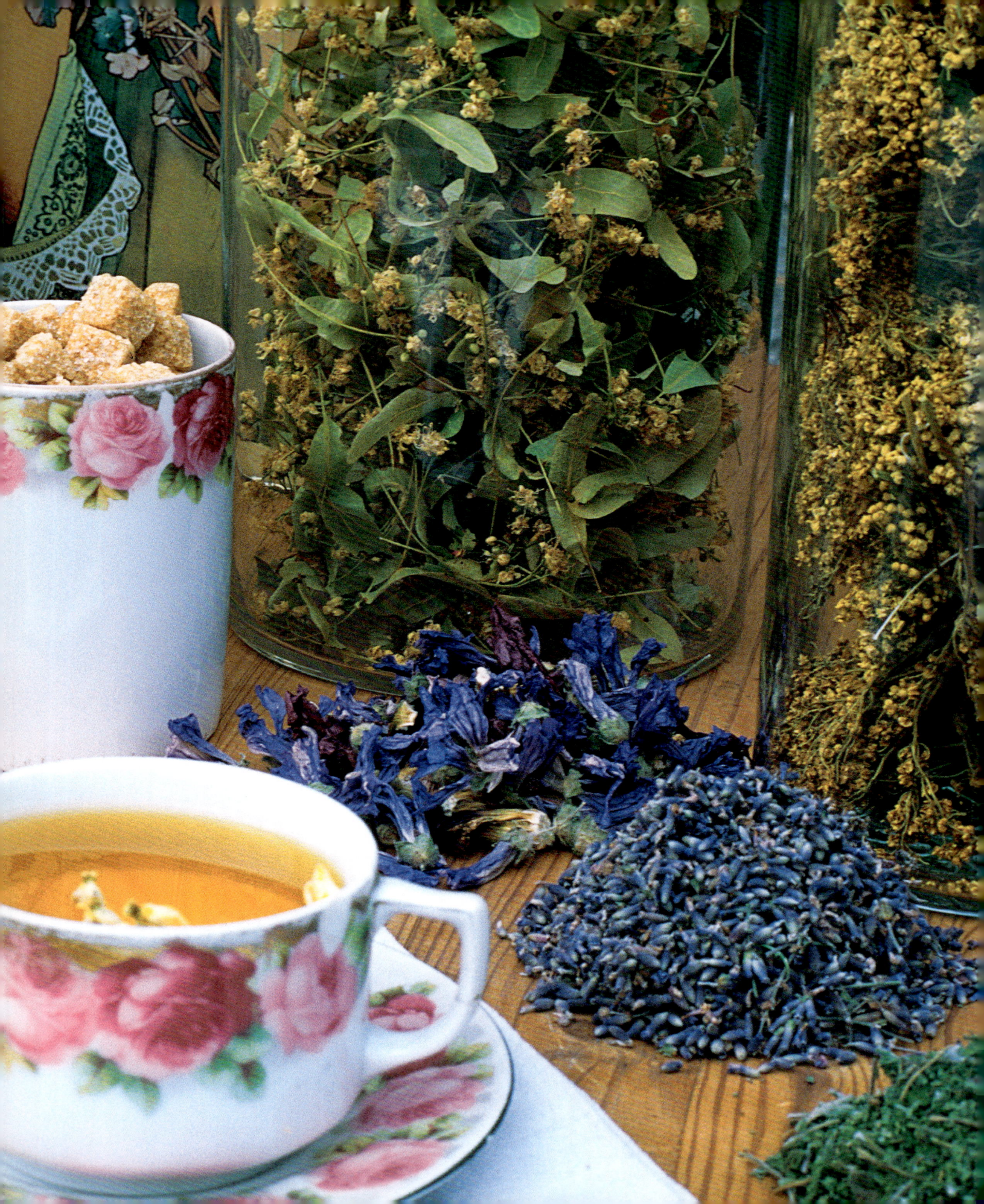

Die Entdeckung der Wirkstoffe

Im Prinzip änderte sich an der Lehre von der Heilkraft der Pflanzen, wie Hildegard sie beschrieb, bis in das 15. Jahrhundert nicht viel. Man unterschied allenfalls nach solchen, die hauptsächlich Schleimstoffe, solchen, die Bitterstoffe, und solchen, die Gerbstoffe enthielten. Mehrere hundert Jahre sollte es noch dauern, bis neugierige Apotheker sich für weitere Wirkstoffe der Heilpflanzen zu interessieren begannen; die Isolierung tausender organischer Verbindungen in den Drogen gelang schließlich erst im 20. Jahrhundert. Die Lehre von den vier Säften behielt ihre Gültigkeit, bis Paracelsus die Medizin modernisierte.

Bedeutung und Wandel der »grünen Medizin« hängen auch mit der Entwicklung des Medizinalwesens zusammen. Zu Hildegards Zeit war der Höhepunkt der Klostermedizin bereits überschritten. Die weltliche Schulmedizin wurde begründet und brachte ein Standardwerk hervor, das sich als mächtige Konkurrenz zu Hildegards medizinischen Schriften erweisen sollte.

Getrocknete Blüten von Linde, Malve, Lavendel, Holunder und Königskerze (im Tee): Die Wirkstoffe dieser Drogen sind heute erforscht.

Von der Klostermedizin zur Schulmedizin

Hildegards Heilkunde beruht auf Erfahrungswissen, das in weit mehr als tausend Jahren gesammelt worden war. Auch wenn in ihren medizinischen Schriften (mit einer einzigen Ausnahme) keine Verweise auf antike oder frühmittelalterliche Vorbilder zu finden sind, so zeigen ihre Schriften doch, dass Hildegard mit dem Gedankengut und den medizinischen Theorien ihrer Vorgänger wohlvertraut war. Als einzigen Verweis auf eine antike Quelle findet man eine Salbe, »die Hilarius der Ägypter zeigte«.

Im Abschnitt über die Viersäftelehre wurde bereits die Verbindung zu dem griechischen Mediziner Galen von Pergamon (129–200 n. Chr.) gezeigt. Seine enzyklopädischen Schriften waren Grundlage und Ausgangspunkt für die Heilkunde des Mittelalters. Auch der römische Flottenkommandant Gaius Plinius Secundus wurde bereits erwähnt; seine »Historia Naturalis« war im Mittelalter gut bekannt. Als Repräsentant des antiken Heilmittelwissens galt schließlich auch der im alten Rom für Kaiser Claudius und Nero tätige griechische Militärarzt Padanus Dioskurides (1. Jh. n. Chr.). Viele medizinische Anwendungen in Hildegards Schriften stimmen mit dessen »Materia medica«, dem ältesten Standardwerk der Medizin, überein.

Bei der Beschreibung der einzelnen Gartenpflanzen wird deutlich werden, dass es auch Übereinstimmungen in der Beurteilung von Heilpflanzen mit frühmittelalterlichen Autoren gibt; zu ihnen zählt der Mönch Walahfrid Strabo, dessen bezaubernde Gartengedichte öfter zitiert werden.

So wie Hildegard keine Autoren nennt, auf die sie sich beruft, findet man umgekehrt auch nach ihrer Zeit keine spätmittelalterlichen Autoren, die sich auf die gelehrte Äbtissin und ihr umfangreiches Werk berufen. Beides ist sehr ungewöhnlich, denn zu allen Zeiten haben Wissenschaftler historische Belege für den Wahrheitsgehalt ihrer Schriften genannt. Hildegard verließ sozusagen das Zitierkartell und machte es dadurch ihren Nachfolgern schwer, ihre Schriften einzuordnen.

Die Schule von Salerno und der »Hortus Sanitatis«

Dass ihre medizinischen Schriften im späten Mittelalter kaum mehr wahrgenommen wurden, hängt jedoch mit einem anderen Ereignis zusammen. Fast zeitgleich mit der Fertigstellung

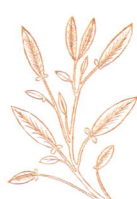

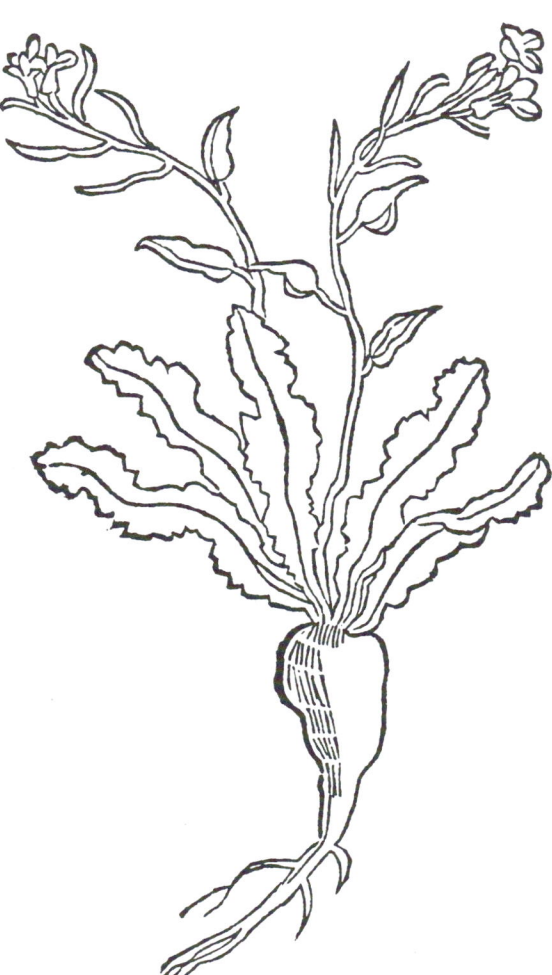

Blühender Rettich: früheste Pflanzendarstellung nach der Natur aus dem mittelalterlichen Standardwerk »Hortus sanitatis«.

der »Physica« wurde im Jahre 1150 in Salerno nämlich die erste weltliche Lehranstalt für Medizin gestiftet. Erstmals wurde außerhalb von Klostermauern Heilkunde gelehrt.

Diese Medizinschule von Salerno vereinte die arabischen Medizinkenntnisse mit dem antiken Wissen. Hier übersetzte der nordafrikanische Gewürz- und Arzneihändler Constantinus Africanus

die antiken Schriften aus dem Griechischen und Arabischen ins Lateinische und machte sie dadurch der gelehrten Welt des Mittelalters zugänglich.

An dieser internationalen Schule wurden die Schriften der großen islamischen Gelehrten Avicenna, Ibnal-Baytar und Rhazes (Abu Jusuf Jkub ben Izhak el Kindi) gelesen; von hier gelangten die medizinischen Schriften von Hippokrates durch sprachenkundige Perser und Ägypter in die abendländischen Klöster.

In der Schule von Salerno entstand auch das Standardwerk der Drogenkunde des Mittelalters, das Buch »Circa instans«. Es unterschied sich zwar inhaltlich nicht wesentlich von Hildegards Schriften, war aber systematisch aufgebaut und durch ein halbalphabetisches Ordnungsprinzip besser zu handhaben. Diese Handschrift wurde zur Grundlage des ersten deutschsprachigen Kräuterbuches mit dem Namen »Gart der Gesundheit«, verfasst von dem Stadtarzt von Kaub am Rhein, Johann Wonneke. Anders als Hildegard zitiert Johann Wonneke die »würdigen Meister« Galenus, Avicenna, Plinius und sein Vorbild, das Buch »Circa instans«.

Nach der Erfindung des Buchdruckes um das Jahr 1450 wurde dieses Buch in lateinischer Sprache 1485 unter dem Titel »Hortus Sanitatis« gedruckt. Der »Hortus Sanitatis« ist als erster Druck eines Kräuterbuches mit Holzschnitten von naturgetreuen Pflanzendarstellungen illustriert. Diese Holzschnitte aus dem 15. Jahrhundert können bei den Pflanzenporträts dieses Buches bestaunt werden. Es sind die frühesten Pflanzendarstellungen

nach der Natur, die wir besitzen. Übrigens waren es die Kräuterbücher, die neben der Bibel zu den meistgedruckten und bestverkauften Erzeugnissen der frühen Buchdruckerkunst gehörten.

Frühe Universitäten und botanische Gärten

Die Medizinschule von Salerno wurde im Mittelalter weltberühmt und galt als Vorbild aller späteren medizinischen Fakultäten. Ihre Gründung stellte genau genommen jedoch bereits den zweiten historischen Schritt zum Ende der Klostermedizin dar. Den ersten Schritt zur Säkularisierung der Medizin hatte die große Kirchenversammlung selbst getan: Auf dem Konzil von Clermont im Jahre 1130 hatte man den Klerikern untersagt, sich weiterhin der Pflege externer Kranker zu widmen, insbesondere mit chirurgischen Anwendungen. Die Klöster sollten sich wieder intensiver ihrer eigentlichen Aufgabe widmen, der Pflege der Liturgie. Auch wenn dieses Verbot sich nur sehr allmählich durchsetzte, verloren damit doch die Klöster ihre Vormachtstellung in der Medizin.

Somit wurden im Spätmittelalter die Kloster- und Domschulen von den ersten Universitäten abgelöst, die jedoch noch bis weit in das 15. Jahrhundert als kirchliche Institutionen fungierten. Im 12. Jahrhundert wurde die Universität von Paris gegründet, und unter Karl IV. entstand 1347 die Universität in Prag, danach 1386 die Universität Heidelberg und in der Folge viele weitere. Und es entstanden auch die ersten weltlichen botanischen Heilkräutergärten, darunter der älteste Garten für

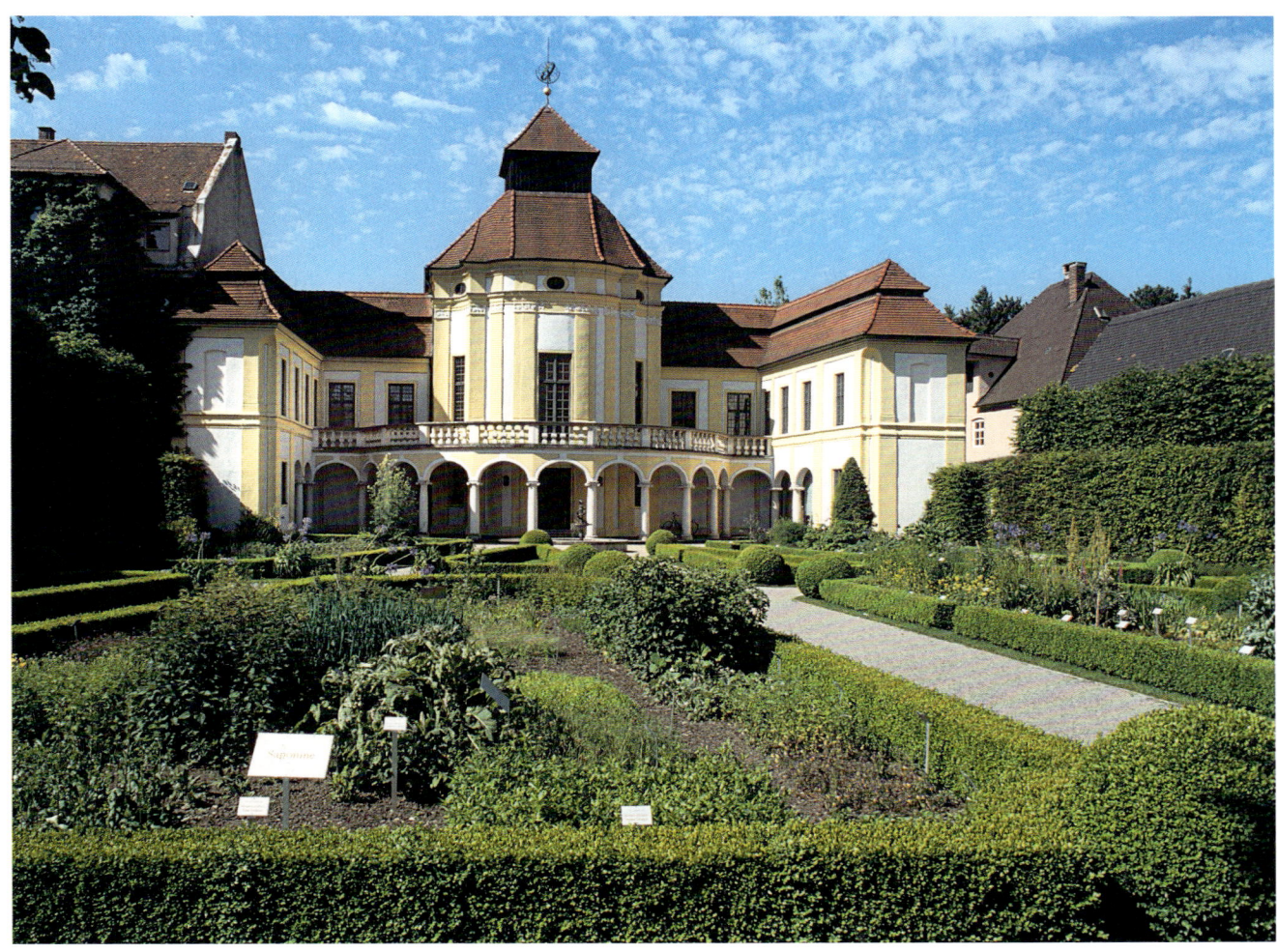

Medizinalpflanzen (1545 in Padua), in Deutschland der »Hortus medicus« der Universität Leipzig im Jahre 1580 und der Medizingarten der Universität Heidelberg 1597.

An den medizinischen Fakultäten wurde nunmehr die sogenannte scholastische oder Schulmedizin gelehrt. Aber das Vorbild der Klostermedizin wirkte in den Lehrinhalten ebenso nach wie in der Organisation der Lehre und in der Anlage der botanischen Gärten. Die Kräuterheilkunde blieb die wichtigste Teildisziplin der Medizin, und bis zur Mitte des 19. Jahrhunderts waren Pflanzen, Tiere, Metalle, Gesteine und

Wasser die einzigen Arzneimittel. Erst mit der Entwicklung der chemisch-pharmazeutischen Industrie seit Anfang des 20. Jahrhunderts ging die Bedeutung der Heilpflanzen für die Medizin zurück.

Der Weg zu den chemischen Arzneimitteln

Theophrast von Hohenheim (1493 bis 1541), der sich **Paracelsus** nannte, war der erste Arzt und Naturforscher, der nach chemischen Wegen zur Erklärung und Heilung von Krankheiten

Der Medizinhistorische Garten in Ingolstadt, einer der ältesten Medizinalgärten in Deutschland.

suchte. Er vermutete in Schwefel, Salz und Quecksilber vitale Kräfte, modernisierte die Heilkunde und warf die Theorie von den vier Säften über Bord. Gleichzeitig war er der erste und eigentliche Nachfolger von Hildegards ganzheitlicher Heilkunde. Auch er betonte in seinen umfangreichen Schriften den Zusammenhang von Mikro- und Makrokosmos und die Beziehungen zwischen göttlicher, seeli-

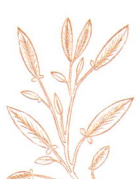

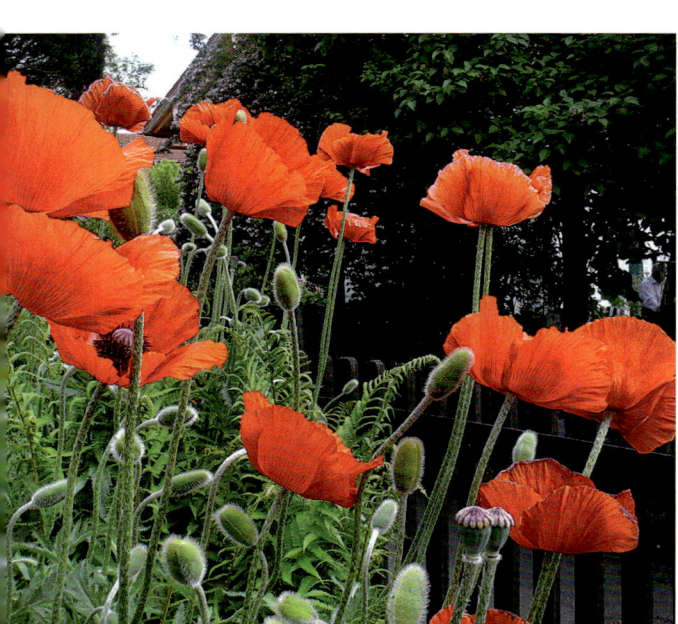

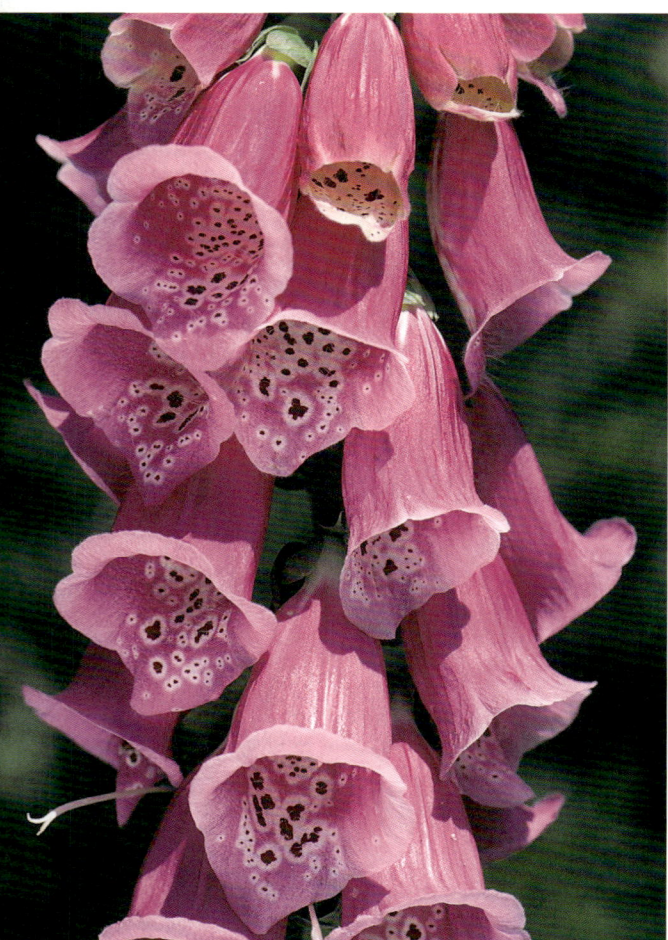

scher und materieller Sphäre. Auch für ihn bestand jedes Naturobjekt aus den vier Elementen.

Der Schwerpunkt seiner medizinischen Lehre und Praxis war die vorbeugende und heilende Wirkung einer naturgemäßen Lebensweise. Wie den antiken griechischen Ärzten und wie Hildegard war ihm bewusst, dass Heilmittel auch Risiken bergen. Fast jedes Kind kennt seinen berühmten Grundsatz: »Alle Ding sind Gift und nit ohne Gift, allein die Dosis macht, dass ein Ding kein Gift ist.«

Von der Pflanzenheilkunde zur chemischen Therapie

In der Nachfolge von Paracelsus begannen Apotheker in der Barockzeit, die chemische Zusammensetzung von heilkräftigen Wirkstoffen zu untersuchen. Sie scheiterten jedoch daran, dass damals nur die anorganische Chemie bekannt war. Dennoch lernte man die Wirkung einzelner Heilpflanzen immer genauer kennen.

Ein Beispiel dafür ist der Fingerhut. *Digitalis* war bereits jahrhundertelang als Bestandteil von Wundsalben verwendet worden, als Ende des 18. Jahrhunderts in England seine harntreibende Wirkung

Oben: »Seine Körner führen den Schlaf herbei«, schrieb Hildegard über den Mohn. 1805 wurde die darin enthaltene Mekonsäure entdeckt.

Links: Roter Fingerhut, Jahrhunderte-lang Bestandteil von Wundsalben. 1875 wurde darin das giftige Digitoxin entdeckt.

beobachtet wurde. Jahre danach erkannte man, dass diese Wirkung durch eine Stärkung des Herzmuskels zustande kam. Rund hundert Jahre später, 1875, konnte dann der wichtigste Wirkstoff des Fingerhutes, das Digitoxin, isoliert werden. Der Weg von der Pflanzenheilkunde zu den chemischen Arzneimitteln lässt sich auch am Beispiel der Enzianwurzel nachzeichnen. Hildegard beurteilte Wesensqualität und Wirkung der Pflanze als Ganzes:

»Der gelbe Enzian ist ziemlich warm. Wer aber solchen Schmerz des Herzens leidet, wie wenn es kaum an seinem Strang hinge, der pulverisiere Enzian und esse dieses Pulver in Suppen, und es stärkt sein Herz.« (»Physica«, S. 54)

Zu Beginn des 19. Jahrhunderts wurde die Enzianwurzel als Lieferant der bitteren Extraktivstoffe genutzt. Um 1830 isolierte man den Wirkstoff Gentianin. Danach erfolgte die Differenzierung der Inhaltsstoffe Gentiopikrin und Amarogentin. Die letzte Reduktion auf eine wesenlose Zahl erfolgte durch die Bestimmung des Bitterwertes.

Die Erforschung der organischen Inhaltsstoffe von Heilpflanzen hatte 1805 mit der Isolierung der Bestandteile des Opiums begonnen. Man entdeckte die Mekonsäure, die wegen ihrer schlaferzeugenden Wirkung Morphium genannt wurde. Der Begriff des Pflanzenwirkstoffes war geboren. Von nun an richtete sich das Forschungsinteresse der pharmazeutischen Chemie auf die Entdeckung und Gewinnung möglichst vieler Wirkstoffe aus den Heilpflanzen.

Mit den isolierten Wirkstoffen hoffte man, exakter dosieren zu können. Man begann damit, Alkaloide als Reinsubstanzen in großen Mengen industriell zu produzieren: Morphium, Chinin, Strychnin, Koffein, Kodein und andere wurden bereits seit 1831 von dem Darmstädter Apotheker Merck produziert. Und die Biochemie lernte, ihre Forschungsmethoden zu perfektionieren. Immer mehr Pflanzenwirkstoffe wurden isoliert, analysiert, definiert und chemisch dargestellt.

Heute, nach rund 180 Jahren Forschung und Entwicklung, verfügen Ärzte über rund 20 000 verschreibungspflichtige Arzneien mit 1800 Wirkstoffen.

Ganzheitliches Denken und Heilen

Bereits Ende des 19. Jahrhunderts hatte man erkannt, dass der Einsatz eines einzigen isolierten Wirkstoffes als Arzneimittel oft nicht ausreicht, und stellte wieder nach dem Vorbild der Heilpflanzen kombinierte Präparate her. Und bereits in der Frühzeit der pharmazeutischen Industrie gab es auch eine Renaissance der Phytotherapie: Rudolf Steiner begründete die **anthroposophische Medizin** mit ihrer ganzheitlichen Betrachtung der Beziehungen zwischen Mensch und Natur. Der Mensch, so heißt es in dieser Philosophie, ist eine umgekehrte Pflanze. Auch Aristoteles hatte die Wurzel als den Kopf der Pflanze bezeichnet und behauptet, dass Pflanzen ihre Extremitäten als Stiele und Blätter und ihre Fortpflanzungsorgane als Blüten in die Luft streckten. In der anthroposophischen Medizin geht man davon aus,

dass Pflanzenwurzeln auf das Nerven- und Sinnessystem, Blätter auf das rhythmische System (Herz-Kreislauf) und Blüten und Früchte auf Stoffwechsel und Gliedmaßen des Menschen heilend wirken. So wird zum Beispiel erklärt, dass die Königin der Nacht mit ihrer abnormen Blührhythmik Heilkräfte für das rhythmische System des Menschen habe und als Herzheilpflanze Anwendung finde.

Sowohl die anthroposophische Medizin als auch die 1810 von Samuel Hahnemann gegründete **Homöopathie** verwenden naturgegebene Heilmittel neben den Stoffen der Chemie und der Bakterienkunde.

Moderne Phytotherapie

Die Pflanzenheilkunde oder Phytotherapie ist seit rund dreißig Jahren in Deutschland anerkannt. Sie hat neben der anthroposophischen Medizin, der Traditionellen Chinesischen Medizin und der Homöopathie die Stellung einer eigenen Therapierichtung. Ausdrücklich wollte die damalige Bundesregierung Ende der 1970er-Jahre neben der Schulmedizin auch konkurrierende Therapierichtungen anerkennen und berief eine Expertenkommission ein, die alle auf dem Markt befindlichen Arzneimittel aus Pflanzen auf ihre Qualität, Wirksamkeit und

In der modernen Pharmakologie wird die Wesensqualität alter Pflanzenheilmittel wie des Gelben Enzians auf einige wenige Wirkstoffe reduziert.

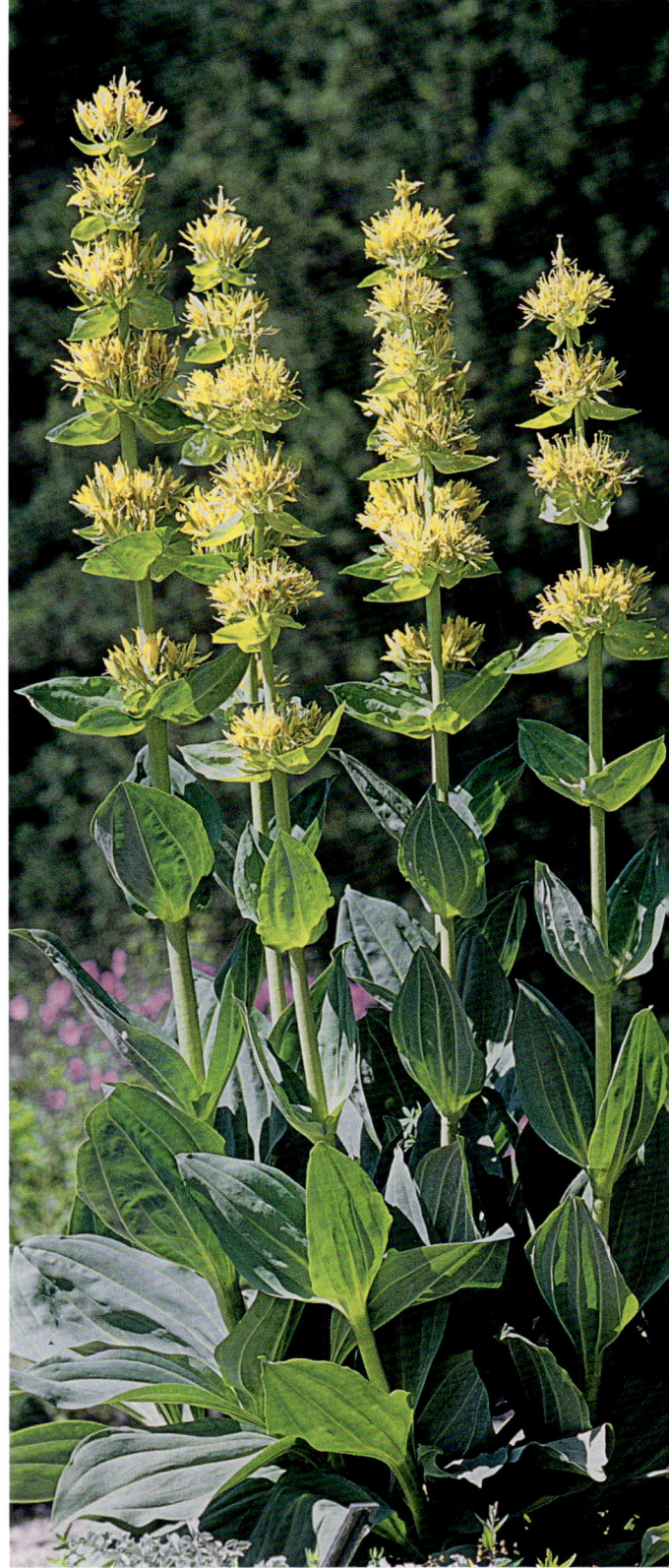

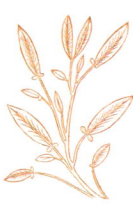

Unbedenklichkeit prüfen sollte. Diese Kommission E des ehemaligen Bundesgesundheitsamtes wurde unterstützt von der Arbeitsgemeinschaft »Phytopharmaka«. In zehnjähriger Arbeit erstellten die Sachverständigen aus Pharmakologie, Toxikologie, Medizinstatistik, Klinik und Praxis ein Kompendium, das die traditionelle Pflanzenheilkunde auf ihrem Weg zu einer mordernen wissenschaftlich fundierten Therapierichtung begleiten sollte. Zu den Aufgaben der Phytotherapie gehört die Überprüfung der arzneilichen Wirksamkeit von Drogen im Tierversuch.

Alle derzeit vorliegenden Forschungsergebnisse über traditionelle pflanzliche Heilmittel sowie ärztliches Erfahrungsmaterial wurden aufbereitet und geprüft. Das erstellte Kompendium enthält Einzelbeschreibungen von rund 300 Heilpflanzen mit ihren Anwendungsgebieten. Es werden sowohl die Art der Anwendung, also zum Beispiel als Tinktur, Aufguss oder Salbe, als auch die jeweilige Dosierung beschrieben.

Dem Bericht der Kommission E kann man alle bislang bekannten Informationen über Pflanzenheilmittel entnehmen: die untersuchten Inhaltsstoffe, deren Wirkungen, Nebenwirkungen und Wechselwirkungen mit anderen Präparaten, Tagesdosen und Gegenanzeigen.

Die Aufstellung zeigt insbesondere die Breite der Anwendungsgebiete für pflanzliche Heilmittel. Ob Atemwegserkrankungen, Infekte, Herz- und Kreislauferkrankungen, Erkrankungen im Nasen- und Rachenraum, der Haut oder des Nervensystems, Störungen des Stoffwechsels oder des Verdauungssystems – für fast alle medizinischen Bereiche gibt es pflanzliche Heilmittel. Verhältnismäßig wenige dieser traditionellen Heilmittel wurden von der Kommission als mit nicht nachgewiesener Wirkung (Null-Monografien) oder mit schädigender Wirkung (Negativ-Monografie) eingestuft. Allerdings musste die Kommission oft genug einräumen, dass neuere experimentelle Untersuchungen zu vielen pflanzlichen Heilmitteln nicht vorliegen. Zahlreiche Wirk- und Inhaltsstoffe von Pflanzen sind nach wie vor nicht bekannt. Andererseits zeigt es sich, dass die durch Erfahrung gestützten traditionellen An-wendungen in vielen Fällen beibehalten werden können. Bei der Beschreibung von Hildegards heilkräftigen Gartenpflanzen wurden die Ergebnisse der Kommissionsarbeit benutzt, um die aktuelle Nutzung und Beurteilung der Pflanzen den mittelalterlichen Anwendungen gegenüberzustellen. Nur zwei von Hildegards Garten-Heilpflanzen werden übrigens heute als ausgesprochen schädigend eingestuft, nämlich Basilikumkraut und Selleriesamen.

Die reinen Wirkstoffe der Heilpflanzen

Pflanzen bestehen bekanntlich hauptsächlich aus Kohlenhydraten, Eiweißstoffen, Fetten und Ölen. Nur einen verschwindend kleinen Prozentsatz der Pflanzenmasse machen die sogenannten sekundären Pflanzenstoffe aus, die für Heilwirkungen verantwortlich sind. Mehr als 4000 dieser komplexen organischen Verbindungen sind bekannt, und viele davon spielen in der Medizin eine große Rolle. Es sind Pflanzensäuren, ätherische Öle, Alkaloide, Gerbstoffe, Schleimstoffe, Saponine und andere Glykoside. Nach ihrem Gehalt an sekundären Wirkstoffen werden die Heilpflanzen auch gewöhnlich eingeteilt:

- **Schleimdrogen** wie die Malvengewächse wirken einhüllend und reizmildernd.
- Pflanzenheilmittel, die **Saponine** enthalten, wie zum Beispiel Königskerzenblüten wirken auf belegte Schleimhäute wie eine schäumende Seifenlösung und fördern den Auswurf.
- Heilpflanzen mit **Bitterstoffen** wie der Wermut können Verdauungsstörungen beheben und wirken überdies als Schutzstoffe gegen Pilzinfektionen.
- **Gerbstoffe**, wie sie in Salbei enthalten sind, wirken zusammenziehend und abschwellend.
- Pflanzen mit hohem Gehalt an **Flavon-Glykosiden** wie Zitrusgewächse unterstützen die Wirkung von Vitamin C und stärken die Wandungen feiner Blutgefäße.
- Heilpflanzen, die **Alkaloide** enthalten, sind mit Vorsicht zu genießen; sie eignen sich meistens nicht zur Selbstmedikation; ein Beispiel ist das Schöllkraut mit seinem krampflösenden Chelidonin.
- Am geheimnisvollsten ist wohl die Wirkung der **ätherischen Öle**, zu denen unter anderem die Terpene gehören. Feine Aromen sind die Signale dieser flüchtigen Inhaltsstoffe, deren Gehalt in den Pflanzen je

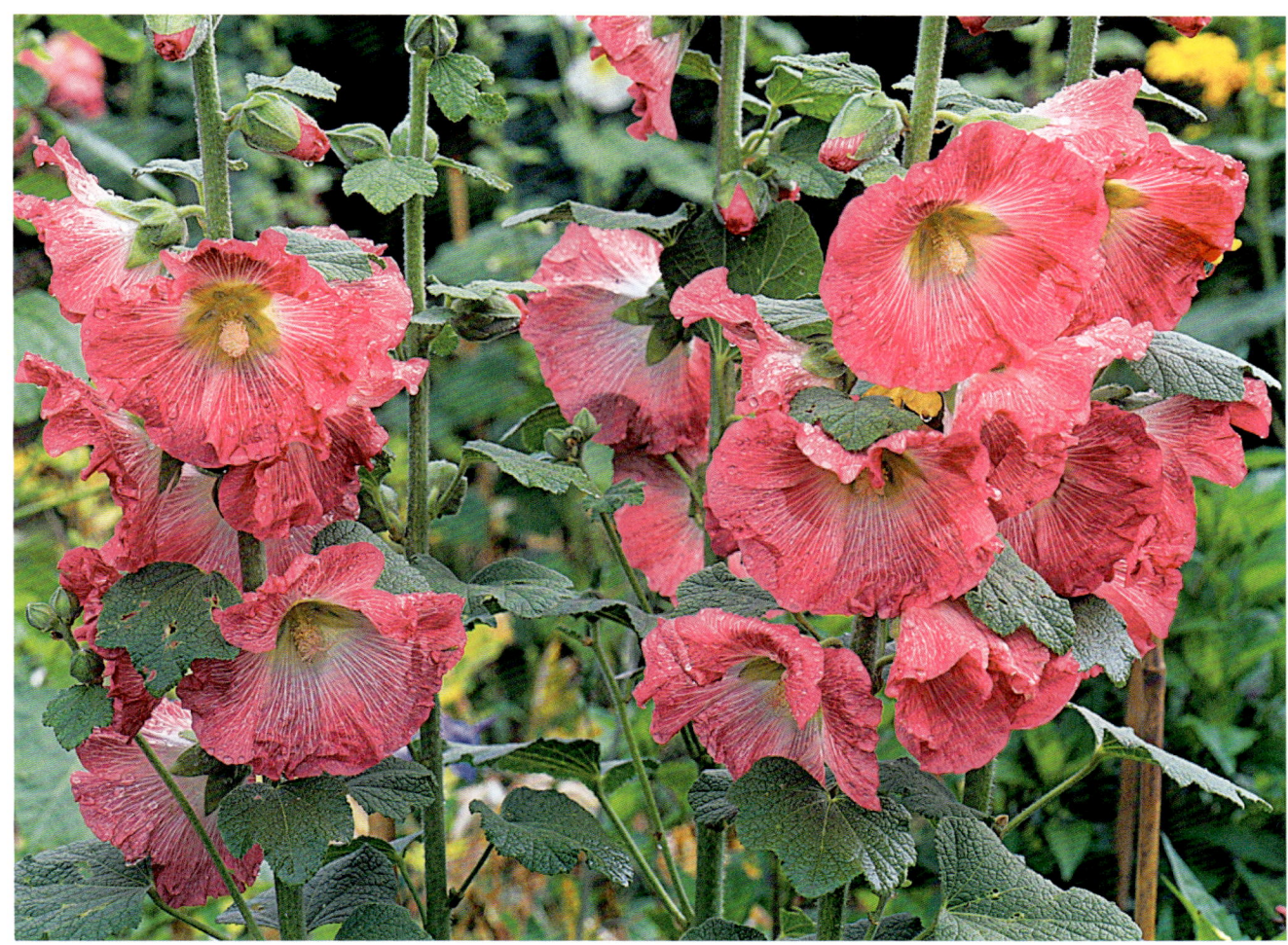

nach Tageszeit und Wetter schwankt. Manche von ihnen wirken auf die Verdauungsorgane, andere auf die Atmungsorgane, auf die Nieren oder auf die Haut. Allen ist eine desinfizierende und antiseptische Wirkung gemeinsam. Manche, wie das ätherische Öl der Baldrianwurzel, wirken auch krampflösend und beruhigend auf das Nervensystem.

Für die Pflanzen selbst haben all diese **sekundären Pflanzenstoffe** ganz besondere Bedeutungen und Funktionen, von denen erst verschwindend wenige erforscht sind.

So fungieren die Terpene einer Maispflanze, die von einer Schmetterlingsraupe gebissen wurde, als Hilferuf an eine Schlupfwespe. Die Salicylsäure, die in vielen Heilpflanzen enthalten ist, dient Blüten dazu, dem Rest der Pflanze zu signalisieren, dass ein Krankheitserreger eingedrungen ist. Kiefern senden einen lautlosen chemischen Alarm aus, wenn eine Kiefernblattwespe Eier auf ihren Nadeln ablegt, indem sie bis zu hundert verschiedene chemische Verbindungen verströmen – darunter Verbindungen wie Terpene, um einen Parasiten anzulocken, der die Eier zerstören soll.

Malvengewächse sind typische Schleimdrogen. Hildegard empfahl Malvenmus bei Fieber und für eine gute Verdauung.

Die Forschung über die **»chemischen Waffen der Pflanzen«** hat gezeigt, dass es erstaunliche Übereinstimmungen im Immunsystem von Menschen und Pflanzen gibt. So manche der pflanzlichen Heilwirkungen, die Hildegard von Bingen in ihren medizinischen Schriften beschrieb, könnten damit eines Tages erklärt werden.

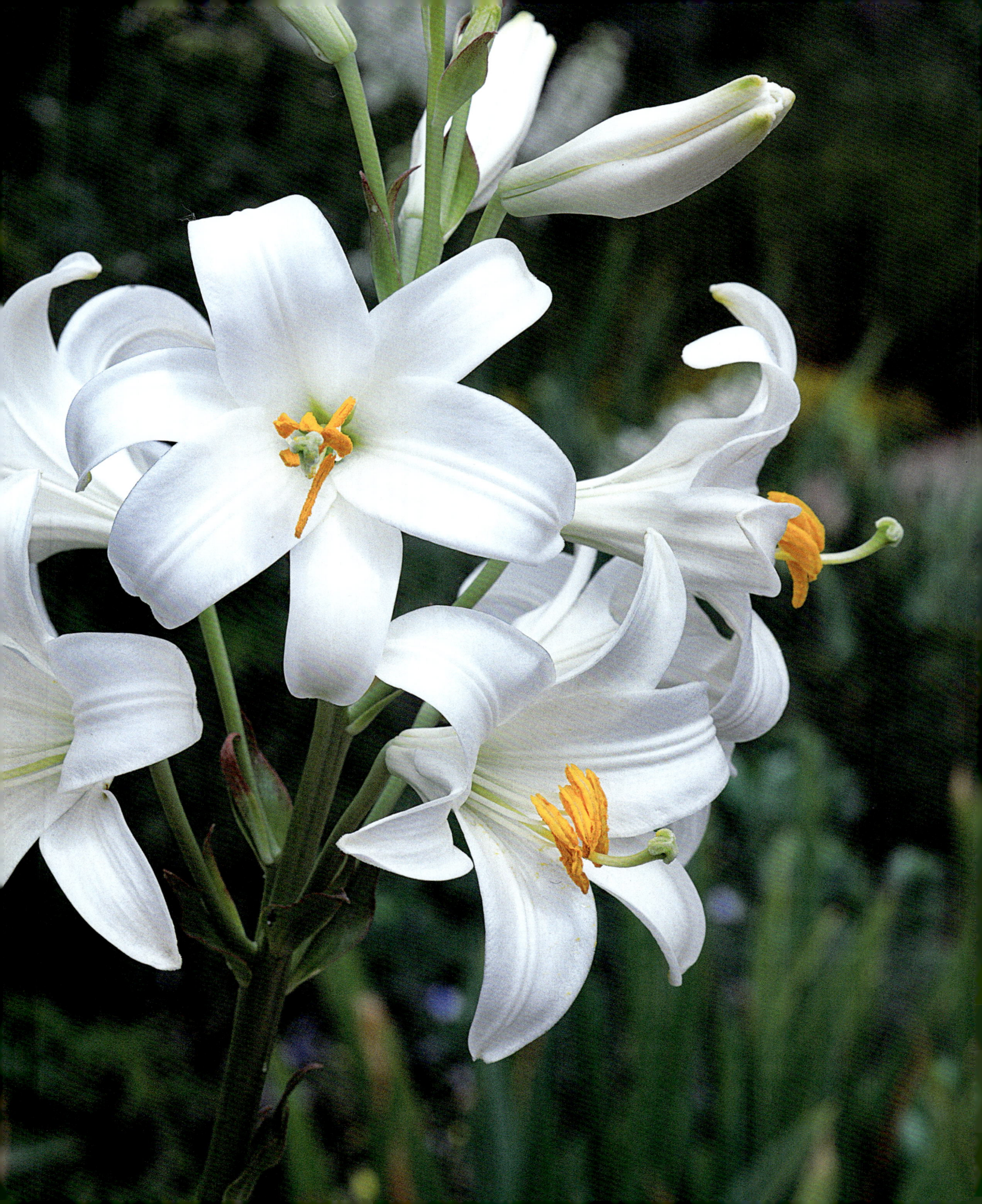

Hildegards heilkräftige Gartenpflanzen

Annähernd 300 Pflanzen – Kräuter, Gemüse, Bäume und Sträucher – sind im naturkundlichen Werk der Hildegard beschrieben. Unter ihnen sind sowohl Wild- als auch Kulturpflanzen, Feldfrüchte wie Gartengewächse.

44 der von Hildegard positiv bewerteten Gartenpflanzen werden im folgenden Kapitel ausführlich vorgestellt. Es sind überwiegend Heilpflanzen, die auch in der modernen Phytotherapie anerkannt sind und als Hausmittel in der Erfahrungsheilkunde genutzt werden.

Zu jeder Heilpflanze wird zunächst der Originaltext von Hildegard aus der Physica vorgestellt. In diesen Texten erläutert Hildegard die Wärmequalität, die Stärke und den Anwendungsbereich der jeweiligen Heilpflanze. Es folgen

die behandelbaren Krankheiten sowie die innerlichen und/oder äußerlichen Anwendungen der Heilpflanze. Manchmal enthalten die Texte auch Rezepte zur Herstellung von speziellen Arzneien.

In jedem Kapitel werden die Hildegard-Texte in Beziehung gesetzt zur historischen Kräutermedizin und zur modernen Phytotherapie. Darauf folgen Hinweise zur Kultivierung der Pflanzen im Hausgarten und – jeweils optisch herausgehoben – Rezepte zur Herstellung von Hausmitteln und, falls erforderlich Warnungen vor schädigenden Wirkungen.

Links: Die Madonnenlilie 'Lilium candidum', einst als Heilmittel gegen die Lepra verwendet.

Rechts: Die Königslilie 'Lilium regale' Duft und Schönheit für den Garten.

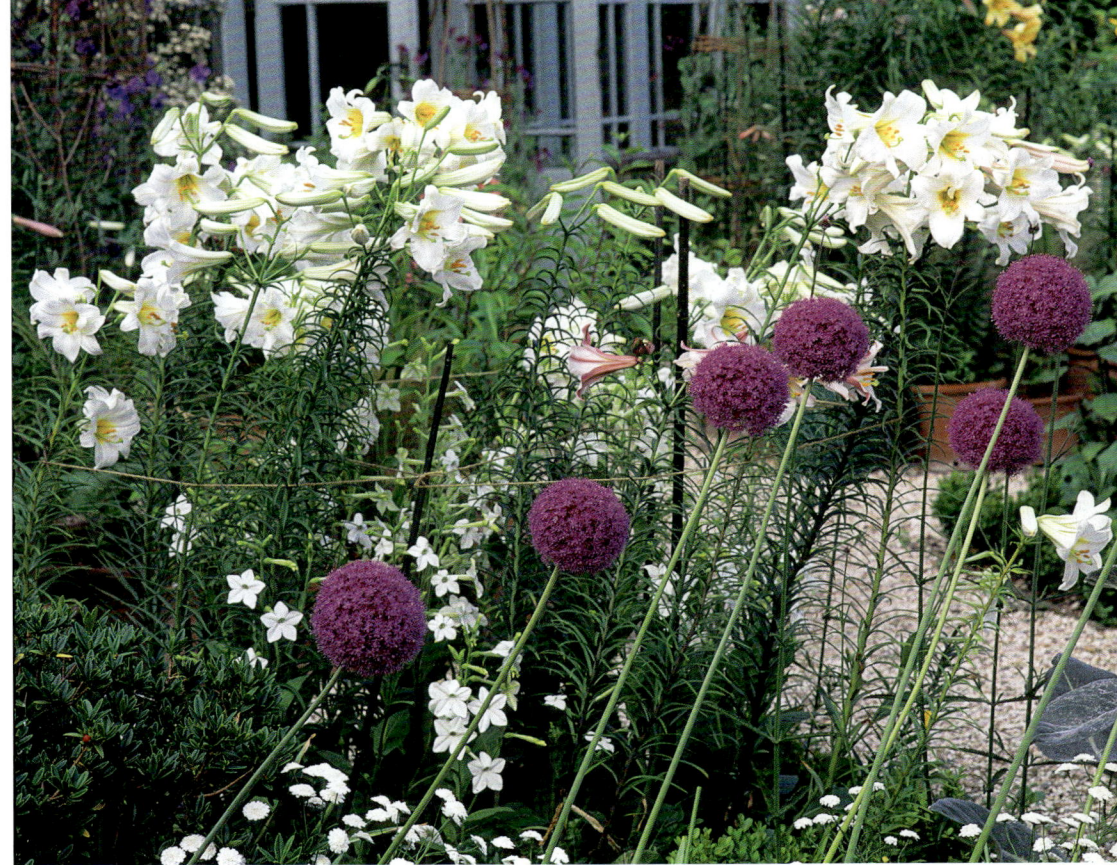

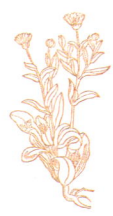

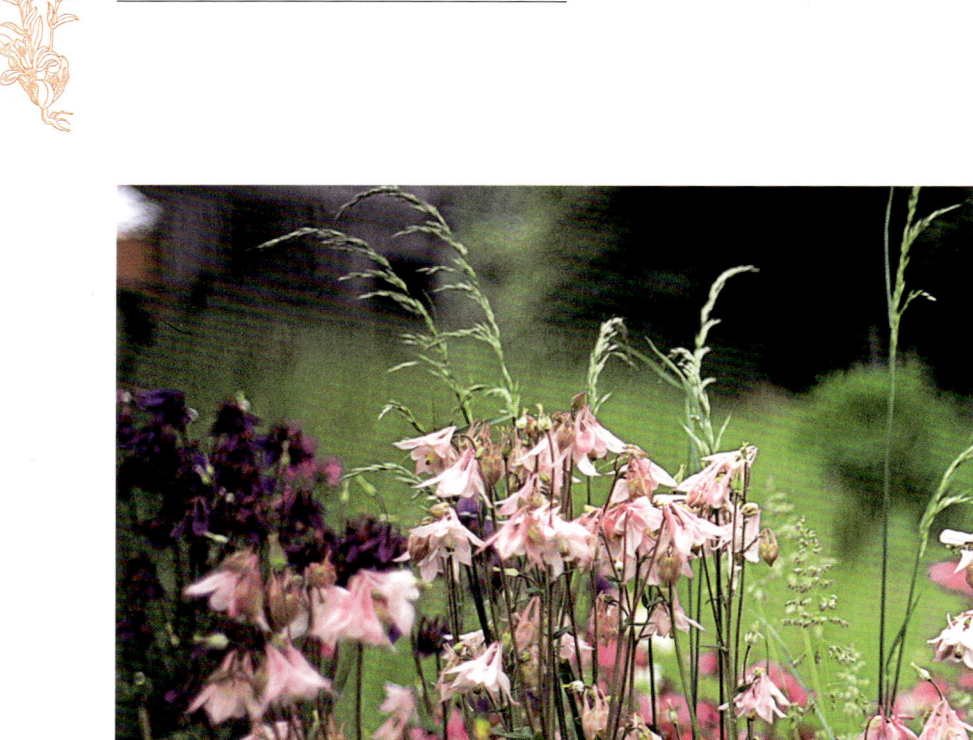

Agleya – Akelei   *Aquilegia vulgaris*

*De Agleya. Die Akelei ist kalt. Und ein Mensch, in dem Anfälle, was »selega«
genannt wird, zu entstehen beginnen, der esse rohe Akelei, und die Anfälle verschwinden. Und der, in dem Skrofeln zu wachsen beginnen, der esse oft rohe
Akelei, und die Skrofeln nehmen ab. Aber auch wer viel Schleim auswirft, der
beize Akelei in Honig und esse sie oft, und der Schleim nimmt ab und sie reinigt
ihn so. Wer aber Fieber hat, der zerstoße Akelei und seihe ihren Saft durch ein
Tuch und diesem Saft gebe er Wein bei und so trinke er oft, und es wird ihm
bessergehen.*

»Physica«, S. 139

Warnung

Akelei auf keinen Fall als pflanzliches Kinderheilmittel einset-
zen, da weder ihre Heilkräfte
noch mögliche Schadstoffe
erwiesen sind!

Die Akelei war im Mittelalter nicht nur
Heilpflanze, sondern auch heilige
Pflanze. Sie symbolisierte mit ihrem
komplizierten Blütenaufbau die vielfältige Anrufung Gottes und wurde auf
Tafelbildern auch als Marienpflanze
dargestellt. Der ältere Name »Elfen-
schuh« wandelte sich zu »Unserer lieben Frauen Handschuh«. Die Bezeichnung »Akelei«, eine Verballhornung des
lateinischen Namens, weist auf den
Standort hin, denn der »Aquilege« ist
der Quellenfinder.

Mit Anfällen sind bei Hildegard
Krampfanfälle von Kindern gemeint,
das sogenannte Fraisen (von althoch-
deutsch »fraisa« = Schrecken). Epilepsie wurde im Mittelalter als somati-
sches Leiden und als eine Unterform
der »Melancholia« verstanden. Zwar
schwingt in dem Begriff »Anfall« das
Eingreifen höherer Mächte mit, die
den Körper überfallen und ihn zu
Sturz, zu Zuckungen und zum »Schäu-
men und Schnauben« bringen, aber
man war überzeugt, dass die Ursache
der Krankheit eine im Gehirn lokalisier-
bare Störung des Säftehaushaltes sei.
Hildegard empfiehlt Akelei gegen Skrofeln, also gegen Lymphdrüsenschwellung am Hals, und gegen Erkältungskrankheiten (Schleim und Fieber).
Auch zur äußerlichen Anwendung mit

Umschlägen wird Akelei bei Drüsenschwellungen verwendet. Der Pflanzensaft von Egilops, wie die Akelei auch genannt wurde, sollte äußerlich angewendet auch gegen Geschwüre und Fisteln helfen. So hieß es später im »Hortus Sanitatis«, sie »*durchdringen un verzeren die harten geswer un ist fast gut fur die festeln an welchem Ende sie syn mogen am lybe*«.

Die Pflanze in der Kräutermedizin

Noch Ende des 19. Jahrhunderts wurden die blauen und schwarzvioletten Blüten der wilden Akelei gesammelt und an Drogerien verkauft, die daraus Akeleisirup als Ersatz für Veilchensirup herstellten. Auch als Trockenblüte für Teeaufgüsse wurde Akelei angeboten. Sowohl die Blüten als auch die Samen wirken schweißtreibend, hustenstillend und beruhigend. Die Akelei war vor allem eine Kindermedizin, die bei Masern und anderen fieberhaften Ausschlagerkrankungen zum Einsatz kam. Bis heute sind die Inhaltsstoffe der Akelei nicht auf ihre pharmakologische Wirkung hin untersucht. Aber ihr frischer Pflanzensaft wirkt offensichtlich auf kranke Hautstellen adstringierend. Daher wird die Akelei in der Volksmedizin auch heute noch bei Hauterkrankungen angewendet. In der Homöopathie kennt man sie als Mittel gegen klimakterische Beschwerden.

Kultivierung im Garten

Akeleisämlinge sind wie Wundertüten: Nie weiß man vor der ersten Blüte, mit welchen Farben sie uns überraschen werden. Einmal in den Garten eingewandert, vermehren sich Akeleien aus ihren vielsamigen Samenkapseln ohne Zutun und zeigen schließlich die ganze Farbenpalette zwischen Weiß, Rosa, Rot und Blau. Von April bis Juni bringen sie gefüllte und ungefüllte Blüten mit gleich- oder andersfarbigen Spornen und Blütenrändern hervor.

Die blau blühende *Aquilegia vulgaris* und die schwarzviolette *Aquilegia atrata* sind Hahnenfußgewächse und in lichten Nadel- bzw. Laubwäldern in ganz Mitteleuropa, Nordasien und Nordamerika beheimatet. Beide lieben auch im Garten halbschattige und eher feuchte Plätze. Speziell für den Garten gezüchtet wurden Sorten aus *A. alpina, A. californica, A. canadensis,* u. a. mit Blüten in gelben Farbtönen; doch auch von *Aquilegia vulgaris* gibt es bezaubernde Sorten in vielen Farbkombinationen.

Typisch für alle Arten sind die großen, doppelt dreiteiligen Blätter und die einzeln stehenden, lang gestielten und glockenartig herabhängenden Blüten. Im Frühjahr treiben die jungen Sprösslinge aus dem Boden; sie wurden früher wie Spargelkeime zubereitet.

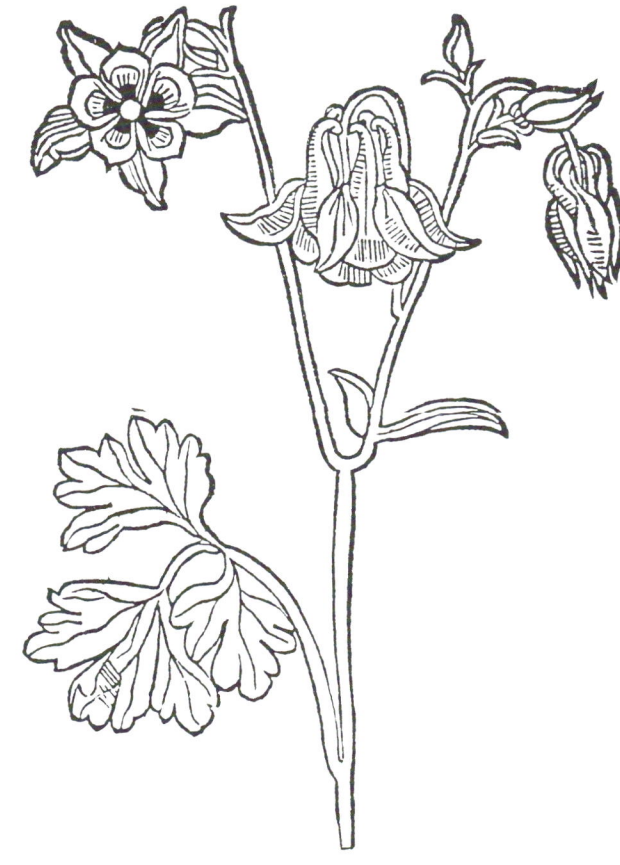

Abbildung der Akelei im »Hortus Sanitatis«. Der Saft der anmutigen Pflanze sollte gegen Geschwüre und Fisteln helfen.

Hausmittel

Auch wenn die medizinische Wirksamkeit der Akelei bisher nicht wissenschaftlich nachgewiesen wurde, kann ein Akeleisirup als Hausmittel für Erwachsene bei fieberhaften Erkältungskrankheiten erfahrungsgemäß nicht schaden. Zur Behandlung kleiner Wunden kann man auch den frischen Saft der Blüte einmal ausprobieren. In der Hauptsache jedoch wird die anmutige Blütenstaude den Hildegard-Heilkräutergarten als Vertreterin der Medizingeschichte bereichern.

Das Sammeln der blau blühenden wilden Akelei und der schwarzvioletten *Aquilegia atrata* ist nicht mehr möglich, denn beide stehen unter Naturschutz.

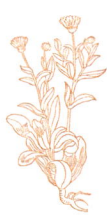

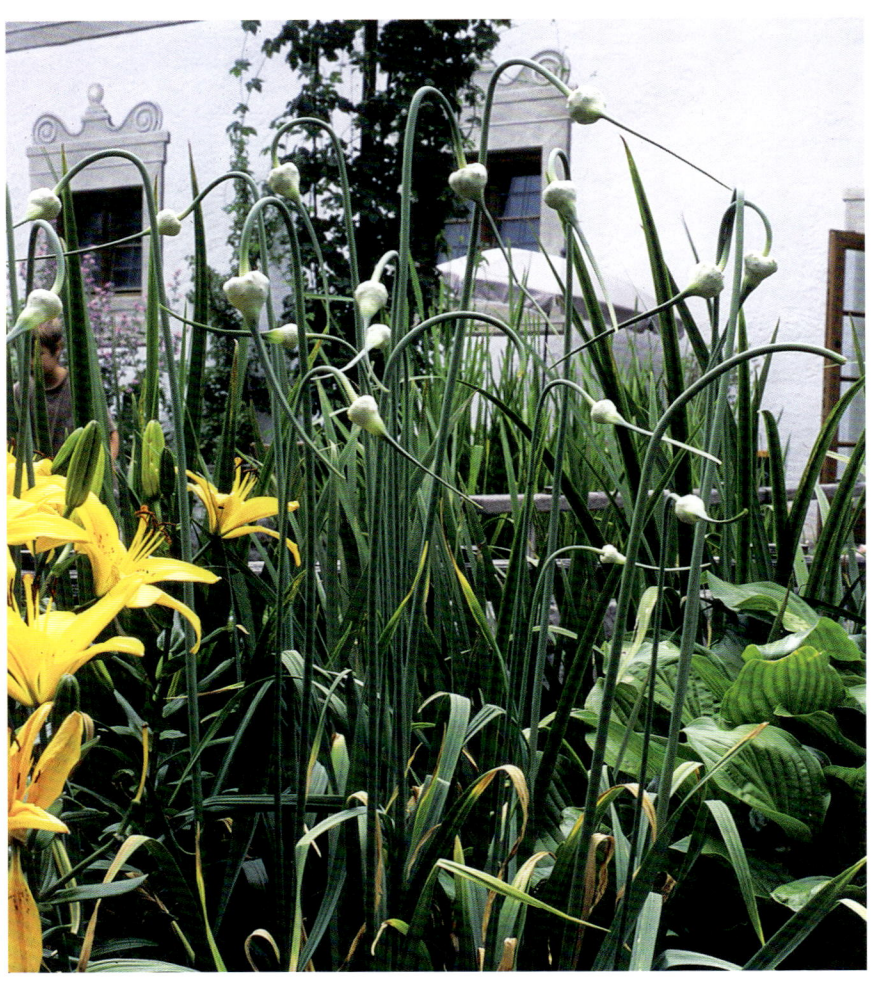

Allio – Knoblauch *Allium sativum*

De Allio. Der Knoblauch hat die rechte Wärme und er wächst aus der Stärke des Taues und er hat Wachstum (»queck«), das heißt von Beginn der Nacht, bis es schon beinahe zu tagen beginnt und wenn es schon Morgen ist. Für Gesunde und Kranke ist er heilsamer zu essen als der Lauch und er muss roh gegessen werden, denn wer ihn kochen würde, machte daraus sozusagen verdorbenen Wein, er würde »seiger«, weil sein Saft gemäßigt ist und die rechte Wärme hat. Er schadet auch nicht den Augen. Trotzdem wird aber wegen seiner Wärme das Blut um die Augen des Menschen sehr erregt, aber nachher werden sie rein. Aber er soll mäßig gegessen werden, damit das Blut im Menschen nicht übermäßig erwärmt werde. Wenn aber der Knoblauch alt ist, dann vergeht sein gesunder und rechter Saft, aber wenn er dann durch andere Speisen gemäßigt wird, erlangt er seine Kräfte wieder.

»Physica«, S. 92 f.

Knoblauch ist das einzige Lauchgewächs, das Hildegard ohne Einschränkung empfiehlt. Alle anderen Laucharten beurteilt sie skeptisch bis ablehnend. So sei die Schalotte kalt und giftig und allenfalls in Wein gebeizt genießbar, Porree wie wertloses Holz und verursache Unruhe in der Begierde. Weniger schädlich seien allenfalls Schnittlauch und Zwiebel – vorausgesetzt, man habe sie gekocht. Vor allem Menschen mit empfindlichem Magen sollten diese Lauchgewächse meiden. Tatsächlich sind die Heilwirkungen der Gartenzwiebel und ihrer Verwandten weniger ausgeprägt als die des Knoblauchs.

Den Knoblauch stuft Hildegard als wärmend ein und betont, dass man ihn roh essen solle, was angesichts des Vitamingehaltes ein sinnvoller Rat ist. Knoblauch ist ein typisches Beispiel dafür, dass in der Hildegard-Medizin zwischen Speise und Heilmittel nicht getrennt wird und dass auch Gesunde »heilsame« Speisen zu sich nehmen sollen als Teil einer heilsamen Lebensführung.

Die Heilwirkung von Knoblauch wurde im Mittelalter bei Erkältungskrankheiten, Verdauungsproblemen und Hautproblemen genutzt. Da Knoblauch im Mittelalter auch als Aphrodisiakum verwendet wurde, warnt Hildegard, man solle ihn nur mäßig essen, damit das Blut »nicht übermäßig erwärmt« werde.

Die Pflanze in der Kräutermedizin

Knoblauch gehörte bereits zur Apothekenkunst Mesopotamiens und fehlt in keiner antiken, arabischen oder mittelalterlichen Kräuterlehre. Knoblauch gilt von alters her als Stärkungsmittel, als Mittel gegen Verstopfung und Blähungen und als wurmabtreibendes Mittel. Und in der modernen Heilkunde ist die Liste seiner Heilwirkungen eher noch gewachsen.

Als Hauptinhaltsstoffe der Knoblauchzehe kennt man heute nicht nur die Vitamine A und C, sondern auch das schwefelhaltige Glukosid Alliin, das schleimlösende Saponin sowie Selen. Diese Stoffe wirken anregend auf die Sekretionstätigkeit von Magen und Galle und können Bakterien und Pilze bekämpfen. Knoblauch gilt daher als Heilmittel bei infektiösen Darmerkrankungen. Weil die Inhaltsstoffe von Knoblauch gefäßerweiternd wirken und überdies das Blut verdünnen können, wird Knoblauch zur Vorbeugung vor altersbedingten Gefäßerkrankungen genutzt. Bei Erhöhung der Blutfettwerte wird Knoblauch als lipidsenkendes Mittel verwendet.

Ähnlich wie Schöllkraut kann Knoblauch bei äußerlicher Anwendung Warzen und Herpes heilen. Wie die Küchenzwiebel hilft eine aufgeschnittene Knoblauchzehe bei Insektenstichen und -bissen.

Kultivierung im Garten

Auf vollsonnigen nährstoffreichen, aber leichten Böden ist eine Kultivierung im Garten erfolgreich. Steckt man die Zwiebeln im Herbst, so bilden sich im Jahr darauf die Nebenzwiebeln, die auch »Zehen« genannt werden.

Mit frisch geernteten Knoblauchknollen kann man genießen, vorbeugen und heilen.

Hausmittel

Eine Heilwirkung entfaltet Knoblauch erst ab einer Tagesdosis von zwei bis drei Zehen, die roh in Salaten, in Frischkäse, Dressings usw. oder mit Brot gegessen werden. Wer diese scharfe Kur aushält, der wird auch mit den erheblichen Ausdünstungen fertig werden!

Ältere Knoblauchzehen kann man roh nicht mehr mit Genuss verzehren, aber auch sie entfalten – gegart – nicht nur ein wundervolles Aroma, sondern auch gesund erhaltende Wirkung. Genusswert und Gesundheitswert liegen bei dieser köstlichen Knolle dicht beieinander; täglich genossen, soll sie ein wahres Lebenselixier sein, und zwar für Kranke und Gesunde, wie Hildegard betont.

Äußerliche Anwendungen

- Bei **Warzen und Herpes** wird die Knoblauchzehe geschält, zerdrückt und auf die erkrankten Hautstellen aufgetragen.
- Bei **Insektenstichen** und **-bissen** werden Scheiben von Knoblauchzehen aufgelegt; sie lindern den Schmerz und verhindern Entzündungen.

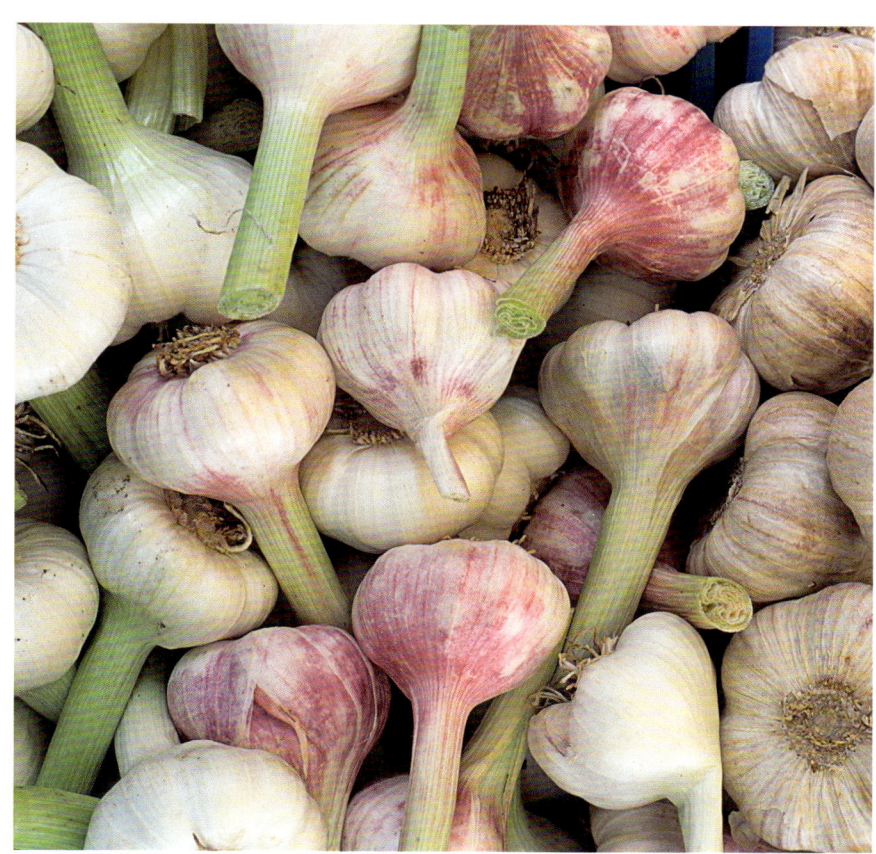

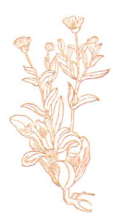

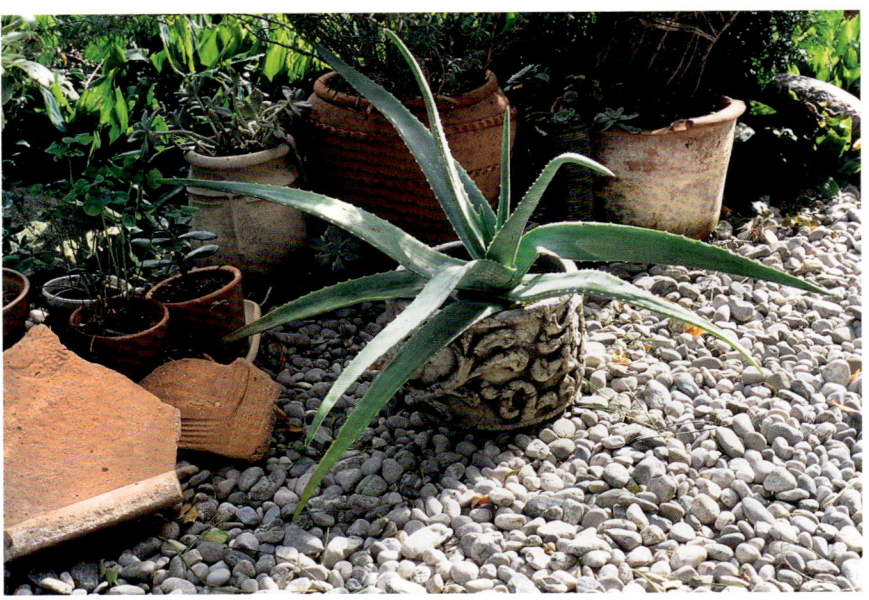

Aloe – Aloe vera *Aloe vera*

De Aloe. Der Saft dieses Krautes ist warm und hat große Kraft. Und wenn ein Mensch starke tägliche Fieber im Magen hat, dann mache er einen Hanfumschlag mit Aloe und lege es auf den Magen und auf seinen Nabel, und das Fieber wird weichen. Denn der Geruch stärkt den Körper des Menschen innerlich, ermüdet aber dennoch den Kopf, aber die Ermüdung, die im Kopf des Menschen ist, reinigt es.

Und wer Husten hat, der lege ein so mit Aloe bereitetes Hanftuch auf seine Brust, sodass er auch diesen Geruch mit der Nase einzieht, und der Husten wird weichen. Auch wer Schüttelfrost hat, der nehme Saft vom Andorn oder, wenn es Winter ist, nehme er dessen Pulver und mehr Aloe, aber auch Süßholz mehr als Lorbeer und dies koche er in Wein und so siebe er es durch ein Tuch und er füge Honigwürze dazu, wenn er schon vom Schüttelfrost geplagt wird, und er wird schnell geheilt werden, welcher Schüttelfrost es auch sei, ausgenommen das Viertagefieber.

Und wer Gelbsucht hat, der lege Aloe in kaltes Wasser, und morgens sowie wenn er schlafen geht, trinke er es und dies tue er drei- oder viermal, und er wird geheilt werden.

Aber ein Mensch, der schwere Geschwüre, das heißt Räude, am Körper hat, der nehme dieses Kraut und er durchlöchere es mittels Einschnitten durch einen Pfriem oder ein anderes kleines Instrument und in diese Löcher bringe er das vorgenannte Mus ein und lege es in reinen Wein… und er trinke davon nach dem Essen wie auch nüchtern… und die Leber wird geheilt werden.

»Physica«, S. 65, S. 197

Diese Anwendungen der Aloe in der »Physica« zeigen, dass Hildegard Aloe sowohl als Trockensubstanz als auch als lebende Pflanze kannte. Die Kreuzritter hatten die Heilpflanze aus Palästina mitgebracht, und seitdem wurde sie in Klostergärten kultiviert. Der getrocknete Saft der Aloe jedoch wurde schon viel länger, nämlich seit der Antike, als Arzneidroge gehandelt. Im Mittelalter mag er als Sokotra-Aloe – so genannt nach der ältesten arabischen Produktionsstätte – oder Sansibar-Aloe verfügbar gewesen sein. Hildegard empfiehlt eine Lösung in Wasser gegen »Gelbsucht«, eine Kräutermischung in Wein gegen Schüttelfrost und frischen Aloesaft in Wein gegen die »Räude«.

Als äußerliche Anwendungen nennt sie Umschläge gegen Magenbeschwerden und Husten. Mit den erwähnten Hanftüchern können auch Gewebe aus Aloehanf gemeint sein. Die Pflanzenfasern strömen jenen bitteren Geruch aus, der auch dem Aloepulver zu eigen ist.

Die Pflanze in der Kräutermedizin

Hildegard schreibt der Aloe »große Kraft« zu, und doch sind ihre Anwendungen vergleichsweise zurückhaltend, denn traditionell gehörte die Aloe zu den Allheilmitteln. Im alten Ägypten verwendete man Aloepulver mit Myrrhe gemischt beim Einbalsamieren und schätzte die heilende Wirkung des frischen Aloegels auf Wunden, besonders auf Brandwunden. Im antiken Griechenland wurde Aloegel zur Herstellung feiner Salben verwendet; eine Lösung der Arzneidroge wurde als

Abführmittel genutzt. Der berühmte römische Militärarzt Pedanius Dioskurides wies in seiner »Materia medica« darauf hin, dass Aloe das Blut von Wunden gerinnen lasse, Hautabschürfungen und Furunkel heilen könne. Die mittelalterliche Klostermedizin kennt Aloelösung als wirksames Abführmittel, aber auch als Mittel gegen Magen- und Darmbeschwerden, als Heilmittel bei Menstruationsbeschwerden, zur Heilung von Geschwüren, gegen Würmer und Wassersucht. Aloepulver wurde sogar in Wunden gestreut und soll zur Abheilung verholfen haben. Auch heute noch wird Aloepulver, meist Kapaloe, als Arzneimittel gehandelt und zur Herstellung von Kräutertinkturen wie »Schwedenbitter« verwendet. Hauptwirkstoff des Aloepulvers ist das Alkaloid Aloin, das an Zucker gebunden und daher wasserlöslich ist.

In der modernen Kräutermedizin hat jedoch das frische Gel der Aloe eine ungleich größere Bedeutung. Es wird zur inneren und äußeren Anwendung empfohlen. Dieses Gel, das bei jeder Verletzung der Pflanze aus den Blättern austritt, ist ein wahres Wundermittel bei äußeren Verletzungen und schlecht heilenden Wunden. Es hilft bei Verbrennungen ersten und zweiten Grades, bei Sonnenbrand, Erfrierungen, Hautproblemen und Insektenstichen. Die im frischen Gel enthaltene Salicylsäure wirkt schmerzlindernd und entzündungshemmend, und sie stillt den Juckreiz. Obwohl nicht alle Wirkungsmechanismen des Aloegels erforscht sind, wird es von der Weltgesundheitsorganisation als Heilmittel bei Verbrennungen empfohlen.

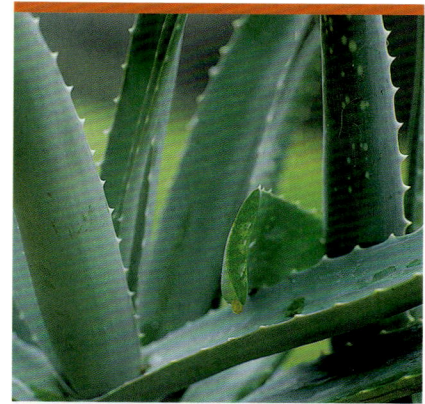

Hausmittel

Frisches Aloegel
Die Anwendung von Aloegel ist denkbar einfach: Man schneidet Streifen von einem Blatt ab oder teilt ein ganzes Blatt der Breite nach und verteilt das austretende Gel großzügig und wiederholt auf die betroffenen Hautstellen. Das Gel trocknet nach kurzer Zeit an und bildet einen heilenden Schutzfilm.

Auch zur Schönheitspflege eignet sich Aloegel, nicht umsonst ist es Bestandteil kostbarer Hautcremes. Es stabilisiert den pH-Wert der Haut, glättet, verfeinert, festigt und spendet Feuchtigkeit. Aloesaft wird innerlich als unspezifisches Stärkungsmittel und mildes Abführmittel verwendet.

Kultivierung

In Kulturen angebaut wird *Aloe vera* heute hauptsächlich in den Küstenregionen Venezuelas und in den subtropischen Gebieten der USA und Mexikos. Dort ist die Aloe seit dem 15. und 16.

Jahrhundert verbreitet. Die spanischen und portugiesischen Jesuiten, die den Eroberern der Neuen Welt folgten, brachten den »Doktor im Blumentopf« – wie Christoph Kolumbus die Aloe nannte – nach Amerika. Aloe vera gehört, wie die weiteren zahlreichen Aloe-Arten zu den Liliengewächsen. Als Kübelpflanze gedeiht die Aloe problemlos an einem schattigen Platz mit sparsamen Wassergaben. Bei Bedarf wird jeweils das unterste Blatt vorsichtig abgezogen.

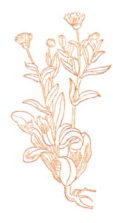

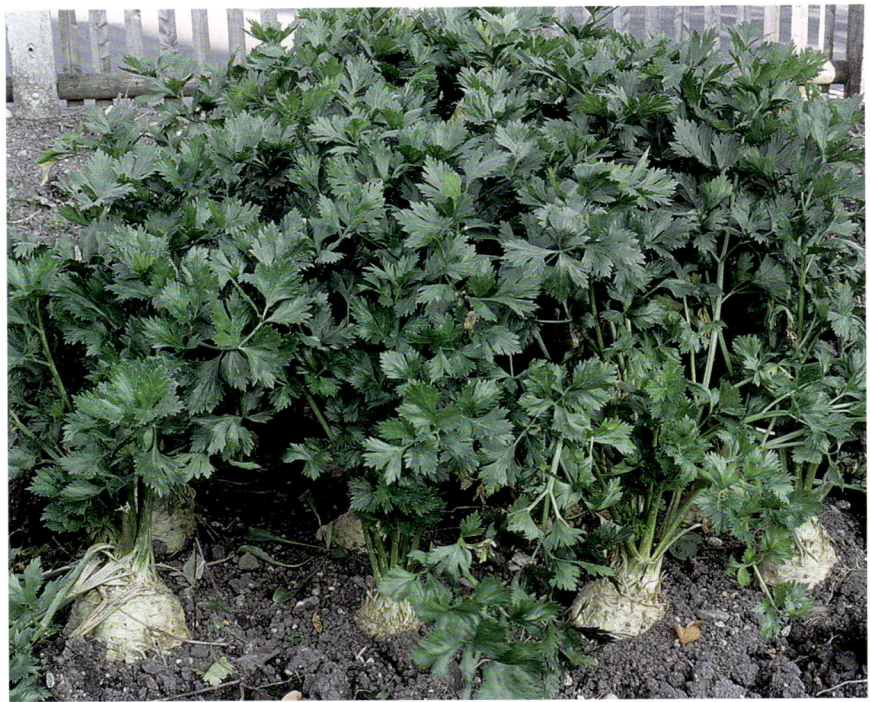

Apio – Sellerie *Apium graveolens*

De Apio. Der Sellerie ist warm und er ist mehr von grüner als von trockener Natur. Er hat viel Saft in sich und roh taugt er für den Menschen nicht zum Essen, weil er so üble Säfte in ihm bereitet. Gekocht aber schadet er dem Menschen nicht beim Essen, sondern er verschafft ihm gesunde Säfte. Auf welche Weise er aber auch gegessen wird, er versetzt den Menschen in unsteten Sinn, weil sein Grün ihm bisweilen schadet und ihn bisweilen traurig in der Unbeständigkeit macht. Und ein Mensch, der triefende Augen hat, sodass sie infolge der überhandnehmenden Säfte von tropfenden Tränen überfließen, der nehme Sellerie und etwas mehr Fenchel und dies zerstoße er zu Saft und tauche es in Eiweiß ohne Dotter. Und wenn er abends schlafen geht, binde er das mit einem Tuch auf das triefende Auge, und dies tue er oft und er wird geheilt werden. Wer aber von Gicht so geplagt wird, dass sein Mund zusammenziehend verzerrt wird und dass seine Glieder zittern und dass er auch in seinen anderen Gliedern zusammengezogen wird, der pulverisiere Selleriesamen und füge dem zu einem Drittel Raute bei und auch von der Muskatnuss weniger als Rautenpulver und weniger Gewürznelken als Muskatnuss und weniger Steinbrech als Gewürznelken. Und dies alles mache er zu Pulver und er esse sowohl nüchtern als auch nach dem Essen dieses Pulver und die Gicht wird von ihm weichen, weil es das beste Mittel gegen die Gicht ist.

»Physica«, S. 87

Den Sellerie hatten die Römer nach Deutschland gebracht. Er fehlte in keinem Kastell oder Lagerdorf im römischen Germanien. Folglich war er im frühen Mittelalter in Mitteleuropa weitverbreitet und taucht in allen Pflanzenlisten der karolingischen Zeit auf. Hildegards arzneiliche Empfehlungen stützen sich insofern bereits auf eine lange Tradition des Heilmittels. Selleriesamen, so hieß es, zerbricht den Stein, hilft gegen die quälenden Leiden der Blase und Niere. Die Beteiligung der Nieren bei Gichterkrankungen war seit der Antike bekannt. Aber nicht nur die Früchte des Selleries, auch Kraut und Knolle werden als gesundheitsfördernd und heilend bewertet. Die Ansicht, dass die Grünkraft des Sellerie dem Menschen auch schaden könne und ihn unruhig mache, mag darauf hindeuten, dass Hildegard – wie ihre Zeitgenossen – die Pflanze für ein Aphrodisiakum hielt.

Die Pflanze in der Kräutermedizin

Sellerie ist nicht nur eine seit der Antike genutzte Heil-, Gewürz- und Gemüsepflanze, er diente auch kulturellen Zwecken. So wurden im antiken Griechenland die Sieger bei Sportwettkämpfen neben Lorbeer- auch mit Selleriekränzen geehrt.
Selleriefrüchte wurden als Heilmittel bei Nieren-, Blasen-, Milz- und Leberleiden eingesetzt. Auch die Verwendung bei Gicht- und Rheumaerkrankungen hat eine lange Tradition. Das frische Kraut gilt als magen- und nervenstärkend. Die Knolle mit ihren reichlich enthaltenen Ballaststoffen, Vitaminen und Mineralien stärkt Ver-

dauung und Gesundheit. Die wirksamen Inhaltsstoffe in allen Teilen der Pflanze sind ätherische Öle, die harntreibend wirken, waldmeisterähnlich duftende Cumarine und Flavonoide. Außerdem enthält die Selleriepflanze insulinähnliche Hormone, die das Verdauungssystem und das Nervensystem anregen.

Dennoch ist Sellerie keine Apothekenpflanze, sondern wird in der Erfahrungsheilkunde genutzt.

Auch als beliebte Würzpflanze für Suppen und Eintopfgerichte entfaltet Sellerie seine gesundheitsfördernden Kräfte. Fein gemahlene Selleriesamen (»Selleriesalz«) sind ein aromatischer Ersatz für Speisesalz. Im Gegensatz zu Hildegards Lehrmeinung werden heute der frische Saft und die rohe Knolle von Sellerie im Salat (z. B. im berühmten Waldorfsalat) besonders geschätzt.

Kultivierung im Garten

Wilder Sellerie stammt von den Küsten des Mittelmeeres und ist eigentlich auf salzhaltige Böden spezialisiert. Im Garten kultiviert werden Knollensellerie

(*Apium graveolens* var. *rapaceum*), Bleichsellerie (*A. g.* var. *dulce*) und Schnittsellerie (*A. g.* var. *secolinum*). Alle Kulturformen sind Starkzehrer und benötigen neben Kompost auch Stickstoffdünger. Hierfür eignen sich Horn- und Knochenmehle. Die Pflänzchen werden ab Mitte Mai ins Freie gesetzt, in aufgedüngte Pflanzlöcher. Im Sommer fördert eine Kopfdüngung mit Brennnesseljauche ihre Entwicklung. Als Geheimtipp gilt, ab und zu salziges Kochwasser von Kartoffeln oder Gemüse im Gießwasser verdünnt an die Pflanzen zu geben.

Geerntet wird der Sellerie im November, bevor der Schnee ihn zudeckt. Man schlägt die Knollen mit dem grünen Kraut im Frühbeet mit Erde ein und deckt sie zum Schutz vor Nässe mit einem Frühbeetfenster ab.

Lässt man eine Knolle weiterwachsen, so erscheint im zweiten Kulturjahr zwischen den leuchtend grünen gelappten und gefiederten Blättern der aufrechte bis 1 m hohe geriefte Stängel, der von Juli bis September kleine weiße bis gelblich weiße Blüten in Dolden trägt. Im Herbst reifen die Früchte.

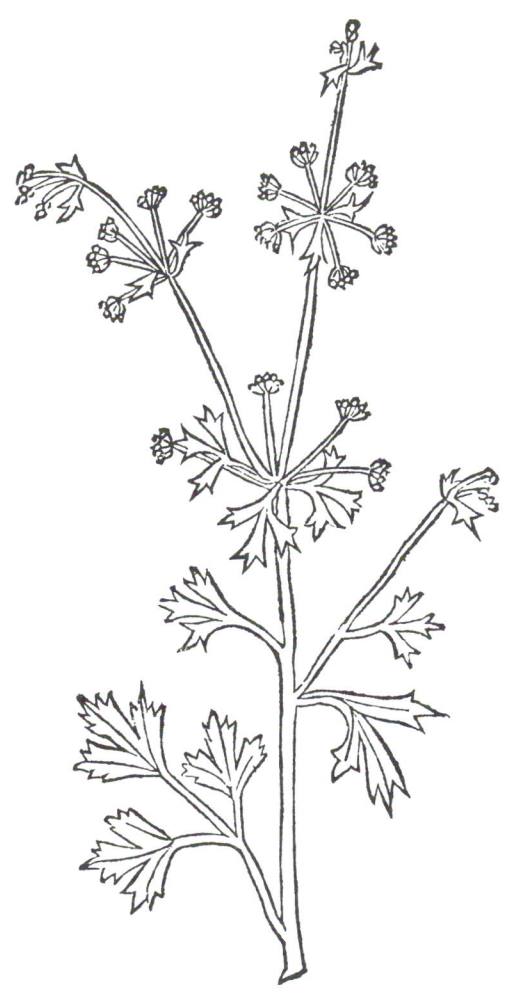

Blühende Selleriepflanze im »Hortus Sanitatis«.

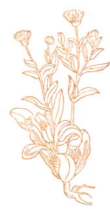

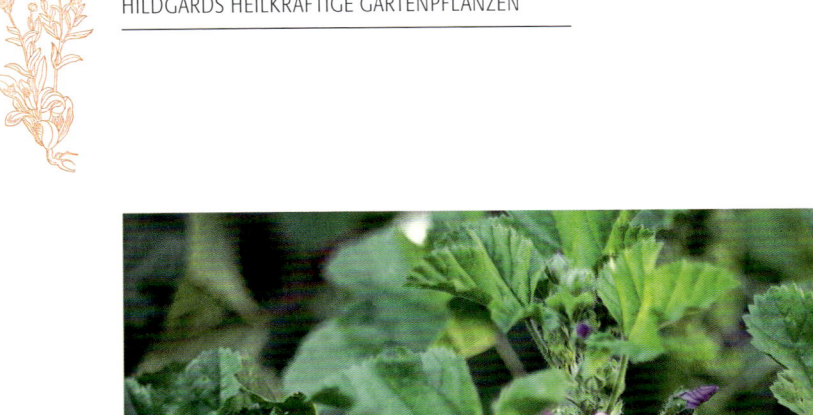

Babela – Wilde Malve *Malva sylvestris, M. neglecta*

De Babela. Die Malve hat in sich mäßige Kälte, wie der Tau, ist aber doch kälter. Aber niemand soll sie roh essen, denn wenn er sie roh äße, wäre sie wie ein Gift, weil sie schleimig ist und weil sie dicke und giftige Säfte hat, und sie bereitet diese im Menschen.

Für jene aber, die einen kranken Magen haben, ist sie gekocht und frisch gegessen gut, allerdings nur ganz am Anfang, sodass davon ein Mus machen soll unter Beigabe von Fett, und er esse das, was einigermaßen Verdauung bereitet. Und wegen dieser Notwendigkeit esse sie derjenige, der krank im Magen ist, aber mäßig, damit er davon nicht geschädigt wird. Der Gesunde aber meide sie ganz…

Und wenn durch verschiedene Fieber die Melancholie im Gehirn des Menschen Schmerzen bereitet, dann zerstoße er im Mörser Malve und zweimal so viel Salbei. Und dies besprenge er mit etwas Olivenöl und dies lege er von der Stirn über den Scheitel bis auf seinen Hinterkopf und binde ein Tuch darüber. Und dies tue er während drei Tagen und in diesen drei Tagen erneuere er es abends mit Olivenöl oder Essig und darüber hinaus tue er so, bis es ihm bessergeht.

»Physica«, S. 104 f.

Dem Magenkranken empfiehlt Hildegard, ein Mus aus Malve zu essen, das die Verdauung in Gang bringe. Diese Anwendung erinnert daran, dass die Wilde Malve einst nicht nur Heilpflanze, sondern auch Gemüsepflanze war, denn Blätter, Blüten, Wurzel und Samen sind essbar. Allerdings ist die Empfehlung ungewöhnlich vorsichtig, möglicherweise wegen des Schleimgehaltes.

Die äußerliche Anwendung in Form eines Kräuterumschlages gilt der Behandlung eines Fieberdeliriums. Der mittelhochdeutsche Pflanzenname »papel« ist noch in der volkstümlichen Bezeichnung der Wilden Malve als Rosspappel und der kleineren Form als Käsepappel enthalten. »Babela« und »papel« verweisen auf den Schleimgehalt der Pflanze und auf den Kinderbrei aus Mehl, die »Pappe«. Der lateinische Name *Malva* wurde im Mittelalter zurückgeführt auf »mollire« (lat. = erweichen) und »alvus« (lat. = Bauch, Magen); die von Hildegard beschriebene innerliche Anwendung als Magenmittel und mildes Abführmittel spiegelt sich demnach im Namen der Pflanze wider.

Die Pflanze in der Kräutermedizin

Beide Malvenarten besitzen Heilkräfte und wurden seit dem Altertum als Heilpflanzen geschätzt. Wahrscheinlich wurde die Wilde Malve bereits von den Menschen der Jungsteinzeit genutzt. Seit der Antike gilt die Malve als mildes Abführmittel gegen chronische Verstopfung, Malventee wurde aber auch gegen Durchfall, bei Vergiftungen und Magengeschwüren verwendet. Im Mit-

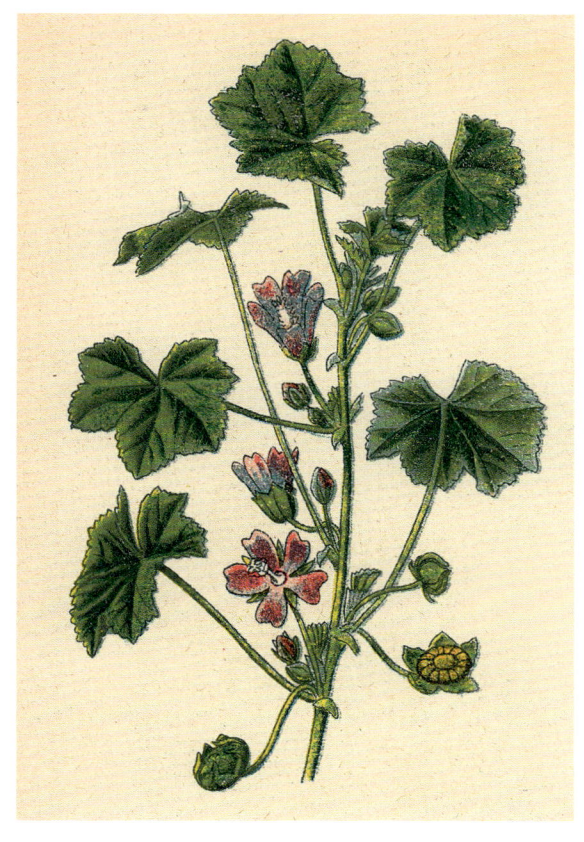

Die kleine Käsepappel, *Malva neglecta*, wächst und blüht unscheinbar an Wegen und Gartenzäunen.

telalter wurde die Malvenwurzel zum Hexenkraut – vielleicht rührt auch daher die Zurückhaltung in Hildegards Beurteilung.

Die Volksheilkunde kennt den angenehm schmeckenden Malventee noch heute als Heilmittel bei leichten Magen- und Darmbeschwerden. Außerdem werden gekochte Malvenblätter äußerlich als Umschlag auf Ekzeme und harte Geschwülste aufgelegt, denn sie wirken auf Entzündungen kühlend und entzündungshemmend. Bekannter jedoch ist die Verwendung als Hustenmittel. Als Bestandteil von Hustentees sind Blüten von *Malva sylvestris* (Flores Malvae) im pharmazeutischen Handel. Die wirksamen Bestandteile von Blättern, Blüten und Wurzeln der Malvenarten sind hauptsächlich Schleimstoffe. Sie sind in den Blüten sogar mit 10 % enthalten und wirken hustenlindernd und reizmildernd. Außerdem findet man darin Gerbstoffe, die bei Entzündungen in Hals- und Rachenraum adstringierend wirken. Daher ist die Verwendung von Malventee bei Katar-rhen der oberen Luftwege auch wissenschaftlich anerkannt.

Kultivierung im Garten

Die kleine Käsepappel *(Malva neglecta)* ist aus einem Garten, den sie erobert hat, nicht mehr vollständig zu entfernen. Zäh hält sich die nur 10 bis 40 cm hohe kriechende Pflanze an Zäunen, Wegrändern und Brachstellen fest, schließlich ist sie fast in ganz Europa beheimatet, winterhart und anspruchslos. Wie ihre größere Schwester, die Wilde Malve oder Rosspappel (*Malva sylvestris*), dringt sie mit ihrer dünnen Pfahlwurzel tief in den Boden ein und gedeiht sogar auf Schuttplätzen und im Vorgebirge bis zu 1500 m.

Die Käsepappel zeigt von Juni bis September unscheinbare winzige hellrosa Blütchen. Die Blüten der Wilden Malve sind dagegen ausgesprochen dekorativ: Kelchförmig öffnen sich die rosa-violetten Blüten und präsentieren die typischen dunkleren Längsstreifen. Die Blüten sitzen kurz gestielt in den Blattwinkeln. Die leuchtend grünen Blätter sind handförmig gelappt und am Rand gezahnt, der Stängel ist behaart. Die Wilde Malve muss zwar im Zaum gehalten werden, aber sie ist eine attraktive Gartenpflanze, die bis zu 120 cm hoch werden kann und eine lange Blütezeit von Juni bis Oktober hat. Mit anspruchsvollen Gartenpflanzen verträgt sich diese majestätische Malvenart jedoch schlecht. Im Wettbewerb um Licht und Nahrung wird sie stets Siegerin bleiben.

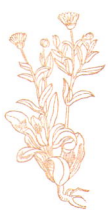

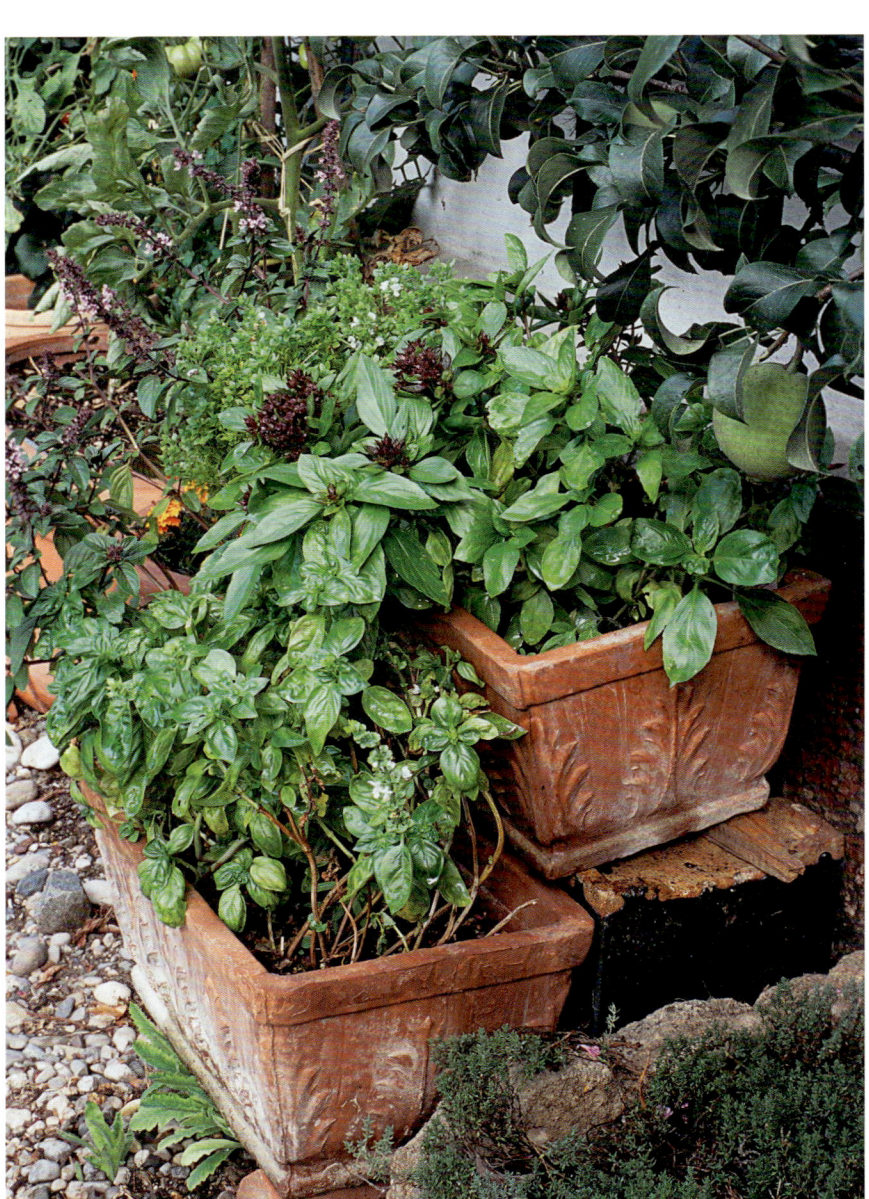

Basilisca – Basilikum *Ocimum basilicum*

De Basilisca. Das Basilikum ist kalt. Aber ein Mensch, der an seiner Zunge die Lähmung hat, sodass er nicht sprechen kann, der lege Basilikum unter seine Zunge und er wird die Sprache wiedererlangen. Aber auch wer starke Fieber hat, entweder Dreitage- oder Viertagefieber, der koche Basilikum in Wein und gebe Honig bei und seihe das, und er trinke das oft nüchtern und nach dem Essen des Abends, und die Fieber in ihm werden weichen.

»Physica«, S. 200

Der antike Name von Basilikum war »okimon«. Erst im 6. Jahrhundert erhielt das Kraut den griechischen Beinamen »basilikon« und wurde damit zum »Königskraut«, denn Basileia ist im Griechischen die »Königin«. Basileia war in der griechischen Mythologie die älteste Tochter des Uranus und der Titania und die Mutter des Sonnengottes Helios.

Wohl ebenso alt wie der volkstümliche Name »Königskraut« für Basilikum ist der Name »Hirnkraut«. Er bezeichnet die anregende, aufbauende Wirkung des Krautes – auf Kreislauf und Nervensystem. Basilikum war als Mittel gegen Ohnmachten und Lähmungen bekannt. Daher rührt wohl auch die Empfehlung im Hildegard-Text, Basilikumblätter bei Sprachstörungen zu verwenden. Außerdem wird Basilikum als Abkochung in Wein gegen fiebrige Erkrankungen eingesetzt. Damit sind die Anwendungsbereiche im Vergleich zur medizinischen Tradition relativ zurückhaltend.

Die Pflanze in der Kräutermedizin

Wie bei vielen anderen Heilkräutern liegt auch bei Basilikum der Ursprung der medizinischen Karriere in der Verwendung als Kultkraut. Im tropischen Indien, seinem Ursprungsland, ist Basilikum dem Krischna und Wischnu geweiht, und die Ägypter verwendeten es für den Totenkult.

In der Antike gelangte Basilikum in das Mittelmeergebiet. Bereits die Römer konnten durch ein kompliziertes Verfahren das ätherische Öl aus dem Kraut gewinnen. Kraut und Öl wurden für zahlreiche Arzneimittel verwendet.

Basilikumöl galt als harn- und blähungstreibend, als den Milchfluss fördernd und als Mittel gegen Lungenleiden.

Im Mittelalter wurde das Kraut nach Mitteleuropa gebracht und in Gärten und Kulturen gezogen. Wässrige und Weinauszüge aus Basilikum galten weiterhin als harntreibend, milchfördernd und den Magen stärkend. Hinzu kam nunmehr auch eine Verwendung als Mittel zur Förderung der Menstruation, der Geburt und der Reinigung nach der Geburt. Kraut und Samen wurden als Aphrodisiakum verwendet sowie gegen Traurigkeit und Nervenschwäche.

Viele dieser Anwendungen haben sich in der Volksmedizin bewährt. Besonders die aufbauende, aufmunternde, motivierende und erfrischende Wirkung des Krautes wird geschätzt. Bis heute wird es als den Appetit und Verdauungssäfte anregendes Magenmittel, als den Kreislauf anregendes Mittel sowie als Gurgel- und Hustenmittel empfohlen. Und es scheint, als könne das Kraut auch tatsächlich sexuelle Erschöpfungszustände beheben.

Die wirksamen Inhaltsstoffe sind ätherische Öle, hauptsächlich zu 0,5 % Estragol, Flavonoide und Gerbstoffe, darunter Kaffeesäure.

In Arzneibüchern ist Basilikum heute nicht mehr zu finden, denn das Estragol steht im Verdacht, in größeren Mengen karzinogen zu wirken. Daher sollte man Basilikum nur als Würzmittel verwenden. Ganz groß in Mode kam Basilikum als Beigabe für mediterrane Gerichte. In dieser Form und Menge ist es ungefährlich und wirkt zweifellos appetitanregend, erfri-

schend, aufmunternd und motivierend.

Kultivierung im Garten

Ocimum basilicum gehört zu den aromatischen Lippenblütlern, und seine Herkunft aus dem tropischen Indien gibt einige Regeln für die Kultur vor. Basilikum ist bei uns eine einjährige, überhaupt nicht frostfeste Pflanze, die einen warmen und möglichst vor Regen geschützten Standort verlangt. Erschwerend für die Kultur ist die hohe Beliebtheit von Basilikum bei Nacktschnecken. Im Freiland ist es fast nicht möglich, die Pflanzen vor den Fressfeinden zu schützen. Aus mehreren Gründen empfiehlt sich daher eine Kultur in Töpfen oder Kästen.

Basilikum ist ein Lichtkeimer, die Aussaat darf daher nicht mit Erde bedeckt werden. Es hat sich bewährt, die Keimlinge büschelweise in Töpfe zu pikieren und in den Töpfen weiterzukultivieren. Für die Topfkultur eignet sich ein leichtes nahrhaftes humoses Substrat. Basilikum ist für mehrmaliges Nachdüngen während des Sommers dankbar. Dazu eignet sich sehr gut Brennnesseljauche. Wenn man bei der Ernte die Triebspitzen mitsamt den Blütenknospen entfernt, verzweigt sich die

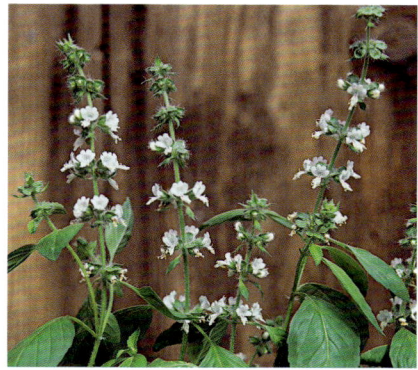

Basilikum ist in vielen Sorten erhältlich; hier blüht das aromatische Zitronenbasilikum.

Pflanze und wird buschig. Die Blätter des *Ocimum basilicum* sind eiförmig, hellgrün, glatt und gelegentlich etwas gezähnt. Die weißen Blüten erscheinen von Juni bis September in den Blattachseln.

Man kann Basilikum trocknen, aber es verliert sehr an Aroma.

Zahlreiche Sorten werden von Basilikum als Würzpflanzen angeboten, darunter kleinblättrige und rotblättrige Sorten, Thai-Basilikum, Griechisches Basilikum, 'Genovese' und 'Italian Large Leaf'.

Für die Auspflanzung im Garten eignen sich noch am ehesten Sorten des Bergbasilikums wie 'Zyprisches Strauchbasilikum' oder 'Wildes Purpur'. Diese an Stielen und Blättern rötlich gefärbten Sorten wachsen zu großen Stauden heran und werden von Schnecken kaum heimgesucht.

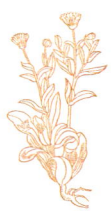

Beonia – Pfingstrose *Paeonia officinalis*

De Beonia. Die Pfingstrose ist feurig und hat gute Kraft und sie taugt gegen Dreitage- und Viertagefieber. Zerquetsche denn ihre Wurzel mäßig und lege sie so in Wein und trinke oft und sie vertreibt das Dreitage- und Viertagefieber von dir. Und pulverisiere wiederum Pfingstrose und schütte dieses Pulver in Mehl und füge Fett oder Mohnöl hinzu. Mache so daraus einen Happen und iss ihn oft und wiederum wird das Dreitage- und Viertagefieber von dir weichen.

Und wenn ein Mensch den Verstand überschreitet, wie wenn er nichts wüsste und sozusagen in Entrückung läge, dann tauche Samen der Pfingstrose in Honig und lege das auf seine Zunge, und so steigen die Kräfte der Pfingstrose in sein Gehirn hinauf und wecken ihn, sodass er schnell zur Besinnung kommt und seinen Verstand wiedererlangt.

Aber auch wer viel Schleim im Kopf und um die Brust hat und daher viel Unrat auswirft und auch stinkenden Atem hat, der schneide die Wurzel der Pfingstrose in Scheibchen und füge denen auch von ihrem Samen bei und er lasse das in Wein sieden und er trinke das mäßig oft so warm, und es reinigt seinen Kopf und seine Brust und es bewirkt, dass sein Atem einen guten Geruch hat. Und nachdem er diesen Wein getrunken hat, kann er einen anderen Wein bis zu dreimal mit derselben Pfingstrose wärmen.

Aber nimm auch Samen der Pfingstrosen und tauche ihn in das Blut von Blutegeln und rolle ihn alsbald so, nicht eingepflanzt, in feinstem Mehl. Und wenn ein Mensch an Epilepsie fällt, das heißt »wallendsucht«, lege ihn in seinen Mund, während er so liegt, und das wirst du tun, sooft er an dieser Krankheit fällt, und schließlich wird er geheilt werden.

Und wenn Milben, das heißt »milwe«, die Haare des Menschen lichten, dann mach mit Wurzel und Samen der Pfingstrose eine Lauge, und er soll sein Haupt oft waschen und die Milben werden sterben.

Aber lege auch die Wurzel und die Blätter zwischen die Kleider und die Motten fliehen und schaden ihnen nicht.

»Physica«, S. 134f.

Heilkräftige Gichtrose

Hildegard beschreibt eine äußerst vielfältige medizinische Verwendung der Pfingstrose. Die Wurzel in Wein eingelegt oder als »Happen« gegen Fieber, Wurzel und Samen in Wein gesotten gegen Katarrhe der Atemwege, den Samen gegen Ohnmacht und Epilepsie sowie eine äußerliche Anwendung von Wurzel und Samen gegen Haarmilben. Das entspricht ganz der hohen Wertschätzung, welche die Pfingstrose als Heilmittel seit der Antike genoss. Zusätzlich zu den von Hildegard angegebenen Heilwirkungen war die Pfingstrose noch als Gichtkraut bekannt und wurde gegen Blasen- und Nierenleiden angewendet.

Warnung

Die Blütenblätter der Pfingstrose sind giftig. Ein Aufguss aus ihnen verursacht Kopf- und Leibschmerzen, Sehstörungen und Erbrechen!

Besonders im Mittelalter glaubte man überdies an die dämonenabwehrende Kraft der Pflanze. Die Verwendung gegen Epilepsie, wie Hildegard sie beschreibt, mag in diese Richtung gehen.

Man geht davon aus, dass mit der heilkräftigen Pfingstrose immer *Paeonia officinalis* gemeint war, doch bezeichnen römische und spätmittelalterliche Autoren sowohl *P. officinalis* als auch die süß duftende *P. mascula* als heilkräftig. Die Gestalt ihrer Wurzeln mag die Pfingstrose in die Nähe der zauberkräftigen Alraunen gerückt haben.

Die Pflanze in der Kräutermedizin

Der Glaube an die Zauberkraft der schwarz glänzenden Pfingstrosensamen hat sich lange erhalten: Auf eine Schnur gereiht und als Kette um den Hals kleiner Kinder gelegt, sollten sie das Zahnen erleichtern und das »Fraisen« (Krämpfe) abwehren. In Wein gesotten, bewahrten sie angeblich vor Albträumen.

Der berühmte römische Militärarzt Dioskurides hielt die Pfingstrose für ein Heilmittel gegen Gebärmutterleiden. Deutlicher kann man im spätmittelalterlichen »Hortus Sanitatis« lesen, dass die Samen der Pflanze, in Wein

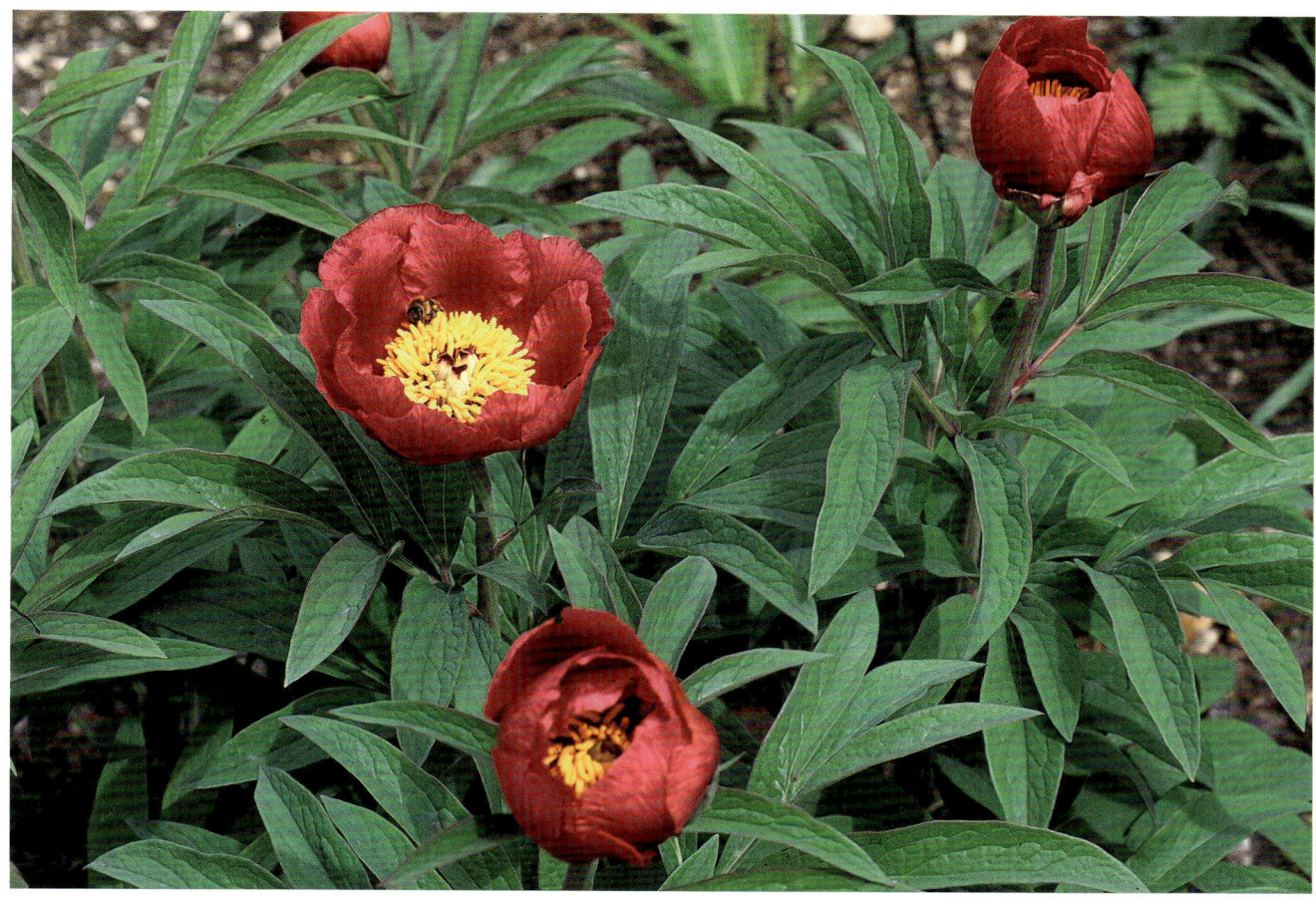

gekocht, die Geburt fördern, die Totgeburt austreiben und die Menstruation fördern.

In der Volksheilkunde wurde die Wurzel bis Ende des 19. Jahrhunderts gegen Gicht, Krämpfe und Nierenkoliken gebraucht und gilt bis heute als menstruationsfördernd.

Noch in den 1920er-Jahren wurde ein Pulver gegen Epilepsie, Asthma und Migräne angeboten, das aus neun Teilen pulverisierter Päonienwurzel und einem Teil kohlensaurem Kalk bestand. In der Homöopathie wird Pfingstrosenwurzel nach wie vor zur Lösung von Krämpfen verwendet. Ansonsten wird sie arzneilich nicht mehr genutzt.

Zu den wirksamen Inhaltsstoffen der Pfingstrose gehört das in Wurzel und Samen enthaltene Alkaloid Peregrinin, das die Blutgerinnung beschleunigt. Das ätherische Öl und die Gerbstoffe können die äußerliche Wirkung auf Milben erklären.

Kultivierung im Garten

Auch wenn die Pfingstrose als Arzneimittel kaum mehr genutzt wird und kein Hausmittel aus ihren Pflanzenteilen hier empfohlen werden kann, sollte sie in einem Hildegard-Garten nicht fehlen.

Paeonia officinalis wächst – ebenso wie *Paeonia mascula* – wild in der Bergwelt des Mittelmeeres. Die gefüll-

Paeonia officinalis, die wilde europäische Pfingstrose, ist eine altbekannte Heilpflanze.

ten Kulturformen, auch als Bauernpfingstrosen bekannt, werden seit Jahrhunderten in Mitteleuropa kultiviert. Aus den knollig verdickten Wurzeln, den sog. Rüben, treiben im April zwei- bis dreifach eingeschnittene Blätter aus. Diese gefiederten grünen Blätter verraten die Verwandtschaft der Pfingstrosengewächse mit den Hahnenfußgewächsen. Die einfachen oder gefüllten Blüten der *Paeonia officinalis* erscheinen Anfang Mai und leuchten dunkelrosa bis karminrot.

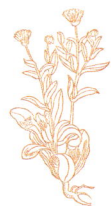

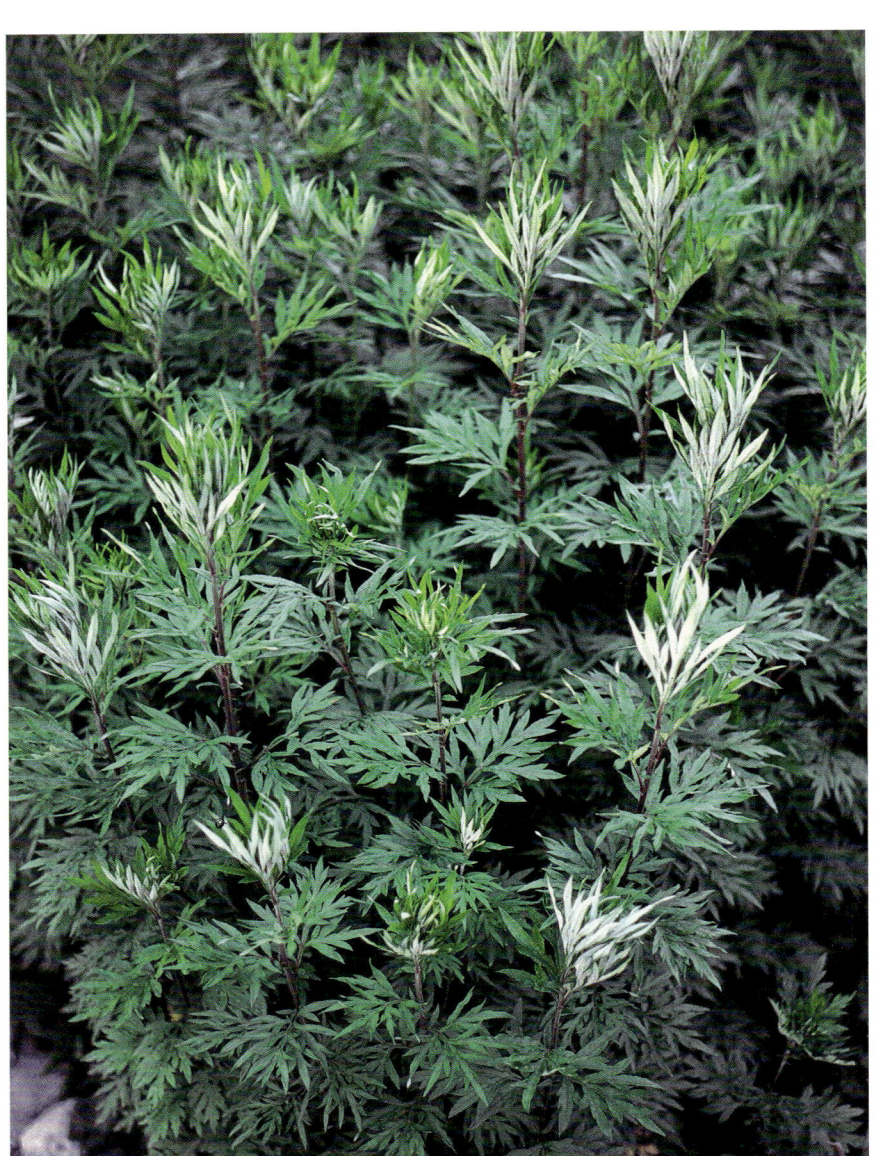

Biboz – Beifuß *Artemisia vulgaris*

De Biboz. Der Beifuß ist sehr warm und sein Saft ist sehr nützlich, und wenn er gekocht wird und in Mus gegessen wird, heilt er kranke Eingeweide und er wärmt den kranken Magen. Aber wenn jemand isst und trinkt und davon Schmerzen leidet, dann koche er mit Fleisch oder mit Fett oder in Mus oder in einer anderen Würze und Gemisch den Beifuß und esse ihn, und diese Fäulnis, die (der Kranke) sich durch frühere Speisen und Getränke zugezogen hat, nimmt er weg und vertreibt sie.

»Physica«, S. 114

Hildegard verwendet den althochdeutschen Namen »Biboz«, der von »bozzen« abgeleitet ist. Dies bedeutet »schlagen, stoßen« und erinnert an den Mörser, in dem das getrocknete Kraut zerrieben wurde. Der botanische Name geht auf die griechische Göttin Artemis zurück. Sie war die Geburtshelferin unter den olympischen Göttern.

Anders als bei Hildegard wurde in der Antike der Beifuß nämlich hauptsächlich als Arznei bei Geburten und gegen Frauenleiden sowie zur Unterbrechung von Schwangerschaften eingesetzt. Möglicherweise fehlt in der Hildegard-Medizin gerade deswegen der Hinweis auf die Wirkung als Wehenmittel. Aber der volkskundliche Name »Mutterkraut« für Beifuß erinnert an diese alte Verwendung.

Auch als Heilmittel gegen Magenverstimmungen hat der Beifuß eine lange Tradition. Eine Salbe aus Beifußsaft und Honig findet sich ebenfalls, sie soll gegen Ekzeme helfen, »… wenn an irgendeiner Stelle des Körpers die Haut aufgebrochen ist, aber kein bösartiges Geschwür vorhanden ist«. (»Causae et Curae«, S. 224)

Die Pflanze in der Kräutermedizin

Verglichen mit der Stellung des Krautes in der Heilkräutergeschichte, sind Hildegards Anwendungen eher sparsam und zeigen bereits den Abstieg eines ursprünglich bedeutenden Arzneikrautes. In der Antike wurde *Artemisia vulgaris* bei Geburten verwendet. Es eröffne, so hieß es, die Gebärmutter, erleichtere die Geburt eines toten Kindes und fördere die Ausstoßung

Hausmittel

Magentee
1 Teelöffel getrockneter Beifuß mit
1 Tasse kochendem Wasser übergießen, nur
1–2 Minuten ziehen lassen, abseihen.
Als Gewürz, das die Verdauung fördert, wird Beifuß mitgekocht.

Warnung

Während der Schwangerschaft Beifuß auf keinen Fall anwenden! Isoliertes Thujon sollte man überhaupt nicht verwenden!

der Nachgeburt. Eine Abkochung aus Beifuß unterstütze den Monatsfluss, ein Sitzbad heile die entzündete Gebärmutter. Ein Tee aus dem grünen Kraut wurde gegen Appetitlosigkeit, Wurmbefall, Durchfall und starken Mundgeruch verwendet. Bis ins Mittelalter wurde Beifuß daher als »Mutter der Kräuter« und als »ältestes der Kräuter« bezeichnet.

Den Kelten galt es als magisches Kraut; sie gürteten sich damit für den Tanz zur Sommersonnenwende. In der Traditionellen Chinesischen Medizin findet es als Droge zur Unterstützung der Akupunktur Verwendung.

Herba Artemisia ist getrockneter Beifuß – eine mit Wermut eng verwandte Bitterstoffdroge und von beiden die harmlose, völlig ungefährliche. Als ätherische Öle enthält Beifuß Kampfer, Cineol und Thujon, die keim- und pilzhemmend wirken. Die Bitterstoffe regen die Gallen- und Magensekretion an und fördern damit die Verdauung. Die antiseptische Wirkung des ätherischen Öles erklärt die Wirkung als Wundarznei.

Heute ist *Artemisia vulgaris* nur noch als Küchenkraut in Gebrauch. Sein kräftiger Geschmack und seine Inhaltsstoffe konnten früher auch leicht angegangene Fleischspeisen noch akzeptabel und verdaulich machen. In der traditionellen Küche wird Beifuß als Würze für alle fetten Speisen aufgeführt. So ist für manche Feinschmecker Gänsebraten ohne Beifuß undenkbar. Eine ganz neue Karriere als lebensrettendes Heilkraut erlebt derzeit der Einjährige Beifuß: *Artemisia annua* wurde in China als 2000 Jahre altes Heilkraut gegen Malaria wiederentdeckt. Während die klassischen synthetischen Malaria-Arzneimittel Chloroquin und Sulfadoxin durch die Resistenzen der Erreger fast wirkungslos geworden sind, tötet das aus dem chinesischen Beifuß gewonnene Artemisinin bereits am ersten Tag der Behandlung 90 % der Parasiten. 140 Millionen Behandlungseinheiten hat daher die WHO 2005 beim chinesischen Lieferanten bestellt. »Bitterkraut« (»qinghao«) heißt der Einjährige Beifuß in Youyang im Bergland von Sichuan, wo er von immer mehr Bauern angebaut wird. Mit 1 % Artemisinin im Trockenkraut ist der Wirkstoffgehalt im chinesischen Beifuß besonders hoch.

Kultivierung im Garten

Artemisia vulgaris aus der Familie der Korbblütler ist eine weitverbreitete ausdauernde Wildstaude der gemäßigten Zonen Asiens, Europas und Nordamerikas. Sie wächst an Bach- und Flussufern, Hecken und Schuttplätzen und ist in Gartenkultur entsprechend dreist.

Die etwa 1 m hohen, stark kantigen, verästelten Stängel tragen feine fiederteilige dunkelgrüne Blättchen. An der Unterseite sind die Blätter weißfilzig behaart und glänzen silbern. Von Juli bis September erscheinen in langen Rispen die rötlichen, seltener gelben Blütchen.

Man erntet das stark duftende Kraut kurz vor dem Aufblühen und verhindert damit auch, dass der Beifuß sich im Garten übermäßig vermehrt. Ein einziges Pflänzchen genügt, denn auch daraus entwickelt sich in kurzer Zeit ein üppiger Busch, der nicht nur 1 m hoch, sondern auch 1 m breit wird. Beifuß wird in den Kräuterstrauß zu Mariä Himmelfahrt gebunden. Das Kraut galt von jeher als Abwehr gegen »Hexenzauber«.

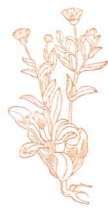

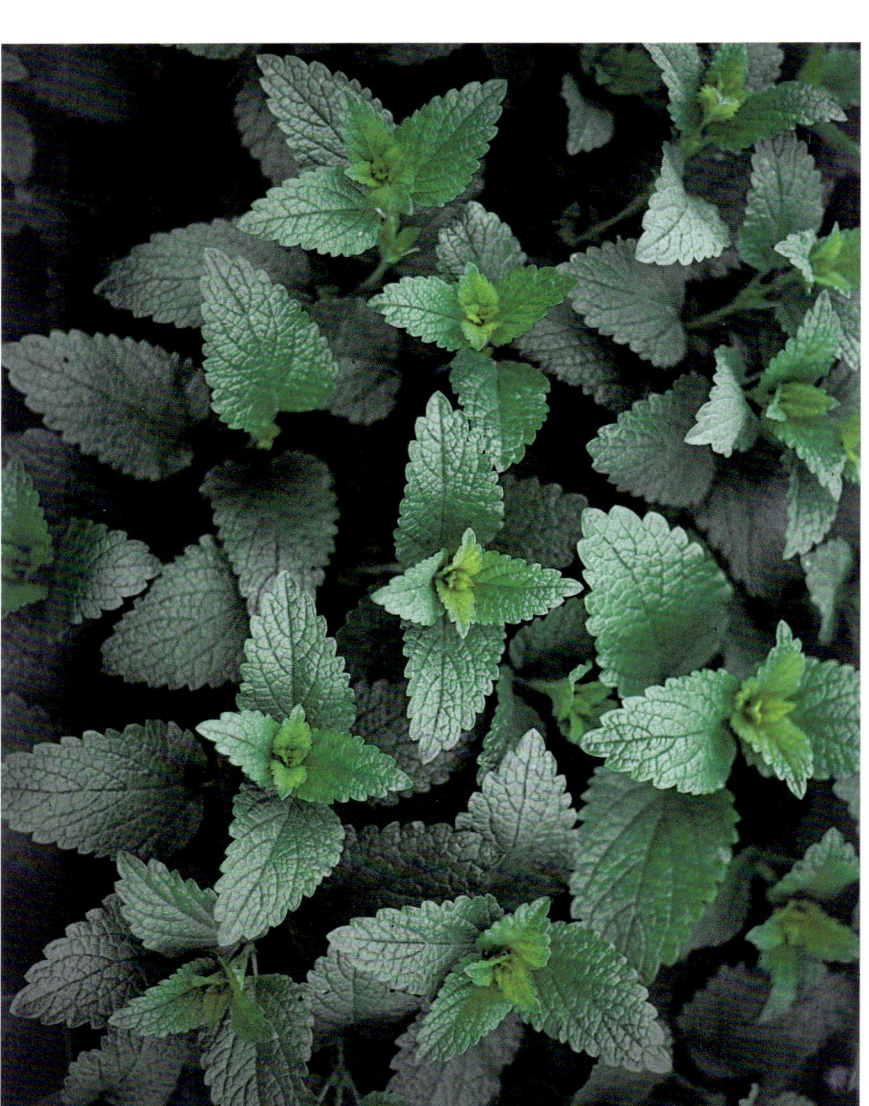

Binsuga – Zitronenmelisse *Melissa officinalis*

De Binsuga. Die Melisse ist warm, und ein Mensch, der sie isst, lacht gern, weil ihre Wärme die Milz berührt und daher das Herz erfreut wird.
Aber wem das Weiße im Auge wächst, der reiße sie mit der Wurzel aus der Erde und die eben entwurzelte Pflanze lege er über Nacht in das Wasser einer sprudelnden Quelle und dann erwärme er die Pflanze in einer Schüssel, nachdem sie aus dem Wasser genommen ist. Und so warm lege er sie auf jenes Auge. Und dies tue er während drei Nächten und das Weiße in seinem Auge wird geheilt werden und verschwinden.

»Physica«, S. 76 f.

»Binsuga« bedeutet im Althochdeutschen »Bienenauge«. Der zweite Name, den man in den Hildegard-Texten findet, »Apiago«, ist vom lateinischen Wort »apis« (= Honigbiene) hergeleitet. Der deutsche Name »Melisse« kommt vom griechischen Wort für die Honigbiene, »melissa«, das auch den botanischen Namen bezeichnet. Zitronenmelisse war seit der Antike als Bienenweide bekannt, man beduftete und reinigte mit dem Kraut auch die Bienenstöcke. Dass es bei Hildegard »Bienenauge« heißt, hat wohl damit zu tun, dass sie Melisse als Augenheilmittel bewertet. Die Reinigung und Wässerung der Krautwurzel in einer Quelle finden wir in den Texten öfter. Alle Wurzeln sollten zuerst von ihren negativen unterirdischen Kräften befreit werden, bevor sie als Medizin wirken konnten.

Hildegard bewertet Melisse außerdem als Alltagskraut, das man gerne und oft in der Küche verwendet und das vor traurigem Herzen bewahren kann. Die innerliche Anwendung der Melisse als Mittel gegen die Melancholie und gegen Herzkrankheiten findet sich auch bei anderen mittelalterlichen Autoren.

Die Pflanze in der Kräutermedizin

Im Altertum galt Melisse als ein Heilmittel gegen den Biss des Skorpions und als wehenförderndes Mittel. Auch die Verwendung als Herzmittel war bekannt.
Arabische Ärzte brachten die Melisse nach Spanien. Von dort gelangte sie unter den Namen »Herzkraut« und »Herzenstrost« in die Klostergärten Mit-

teleuropas. Die antike Anwendung bei Herz- und Gemütserkrankungen wurde wieder aufgenommen. Als »Mutterkraut« fand die Melisse Verwendung in der Frauenheilkunde.

In der Volksmedizin hielt sich die Verwendung gegen Frauenleiden, Melissentee war beliebt als erstes Getränk, das die Mutter nach der Geburt erhielt. Auch gegen nervös bedingte Herzbeschwerden, zur Behandlung von Menstruationskoliken und von Magenkrämpfen ist Melisse bekannt.

Bis heute erfreut sich der Melissengeist großer Beliebtheit, der im 17. Jahrhundert von den Karmeliterinnen als klösterliches Heilmittel hergestellt wurde – damals noch mit echtem Melissenöl aus der Destillation und reichlich Alkohol.

Die Inhaltsstoffe der Melissenblätter erklären die vielfältige milde Heilwirkung des Krautes gegen nervös bedingte Gesundheitsstörungen aller Art: Allen voran wirken die ätherischen Öle, darunter Citral und Citronellal, beruhigend auf nervöse Herzbeschwerden und entkrampfend. Milde Gerbstoffe und Bitterstoffe wirken entblähend und die Verdauung fördernd. Einige Flavonoide, besonders die Rosmarinsäure, wirken antimikrobiell und antiviral. Daher wird Melisse in Salben gegen Herpes simplex verwendet. Die Verwendung von Melissenblättern bei nervös bedingten Magen-Darm-Krämpfen und bei Schlafstörungen ist wissenschaftlich anerkannt.

Kultivierung im Garten

Die Melisse, ein Lippenblütler, stammt ursprünglich aus dem östlichen Mittelmeerraum und Südeuropa und ist bei uns nur als Gartenpflanze heimisch. Die mit Rhizomen zwei bis drei Jahre ausdauernde Staude ist sehr anspruchslos, gedeiht unter allen Gartenbedingungen und lässt sich leicht teilen. Sie ist das richtige Kraut für die Anfänger unter den Kräutergärtnern.

Melissenblätter duften beim Zerreiben angenehm nach Zitronenöl und schmecken auch zitronenähnlich würzig. Die Herzform der Blätter hat wohl nach der Signaturenlehre zur Verwendung als Herzmittel geführt.

In der Blütezeit im Juni/Juli verästeln sich die vierkantigen Stängel und wachsen bis zu 1 m hoch heran. Zwischen den kreuzgegenständigen, herzförmigen Blättern mit ihrem frischen Grün erscheinen in den Blattachseln der oberen Blätter die weißen Blütchen – zur Freude der Bienen. Ihren fleißigen Besuchern verdankt die Melisse auch ihre deutschen Namen »Bienenkraut« oder »Immenkraut«. Für den Wintervorrat erntet man die Melissentriebe vor der Blüte. Man trocknet sie in Büscheln an einem absonnigen Platz. Bald rascheln die Blätter wie Papier und können abgestreift und in gut schließenden Behältern aufbewahrt werden. Junge Blätter kann man im Sommer laufend ernten.

Unter der Lupe erkennt man an den Blättern die lockere Behaarung und eine dunkle Punktierung auf Ober- und Unterseite. Das sind die Drüsenschuppen, die das kostbare ätherische Öl hervorbringen. Dieses ist nur in sehr geringer Konzentration enthalten und die Ausbeute bei der traditionellen Destillation ist entsprechend gering. Melissenöl wird in den meisten Melissenprodukten daher ersetzt durch das billigere Öl aus dem Citronellgras, das Citral. Es stellt das Geruchsprinzip des Zitronenöls dar und wird für synthetische Zitronenaromen benutzt, besonders für Duftwässer.

Hausmittel

Melissentee

2 Teelöffel getrocknetes Kraut (Folia Melissae) oder 4–6 frische Blätter mit 1 Tasse kochendem Wasser übergießen, 5 Minuten ziehen lassen, abseihen.
Vor dem Schlafengehen oder mehrmals täglich eine Tasse des angenehm würzigen, nach Zitrone schmeckenden Tees trinken.

Entspannungsbad

50–60 g Melissenblätter mit 1 Liter Wasser zum Kochen bringen, ziehen lassen, abseihen und zum Badewasser geben.

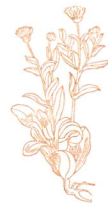

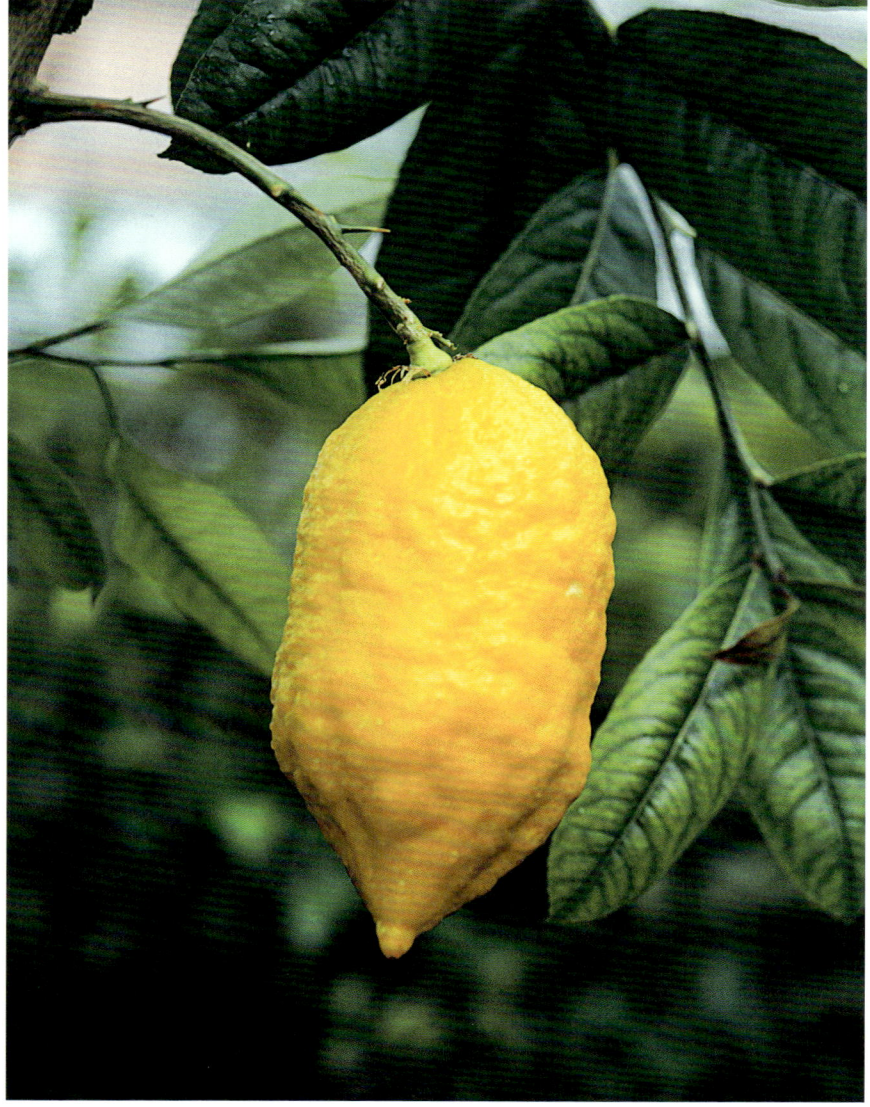

Bontziderbaum – Zitronenbaum

Citrus medica

De Bontziderbaum. Der Zitronenbaum, nämlich der, an dem die große Zitrone wächst, ist mehr warm als kalt und er bezeichnet die Keuschheit. Und ein Mensch, der tägliches Fieber hat, koche die Blätter dieses Baumes in Wein und er seihe diesen Wein durch ein Tuch und er trinke es oft, und er wird geheilt werden. Aber wenn auch die Früchte dieses Baumes gegessen werden, unterdrücken sie das Fieber im Menschen.

»Physica«, S. 237

Bereits im Mittelalter kamen Zitrusfrüchte in die nördlich der Alpen gelegenen klimatisch begünstigten Länder. Man zog sie an der Südmauer und schützte sie im Winter mit Brettern vor der Kälte. Es ist daher nicht ganz unwahrscheinlich, dass im Kloster Disibodenberg Zitrusbäumchen kultiviert wurden, auch wenn dies in Deutschland allgemein erst für die Mitte des 16. Jahrhunderts angenommen wird. Die von Hildegard erwähnte »große Zitrone« ist die Zedrat- oder Zitronatzi-trone *(Citrus medica)*. Der Name dieser Zitrus-Art bezieht sich auf die traditionelle Verwendung der noch unreifen, grünen, sehr dicken Fruchtschale zur Herstellung von Zitronat (auch Zedrat oder Sukkade). Die Zedratzitrone war nicht nur die älteste in Europa bekannte *Citrus*-Art, sondern auch die bekannteste und mit ihrem hohen Vitamin-C-Gehalt ein geeignetes Heilmittel bei fiebrigen Infektionen. Dass jedoch nicht nur der Vitamingehalt, sondern auch die ätherischen Öle der Zitronen geschätzt wurden, zeigt die Verwendung der Blätter zur Bereitung eines aromatischen Weines.

Für Hildegard war die Zitrone ein Sinnbild der Keuschheit. Der mittelalterlichen Ikonografie zufolge gehörte die Zitrone als Symbol der Reinheit und Vollkommenheit zu den Attributen Marias. Ältere kulturelle Bedeutungen stammen aus dem antiken Judentum. Dort galt die im Hebräischen »Etrog« genannte *Citrus medica* als der Paradiesapfel Adams. Als kultische Frucht spielt sie noch heute eine wichtige Rolle im Feststrauß zum Laubhüttenfest zusammen mit Palmzweig und Myrthe.

Die Pflanze in der Kräutermedizin

Im antiken Griechenland waren Zitrusfrüchte nicht bekannt. Erst durch die Kreuzzüge Alexanders des Großen lernten die Griechen die »medischen Früchte« der Perser kennen. *Citrus medica* war die erste *Citrus*-Art, die als lebende Pflanze nach Europa gelangte. Die Griechen nannten sie »kitreai«, in Anlehnung an die griechische und römische Bezeichnung für duftende und dem Wurmfraß widerstehende Hölzer, »kedros« (Zedern). Wie die Zedernhölzer, so widerstand auch das Holz des Zitronenbaumes dem Wurmfraß, und die duftenden Zweige vertrieben Ungeziefer und bewahrten angeblich die Kleider vor Motten.

Zur Zeit der ersten römischen Kaiser kam die Zedratzitrone nach Italien und schmückte als Bäumchen alsbald die römischen Villen. Die Kreuzfahrer lernten die Zitrusfrucht im 10. Jahrhundert in Syrien und Palästina kennen und brachten sie in die nördliche Heimat mit.

Die Karriere der Zitrusfrüchte begann mit einer langen Geschichte als Heilpflanze. Sie galt als Gegengift, als Abwehrmittel gegen Pest und Cholera und als bestes Vorbeugungs- und Heilmittel gegen Skorbut. James Cook nahm Zitronen auf seine langen Seereisen mit und wurde dafür geehrt, dass seine Matrosen nicht erkrankten. Zu den wirksamen Inhaltsstoffen der Frucht zählt in erster Linie die im Pflanzenreich verbreitete Zitronensäure; sie vermag bei Magensaftmangel die Salzsäure zu ersetzen. Berühmt ist der Gehalt an Ascorbinsäure, weniger

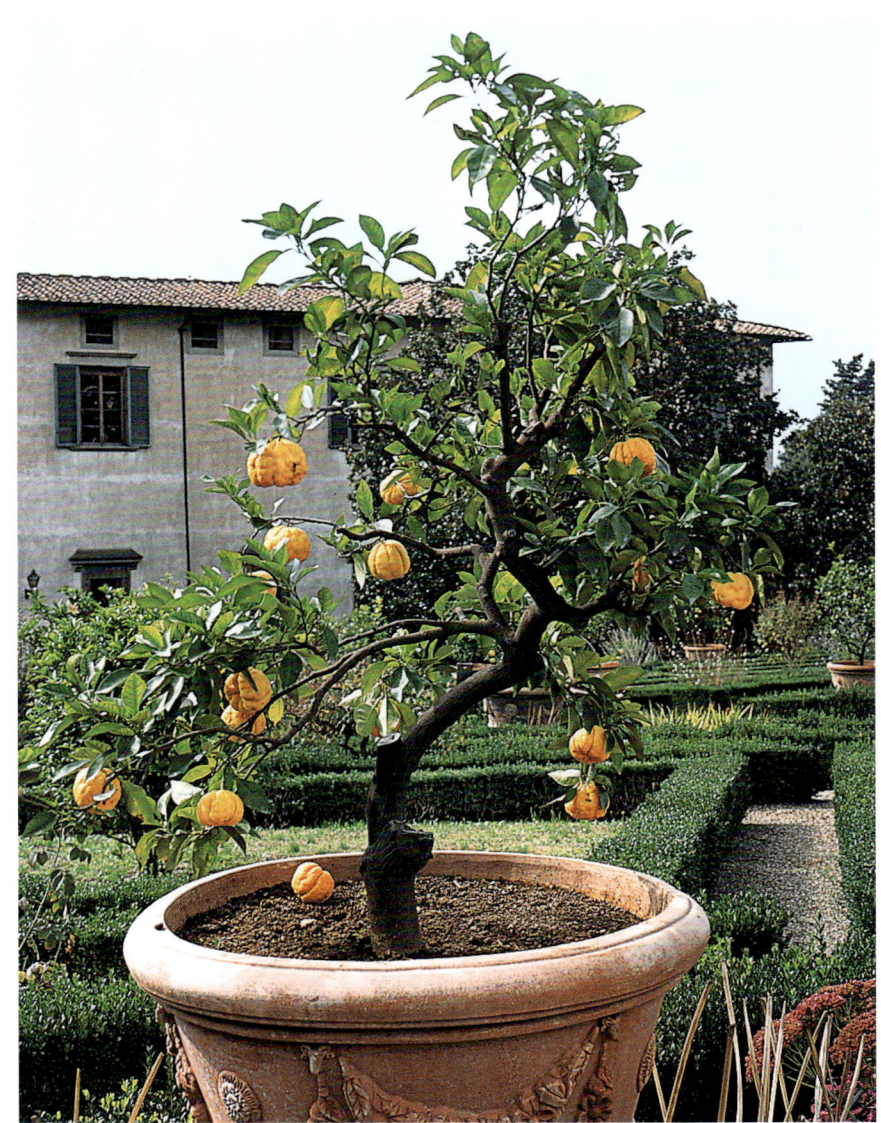

bekannt der Gehalt an fettem Öl. Der Pflanzenfarbstoff Hesperidin, ein Flavonglykosid, fördert die Durchlässigkeit der Blutkapillaren.

Die Schale von Pomeranzen (*Citrus aurantium*) enthält ätherisches Öl und Bitterstoffe, die gegen Appetitlosigkeit und Durchfälle wirken. Für Pomeranzenblütenöl kennt die Volksmedizin eine Vielzahl von Anwendungen, zum Beispiel gegen Nervenstörungen und Schlaflosigkeit.

Unter den Kübelpflanzen zählen die Pomeranzen in unserem Klima eher zu den schwierigen Kandidaten.

Kultivierung im Garten bzw. als Kübelpflanze

In seiner Heimat in Nordindien wird der Zedratzitronenbaum 9–18 m hoch. Er hat kurze, steife, dornige Zweige, immergrünes Laub und purpurfarbige Blüten. Die Frucht ist riesig und kann

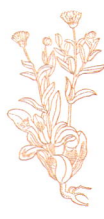

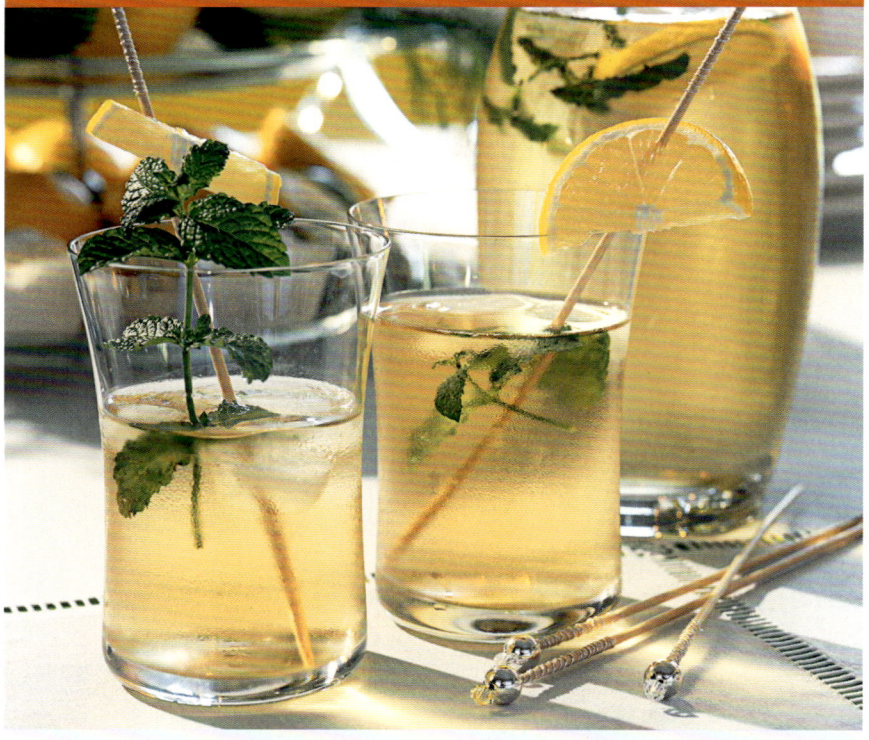

Hausmittel

Limonade

Mit dem Aufkommen der Orangerien und der Kalthauskultur der Zitrusfrüchte entstand im 17. Jahrhundert ein neues Getränk in Europa und verbreitete sich über die ganze Welt: die Limonade. Das klassische Rezept
aus dem Regensburger Kochbuch der Marie Schandri lautet:
*»Man nehme zu 1 Liter Wasser 4 Citronen; reibe das Gelbe von einer
Citrone auf Zucker ab und drücke den Saft von allen dazu, gieße 1 Liter
Wasser daran, versüße es nach Belieben und filtriere es durch ein Tuch.
Man kann auch ein Viertel des Wassers durch Weißwein ersetzen und erhält ein erfrischendes heilsames Getränk für Fieberkranke und Gesunde.«*

Kopfgröße erreichen. Sie hat eine sehr
dicke, runzelige, ölreiche Schale mit
vielen Warzen. Ihr säuerliches Mark ist
weder besonders saftreich noch aromatisch. Die frischen Schalen werden
zu Zitronat verarbeitet. Es ist kaum
möglich, *Citrus medica* als Kübelpflanze im Handel zu bekommen, während

Citrus limon und die kleinfrüchtigen
Citrus reticulata oder × *Citrofortunella
microcarpa* häufig angeboten werden.
Bei uns wurden Zitrusgewächse aller
Arten seit dem 16. Jahrhundert als
Kübelpflanzen gezogen und in Oran-
gerien überwintert, deren Glanzzeit
zwischen 1600 und 1850 lag.

Heute sind die meisten alten Orange-
riegebäude verschwunden, und es ist
kaum möglich, große Zitruspflanzen im
Privatgarten zu ziehen. Dennoch ist ein
Zitronenbäumchen das i-Tüpfelchen in
jedem Hildegard-Garten. Das Wunder
des Zitronenbäumchens, Blüten und
Früchte zugleich zu zeigen, der einma-
lige, südlich anmutende Duft der Blüten, das sattgrüne glänzende Laub und
die Sensation der reifen Früchte bewegt jedes Gärtnerherz.
Allerdings sind Zitruspflanzen auch
meistens die Sorgenkinder der Gärtne-
rInnen. Unerlässliche Bedingung für
die Kultur im Kübel sind ein warmer
sonniger Platz im Garten zum Über-
sommern und ein heller kühler Raum
im Haus zum Überwintern. Die Pflanzen vertragen im Winter nur 3–5 °C
und brauchen einen Raum, der möglichst hell und gut zu lüften ist. Selbst
wenn die Temperatur draußen unter
0 °C liegt, sollte man lüften. Im September, bevor die Pflanzen eingeräumt
werden, werden sie noch einmal
durchdringend gegossen, danach nur
so viel, dass sie nicht austrocknen.
Im Sommer verlangen die Pflanzen
reichlich Wasser und regelmäßige Volldüngung, wollen aber auf keinen Fall
im Wasser stehen. Zum Gießen ist
Regenwasser notwendig, da die Pflanzen kalkarmes Wasser bevorzugen.
Alle fünf Jahre sollte man in ein nur
wenig größeres Gefäß umtopfen. Vor
dem Einpflanzen schneidet man den
äußersten Wurzelfilz vorsichtig mit
einem scharfen Messer rund um den
Ballen ab. Als neue Erde eignet sich
eine Mischung aus gut abgelagertem
Laubkompost, Lehm und scharfem
Sand.

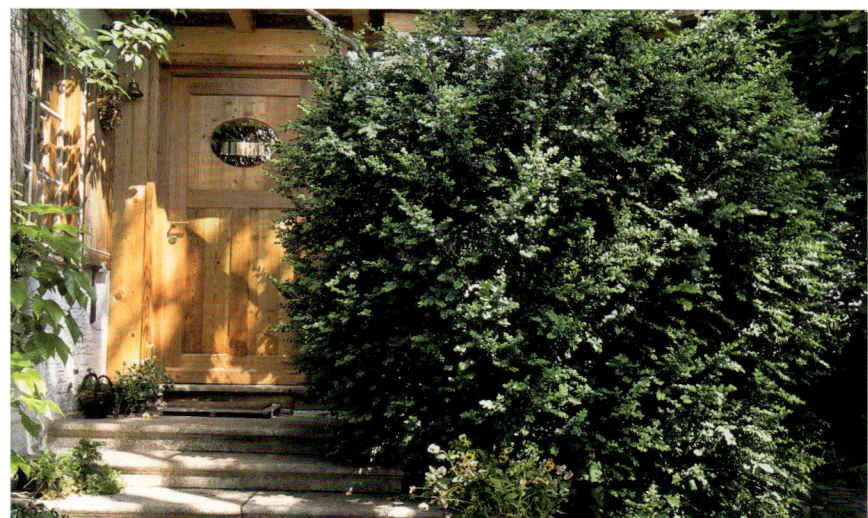

Buxo – Buchsbaum *Buxus sempervirens*

De Buxo. Der Buchs ist warm und so stark, dass er sogar das Grün das ganze Jahr behält, und seine Wärme übertrifft die Wärme des Sadebaumes. Und er ist auch trocken und die Trockenheit übertrifft die Feuchtigkeit in ihm. Und er bezeichnet die Freigebigkeit.

Und ein Mensch, der Ausschläge oder die Räude an seinem Körper hat, zerstoße die Rinde und seine Blätter und drücke ihren Saft aus und füge dem etwas weniger Süßholz bei und erwärme es in reinem Wein. Und so warm soll er es oft trinken und es vertreibt den Schmerz und das Gift des Ausschlags aus dem Körper, sodass es nicht in den Leib eindringt. Und er mische sogleich dem vorgenannten Saft dieses Baumes etwas Baumöl bei, tauche eine Feder ein und er salbe sich damit sanft um den Ausschlag und um seine Kruste. Und dies tue er oft und er wird geheilt werden. Aber bevor er sich auf diese Weise salbt, soll er stets von diesem Saft, dem das Süßholz beigemischt ist und der in Wein erwärmt wurde, vorher trinken, damit diese Salbung nicht die äußere Unreinheit in den Körper hineintreibe, sondern damit dieser Trank den inneren Unrat austreibe, und so wird jener Mensch geheilt werden.

Der Saft des Baumes ist gesund und stark und daher ist auch sein Holz gesund und fest. Wer aus diesem Holz einen Zuber oder einen Becher fertigt und Wein hineingießt, sodass er den Geschmack von diesem Holz annimmt, und auf diese Weise oft trinkt, der nimmt das Fieber vom Magen und macht seine Augen klar. … Aber wer daraus noch einen Stock macht und diesen oft in der Hand trägt und ihn auch oft an seine Nase hält und seinen Duft einzieht und seine Augen mit ihm berührt, dem werden das Fleisch, der Kopf und seine Augen umso gesünder.

»Physica«, S. 241

Es ist sehr selten, dass Hildegard einer Pflanze gleich drei der vier elementaren Eigenschaften zuschreibt, doch den Buchsbaum beurteilt sie als warm, trocken und feucht in ausgewogener Weise. Die Heilkraft des Buchsbaumes vergleicht sie mit dessen festem, gesundem Holz. Der bittere Geschmack und der herbe Geruch, den der Buchsbaum freigebig verströmt, weisen ebenfalls auf dessen heilende Kräfte für recht unangenehme Hautkrankheiten hin.

Im Hildegard-Text wird der Pflanzensaft vermischt mit Olivenöl äußerlich als Salbe gegen Ausschlag und Räude empfohlen. Innerlich soll er, mit Wein und Süßholz trinkbar gemacht, als Purgiermittel dienen. Mit Buchsbaumholz aromatisierter Wein soll das Fieber aus dem Magen vertreiben und die Augen wieder klar machen.

Räude, Krätze und Grind bezeichnen eine Hauterkrankung, die heute bei uns selten geworden ist, im 12. Jahrhundert aber sehr verbreitet war. Man kannte damals bereits die winzigen Milben als Erreger, war aber der Ansicht, dass es sich in der Hauptsache um eine Krankheit des Blutes und der Säfte handle. Bei Hildegard wird deutlich, dass die Hauterkrankung jedenfalls von außen kommt und ein Vordringen nach innen verhindert werden soll. Der ölige und giftige Buchsbaumsaft war möglicherweise ein ebenso gutes Heilmittel wie die später angewendete grüne Seife oder der Perubalsam. Die behutsame und gründliche Methode, das ölige Heilmittel mit einer Feder auf die befallenen Hautstellen aufzutragen, kommt in der Hildegard-Medizin des Öfteren vor.

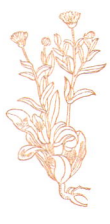

Im »Hortus Sanitatis«, dem berühmten Heilkräuterbuch, das 300 Jahre nach Hildegards »Physica« erschien, wurde zur Erläuterung für die spezielle Heilwirkung des Buchsbaumes auf Hautschäden eine sehr seltsame Erscheinung geschildert. Es hieß dort, Schlangen, die sich verwundet hätten, äßen von der Wurzel des Buchsbaumes. Doch solle man unter dem Buchsbaum nicht ruhen noch schlafen.

Die Pflanze in der Kräutermedizin

In höheren Dosen kann Buchsbaum rauschhafte Zustände, Magen- und Leibschmerzen, Durchfall und Erbrechen hervorrufen und zum Abbruch von Schwangerschaften führen. Das im Holz und Laub des Buchsbaumes enthaltene Alkaloid Buxin ist also durchaus giftig. Man verwendete es in kleinen Dosen als Abführmittel. Die Beigabe von Wein in der Hildegard-Medizin war darum sinnvoll, weil der Pflanzensaft bei innerer Anwendung die Schleimhäute unangenehm reizt. Äußerlich wurde Buchsbaum weiterhin bei chronischen Hautkrankheiten, innerlich bei Rheuma, Gicht und bei Syphilis angewendet. Er ersetzte im 19. Jahrhundert das Guajakholz. Auch als Fiebermittel behielt der Wirkstoff des Buchsbaumes, das Buxin, einen gewissen Ruf; insbesondere als Ersatz für Chinin wurde es bei Malaria und anderen Fiebererkrankungen verwendet. Buxin und die anderen Inhaltsstoffe des Buchsbaumes sind bis heute nicht auf ihre pharmakologische Wirkung untersucht, da die Pflanze ihren Rang als Heilmittel längst

verloren hat. Buchsbaum spielt als pflanzliches Heilmittel seit dem 20. Jahrhundert keine Rolle mehr. Als Augen- und Nasenweide, als Gartenschatz ist er jedoch wieder sehr beliebt. Viele Menschen schätzen wieder – wie Hildegard – seinen starken wilden Duft und seine haptischen Qualitäten.

Kultivierung im Garten

In mittelalterlichen Klostergärten gab es keine Buchsbaumhecken, sie sind eine Erfindung der Renaissance. In Hildegards Klostergarten mag ein frei wachsender Strauch als Medizinpflanze gestanden haben, genauso wie er auch heute noch in Bauerngärten steht. Solche Sträucher sind unverwüstlich und so stark in ihrem immergrünen Wachstum, wie es im Hildegard-Text beschrieben wird. Buchsbaum muss man nicht kaufen, er ist leicht aus einem Steckling heranzuziehen und wandert auf diese Weise auch über Nachbars Zaun. Ein ausgereifter Buchszweig wird im August tief in die Erde an einem schattigen Platz gesteckt und – vergessen. Nach einem Jahr kann man den bewurzelten Steckling in einen Topf pflanzen, damit er einen schönen Wurzelballen bildet. Ein paar Jahre später ist der Strauch so groß, dass man für alle festlichen Gelegenheiten Zweige schneiden kann.

Der Buchsbaum ist in seiner Heimat in Südeuropa eine Waldpflanze und liebt daher den Schatten und Halbschatten, doch gedeiht er auch an Plätzen, die einen Teil des Tages sonnig sind. An die Bodenqualität stellt der frei wachsende Strauch keine besonderen

Ansprüche. Er bevorzugt jedoch kalkhaltige, lehmige Böden. Unbedingt vermeiden sollte man Staunässe; wie die allermeisten Pflanzen verträgt auch Buchsbaum stark verdichteten und ausgesprochen nassen Boden nicht. Das langsam wachsende Holz des Buchsbaumes ist ungemein dicht, fest und schwer. Zu Hildegards Zeit wurden Becher und sogar Zuber daraus hergestellt, weil noch große Mengen alter Bäume verfügbar waren. Der Name des Buchsbaumes stammt von dieser auch in der Antike gebräuchlichen Verwendung ab: pyxis – buxus – Büchse – box – Buchs.

Gelegentlich tritt an Buchsbaum ein sehr infektiöser Pilz mit Namen *Cylindrocladium buxicola* auf. Er macht sich durch bräunliche Blattflecken und schwarze absterbende Triebe bemerkbar. Beim Einkauf sollte man daher unbedingt auf einen guten Zustand der Buchs-Pflanze achten. In Formen geschnittener Buchs sollte sonnig stehen, damit das Blattwerk möglichst rasch trocknen kann und auf diese Weise weniger anfällig für Pilzbefall ist.

Warnung

Buchs ist giftig. Keine innerliche Anwendung!

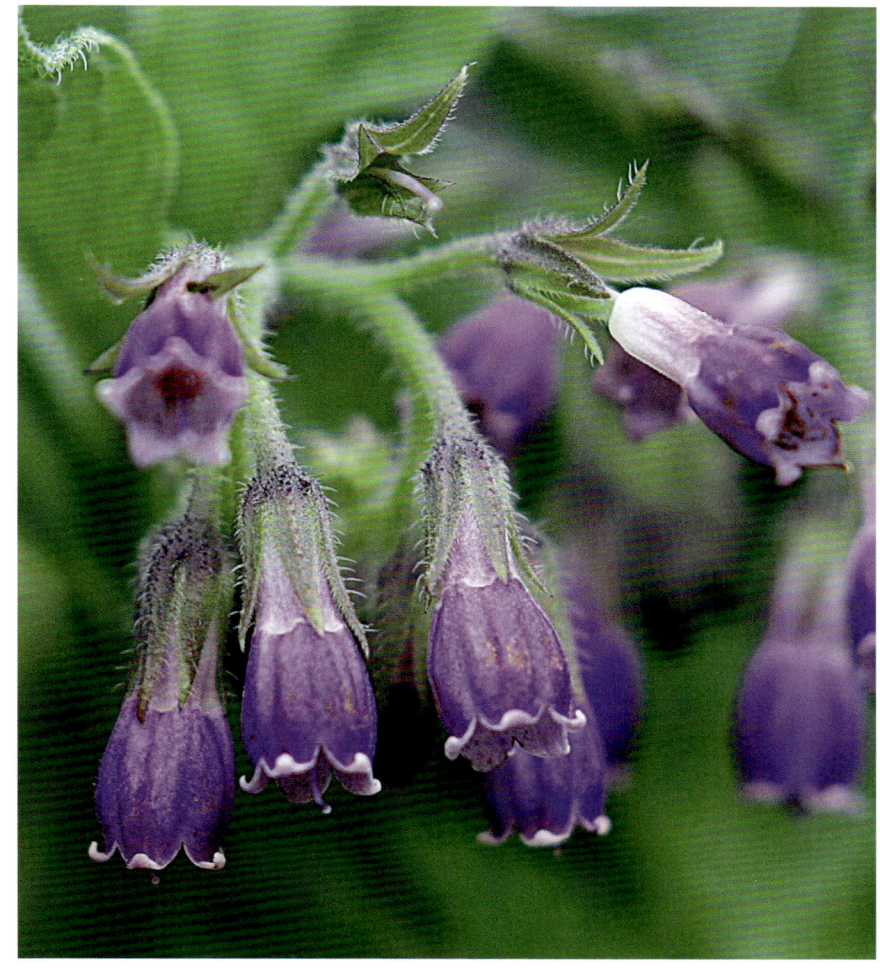

Consolida – Beinwell *Symphytum officinale*

De Consolida. Der Beinwell ist kalt. Und wenn ein Mensch ihn ohne Vernunft isst, gibt er alle Säfte, die ihm gut eingerichtet sind, preis. Aber wenn ein Glied im Menschen preisgegeben und geschwürig und verwundet ist und wenn er ihn dann isst, folgt er jenem Schleim, der dort heraustritt, plötzlich nach, und den Schleim und die Geschwüre heilt er oben an der Haut und nicht inwendig im Fleisch. Und das hat eine Ähnlichkeit, wie wenn Steine in eine große Grube geworfen werden, damit sie das Wasser am Ausfließen hindern, wie es in einer Verbauung ist, und wenn so das Wasser nicht ausfließen kann, bleibt es in der Tiefe sitzen. Auf diese Weise werden Würmlein und allerlei Schlimmes innen bleiben, wenn sie verhindert werden, auszufließen. So heilt der Beinwell; wenn er unrichtig und nicht in rechter Weise gegessen wird, die Geschwüre äußerlich und allerlei Fauliges schickt er nach innen.

»Physica«, S. 148

Warnung

Beinwell nicht innerlich anwenden! Die äußerliche Anwendung ist während der Schwangerschaft und Stillzeit sowie für Kinder ungeeignet.

Im Hildegard-Text überwiegt die Warnung vor der unrichtigen innerlichen Anwendung des Beinwells. Diese Warnung ist heute aus wissenschaftlicher Sicht bestätigt, denn der Beinwell enthält neben den heilenden Inhaltsstoffen auch lebertoxische Pyrrolizidinalkaloide. Gleichwohl wird in der medizinischen Schrift Hildegards eine innere Anwendung beim »Riss des Bauchfelles« beschrieben. Ein Kräuterwein mit Sellerie, Beinwell und Zitwer zieht durch seine »wohltuende Kälte und gute Wirkung das innere Häutchen der Eingeweide wieder zusammen« (»Causae et Curae«, S. 220). Alle Namen des Beinwells weisen auf diese heilende, zusammenfügende Wirkung des Krautes hin. »Konsolidation« bedeutet im medizinischen Sinne »Verknöcherung«, d.h. das sich bei Knochenbrüchen neu bildende Gewebe. Ähnliche Bedeutung hat der zweite alte Name »Comfrey«, der von »conferre«, »zusammenfügen«, abgeleitet ist. Der botanische Gattungsname *Symphytum* ist die griechische Bezeichnung für zusammenfügen. Der deutsche Name »Beinwell« schließlich geht auf das alt- und mittelhochdeutsche »wallen« zurück, das »verheilen« bedeutet und sich im Englischen als »well« erhalten hat.

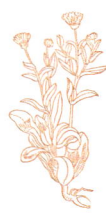
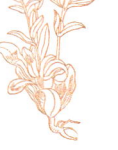

Hausmittel

Beinwellkompressen
Frische zerdrückte Beinwellblätter als kalte Kompresse auf schmerzhafte Prellungen, Quetschungen usw. auflegen.

Beinwellsalbe
30 g zerkleinerte getrocknete Beinwellwurzel mit 250 g Eucerin im Wasserbad erwärmen, einige Tage zugedeckt ziehen lassen, erneut erwärmen, durch einen Filter geben.

Beinwellsalbe
250 g Schweinenierenfett auslassen, abseihen. 1 frische Beinwellwurzel säubern, abtrocknen und mit der groben Reibe raffeln, in das Fett geben und im Wasserbad erwärmen, bei höchstens 70 °C 1 Stunde ziehen lassen, abseihen, noch heiß in ausgekochte Gläser füllen.
Salbe 2- bis 3-mal täglich dick auftragen.

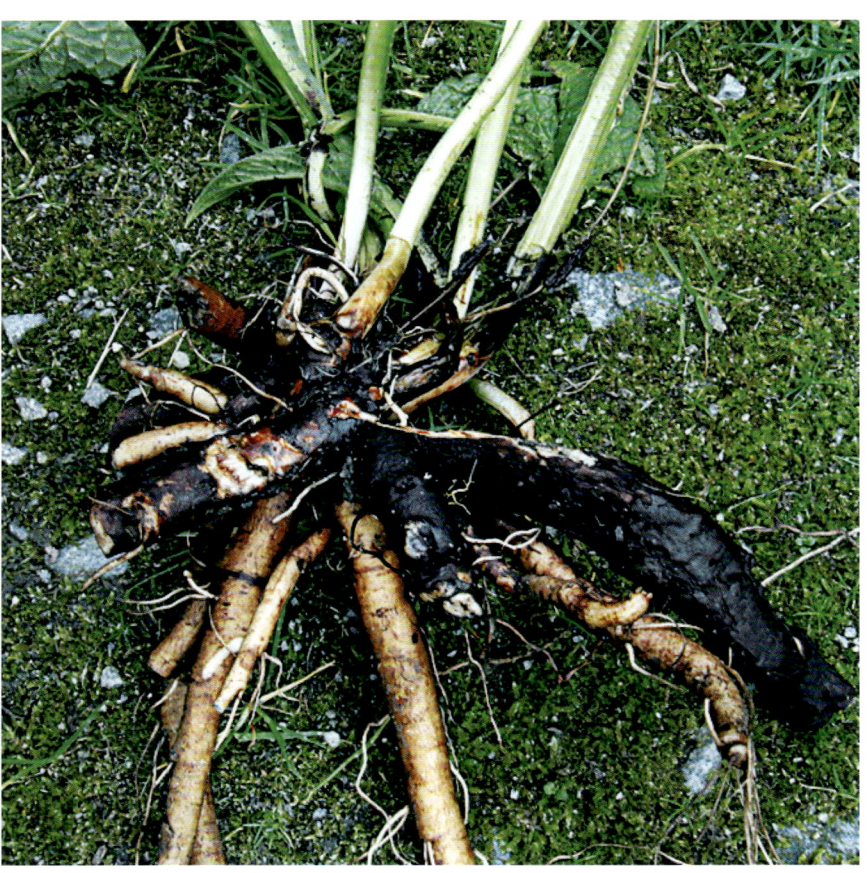

Die Pflanze in der Kräutermedizin

Wie die Namensgeschichte bereits zeigt, war der Beinwell zu allen Zeiten als Heilmittel gegen Verletzungen, Knochenbrüche und Geschwüre in Gebrauch. In der Antike wurde er zudem bei inneren Wunden, Blutspucken und Abszessen innerlich angewandt. Diese medizinische Tradition setzte sich im Mittelalter fort, und es mag viele Gelegenheiten gegeben haben, die toxische Wirkung bei innerer Anwendung zu beobachten. Die äußere Anwendung dagegen erwies sich über Jahrhunderte als erfolgreich. Wurzel und Blatt zerstoßen und wie ein Pflaster aufgelegt, so hieß es, ziehe den Eiter und den Bluterguss vom Fallen oder Stoßen und heile selbst die Schwarzen Blattern.

Der wirksame Inhaltsstoff des Beinwells ist das als Produkt des Harnstoffwechsels bekannte Allantoin. Es ist in Kraut und Wurzel zu 15% enthalten. Im Ersten Weltkrieg entdeckte man bei Verwundeten mit eiternden Geschwüren die Wirkung dieses Stoffes: Man fand heraus, dass diejenigen infizierten Wunden besser abheilten, in denen bereits Maden waren – das von den Maden ausgeschiedene Exkret ist Allantoin. Es regt die Durchblutung und die Regeneration der Zellen an und beschleunigt so den Wundheilungsprozess.

Im Beinwell sind neben Allantoin noch reichlich reizmildernde Schleimstoffe

Wie das Kraut, so enthält auch die Wurzel des Beinwells den wundheilenden Wirkstoff Allantoin.

und adstringierende Gerbstoffe enthalten. Dieser ideale medizinische Cocktail wird auch heute als Salbe und Umschlag bei Knochenbrüchen, Prellungen, Quetschungen, Zerrungen und Hämatomen in der Schulmedizin angewendet. Die Salben werden hauptsächlich aus der Wurzel, aus Radix Symphytii hergestellt.

In der Volksmedizin hat sich darüber hinaus die traditionelle Verwendung bei schlecht heilenden eiternden Wunden, offenen Beinen und Geschwüren erhalten. Allantoin reinigt die Wunde, verflüssigt das Wundsekret und regt auch bei offenen Wunden das Zellwachstum an. Die Anwendung sollte jedoch nicht länger als 4 bis 6 Wochen dauern.

Kultivierung im Garten

Symphytum officinale ist eine ausdauernde lebenskräftige Pflanze, die in ganz Europa und den gemäßigten Zonen der Erde zu Hause ist. Sie wächst auf Nass- und Moorwiesen und an Wassergräben, wo sie ihre rübenförmige Wurzel tief in den weichen Boden senken kann.

Auch im Garten liebt der Beinwell einen feuchten humusreichen Boden und gedeiht besonders gut, wenn man ihm Kompost und Hornspäne in das Pflanzloch gibt. Er wird unter günstigen Bedingungen bis zu 90 cm hoch und ist in einer »wilden« Gartenecke gut untergebracht.

Beinwell gehört zur Familie der Borretsch- oder Raublattgewächse, was leicht an den rauhaarigen Stielen und Unterseiten der Blätter nachzuvollziehen ist. Die großen lanzettlich geformten Blätter laufen am Stiel herab; der

kantige Stiel selbst ist hohl und verästelt sich nach oben. Die kleinen rot violetten oder weißen, wenig auffallenden Blütchen hängen glockenförmig, und erscheinen ab Mai.

Die schwarzbraune Wurzel gräbt man am besten im Spätherbst aus, säubert sie, schneidet sie der Länge nach durch und trocknet sie so.

Beinwell: Die Behaarung an Stielen und Unterseiten der Blätter zeigt die Verwandtschaft zu den Borretschgewächsen.

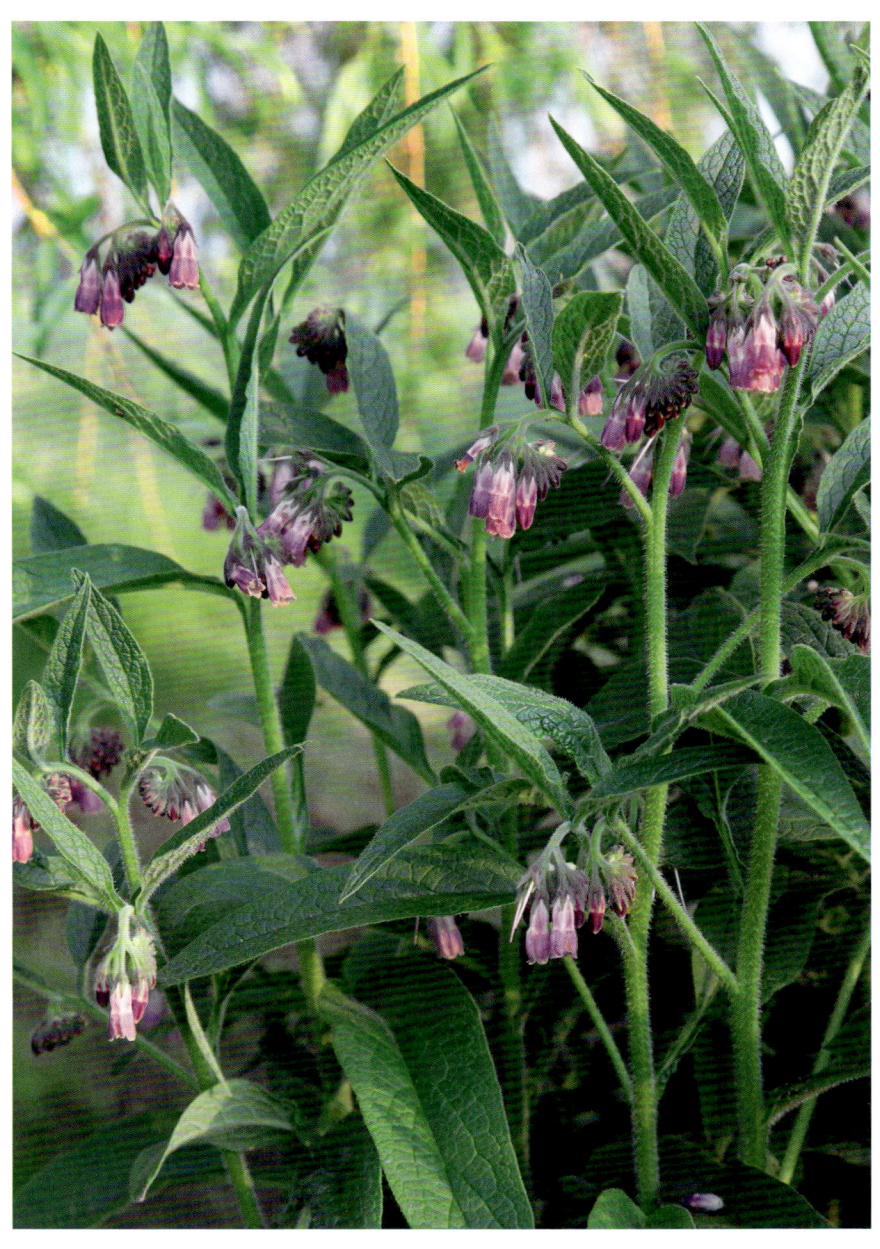

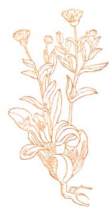

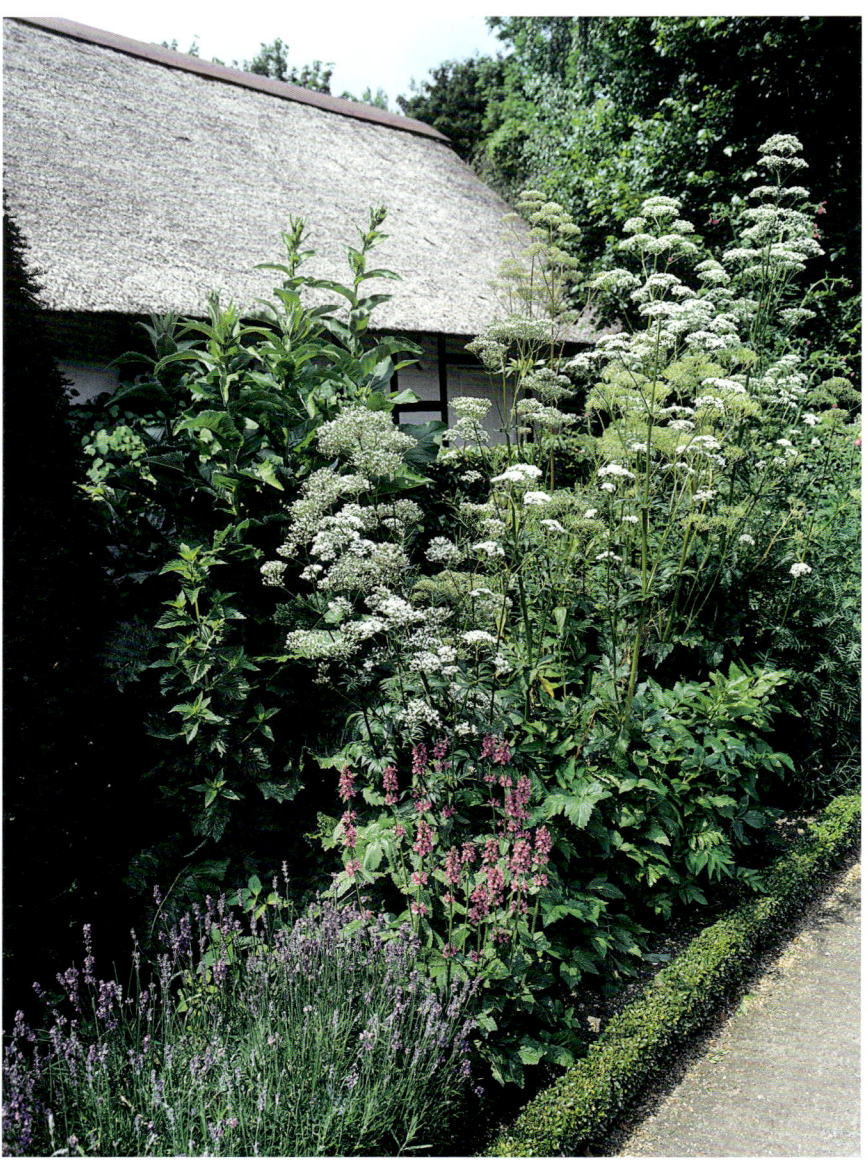

Denemarcha – Baldrian *Valeriana officinalis*

De Denemarcha. Der Baldrian ist warm und feucht. Und wer sogar an Brustfell-entzündung leidet oder jener, der von der Gicht Schmerzen hat, der pulverisiere Baldrian und diesem Pulver füge er etwas weniger Pulver von Katzenminze bei und dann mache er mit Mehl und Wasser Törtchen oder »Kucheln« in einer Schüssel mit Fett und diese vorgenannten Pulver vermische er und so esse er es oft, und die Brustfellentzündung und die Gicht werden in ihm weichen, sodass es ihm bessergeht.

»Physica«, S. 146

Der Name »Denemarcha«, den Hilde-gard für Baldrian verwendet, stammt wahrscheinlich aus dem Althochdeut-schen und bedeutet so viel wie »Däni-sche Wurzel«, eine Bezeichnung, die in der Schweiz und in Mittelbaden noch vorkommt. Hildegard empfiehlt Baldri-an gegen Gicht und Brustfellentzün-dung. Zu ihrer Zeit, ja bis hinein in das 19. Jahrhundert war die beruhigende Wirkung von Baldrian seltsamerweise nicht bekannt, obwohl das Kraut seit dem Altertum weitverbreitet als Heil-mittel genutzt wurde.

Hildegards »Kucheln« (»tortelli«) hatten in etwa die Funktion wie unsere heuti-gen Tabletten. Sie waren relativ geschmacksneutral, Katzenminze, Mehl und Fett konnten den unange-nehmen Geruch der Baldrianwurzel überdecken. Die Kräuterpulver wurden in einen Teig aus Mehl, Fett und Was-ser eingearbeitet. Dann wurden die münzengroßen Kräuterkuchen in der Sonne, am Ofen oder in der warmen Asche getrocknet und konnten als fer-tiges Medikament aufbewahrt werden.

Die Pflanze in der Kräutermedizin

Andere mittelalterliche Autoren emp-fahlen Baldrianwurzel auch gegen unspezifisches Seitenstechen, gegen Verdauungs- und Menstruationsbe-schwerden sowie als volkstümliches Mittel gegen die Pest.

Heute spielt Baldrian in der Heilkunde ausschließlich deshalb eine Rolle, weil er beruhigend und krampflösend wirkt. Dazu tragen die enthaltenen ätheri-schen Öle ebenso bei wie die Valeren-säure. Man konnte in der Baldrian-wurzel mehr als 60 verschiedene

Hausmittel

Weil Baldrian bitter schmeckt, werden Baldrianpräparate vorwiegend als geschmacksneutrale überzogene Tabletten verkauft, die Baldrianwurzeltrockenextrakt enthalten. Aber neben dem eigentlichen Wirkstoff findet man in den Tabletten u. a. auch Maltodextrin, Magnesiumstearat, Sucrose, Schellack, raffiniertes Rizinusöl und Farbstoffe. Diese und andere Inhaltsstoffe, die lediglich zur Herstellung kompakter Tabletten erforderlich sind, kann man sich ersparen, wenn man den beruhigenden Baldrianauszug selbst herstellt. Ein Auszug mit kaltem Wasser hat überdies den Vorteil, dass leicht zersetzliche Alkaloide erhalten bleiben. Man kann Baldrianauszug sehr gut mit anderen beruhigenden Kräutern wie Hopfen oder Melisse kombinieren. Zubereitungen aus Baldrian haben keine Nebenwirkungen, sie machen nicht benommen, haben keine narkotische Wirkung und machen nicht süchtig. Eine Überdosierung mit frisch zubereiteten Kräuterauszügen ist praktisch nicht möglich.

Baldrianauszug
Die frische oder getrocknete Wurzel zerkleinern, 1 Tag oder 1 Nacht lang in kaltem Wasser ausziehen lassen (1 Tasse Wasser auf 2 Teelöffel Wurzelmasse) und dann abseihen. Vor der Einnahme wird der Kräuterauszug etwas erwärmt (und evtl. mit einem Fruchtsaft geschmacklich verbessert). Mehrere Tassen über den Tag verteilt trinken. In geringerer Dosierung zusammen mit Pfefferminztee wird der wässrige Auszug der Baldrianwurzel auch für Kinder empfohlen.

Warnung

Baldrian nicht zusätzlich zu verschreibungspflichtigen Schlaf- und Beruhigungsmitteln einnehmen!

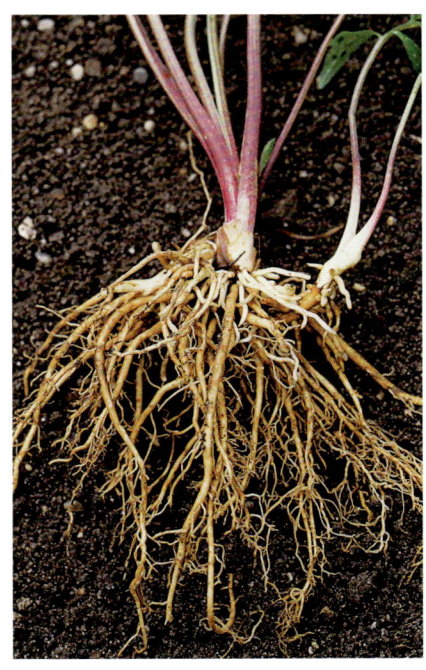

Aus der Wurzel der zweijährigen Baldrianpflanze kann ein beruhigender Tee zubereitet werden.

chemische Verbindungen nachweisen. Anders als viele synthetische Beruhigungsmittel macht Baldrian weder süchtig noch benommen, und seine Anwendung setzt die Leistungsfähigkeit bei Tage nicht herab.
Baldrian wird heute empfohlen gegen nervös bedingte Einschlaf- und Durchschlafstörungen, gegen Angst- und Unruhezustände sowie bei nervösen Herzrhythmusstörungen. Wegen der krampflösenden Wirkung hilft Baldrianwurzel auch bei Magenkrämpfen und Reizmagen sowie bei Menstruationsbeschwerden.

Kultivierung im Garten
Valeriana officinalis ist eine über fast ganz Europa und das gemäßigte Asien verbreitete Wildstaude und wächst besonders auf feuchten Wiesen und an Bachufern. Mit seinen gefurchten Stängeln wird er zwischen 70 und 170 cm hoch. In den Hausgarten verpflanzt, ist er äußerst wüchsig und genügsam und bringt – so heißt es – den ganzen Garten zum Aufblühen. Aus den rötlich weißen Blütchen des Baldrians, die von Mai bis August erscheinen, entwickeln sich zahlreiche Samen und Sämlinge.

Einiger Nachwuchs ist jedoch erwünscht, da man für Heilzwecke ja die Wurzel benötigt. Am besten eignen sich junge, das heißt zweijährige Wurzeln. Man erntet sie im August, wäscht die anhaftende Erde ab und lässt sie trocknen; erst beim Trocknen nimmt sie – auch für menschliche Nasen wahrnehmbar – den typischen penetranten Geruch an, den die Katzen lieben.

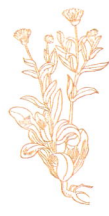

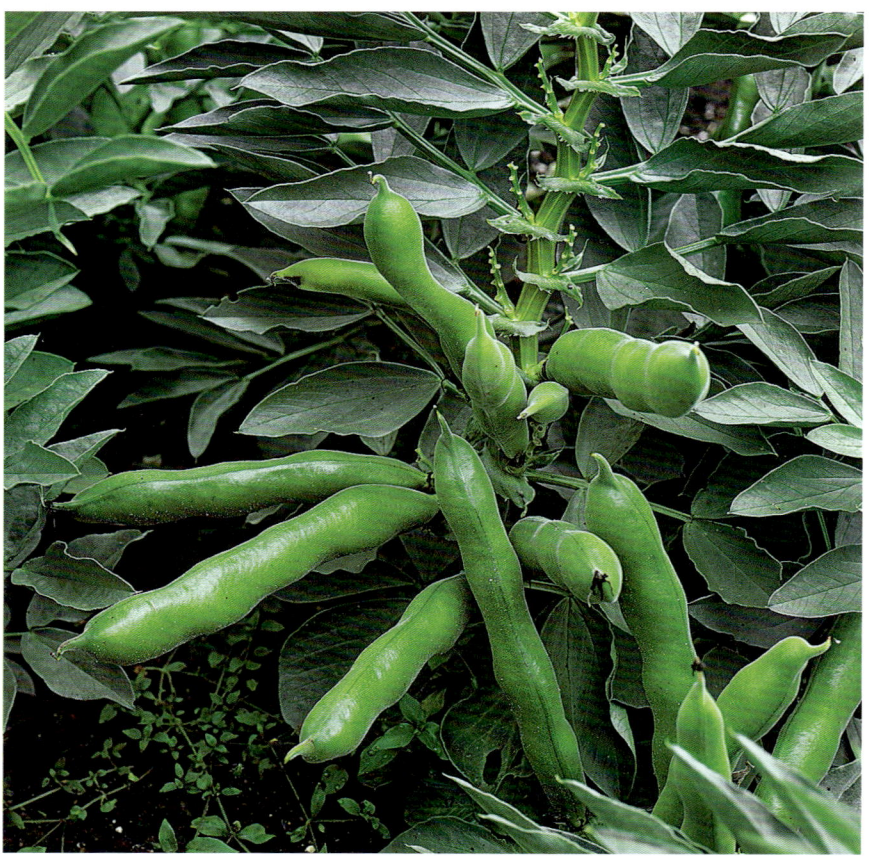

Faba – Bohne   *Vicia faba, Phaseolus coccineus*

De Faba. Die Bohne ist warm und für gesunde und starke Menschen ist sie gut zu essen und sie ist besser als die Erbse. Denn wenn die Kranken die Bohne essen, schadet sie ihnen nicht sehr, weil sie nicht so viel Flüssigkeit und Schleim in ihnen bereitet, wie die Erbse dies tut. Das Bohnenmehl ist gut und nützlich für den kranken und den gesunden Menschen, weil es leicht ist und mühelos verdaut werden kann.

Und wer Schmerzen in den Eingeweiden hat, der koche die Bohne in Wasser unter Beigabe von etwas Fett oder Öl und nach Entfernen der Bohne schlürfe er die warme Brühe. Dies tue er oft und es heilt ihn innerlich.

Und wer in seinem Fleisch einen wallenden Schmerz hat und Krätze und Geschwüre, welcher Natur sie auch seien, der nehme Bohnenmehl und er füge etwas Pulver von Fenchelsamen hinzu und mische das mit allerfeinstem Weizenmehl in Wasser, damit es zusammenkleben kann; und so bereite er Törtchen am Feuer oder in der Sonne. Und er lege sie oft auf und wird den Schmerz jenes herausziehen und er wird geheilt werden.

»Physica«, S. 35

In der Übersetzung wird die von Hildegard beschriebene Bohnenart als *Vicia faba* bezeichnet, also als »Puffbohne«, auch »Acker-« oder »Saubohne« genannt. Tatsächlich wurde und wird diese Bohnenart in der Alten Welt seit 3000 Jahren weithin kultiviert. Sie wurde im alten Ägypten als Gemüse- und Kultpflanze geschätzt. Im antiken Griechenland galten ihre schwarz gefleckten Blüten als Schriftzeichen des Todes, und ihre Kerne wurden als symbolträchtige Speise bei Trauerfesten gegessen. Schwarze und weiße Bohnen dienten als »Stimmzettel« bei Wahlen und demokratischen Abstimmungen, und das Bohnenopfer für die unterirdischen Götter lebte noch lange in sogenannten Bohnenfesten fort. Zu Hildegards Zeiten war die Puffbohne eine beliebte eiweißreiche Fastenspeise und daher auch im »Capitulare de villis« aufgeführt. Eine Brühe aus den frischen jungen Puffbohnen war sicher ebenso lecker wie magenschonend.

Das Bohnenmehl, das im Hildegard-Text erwähnt wird, kann dagegen wohl kaum aus Puffbohnen hergestellt werden, hierfür kommen nur Stangen- oder Feuerbohnen in Betracht. Es ist umstritten, welche von beiden Bohnenarten aus der Alten Welt stammt. Es heißt, Alexander der Große habe die Garten- oder Stangenbohne (*Phaseolus vulgaris*) aus Asien nach Griechenland gebracht, während die Feuerbohne (*P. coccineus*) angeblich erst im 16. Jahrhundert aus der Neuen Welt nach Europa gelangte; die aus Amerika eingewanderten Gartenbohnen verdrängten jedenfalls alsbald die älteren Bohnen asiatischer Herkunft und erhielten deren alte Bezeichnungen. »Faba«, »Fisole«, »Fasohle«, »Phaseolus« – alle Namen, auch der amerikanischen Bohnen, sind Abwandlungen des alten römischen Namens, den auch Hildegard verwendete.

Die Pflanze in der Kräutermedizin

Die wohltuende oder schädigende Wirkung bestimmter Gemüsearten auf den menschlichen Körper war bereits den antiken Ärzten bekannt. So wusste auch Hildegard, dass die Kerne der jungen Puffbohnen zartschaliger und besser verdaulich waren als die damals bekannten hartschaligen Erbsenarten. »Die Erbse«, so befand sie, »ist auch für alle Kranken schädlich und hat keine Kräfte in sich, um die Krankheiten auszutreiben.« (»Physica«, S. 34) Ähnlich urteilte sie über die Linse, »sie sättigt nur den Bauch und füllt ihn mit Wertlosem. Sie reizt die kranken Säfte in den Menschen zum Sturm.« (»Physica«, S. 36)
Bohnen sind in ihren Hülsen und Schalen reich an Kieselsäure, daher benutzte auch Paracelsus einen Bohnenschalentee als Mittel gegen die Gicht. Dieser harntreibende Absud wird in der Volksarznei noch heute bei chronischem Rheumatismus und bei Gicht angewendet. Eine Abkochung der Bohnenschalen soll – über längere Zeit getrunken – überdies gegen hartnäckige Akne des Gesichtes helfen. Getrocknete Bohnenhülsen sind als handelsübliche Drogen unter dem Namen »Fructus Phaseoli sine Semine« in Drogerien und Apotheken erhältlich. Das von Hildegard erwähnte Bohnenmehl war als Farina Fabarum noch in

den 1920er-Jahren ein probates Mittel gegen Ekzeme. Nachgewiesenermaßen half das Aufstreuen von Bohnenschalenmehl auf nässende chronische Ekzeme: Der Juckreiz wurde für lange Zeit unterbunden, und die Hautausschläge heilten. Weil das Bohnenschalenmehl gleichzeitig die Poren der Haut vergrößert, wird es heute nicht mehr äußerlich verwendet.

Kultivierung im Hausgarten

Im Mittelalter hieß es von den Bohnen, sie brächten »eyn groß erdisch früchtigkeit«. Wie alle Leguminosen vermögen Bohnen den Stickstoff aus der Luft im Boden anzureichern und sind daher nicht nur den Gärtnern, sondern auch dem Garten nützlich. Puffbohnen eignen sich als bodenverbessernde Vorfrucht oder Zwischenfrucht für andere Kulturen. Gleiches gilt für die kleinfrüchtige Schwester der Puffbohne, die *Vicia faba minor*, die als Futter- oder Saubohne angebaut wird.
Die Puffbohne (*Vicia faba major*) ist eine Wickenart und stammt ursprünglich von den südwestlichen Küsten des Kaspischen Meeres. Anders als in den Mittelmeerländern hat sie in Deutschland nur noch regionale Bedeutung. Sie wird hauptsächlich in Norddeutschland angebaut und traditionell als »Dicke Bohnen mit Speck« verzehrt. Puffbohnen eignen sich jedoch auch ohne Mehlpampe für köstliche Gemüse und Salate.
Der große Vorteil dieser alten Kulturpflanze, die auch »Buffbohne«, »Windsor-« oder »Mazaganbohne« genannt wird, ist ihre Kälteunempfindlichkeit. Die Pflanze verträgt Frost bis −3 °C,

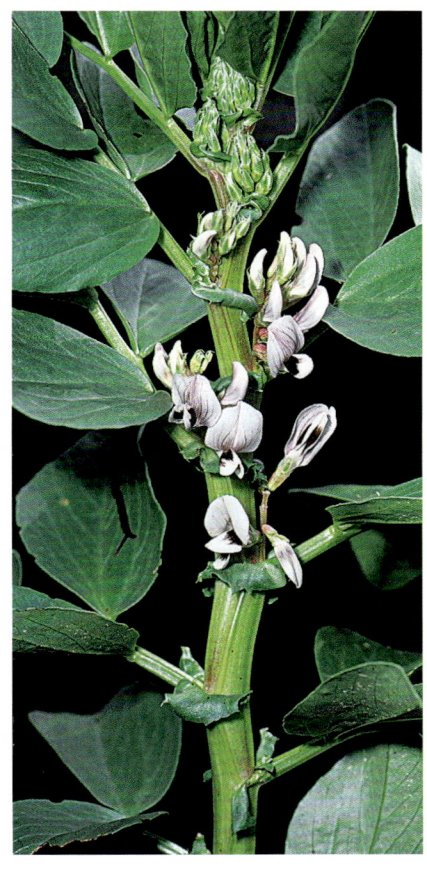

Die schwarz gefleckten Blüten der Puffbohne galten in der Antike als Schriftzeichen des Todes.

und man kann daher die Kerne bereits zwischen 1. und 5. März legen. Dann sind die Pflanzen Ende Mai weit genug entwickelt, um der Läuseplage zu widerstehen. Leider zieht *Vicia faba* schwarze Läuse beinahe magnetisch an.
Man baut die Bohnen in Reihen an, legt je zwei Kerne im Abstand von 30 cm so tief, dass sie – wie alle Bohnen – höchstens um das Doppelte ihrer Stärke mit Erde bedeckt sind.

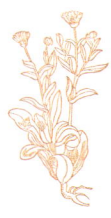

Neben den Puffbohnen gedeihen im Beet Starkzehrer wie Sellerie oder Kohlarten.

Wie bei allen Bohnenarten werden die Jungpflänzchen bis unter das erste Blattpaar angehäufelt, und auch späterhin wird während des Wachstums immer wieder angehäufelt. Sobald sich die ersten Ansätze der dicken grünen Schoten zeigen, sollte man die Haupttriebe entspitzen, damit sie mehrere kräftige Seitentriebe entwickeln, die übrigens nicht klimmen! Bereits Ende Mai kann man die ersten dickschaligen feinflaumigen Hülsen ernten, die zwei bis fünf platt gedrückte Kerne enthalten. Diese sind dann milchig weiß bis grünlich und können frisch aus der Schote sogar roh gegessen werden. Mit der Ernte sollte man nicht warten, damit die Kerne nicht zu hart werden und als »lederne Jungs« gelten. Puffbohnen sind wasserbedürftig und gedeihen gut in schweren lehm- und kalihaltigen Böden. Der Gartenboden darf für den Bohnenanbau nicht frisch gedüngt sein.

Anbau von Feuerbohnen (Phaseolus coccineus)

Nicht kältefest, aber ähnlich robust wie die Puffbohne ist die Feuerbohne (Phaseolus coccineus), die wegen ihrer schönen Blüten auch Prunkbohne heißt. Weil sie aus Amerika kommend das Abendland über Spanien erreichte, wird sie zudem »Arabische« oder »Türkische Feuerbohne« genannt. Sie ist weitverbreitet und schmückt mit ihren rot oder weiß blühenden, links klimmenden Ranken den Gemüsegarten und – weil sie sogar im geräumigen Blumenkasten gedeiht – auch Balkon und Terrasse. Jung gepflückt, sind ihre langen warzigen Schoten in Geschmack und Konsistenz jeder Buschbohne überlegen.

Unermüdlich bis zum ersten Frost verschenkt die Feuerbohne ihre köstlichen und gesunden Hülsen.

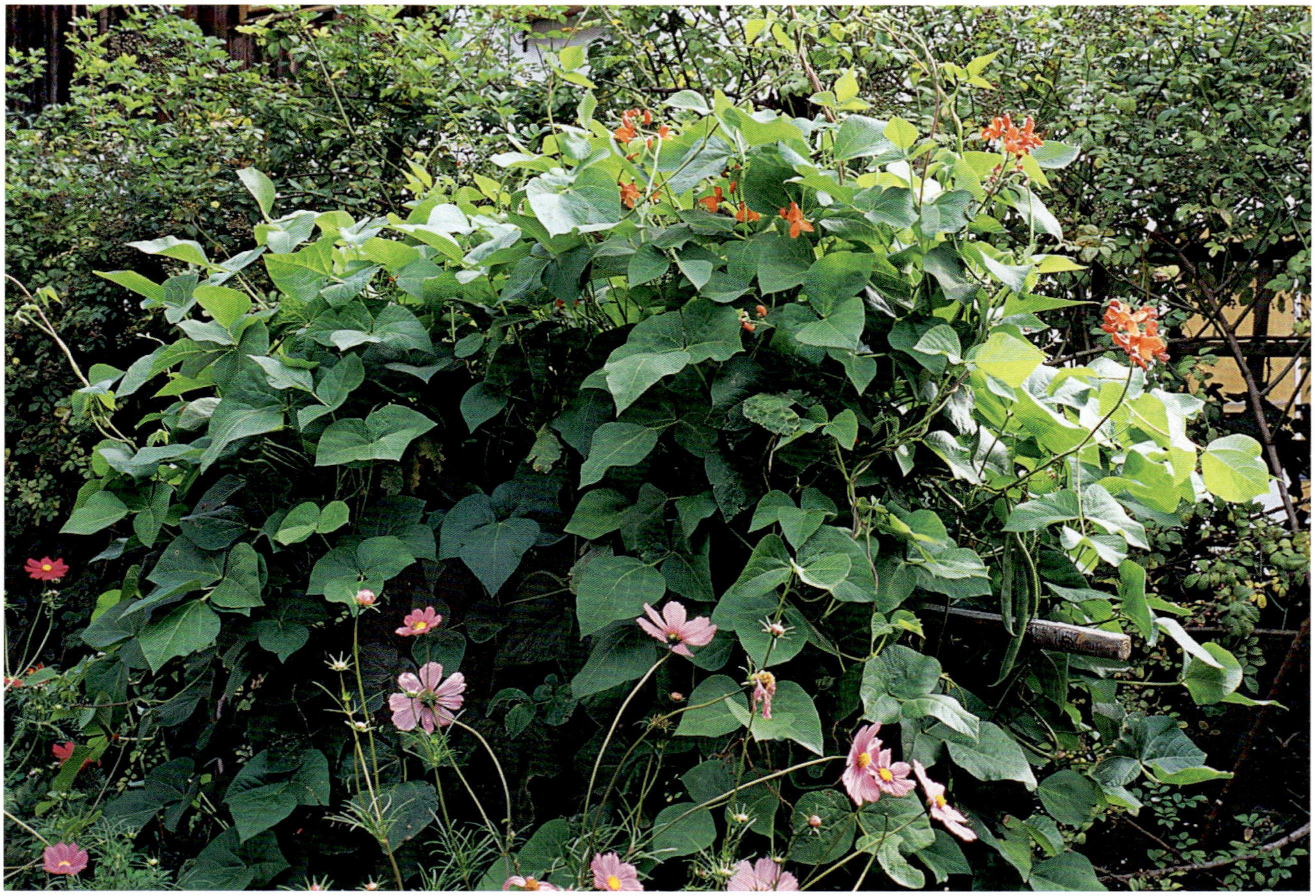

Feniculo – Fenchel *Foeniculum vulgare*

De Feniculo. Der Fenchel hat angenehme Wärme und ist weder von trockener noch von kalter Natur. Wenn man ihn roh isst, schadet er dem Menschen nicht. Und wie auch immer er gegessen wird, macht er den Menschen fröhlich und vermittelt ihm angenehme Wärme und guten Schweiß, und er verursacht gute Verdauung.

Auch sein Same ist von warmer Natur und nützlich für die Gesundheit des Menschen, wenn er anderen Kräutern beigegeben wird in Heilmitteln. Denn wer Fenchel oder seinen Samen täglich nüchtern isst, der vermindert den üblen Schleim oder die Fäulnisse in ihm und er unterdrückt den üblen Geruch seines Atems und der bringt seine Augen zu klarem Sehen.

Ein Mensch aber, der üblen Schleim in seinem kranken Magen hat, der nehme Fenchel und etwas mehr Brennnessel und Liebstöckel, zweimal so viel wie jene zwei, und er mache daraus mit etwas Mehl oder etwas Brot eine Speise und esse sie oft und es nimmt dem kranken Magen den Schleim weg.

Sogar ein Mensch, den die Melancholie plagt, der zerstoße Fenchel zu Saft und er salbe oft Stirn, Schläfen, Brust und Magen, und die Melancholie in ihm wird weichen.

Aber wenn jemand gebratenes Fleisch oder gebratene Fische oder etwas anderes Gebratenes gegessen hat und davon Schmerzen leidet, dann esse er alsdann Fenchel oder seinen Samen und es wird weniger schmerzen.

Der Mensch nehme auch Fenchelsamen und zur Hälfte davon Galgant und zur Hälfte von Galgant Diptam und zur Hälfte von Diptam Habichtskraut und dies pulverisiere er gleichzeitig und seihe es durch ein Tuch und nach einer mäßigen Stunde des Mittagessens schütte er dieses Pulver in warmen Wein, nicht heiß, und er trinke.

Und dieses Pulver hält den Menschen, der gesund ist, gesund, den Kranken aber stärkt es und es verschafft dem Menschen Verdauung und verleiht ihm Kräfte und es vermittelt eine gute und schöne Gesichtsfarbe und jedem Menschen, ob er gesund oder krank ist, nützt es, wenn es nach dem Essen gegessen wird.

»Physica«, S. 83f.

Hochgeschätzter Fenchel

Hildegard von Bingen schätzte ihn als ein von Kopf bis Fuß nützliches Kraut. Blatt, Wurzel und Samen kommen sowohl roh als auch gegart, sowohl innerlich als auch äußerlich in ihren Anwendungen vor. Und diese Anwendungen zeigen eine breite Palette – Verdauungsprobleme, Mundgeruch, Magenerkrankungen, ja sogar psychische Erkrankungen gehören dazu. Neben dem Rezept für Kräuterwein findet man im »Heilwissen« drei Rezepte für Augenwasser mit Fenchel,

Warnung

Im Handel ist neben Fenchelfrüchten auch reines Fenchelöl, Oleum Foeniculi, erhältlich. Da es die Menstruation fördert, sollte es nie während der Schwangerschaft eingenommen werden. Es eignet sich auch nicht als Arznei für Säuglinge und Kleinkinder.

eine Salbe gegen Hodenentzündung, eine Kompresse gegen Schlaflosigkeit aus Fenchel und Schafgarbe sowie einen Kräuterwein aus Fenchel, Salbei und Liebstöckel gegen »Husten auf der Brust«. Die Behutsamkeit der Hildegard-Medizin zeigt besonders die Anwendung von Fenchel bei einer Geburt:

»Wenn eine schwangere Frau bei einer Geburt viel zu leiden hat, soll man mit Vorsicht und großer Behutsamkeit milde Kräuter, nämlich Fenchel und Haselwurz, in Wasser kochen, das Wasser auspressen und sie dann noch warm auf die Oberschenkel und den Rücken der Frau legen, ein Tuch darüberbinden und das Ganze sanft festhalten, damit der Schmerz nachlässt und sich die verschlossenen Geburtswege umso sanfter und leichter öffnen.« (»Causae et Curae«, S. 229)

Die Pflanze in der Kräutermedizin

Fenchel kam als Heil- und Gewürzpflanze in den Hochkulturen Ägyptens,

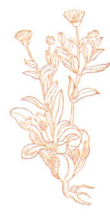

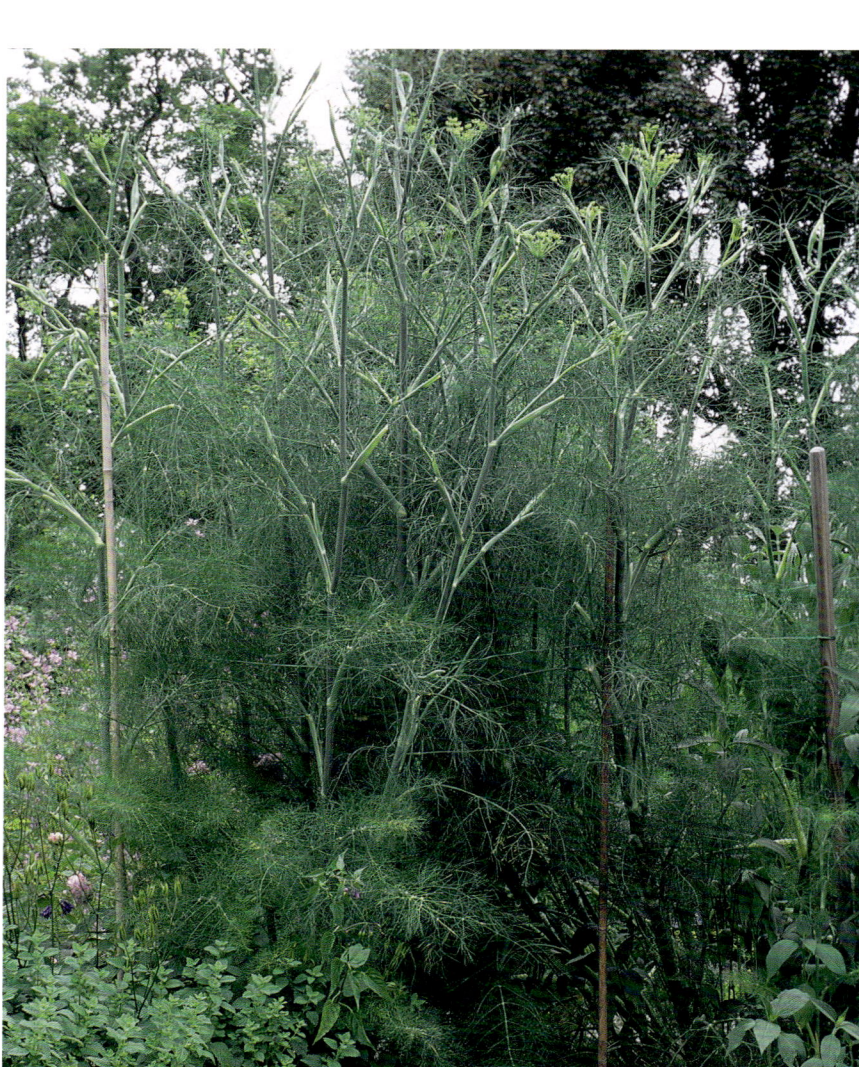

gegen den Stein in der Blase und als Mittel zur Förderung der Menstruation, aber auch zur Heilung nach der Geburt. Als ganz spezifische Wirkung wurde jedoch von alters her die Förderung der Milchsekretion bei stillenden Müttern gerühmt. Wie Hildegard den Fenchel lobt, weil sein Genuss ganz allgemein die Gesundheit stärke, eine gute Gesichtsfarbe und eine optimistische Lebenseinstellung fördere, so sah auch Strabo den Fenchelgenuss als Jungbrunnen an: »Welcher fenchelsame stediglich ysset, der iuget.«

In der Kräuterheilkunde hat sich bis heute vor allem die Behandlung von Magen-Darm-Problemen und von Erkrankungen der Atemwege mit Fenchelarznei erhalten. Als wichtige Inhaltsstoffe wurden die ätherischen Öle Anethol und Fenchon entdeckt. Sie sind in den Früchten am stärksten konzentriert, nämlich zu 4–6 %, und wirken entzündungshemmend, keimtötend, harntreibend, krampf- und schleimlösend. Letztere Wirkung kommt dadurch zustande, dass die ätherischen Öle des Fenchels die Bewegung der Flimmerhärchen in den Atemwegen beschleunigen, wodurch das Abhusten erleichtert wird.

Wohl jeder kennt den süßwürzigen Duft von Fencheltee aus der Kinderstube: Das erste Getränk, noch vor der Muttermilch, das Säuglinge bekommen, ist meistens Fencheltee. Weil besonders die Kleinsten bekanntlich oft von Blähungen und Darmkrämpfen geplagt werden, hat Fencheltee in der Kinderheilkunde eine große Bedeutung.

Pharmazeutisch verwendet werden ausschließlich Fenchelfrüchte. Sie sind

Vor allem die Früchte des Teefenchels enthalten ätherische Öle, die entzündungshemmend und krampflösend wirken.

»Und sein Same mit Milch einer Mutterziege getrunken, lockre, so sagt man, die Blähung des Magens und fördere lösend alsbald den zaudernden Gang der lange verstopften Verdauung.«

Chinas und Arabiens vor und war ein wichtiger Bestandteil der mittelalterlichen Heilkunst. Lange vor Hildegard dichtete im 9. Jahrhundert der Benediktinermönch und Abt des Klosters Reichenau, Walahfried Strabo, in Hexametern über den Fenchel:

Fenchel wird in allen mittelalterlichen Pflanzenlisten als Heilpflanze genannt und wurde – wie von Hildegard – bei Magen- und Darmproblemen, Augenleiden und Bronchialkatarrhen genutzt. Darüber hinaus galt er als Arznei

Hausmittel

Hustentee

1 Esslöffel Fenchelfrüchte mit 1 Tasse kochendem Wasser übergießen.
10 Minuten ziehen lassen, abseihen, mit Honig süßen, heiß trinken.

Hustentee für Kleinkinder

1 Teelöffel Fenchelfrüchte mit 1 Tasse kochendem Wasser übergießen.
10 Minuten ziehen lassen, abseihen, mit Honig süßen, warm trinken.

Blähungen vertreibender Tee

1 Esslöffel Fenchelfrüchte mit 1 Tasse kochendem Wasser übergießen,
10 Minuten ziehen lassen, abseihen. Ungesüßt 1–2 Tassen täglich trinken.
Tagesdosis an Fenchelfrüchten: 5–7 g.

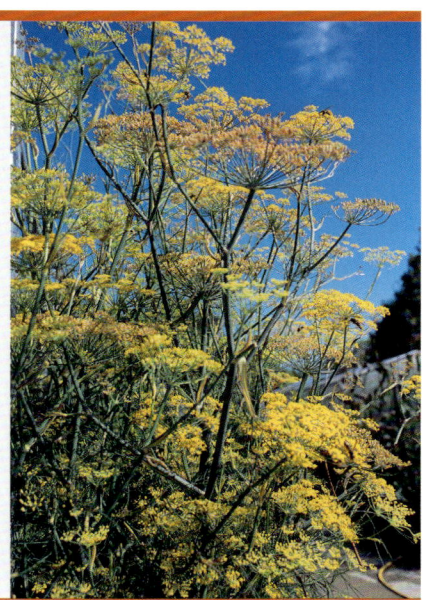

als Fructus Foeniculi im Handel und werden unter anderem zur Herstellung von Augenwassern, Hustenbonbons, Teemischungen und feinen Likören gebraucht. Weil Fenchelfrüchte auch fettes Öl sowie Zucker, Eiweiß und Flavonoide enthalten, kann das Kauen von Fenchelsamen quälendes Hungergefühl vertreiben.

Kultivierung im Garten

Besonders große und süß schmeckende Früchte bringt der Gewürzfenchel *Foeniculum vulgare* var. *dulce* hervor. Arzneilich wirksam ist der etwas bitter schmeckende Teefenchel *Foeniculum vulgare*, und als Gemüsefenchel dient *Foeniculum vulgare* var. *azoricum*. Hildegards Empfehlung, Fenchel auch frisch als Kraut und Gemüse öfter auf den Tisch zu bringen, sollten wir beherzigen, denn in allen Pflanzenteilen sind die gesunden Wirkstoffe enthalten. Wunderbar frisch schmecken die zarten Blätter und Knollen zu Salaten und Soßen, zu Fisch und Fleisch sowie

zu Tomatengerichten. Zusammen mit Anis und Kümmel verbessern Fenchelfrüchte Geschmack und Bekömmlichkeit von Brot.

Foeniculum vulgare aus der Familie der Doldenblütler stammt ursprünglich aus Westasien und wurde im Mittelmeergebiet heimisch. Die Römer brachten ihn nach Mitteleuropa – heute wird er in allen gemäßigten Zonen der Erde angebaut. In der Gartenkultur benötigt die Pflanze einen tiefgründigen nährstoffreichen kalkhaltigen Boden. Sie sollte im Wurzelbereich niemals austrocknen, braucht aber einen warmen Boden und einen sonnigen Standort, damit ihre Früchte ausreifen können.

Teefenchel wird im Frühjahr ausgesät, vereinzelt und mit 50 cm Abstand gepflanzt. Es genügen wenige Pflanzen. Ab dem zweiten Jahr entwickelt sich aus dem ausdauernden Wurzelstock ein aufrechter gerillter Stängel mit weit ausgebreiteten, fein gefiederten Blättern. Die Blattstiele wachsen

aus fleischigen Blattscheiden heraus. Ähnlich wie beim Dill sind die Fiederblättchen fast fadenförmig. Die ganze Pflanze ist von einer zarten Wachsschicht überzogen und wirkt dadurch blaugrün.

Im Juli/August erscheinen die winzigen gelben Blüten in großen Dolden und ziehen Bienen und andere Insekten magisch an. Früher strich man deshalb Fenchelsamen an die Bienenstöcke, um die Bienenvölker zu halten. Die Früchte reifen im September/Oktober. Wenn die Dolden braun werden, muss man sie kurz vor der vollen Reife abschneiden, damit die Samen nicht herausfallen. Man lässt die Dolden kurz antrocknen und schüttelt oder kämmt sie dann über Zeitungspapier aus. Die Früchte sollten im Schatten etwas nachtrocknen und gut verschlossen aufbewahrt werden. Sie behalten dann ihre Wirksamkeit drei Jahre lang. Im Herbst schneidet man die Pflanze zurück und gibt ihr einen Winterschutz aus Reisig.

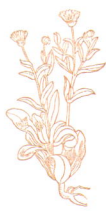

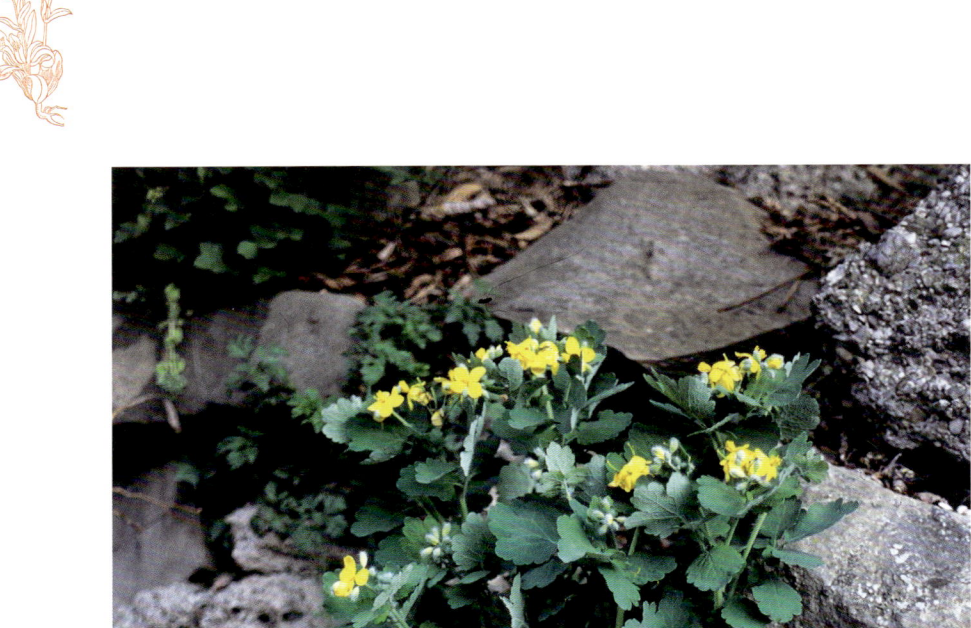

Grintwurtz – Schöllkraut *Chelidonium majus*

De Grintwurtz. Das Schöllkraut ist sehr warm und enthält einen giftigen und schleimigen Saft. Denn es hat ein so schwarzes und herbes Gift in sich, dass es dem Menschen keine Gesundheit verleihen kann, denn wenn es irgendwie dem Menschen Gesundheit gäbe, würde es ihm auf ander Weise innerlich größere Krankheit verleihen.

Wenn nämlich jemand es isst oder trinkt, verwundet und verletzt es ihn innerlich, und daher bewirkt es bisweilen den Stuhlgang und die Verdauung im Menschen mit Schmerz und nicht mit Gesundheit.

Wer aber etwas Unreines isst oder trinkt oder berührt, wovon er geschwürig im Körper wird, der nehme altes Fett und gebe ihm genug Saft vom Schöllkraut bei und zerstoße es damit und so zerlasse er es gleichzeitig in einer Schüssel und dann salbe er sich mit Talg und er wird geheilt.

»Physica«, S. 143

Warnung

Schöllkraut nicht innerlich anwenden! Allergiker sollten auch Hautkontakt zur Pflanze vermeiden!

Der alte Name Grintwurtz deutet auf die traditionelle Verwendung von Schöllkraut zur Behandlung von Ekzemen und Warzen hin, ebenso wie der volkstümliche Name Warzenkraut. Die botanische Gattungsbezeichnung *Chelidonium* weist in die griechische Antike, denn in ihr ist das griechische Wort für »Schwalbe« (»chelidon«) enthalten: Wenn die Blüte des Schöllkrautes beginnt, kehren die Schwalben zurück. Die Ausführungen der Hildegard zur arzneilichen Verwendung von Schöllkraut zeigen ihre große Vorsicht gegenüber pflanzlichen Giften. In der Antike ebenso wie im Mittelalter war man nämlich keineswegs abgeneigt, das weithin bekannte und beliebte Schöllkraut auch innerlich zu verwenden. Wegen der gelben Farbe des Pflanzensaftes galt Schöllkraut als Arznei gegen Leberleiden; es wurde bei Koliken und hartnäckigen Verdauungsbeschwerden angewendet. Man weiß heute, dass Schöllkraut einen strychninähnlichen Wirkstoff enthält, der bei hoher Dosierung heftige Krämpfe hervorruft, außerdem Wirkstoffe, die zur Entleerung der Gallenblase und zu zentraler Lähmung führen können.

In der Hildegard-Medizin wird eine Behandlung um den Preis schwerer Nebenwirkungen stets abgelehnt; nicht das stärkste, sondern das sicherste

Mittel wird gewählt. So ist es zu erklären, dass Hildegard im Gegensatz zu anderen mittelalterlichen Autoren die innere Anwendung von Schöllkraut ablehnt und es eindeutig als Gift einstuft.

Die äußere Anwendung dagegen wird empfohlen, und zwar interessanterweise bei Kontaktinfektionen. Dass Warzen und Ekzeme durch Virusinfektionen entstehen können, ist uns vertraut und war offensichtlich auch Hildegard bekannt.

Die Pflanze in der Kräutermedizin

In der antiken Kräutermedizin wurde Schöllkraut äußerlich zur Behandlung von Augenleiden empfohlen. Auch die Verwendung bei Ekzemen, krebsartigen Geschwüren, Hautwucherungen und Warzen hat eine lange Tradition. Der therapeutische Erfolg des »Warzenkrautes« ist auf die darin enthaltenen Alkaloide zurückzuführen. 20 verschiedene Alkaloide (z. B. Berberin, Cheleythrin, Sanguinarin) hat man isolieren können, von denen einige bakterizid, ja ätzend und manche schmerzstillend wirken. Das Alkaloid Chelidonin hemmt die Zellteilung und kann deshalb Viren und bestimmte Tumoren in ihrem Wachstum hemmen. Das Alkaloid Copsicin wirkt außerdem morphinähnlich krampflösend auf die Verdauungsorgane, fördert den Gallenfluss und wirkt beruhigend.

Wegen der krampflösenden Wirkung werden Gesamtextrakte (Wurzel und Kraut) von *Chelidonium major* auch heute noch von der pharmazeutischen Industrie verwendet. Sie sind in Medi-

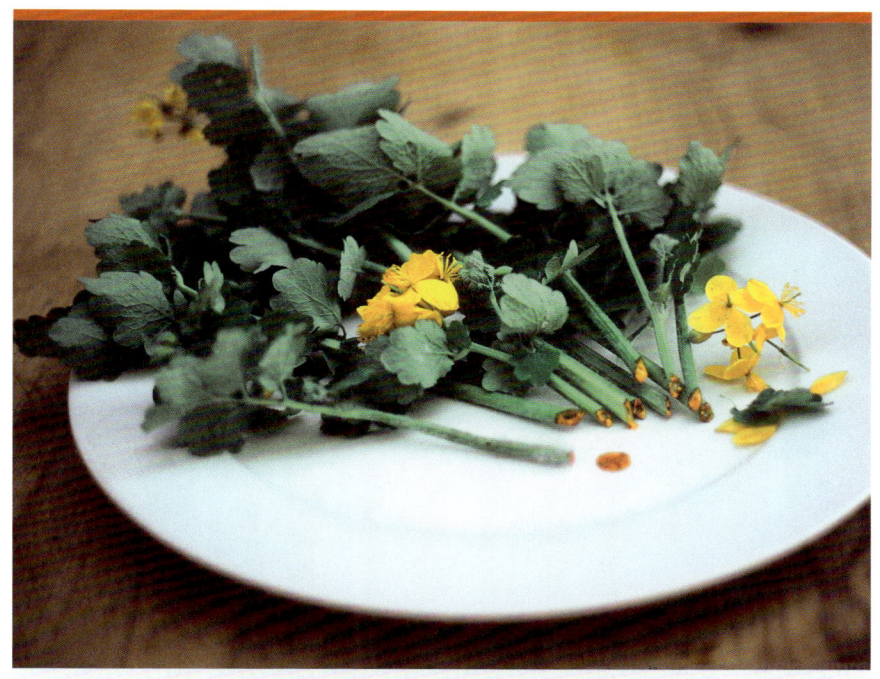

Hausmittel

Warzenmittel

Zur Behandlung von Warzen wird der frische gelbe Milchsaft aus den Stängeln der Pflanze direkt auf die befallene Hautstelle getupft. Dieser Saft tritt langsam aus, er lässt sich nicht auspressen.

kamenten enthalten, die bei Gallensteinleiden sowie krampfartigen Magen- und Darmbeschwerden eingesetzt werden. Auch in Leber- und Gallentees und entsprechenden Fertigpräparaten kann Schöllkraut als Droge enthalten sein.

Kultivierung im Garten

Es genügt, dem Schöllkraut im Garten ein kleines Plätzchen einzuräumen. Gern wächst es am Zaun, am Wegrand, an Mauern, in nährstoffreichen schattigen Gartenecken. Schöllkraut ist ein Kulturfolger und von Südskandinavien bis Mittel- und Südeuropa weit-

verbreitet. Die hübsche ausdauernde Pflanze wird 30–70 cm hoch, hat oberseits frischgrüne, unterseits blaugrüne gefiederte Blätter. *Chelidonium majus* gehört zur Familie der Mohngewächse. Mit der Mohnpflanze gemeinsam hat es manche Heilwirkungen und auch den Milchsaft, der allerdings nicht weiß – wie bei der Mohnkapsel –, sondern gelb ist. Von April bis Oktober erscheinen immer wieder die gelben Blüten; der Fruchtstand ist eine bis zu 5 cm lange Schote mit winzigen mohnkapselähnlichen Samen, die von Ameisen vertragen werden. Wo sie keimen, bildet sich eine neue Pflanze.

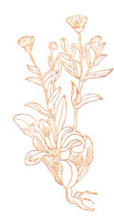

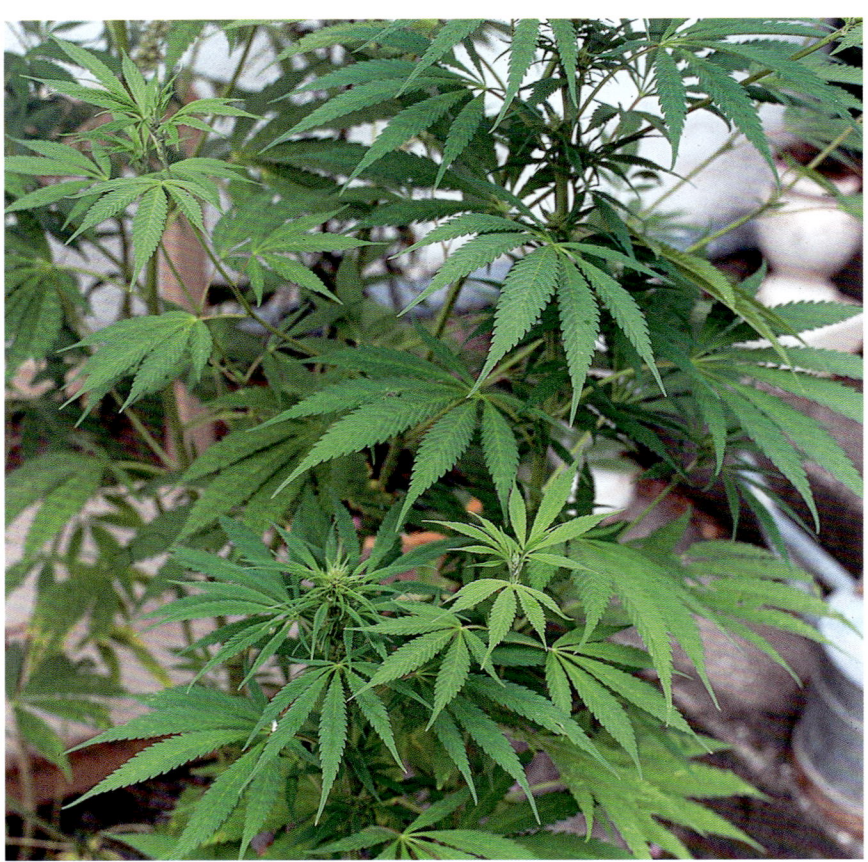

Hanff – Hanf *Cannabis sativa*

De Hanff. Der Hanf ist warm, und wenn die Luft weder sehr warm noch sehr kalt ist, wächst er, und so ist auch seine Natur und sein Same enthält Heilkraft und er ist für gesunde Menschen heilsam zu essen und in ihrem Magen ist er leicht und nützlich, sodass er den Schleim einigermaßen aus dem Magen wegschafft, und er kann leicht verdaut werden und er vermindert die üblen Säfte und macht die guten Säfte stark. Aber wer im Kopf krank ist und wer ein leeres Gehirn hat und Hanf isst, dem bereitet dies leicht etwas Schmerz im Kopf. Jenem aber, der einen gesunden Kopf hat und ein volles Gehirn im Kopf, dem schadet er nicht. Aber wer sehr krank ist, dem bereitet er im Magen etwas Schmerz. Jenem aber, der mäßig krank ist, schadet das Gegessene nicht. Wer aber einen kalten Magen hat, der koche Hanf in Wasser und nach dem Ausdrücken des Wassers wickle er es in ein Tüchlein. Und er lege es so warm oft auf den Magen und das stärkt ihn und bringt ihn wieder in seinen Zustand. Ein aus Hanf gefertigtes Tuch ist gut zum Verbinden der Geschwüre und Wunden, weil die Wärme in ihm mäßig ist.

»Physica«, S. 38

Seit dem 5. Jahrhundert wurde Hanf in Europa angebaut. Zu Hildegards Zeiten war er eine weitverbreitete feldmäßig kultivierte Faserpflanze. Doch nicht nur Fasern für Gewebe, für dauerhaftes Papier, für Seile und Schiffstaue wurden aus Hanf hergestellt, sondern auch Öl und Heilmittel. Alte Hanfanbaugebiete sind das Elsass und Baden, aber wegen seiner kurzen Vegetationszeit konnte der Hanf auch im Norden bis zur Ostsee kultiviert werden.

Ein relativ warmes Klima benötigt Hanf nur dann, wenn er als Heilmittel verwendet werden soll. Je höher die durchschnittliche Sommertemperatur ist, desto mehr von dem wirksamen Alkaloid Cannabin wird nämlich in den Fasern und Früchten gebildet. Der Hinweis im Hildegard-Text auf die klimatischen Anbaubedingungen bezieht sich daher auf Hanf als Heilpflanze.

Hildegard empfiehlt Hanfsamen innerlich und äußerlich als Magenmittel und als allgemein »heilsam zu essen«. Tücher aus Hanffasern verwendet sie als heilendes Verbandsmaterial. Ein Hinweis auf Hanf als Schmerzmittel findet sich in den Texten nicht.

Die Pflanze in der Kräutermedizin

Seit 5000 Jahren ist *Cannabis* als Heilmittel bekannt. Die längste Tradition hat er in der chinesischen Medizin, in Indien wird er seit dem 9. Jahrhundert als Arznei genutzt. Im antiken Griechenland und Rom wurde Hanf als Faserpflanze angebaut und zur Herstellung von Kleiderstoffen und Schiffstauen verwendet. Von den Griechen stammt auch das Wort »kannabis«, das von den Römern übernommen wurde.

Nach Nord- und Mitteleuropa gelangte der Hanf als Faser- und Ölpflanze erst im 5. Jahrhundert..

Wie in China, so wurde auch in Europa *Cannabis* jahrhundertelang als Schmerzmittel verwendet. Römische Ärzte gaben es gegen Ohren- und Zahnschmerzen, gegen Schmerzen der weiblichen Brust, gegen Kopfschmerzen, Neuralgien und Krampfanfälle. Hanf gehört zu den Pflanzen, deren Anbau im »Capitulare de villis« für die karolingischen Hofgüter angeordnet wurde. Aber auch im Mittelalter galt er nicht nur als Faser- und Ölpflanze, sondern auch als wirksame Heilpflanze. Überdies war zu Hildegards Zeiten eine Suppe aus Hanfsamen sehr beliebt.

Von seinen Anfängen als Heilpflanze an wurde der Hanf bekanntlich auch als Rauschmittel verwendet. In der mittelalterlichen arabischen Kultur ersetzte das klebrige Hanfharz (Haschisch) den verbotenen Alkohol; die Kelten legten Hanfkörner auf glühende Steine und atmeten ihren Duft ein. Zu allen Zeiten galt das Haschisch als »Gelächter-Erwecker«, »Vermehrer des Vergnügens« und »Kitt der Freundschaft«. Trotz seines zweifelhaften Rufes als Rauschmittel wurde Hanf in der Volksmedizin noch bis in das 20. Jahrhundert arzneilich genutzt. Ähnlich wie im Hildegard-Text verwendete man einen Aufguss aus Hanfsamen oder einen Tee aus Blättern und Blüten als Heilmittel bei Magen-Darm-Leiden sowie bei Nieren- und Blasenentzündungen und bei Nierensteinen. Auch die heilende Anwendung von Umschlägen aus Hanfbrei oder ungesponnenen Hanffasern auf Geschwülste und Entzündungen war verbreitet. Ganz unbe-

fangen wurde für die Hausapotheke eine Hanftinktur gegen Nasenbluten und Ermüdung beschrieben, die aus Weingeist und Hanfblüten hergestellt wurde.

Unter den Nationalsozialisten wurden Hanfanbau und Cannabis-Produkte mit dem Betäubungsmittelgesetz von 1934 verboten, seit 1937 sind Hanfanbau und Hanfprodukte auch in den USA illegal. Damit verschwand der Hanf auch aus den europäischen Arzneibüchern. Von den 1930er-Jahren an wurde der Faserhanf durch synthetische Fasern ersetzt.

Eine Renaissance als Schmerzmittel erlebt *Cannabis* heute in der Medizin. 1964 konnte man den wichtigsten Inhaltsstoff der Hanfpflanze isolieren, das Delta-9-Tetrahydrocannabiol, kurz THC genannt. Seither wurden über 60 verschiedene sogenannte Cannabinoide beschrieben. Mitte der 1980er-Jahre schließlich entdeckte man auch ein Cannabinoidsystem im menschlichen Körper, ähnlich dem körpereigenen Morphin- und Serotoninsystem. Seit 1998 gehört ein *Cannabis*-Medikament mit dem Namen Dronabiol zu den verkehrsfähigen verschreibungspflichtigen Betäubungsmitteln. Es ist ein zukunftsweisendes Medikament für die Schmerztherapie bei Krebs und wird auch Aidspatienten und Patienten mit multipler Sklerose verschrieben.

Kultivierung im Garten

Seit 1996 darf Hanf als Nutzpflanze in Deutschland wieder angebaut werden, allerdings nur *Cannabis sativa*, nicht *Cannabis indica*. Letzterer wird gelegentlich nur als Unterart oder tropische Kulturform von *C. sativa*, manchmal

als eigene Art bezeichnet. Der indische Hanf weist einen höheren Prozentsatz von Cannabinoiden auf. Jedoch enthalten die Fasern von *C. sativa* viel Cannabiol, das zu THC umgewandelt werden kann.

Hanf ist eine einjährige Kulturpflanze mit aufrechtem Wuchs und kann eine Höhe von mehr als 2 m erreichen. Er hat ästige Stängel und lang gestielte, fingerförmig gefiederte, grob gesägte Blätter. Die raue Behaarung erinnert daran, dass Hanf ein Nesselgewächs ist. Hanf ist eingeschlechtig; die männlichen Pflanzen, sog. Sommerhanf, sind kleiner und geben den feineren Bast. Die weiblichen Pflanzen, sog. Winterhanf, sind buschiger und kräftiger und produzieren wesentlich mehr Harz als die männlichen Pflanzen. Hanf gedeiht auf mit verrottetem Stallmist gedüngtem Boden. Vor der Aussaat muss der Boden gut bearbeitet und abgetrocknet sein – wie in einem Garten. Daher sprach man früher auch von Hanfgärten und nicht von Hanffeldern.

Hausmittel

Hanfumschlag
Einen Brei aus zerstoßenen Hanfsamen kann man auf Geschwulste und entzündete Körperteile auflegen. Er wirkt schmerzstillend und heilend.
Magentee
30–60 g Hanfsamen mit 1 Liter kochendem Wasser aufgießen und über den Tag verteilt trinken.

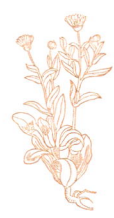

Man staunt, wie sparsam Hildegard diese seit der Antike allgemein so hoch geschätzte Heilpflanze verwendet. Weder Blüten noch Früchte des Holunders hielt sie für nützlich. Einzig Blätter und Zweige empfiehlt sie zur Behandlung von Gelbsucht, die Blätter für ein Dampfbad und die »Sprossen« in Wein eingelegt als galleabführendes und blutreinigendes Mittel.

Fast scheint es, als habe das negative Image des Zwergholunders *(Sambucus ebulus)*, den Hildegard im »Buch der Pflanzen« beschreibt, abgefärbt. Dessen schwarze Beeren sind ja tatsächlich giftig, sodass – wie Hildegard sagt – »wenn ein Mensch ihn äße, ihm dies gefährlich wäre« (»Physica«, S. 200).

Dagegen reicht die Nutzung des Schwarzen Holunders mit Blüten, Beeren, Blatt, Rinde und Wurzel weit in vorchristliche Zeit zurück. Darauf verweist auch der Name, der von einem vorchristlichen Naturgeist, der »Frau Holde«, abgeleitet ist.

Die Pflanze in der Kräutermedizin

»Rinde, Beere, Blatt und Blüte, jeder Teil ist Kraft und Güte«, so heißt es über den Schwarzen Holunder von jeher in der Volksmedizin, und die moderne wissenschaftliche Forschung hat einen Teil der Erfahrungsheilkunde bestätigt. Geschätzt wird auch heute noch in der Phytomedizin vor allem die schweißtreibende und schleimlösende Wirkung von Holunderbeeren und Holunderblüten.

Dass die frische Rinde der noch grünen Holundertriebe Erbrechen erregend und abführend wirkt, weiß man

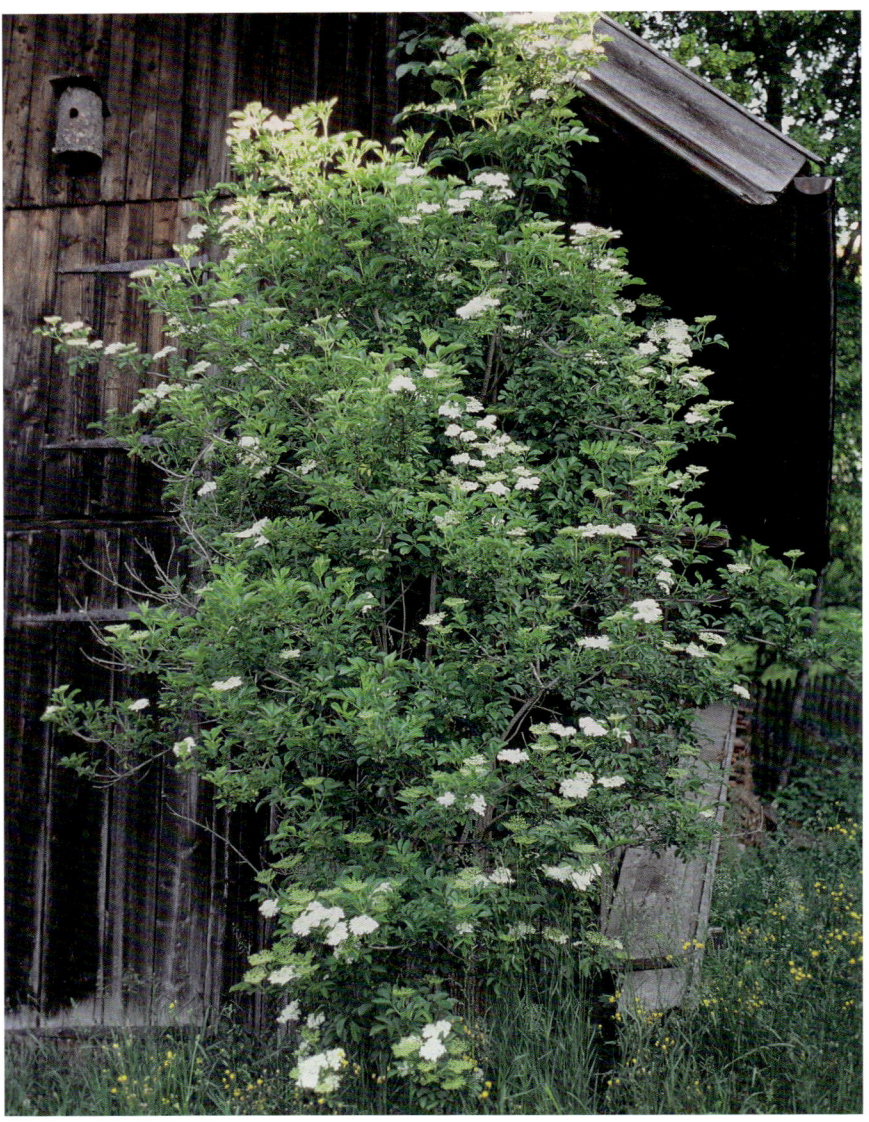

Holderbaum – Holunder *Sambucus nigra*

De Holderbaum. Der Holunder ist mehr warm als kalt und taugt wenig zum Gebrauch des Menschen, wie auch seine Frucht, es sei denn, dass sie nur dem Menschen dienlich ist. Jedoch wer Gelbsucht hat, gehe in ein Dampfbad und lege Blätter dieses Baumes auf erhitzte Steine und gieße Wasser darüber. Und dann lege er auch seine Sprossen in reinen Wein, damit dieser den Geschmack annimmt, und so trinke er in diesem Bad mäßig. Und wenn er aus dem Bad herauskommt, lege er sich ins Bett, um zu schwitzen. Und dies tue er oft und er wird geheilt werden.

»Physica«, S. 258

seit der Antike. Auch die harntreibende und blutreinigende Wirkung der frischen Blätter und Blüten wird seit Langem genutzt. Als Wirkstoffe, die dafür verantwortlich sind, kennt man im Holunder ätherisches Öl, die Flavon-Verbindungen Rutin, Isquercitrin und Hyperosid sowie Gerbstoff und Saponin. Auch Alkaloide wurden gefunden. Holunderbeeren enthalten darüber hinaus Fruchtsäuren, Zucker und die Vitamine C und Folsäure. Daher wurden und werden die Früchte des Holunders als Stärkungsmittel für die Abwehr von Infekten gelobt.

Kultivierung im Garten

Angesichts seiner vielfältigen Heilkräfte ist es kein Wunder, dass der Holunder seit je als Glücksbringer gilt. Und es gehört nicht viel dazu, einen Holunderstrauch im Garten zu kultivieren, denn ein anspruchsloseres Gehölz ist kaum denkbar. *Sambucus nigra* aus der Familie der Geißblattgewächse wächst fast in ganz Europa wild an Waldrändern, in Hecken und auf verlassenen Siedlungsplätzen. 3–7 m hoch werden die Sträucher mit ihrer radförmigen Krone – manchmal werden auch Bäume daraus. Diese haben einen Stamm mit besonders schöner hellgrauer tiefrissiger Borke. Wer solche Riesen nicht beherbergen kann, muss im Winter kräftig zurückschneiden. Man entfernt jedes Jahr etwa die Hälfte der Triebe außer dem tragenden Astgerüst, und zwar immer zuerst die ältesten und dann die zu dicht stehenden. Durch diesen Erziehungsschnitt entsteht kurz über dem Boden ein ausgewogener Triebaufbau. Auch ist zu bedenken, dass ein Hollerbusch stark verästelte

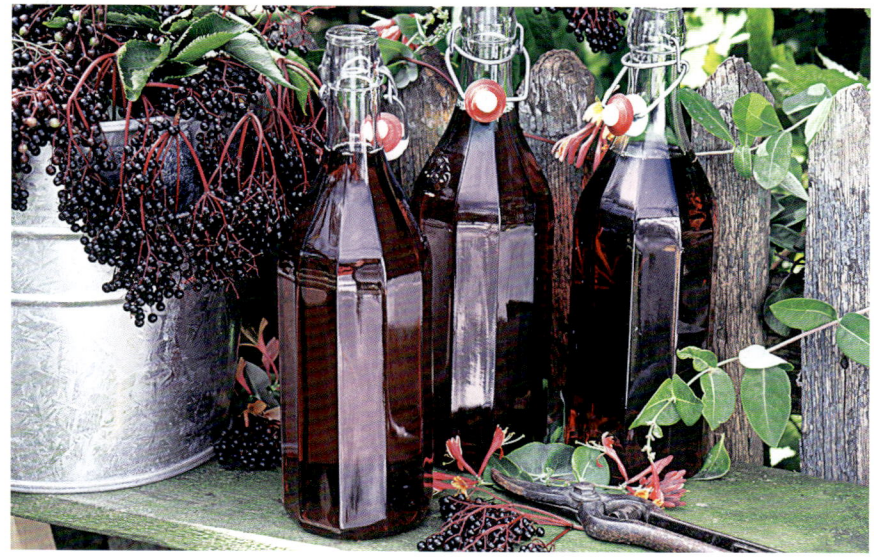

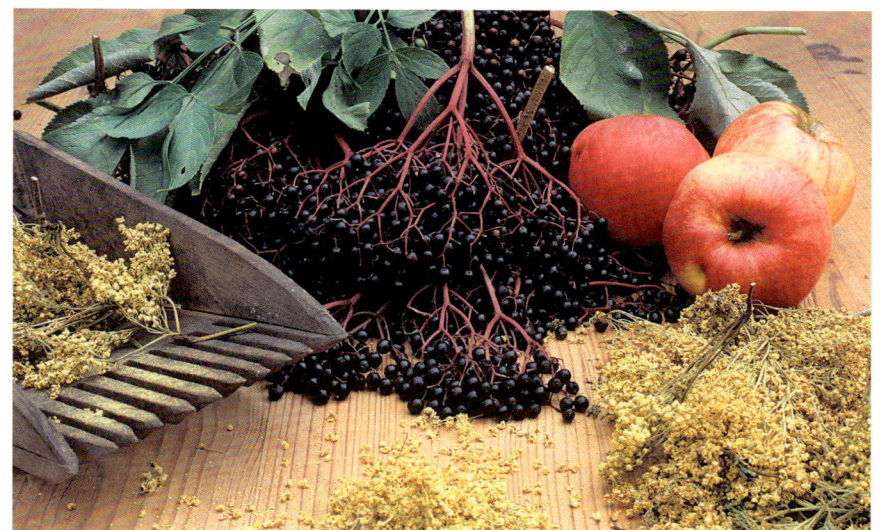

Wurzeln bekommt, die selbst Mauern durchdringen können.

Die fein gezähnten bläulich grünen Fiederblätter des Holunders duften aromatisch. Sie werden aber bei Weitem übertroffen durch den Duft der cremeweißen Trugdolden der Hollerblüten, die dem Frühsommer ein unverwechselbares Aroma verleihen. Gewarnt werden muss vor den zahlreichen Sämlingen, die aus den schwarzen Beeren überall im Garten keimen.

Getrocknete Holunderblüten lassen sich mit dem Beerenkamm von ihren Stielen abstreifen oder von Hand abrebeln (unten). Das herbe Aroma des Holundersaftes kann man durch den säuerlichen Geschmack von Äpfeln verfeinern (oben).

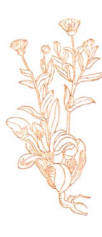

Hausmittel

Holundertee für die Schwitzkur

Die stark und eigenartig duftenden flachen Blütendolden werden voll erblüht geschnitten und so rasch es geht im Schatten getrocknet. Man kann sie auch im Backofen trocknen, doch sollte die Temperatur nicht mehr als 40 °C betragen.

Die Blütchen, Flores Sambuci, werden von den trockenen Dolden abgezupft oder abgekämmt. Mit Lindenblüten gemischt, ergeben sie ein wirksames schweißtreibendes Mittel gegen Erkältungskrankheiten.

Zubereitung:
Holunderblüten mit kochendem Wasser überbrühen,
10 Minuten ziehen lassen. Mehrmals täglich 1–2 Tassen trinken.
Tagesdosis: 10–15 g Blüten.

Holundersaft

Das Stärkungsmittel unserer Großmütter wird traditionell im Dampfentsafter hergestellt. Die dicken Stiele abschneiden, über 2 kg Holunderbeeren 200 g Zucker geben, den heißen Saft in sauberen Flaschen auffangen, Flaschen sofort verschließen.

Herstellung ohne Dampfentsafter:
2 kg Holunderbeeren mit $\frac{3}{4}$ Liter Wasser in einen Kochtopf geben, im geschlossenen Topf so lange erhitzen, bis die Beeren geplatzt sind. Den Saft etwas abkühlen lassen, durch ein Mulltuch abseihen, mit 200 g Zucker erneut aufkochen, heiß in vorgewärmte Flaschen füllen, Flaschen sofort verschließen.

Fliederbeersuppe

In Norddeutschland, wo der Holunder an den Knicks, d. h. den Hecken, wächst, die die Felder trennen, nennt man Holunderbeeren Fliederbeeren, und die heilkräftige Kaltschale daraus heißt Fliederbeersuppe.

Zubereitung:
250 g Holunderbeeren, entstielt mit $\frac{1}{2}$ Liter Wasser, Stangenzimt und Schale 1 Naturzitrone aufkochen und durch ein Sieb streichen. Mit 80 g Zucker und hauchdünn geschnittenen Scheiben von 2 Äpfeln aufkochen. 20 g Stärkemehl mit etwas kaltem Wasser anrühren, die Suppe damit binden. Kalt servieren!

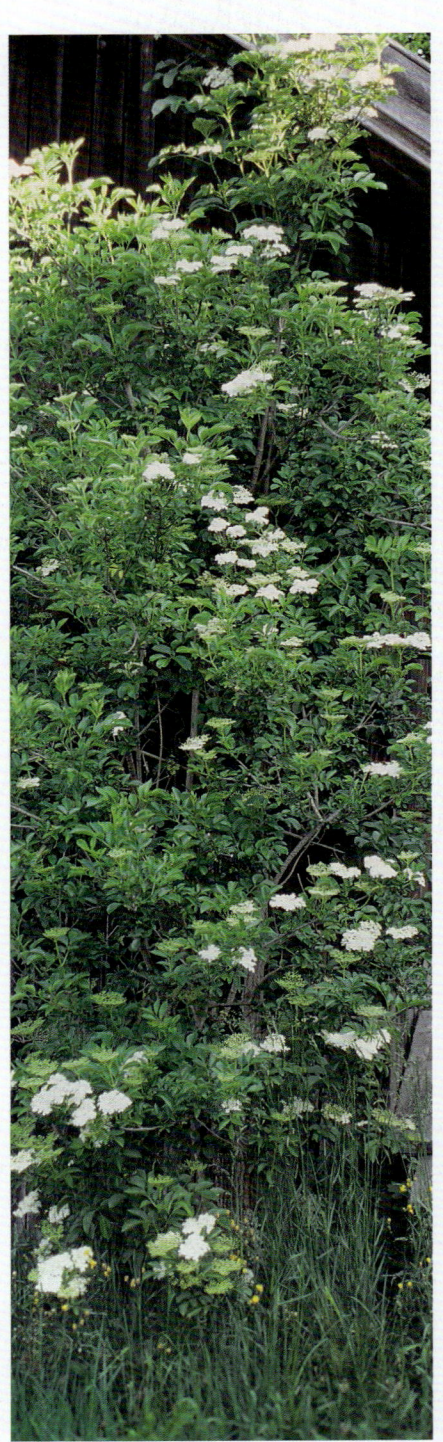

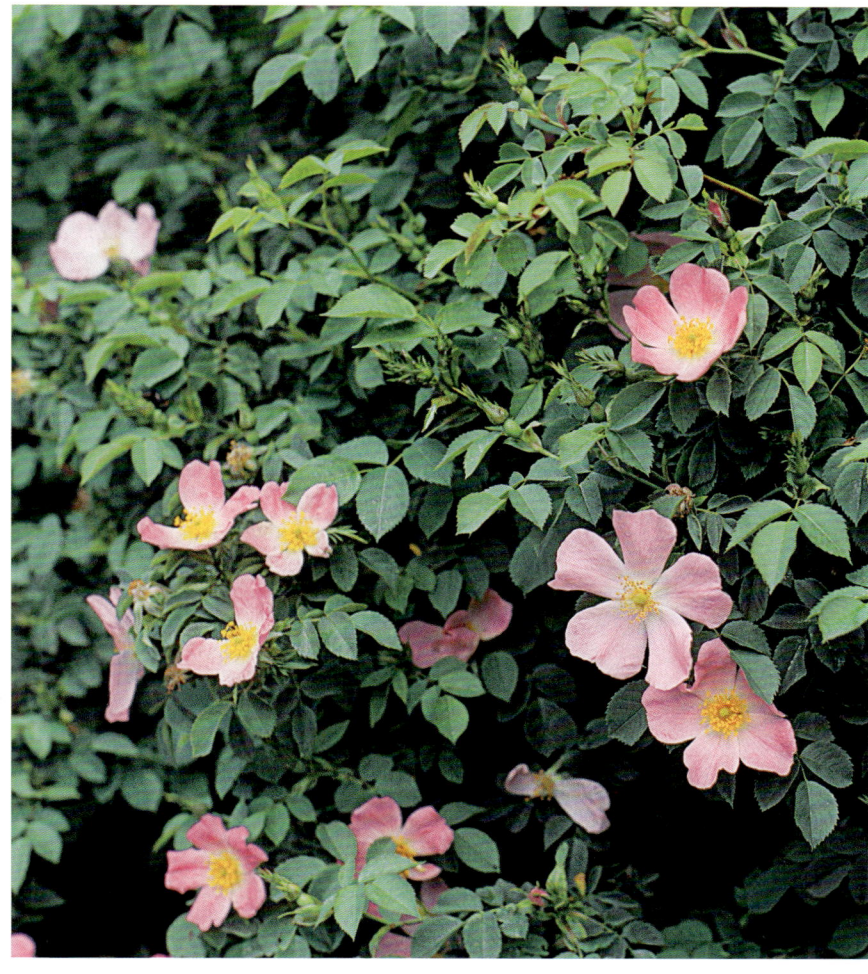

Hyffa – Hundsrose, Heckenrose

Rosa canina

De Hyffa. Die Hagrose ist sehr warm und bezeichnet die Zuneigung. Und wer in der Lunge leidet, der zerstoße die Hagrose mit den Blättern und dann gebe er ungekochten Honig dazu und koche es gleichzeitig. Er hebe oft den Schaum ab, das ist der Seim, und seihe es sodann durch ein Tuch und mache daraus einen Klartrank. Er trinke es oft und es nimmt die Fäulnis von der Lunge und reinigt und heilt sie. Und wer nun von der Asche dieses Holzes eine Lauge bereitet und damit seinen Kopf wäscht, wird, wenn er gesund ist, gesünder und stärker sein. Und wer am Leib gesund ist und nur im Magen schwach ist, koche von der Frucht des Burtzeldorns und esse oft davon und wird seinen Magen reinigen. Wer aber am ganzen Körper schwach ist, taugt diese Frucht nichts zum Essen.

»Physica«, S. 262

Die Heckenrose erscheint in Hildegards »Physica« – wie andere Sträucher auch – im »Buch von den Bäumen«. Und fast baumhoch wird sie auch mit bis zu 3 m. Der Name »Hyffa« ist vielen von uns noch vertraut als alter Name für die Hagebutten = Hyffen, Hiefen, Hetschepetsch. Der deftige Volksname »Burtzeldorn« mag so viel bedeuten wie Hinternkratzer. In der Übersetzung von Portmann wurde der deutsche Name »Hagrose« gewählt, ein Synonym für »Hundsrose«, »Heckenrose«. Plinius der Ältere, ein berühmter römischer Medizinschriftsteller (23–79 n. Chr.), dichtete der Wurzel der wilden Rose eine heilende Wirkung gegen den Biss eines tollwütigen Hundes an – so erhielt die *Rosa canina* ihren Namen.

Von den vielen in der Antike und im Mittelalter vermuteten Heilwirkungen greift Hildegard nur wenige auf: eine innere Anwendung von Sirup aus Blüten und Blättern bei Lungenleiden und den Verzehr gekochter Hagebutten als leichtes Abführmittel. Außerdem empfiehlt sie die Asche des Rosenholzes zu stärkenden Kopfwaschungen. Solche Waschungen mit Laugen aus der Asche bestimmter Hölzer kommen als Mittel zur Gesunderhaltung öfter vor.

Die Pflanze in der Kräutermedizin

Rosen spielten in der antiken und mittelalterlichen Medizin eine große Rolle, die wilden Rosen besonders wegen ihrer Früchte. Sie galten als menstruationsfördernd, ja abtreibend, und man hielt sie für wirksam bei Gebärmutter- und Nierensteinleiden. Die Kerne der Hagebutte wurden als Wurmmittel

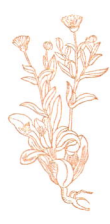

Hausmittel

Hagebuttentee

Ein gutes Mittel zur Gesunderhaltung und Stärkung der Abwehrkräfte ist Hagebuttentee; noch besser ist Hagebuttenmark (Hiefenmark), weil bei dieser Zubereitung auch das Vitamin C weitgehend erhalten bleibt. Gehandelt werden getrocknete Hagebutten unter dem Namen »Fructus Cynobasti«. Sie stammen alle aus Wildbeständen.

Für den Hagebuttentee werden die scharlachroten Früchte der Hundsrose von August bis September gesammelt und getrocknet. Man knipst die Blüte ab, halbiert die frischen Früchte, nimmt die Nüsschen heraus und trocknet die Früchte. Weniger mühsam ist es, die halbierten Früchte mitsamt den kleinen Kernen zu trocknen. Die Kerne schmecken überdies zart nach dem darin enthaltenen Vanillin.

Zubereitung:

1–2 Teelöffel Hagebutten auf 1 Tasse Wasser geben und den Tee abkochen. Dieser Tee ist nicht nur gesund, er schmeckt auch angenehm: süßlich-säuerlich und etwas herb. Gekühlt dient er als köstliches Erfrischungsgetränk im Sommer.

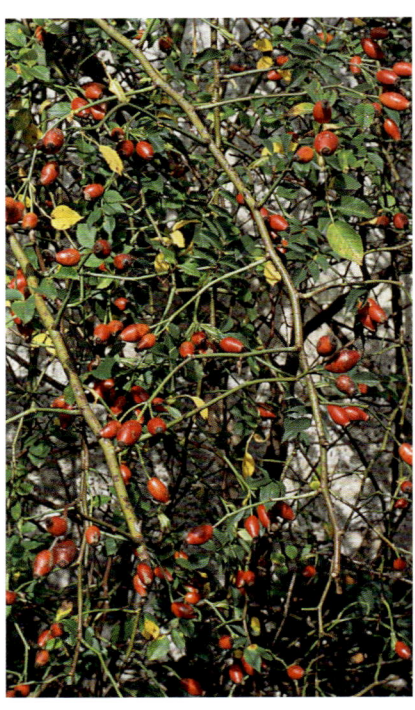

Von August bis September werden die scharlachroten reifen Früchte der Hundsrose gesammelt.

genutzt. Eine harntreibende Wirkung der Hagebutte konnte in der modernen Drogenforschung nicht nachgewiesen werden, aber sie gilt wegen ihres Vitamingehaltes noch heute als Mittel zur Stärkung der Abwehrkräfte. Enthalten sind die Vitamine A, B_1 und B_2 und vor allem C. Auch die mild abführende Wirkung durch den Gehalt an Pektinen und Fruchtsäuren ist erwiesen.

Der Sirup aus Blütenblättern der Rose, den Hildegard beschreibt, wurde berühmt und ist noch heute gebräuchlich als Mittel bei Fieber, Schnupfen und Kopfschmerzen. Dass die Blütenblätter der Rose nachweislich entzündungshemmende Wirkung haben, ist bei der medizinischen Verwendung der Gartenrosen von Bedeutung.

Kultivierung im Garten

Rosa canina, die wilde europäische Vorfahrin (und Unterlage) vieler Gartenrosen, kommt so häufig vor, dass sie selbst für industrielle Zwecke nicht angebaut werden muss. Wir finden sie an Waldrändern, Wiesenrainen und in undurchdringlichen (Dornröschen) Gebüschen. In Norddeutschland ist der sommergrüne Strauch fester Bestandteil der Heckenlandschaft.

Die Gattung *Rosa* ist ein erdgeschichtlicher Methusalem – es gab sie schon vor 65 Millionen Jahren. Mit ihren 100 bis 200 Arten ist sie in Ostasien, Nordamerika und Europa verbreitet.

Die meisten Menschen des Mittelalters kannten nur die einfach blühende wilde Rose mit ihren fünf Blütenblättern. Nicht nur der Hagebutten, auch ihrer

anmutigen Blüten wegen ist die Heckenrose eine schöne, wenn auch in der Tat »wilde« Gartenpflanze. Die weißen oder blassrosa bis hellrosa Blüten erscheinen Mitte Mai bis Anfang Juni einzeln oder zu dritt und duften zart aromatisch. Ab August reifen die scharlachroten Scheinfrüchte. Sie beherbergen die behaarten Nüsschen, die das Juckpulver für uralte Kinderscherze abgeben.

Rosa canina bildet mit ihren 2–3 m hohen bestachelten Trieben eine undurchdringliche Hecke als Sichtschutz und Vogelgehölz. Weniger ausladend als *Rosa canina*, aber ebenso heilkräftig mit Früchten und Blüten ist die aus Ostasien stammende *Rosa rugosa* (Kartoffelrose). Sie wird in der chinesischen Medizin verwendet.

Hyssopo – Ysop *Hyssopus officinalis*

De Hyssopo. Der Ysop ist von trockener Natur und ist gemäßigt warm und ist von so großer Kraft, dass sogar der Stein ihm nicht widerstehen kann, der dort wächst, wo der Ysop hingesät wird. Und wenn man ihn oft isst, reinigt er den stinkenden Schaum der Säfte wie die Wärme im Topf den Schaum aufwallen lässt und ist für alle Speisen nützlich. Gekocht ist er aber nützlicher und pulverisiert ist er (nützlicher) als roh. Gegessen macht er die Leber »querck« und reinigt etwas die Lunge. Aber auch wer hustet und an der Leber Schmerzen hat und wer dämpfig ist und an der Lunge leidet, von denen soll jeder Ysop entweder mit Fleisch oder mit Fett essen, und es wird besser werden. Wenn aber einer Ysop nur dem Wein oder nur dem Wasser beifügt und ihn isst, wird er davon mehr geschädigt als gefördert werden.

Aber auch wer in der Leber oder in der Lunge Schmerzen hat, der nehme Süßholz und mehr Zimt als Süßholz und mehr Ysop als jedes dieser beiden und Fenchel mehr als diese drei und er koche dies in einem neuen Topf unter Beigabe von genügend Honig, sodass keine Bitterkeit darin ist, und er koche es stark. Und dann lass er diesen Topf mit diesen Kräutern für neun Tage und ebenso viele Nächte und dann siebe er es durch ein Tuch und so trinke er. Aber wenn er in der Leber oder in der Lunge starke Schmerzen hat, dann trinke er neun Tage jeden Tag. Aber bevor er frühmorgens trinkt, esse er ein wenig, und dann trinke er. Aber abends esse er genug und wenn er schlafen geht, trinke er genug davon… und er wird geheilt werden, es sei denn, Gott will nicht.

Aber wenn die Leber infolge der Traurigkeit des Menschen krank ist, soll er, bevor die Krankheit in ihm überhandnimmt, junge Hühner mit Ysop kochen und er esse sowohl den Ysop als diese jungen Hühner. Aber auch den rohen, in Wein eingelegten Ysop esse er oft und diesen Wein trinke er, weil der Ysop ihm nützlicher ist für diese Krankheit als jenem, der an der Lunge Schmerzen hat.

»Physica«, S. 82f.

Starker Ysop

Der Name »Ysop« stammt aus dem Hebräischen; im Hildegard-Text finden wir die latinisierte Wortform »Hyssopo«. Ysop wird hier als ein sehr starkes, hoch wirksames Kraut eingestuft, und tatsächlich enthalten die zarten Blätter 1% ätherisches Öl, eine Konzentration, die bei den meisten Pflanzen nur in Früchten und Samen zu finden ist. Das mag die große Vorsicht erklären, die bei den beschriebenen Anwendungen waltet. Nur stark gekocht, getrocknet, gepulvert, als Würze, mit Fleisch oder Fett und nicht auf nüchternen Magen soll der Ysop verwendet werden. Neun Tage und Nächte soll man Ysop mit dem Fenchel ziehen lassen, bevor er für eine neuntägige Kur verwendet wird. Als frisches Kraut – eingelegt in Wein oder Wasser – sei es allenfalls den Melancholikern zuzumuten, deren Leber infolge der Traurigkeit krank sei.

Es sind schwere organische Leber- und Lungenleiden, von denen hier die Rede ist, und die letzte Entscheidung über Kranksein und Gesundwerden wird Gott überlassen. Der Text über den Ysop ist auch ein Beispiel dafür, wie in der Hildegard-Medizin die Sorge für das Gesundsein, ehe man krank wird, bedacht wird: Ysop als häufig verwendetes Gewürz reinigt die Körpersäfte. Zwischen der Anwendung eines Krautes als Würzmittel oder Heilmittel wird kein Unterschied gemacht. Das Wort »querck« steht offenbar als althochdeutscher Ausdruck in den ansonsten lateinischen Texten und scheint unübersetzbar zu sein.

Die Pflanze in der Kräutermedizin

Im Alten Testament wird der Ysop mehrfach als Kultkraut erwähnt, er diente als Sprengwedel für das Blut der Opfertiere. So wurde ein vom Aussatz Gesundeter in einem bestimmten Ritual wieder als »rein« in die Gemeinschaft der Gesunden aufgenommen. Dabei besprengte ihn der Priester mit einem Ysopwedel mit dem Blut eines Vogels.

Die reinigende und schützende Kraft des Kultkrautes hat sicher seine Wertschätzung als Heilkraut verstärkt. Diese Wertschätzung nahm in späteren Zeiten noch deutlich zu. Griechen und Römer kannten Ysop als Weinwürze und als Heilmittel gegen Husten und Katarrhe sowie Magenleiden. In der Zeit nach Hildegard galt das Kraut bereits zusätzlich als Arznei gegen Pestilenz und Epilepsie, und im 16. Jahr-

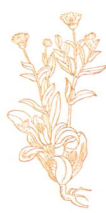

hundert wurde schließlich eine Unzahl von Krankheiten aufgeführt, die angeblich durch »ipsenwasser, -wein, -syrup und -öl« zu heilen waren.

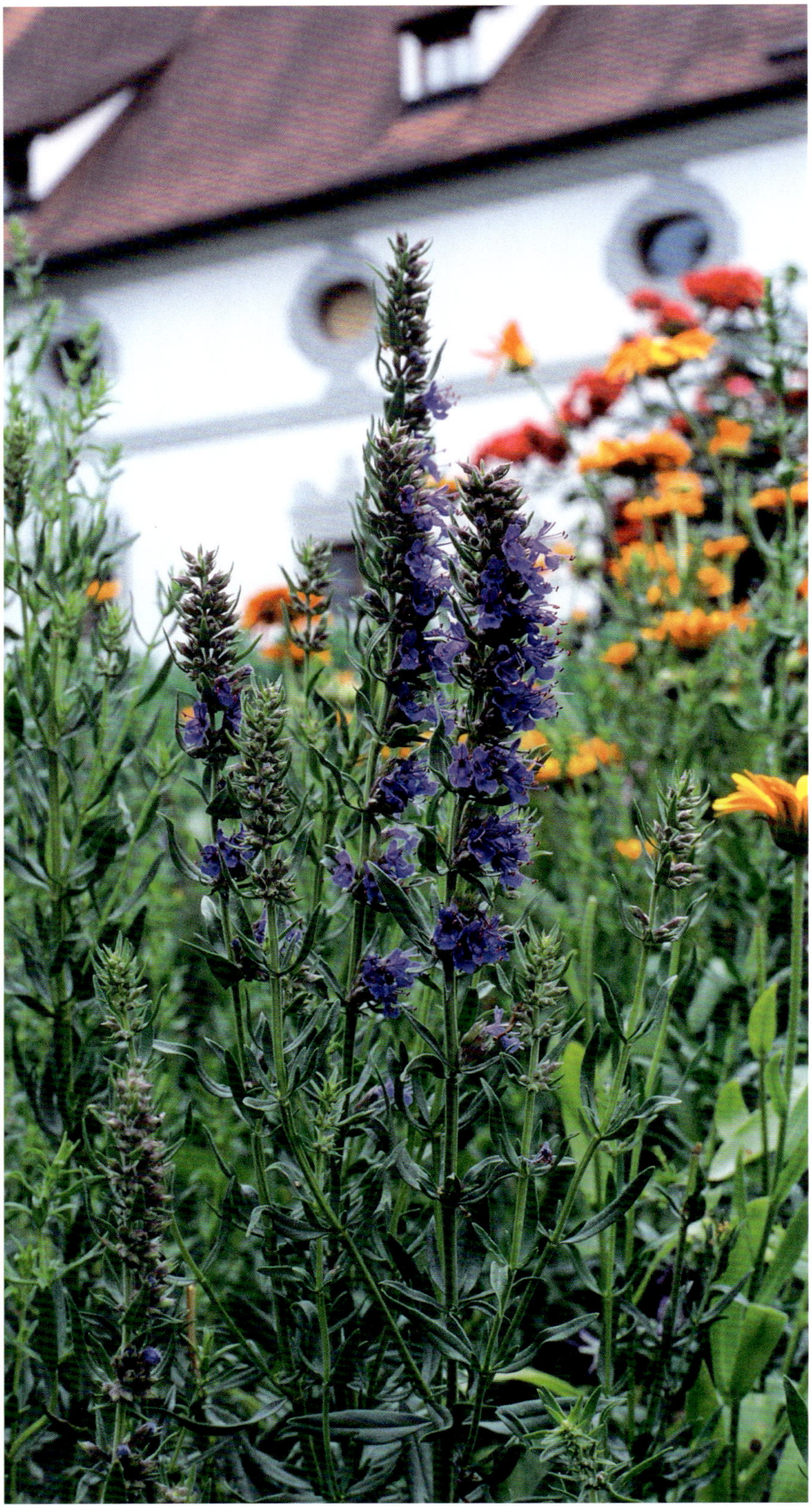

In der Volksmedizin wird der Ysop weiterhin gegen Erkrankungen der Atemwege in Form von Brusttees verwendet. Auch die Anwendung bei Magen-Darm-Beschwerden hat sich bewährt. Daher ist Ysop auch in dem bekannten verdauungsfördernden Likör Chartreuse enthalten. Als Würzkraut verbessert Ysop nach wie vor die Bekömmlichkeit schwer verdaulicher Speisen. Als wirksame Inhaltsstoffe sind neben dem ätherischen Öl Flavonoide, Gerbstoffe (Kampfer) und der Bitterstoff Hesperidin enthalten. Mehr als 50 chemische Verbindungen wurden in Ysop entdeckt, die für die belebende, stärkende, zusammenziehende, entkrampfende, antibakterielle und schleimlösende Wirkung des Heilkrautes verantwortlich sind. Dennoch wird Ysop bei der Herstellung von Arzneimitteln nicht mehr verwendet, weil es im Verdacht steht, in größeren Dosen Krämpfe hervorzurufen. Eine äußerliche Anwendung ist dagegen unbedenklich. Ysopöl gilt als gutes Mittel zum Einreiben bei rheumatischen Gliederschmerzen.

Kultivierung im Garten

Hyssopus officinalis gehört zur Familie der Lippenblütler. Der kleine Halbstrauch stammt aus den Hügeln und

Unverwechselbar ist der Ysop mit seinen nach einer Seite vom Stiel abstehenden Blüten.

Bergen Südeuropas und wurde bereits vor dem 12. Jahrhundert in mitteleuropäischen Klostergärten kultiviert. Im Alter verholzt der Ysop von unten her und benötigt in kalten Lagen Winterschutz. Am besten gedeiht er vor sonnigen Wänden und zwischen Steinen, ganz wie Hildegard es beschrieben hat. Die vierkantigen Stängel tragen an kurzen Stielen lineallanzettliche Blätter, die dicht mit Öldrüsen punktiert sind. Im Juli/August erscheinen lockere himmelblaue oder weiße Blütenähren; sie sitzen in charakteristischer Weise einseitswendig in den Blattachseln. Der starke aromatische Duft von Blättern und Blüten lockt Schmetterlinge, Hummeln und Bienen an.

Ysop gibt es nicht nur mit blauen und weißen, sondern auch mit rosaroten Blüten. Auch eine zwergstrauchige Sorte, *Hyssopus officinalis* subsp. *aristatus,* ist im Handel. Sie eignet sich gut als Einfassungspflanze für niedrige Hecken. Die Blütezeit von Ysop ist sehr lang – von Juli bis Oktober lockt der Strauch die Schmetterlinge in den Garten. So lange sollte man jedoch mit dem Rückschnitt nicht warten. Nach der Hauptblütezeit schneidet man die Pflanze um ein Drittel zurück, damit sie buschig wächst und von unten her nicht so stark verkahlt.

Hausmittel

Erkältungstee

Zu gleichen Teilen getrockneten Ysop, Holunderblüten und Pfefferminze mischen. 1–2 Teelöffel der Mischung mit 1 Tasse kochendem Wasser überbrühen, 10 Minuten ziehen lassen, abseihen. Über den Tag verteilt drei Tassen trinken.

Tee gegen Heuschnupfen

Zu gleichen Teilen getrockneten Ysop, *Echinacea* und Augentrost mischen. 1 Teelöffel der Mischung mit 1 Tasse kochendem Wasser überbrühen, 10 Minuten ziehen lassen, abseihen.

Ysop ist hoch wirksam, die Tagesdosis beträgt 1–2 g.

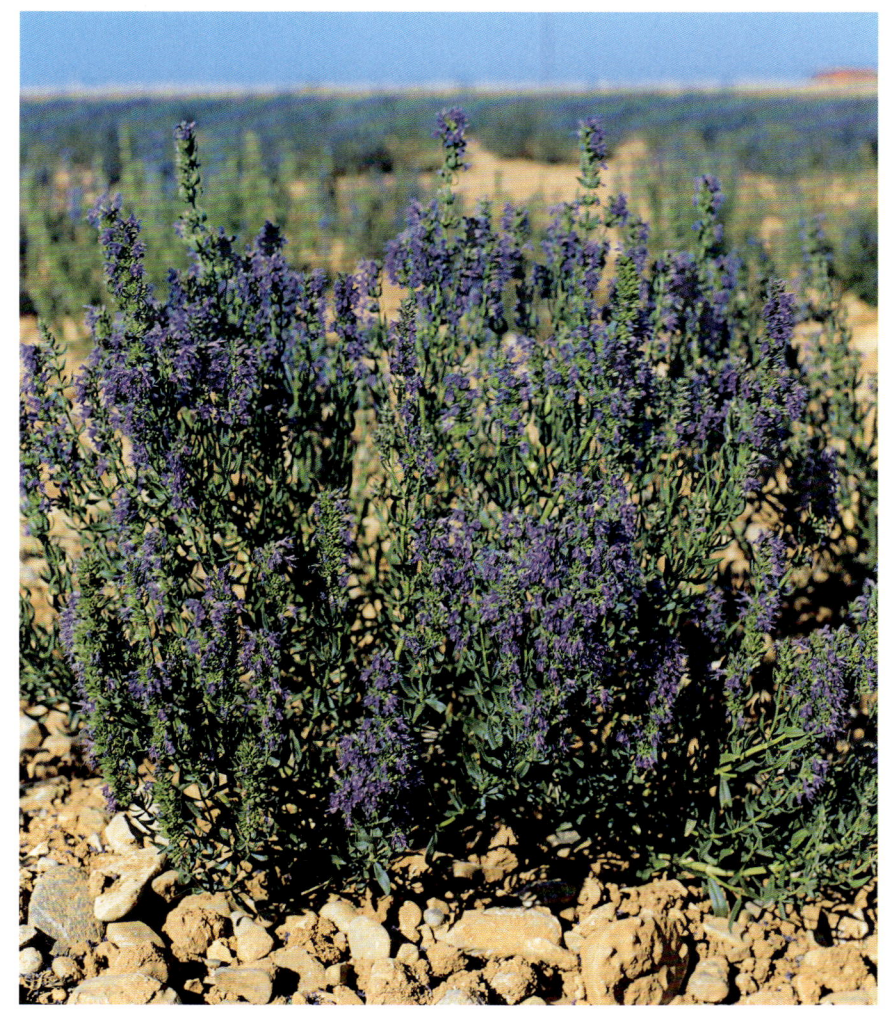

Am besten gedeiht Ysop auf steinigem Boden in sonniger Lage wie hier am natürlichen Standort.

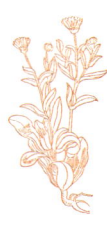

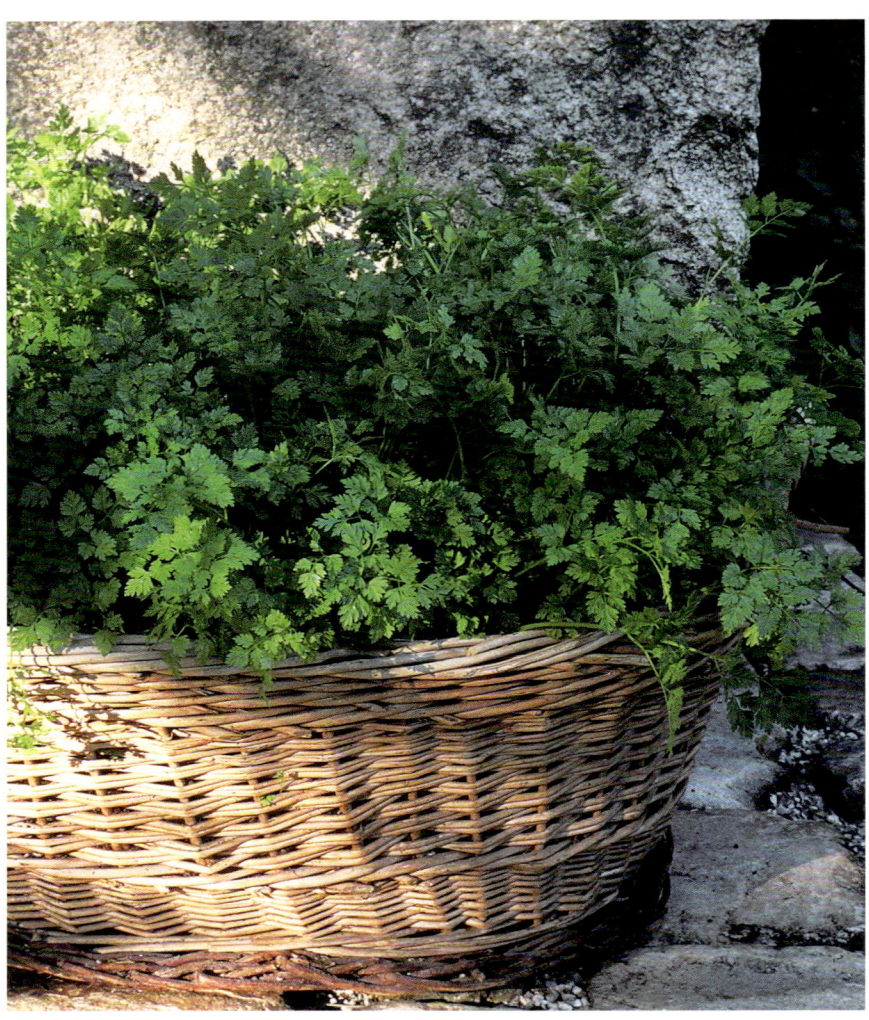

Kirbele – Kerbel *Anthriscus cerefolium*

De Kirbele. Der Kerbel ist von trockener Natur und er wächst weder von der starken Luft noch von der starken Feuchtigkeit der Erde, sondern in der schwachen Luft, bevor die fruchtbare Sommerwärme entsteht. Dennoch ist er mehr warm als kalt und diese Wärme ist gesund. Und er gleicht etwas den unnützen Kräutern, denn wenn er roh gegessen wird, bereitet er viel Rauch im Kopf des Menschen. Denn weder gekocht noch roh taugt er dem Körper des Menschen zum Essen, es sei denn, dass er sehr zu Heilmitteln brauchbar ist und die Bruchwunden der Eingeweide heilt. Zerstoße also Kerbel, das heißt »stamphe«, und beim Ausdrücken seines Saftes gieße ihn in Wein und gib es dem zu trinken, der Bruchwunden der Eingeweide hat. Und dies tue er oft und er wird geheilt werden.

»Physica«, S. 88

In Übereinstimmung mit der mittelalterlichen Heilpraxis empfiehlt Hildegard den Kerbelsaft als Mittel bei Eingeweidebrüchen. Außerdem schätzte sie eine Salbe aus Kerbel:

»Wer an verschiedenen Geschwüren und Krätze leidet, nehme Kerbel, dreimal so viel Engelsüß als Kerbel und fünfmal so viel Alant wie Kerbel und koche dies in Wasser. Dann presse er das Wasser aus, seihe es durch ein Tuch und gieße es in einen Tiegel. Er gebe ein wenig frischen Weihrauch und Schwefel und ganz frisches Schweineschmalz hinzu, und zwar mehr als die anderen Bestandteile zusammen ausmachen, sodass das Ganze im Tiegel über dem Feuer weitgehend zu einer Salbe eingedickt wird. Mit dieser Salbe soll sich der Patient um die Geschwüre und auf den Geschwüren einreiben.« (»Causae et Curae«, S. 247)

Nach einer Behandlung von fünf Tagen seien die Geschwüre ganz von der Salbe durchdrungen, und der Kranke solle nunmehr die schleimigen Säfte und üblen Gerüche im Bad abwaschen. Als Küchengewürz und Speise tauge, so Hildegard, der Kerbel nicht.

Die Pflanze in der Kräutermedizin

Kerbel war ein Küchenkraut und Heilmittel der römischen Antike und wurde im Mittelalter auch nördlich der Alpen angebaut, wie der St. Gallener Klosterplan zeigt. Er gehörte bald zu den großen Heilpflanzen der Klostermedizin und wurde über die von Hildegard angegebenen Verwendungen hinaus bei Leberleiden und Nierensteinen sowie gegen Appetitlosigkeit und Verdauungsbeschwerden eingesetzt. Als äußerliche Anwendung waren Kerbelumschläge zum Blutstillen, gegen Magen- und Leibschmerzen und gegen Seitenstechen üblich. Die Behandlung von Geschwüren mit Kerbelsalbe erstreckte sich auch auf Krebsgeschwüre.

Tatsächlich regen die im Kerbel enthaltenen Bitterstoffe die Tätigkeit der Entgiftungsorgane an; zusammen mit den ätherischen Ölen Estragol und Isoanethol sowie Flavonoiden unterstützen sie die Funktion von Leber und Galle, wirken krampflösend, harntreibend, schleimlösend und menstruationsfördernd. In der Volksheilkunde wird Kerbeltee als Blutreinigungsmittel besonders bei chronischen Ekzemen verwendet.

Wie bei anderen Küchenkräutern ist der Übergang von der Verwendung als Heilmittel zum Würzmittel fließend, denn auch als Würzkraut in Suppe und Salat entfaltet Kerbel gesundheitsfördernde Wirkungen. Er fördert die Verdauung, stärkt mit seinem Vitamin- und Mineralstoffgehalt die Abwehrkäfte und regt mit seinem feinen Anisgeschmack den Appetit an – macht, wie es im Mittelalter hieß, Lust zum Essen. Nicht umsonst gehört Kerbel in der Haute Cuisine zu den »fines herbes«, zur klassischen französischen Kräutermischung. Kerbel ist auch Bestandteil der »grünen Sauce« – eine typische Fastenspeise!

Kultivierung im Garten

Gartenkerbel ist ein Würz- und Heilkraut der Frühjahrszeit, bevor, wie Hildegard sagt, »die fruchtbare Sommerwärme entsteht«. Man kann das Kraut zwar im Prinzip während der ganzen Wachstumssaison anbauen, aber im Sommer fängt der Kerbel sofort an zu blühen, er »schießt«. Überdies wird er im Sommer gern von Blattläusen heimgesucht. Eine Aussaat des kälteunempfindlichen Krautes im April oder sogar schon März bringt sechs Wochen später die erste Ernte. Kerbel liebt einen mit Kompost gedüngten nahrhaften, eher feuchten Boden. Nicht vergessen sollte man, dass Kerbelsamen ein Lichtkeimer ist und daher nur angedrückt, aber nicht mir Erde bedeckt wird. Die Saat feucht zu halten, erfordert daher etwas Aufmerksamkeit. Nach etwa 14 Tagen erscheinen die hellgrünen fiederspaltigen Blättchen. Sie erinnern etwas an Petersilie und duften beim Zerreiben zart nach Anis. 40–70 cm hoch werden die hohlen Stängel, die von Ende Mai bis August winzige weiße Blüten in zusammengesetzten Dolden tragen. Man erntet den Kerbel, bevor diese weichflaumigen Blütendolden erscheinen. Kerbel wird nur frisch verwendet, denn beim Trocknen verliert er sein Aroma. Schneidet man bei der Ernte das Kraut auf Wurzelhöhe zurück, wird das Wachstum neuer Triebe und Blätter angeregt.

Dass Kerbel zur Familie der Doldenblütler gehört, ist nicht schwer zu erraten. Er stammt ursprünglich aus Südosteuropa und Kleinasien und wurde von den Römern nach Mitteleuropa gebracht.

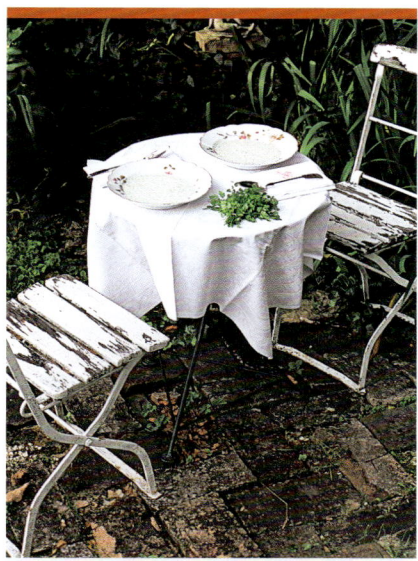

Hausmittel

Kerbeltee zur Frühjahrskur
1 Esslöffel frisches Kraut mit 1 Tasse kochendem Wasser übergießen. 10 Minuten ziehen lassen, mehrmals am Tag trinken.
Tagesdosis 5 g.

Kerbelsuppe
200 g frisches Kraut fein gehackt in Butter oder Olivenöl andünsten, mit 1 Liter Hühnerbrühe aufgießen. 100 ml süße Sahne zugeben, mit 2 Eigelb binden.

Warnung

Kerbeltee nicht während der Schwangerschaft und nicht bei entzündlichen Nierenerkrankungen anwenden!

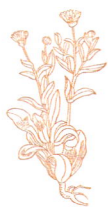

Lauro – Lorbeer   *Laurus nobilis*

De Lauro. Der Lorbeerbaum ist warm und hat etwas vom Trockenen und er bezeichnet die Beständigkeit. Nimm daher die Rinde und die Blätter des Lorbeers und zerstoße sie und drücke ihren Saft aus und dann mach mit diesem Saft und mit Weizenmehl Küchlein, zerreibe sie und mache sie zu Pulver, und dann mach mit Honig und Wasser eine Honigwürze und tue etwas von dem Pulver hinein und trinke… Und so wirst du es tun, sooft du willst, und es wird deinen Magen von allem Unrat reinigen und es verletzt ihn nicht stark.
Aber koche auch die Wurzel und Rinde und die Blätter dieses Baumes in Wasser und mach von jenem Brei und aus Bockstalg eine Salbe, und wenn du Kopfweh hast, oder (Schmerzen) in der Brust, oder in der Seite oder im Rücken, oder in den Lenden, salbe dich dort damit, und es wird dir bessergehen.
Und die Frucht dieses Baumes ist sehr warm und ziemlich trocken und zu Heilmitteln nützlich. Denn wenn sie jemand oft roh genießt, unterdrückt sie alle Fieber. Aber wer von der Gicht oder von Fiebern geplagt wird, pulverisiere diese Beeren und füge dem halb so viel Pulver eines Obstbaumes bei, der als Holzapfel wächst, oder wenn du keinen Holzapfel hast, mische halb so viel pulverisierten Bockshornklee dazu, und erwärme es so in Wein, das heißt, er siede ihn auf und er trinke es warm, und Gicht und Fieber werden ihn verlassen.
Aber er presse auch das Öl aus diesen Beeren, und wo in deinem Körper die Gicht dich plagt, salbe dich dort damit, und es wird dir bessergehen. Wenn du aber diesem Öl ein Drittel vom Saft des Sadebaumes beigibst, oder den dritten Teil vom Saft des Buchsbaumes, wird dieses Öl umso stärker sein, und es durchdringt deine Haut umso schneller zur Heilung und so wird die Gicht von dir weichen…

»Physica«, S. 233 f.

Innerlich verwendet, empfiehlt Hildegard Lorbeerblätter und -rinde als Magenmittel; die rohen Beeren dagegen stärkten die Abwehrkräfte gegen Fieber und dienten pulverisiert als Medizin gegen Gicht und (in einem weiteren Text) gegen Lungenleiden. Besonders hervorgehoben wird die äußerliche Anwendung von Salben aus allen Pflanzenteilen des Lorbeers, aus Wurzel, Rinde, Blättern und Früchten, gegen neuralgische und rheumatische Leib- und Kopfschmerzen. Hildegard kannte die Wirkung des ätherischen Lorbeeröls auf die Haut, das durch milde Reizung zu stärkerer Durchblutung und Durchwärmung der Muskeln führt. Eine ähnliche Wirkung beschreibt sie in einem weiteren Text, wo es um eine Aromatherapie gegen Zorn geht:

»Wer in seinem Zorn so erregt ist, dass er Schmerzen leidet, soll Lorbeeren nehmen und sie auf einem heißen Ziegelstein trocknen (ebenso Salbei und Majoran) und diese Kräuter an der Sonne trocknen und dann pulverisieren. Dann soll er dies in eine Büchse geben… Dann halte er es wegen seines guten Duftes an seine Nase«; dies beruhige »die Gefäße der Stirn, der Schläfen, der Brust, die durch den Zorn erregt sind.« (»Causae et Curae«, S. 240)

Die Pflanze in der Kräutermedizin

Eine ähnlich große Bedeutung wie bei Hildegard mit noch breiterer Anwendung hat der Lorbeer als Heilmittel in der Geschichte der Kräutermedizin. Im antiken Griechenland war er dem Gott Apoll geweiht und diente als Kultkraut bei religiösen Handlungen und als Siegeszeichen bei Wettspielen. Der griechische Name »daphne« ist mit einer der bekanntesten griechischen Sagen verbunden: Apoll verfolgte von Liebe betört die jungfräuliche Nymphe Daphne. Die von der Verfolgungsjagd erschöpfte Nymphe bat ihren Vater, den Flussgott Peneios, um Hilfe; dieser verwandelte sie in einen Lorbeerbaum, der seitdem ihren Namen trägt. Griechische Siedler brachten den Lorbeer im Altertum nach Italien, wo er Jupiter geweiht wurde und nunmehr den Siegern aus Schlachten und Kriegen als Siegeszeichen diente.
Ähnlich groß wie die kultische war im Altertum die arzneiliche Bedeutung von Lorbeer. Man rühmte vor allem seine reinigende Kraft, weil er als Salbe Hautkrankheiten heilen konnte. Abkochungen aus Lorbeerblättern wurden für Sitzbäder bei Blasen- und Gebärmutterleiden verwendet. Die Früchte dienten als Arznei gegen Atemwegserkrankungen und Schwind-

sucht, das Lorbeeröl als Salbe gegen Entzündungen, Insektenstiche, Ohrenschmerzen und Schwerhörigkeit. Die Rinde wurde eingesetzt, um Schwangerschaften zu unterbrechen.

Bereits im frühen Mittelalter gelangte der Lorbeer als Heil- und Gewürzpflanze in die Klostergärten diesseits der Alpen – und die zahlreichen medizinischen Verwendungen in die mittelalterlichen Klosterschriften. Seine Verwendung als allgemeines Schmerzmittel blieb bestehen, auch als Arznei gegen Lungen- und Brustleiden, gegen Magenleiden, ja Vergiftungen wurde er weiterhin verwendet. Das Lorbeeröl als Mittel gegen rheumatische Erkrankungen und Hauterkrankungen behielt ebenfalls seine Bedeutung.

Verglichen mit seiner großen Vergangenheit als Heilmittel ist die heute übliche Verwendung von Lorbeerlaub als Würzmittel ein deutlicher Abstieg. Blätter, die einst als Kränze Dichterstirnen schmückten, würzen heute das Sauerkraut. Doch auch als Würzmittel behalten Lorbeerblätter natürlich ihre heilkräftige Wirkung, und nach wie vor wird das dunkelgrüne aromatisch duftende Lorbeeröl arzneilich verwendet.

Alle Pflanzenteile von Lorbeer enthalten antiseptische und hautreizende ätherische Öle, darunter Cineol. Daneben sind Bitterstoffe vorhanden (Quercetin und Leucocyanidin), die harntreibend und verdauungsanregend wirken. Am meisten ätherisches Öl findet man in den Früchten, nämlich 1%. Aus ihnen wird durch Pressung und Ausschmelzung das grüne salbenartige Lorbeeröl, Oleo Lauri, gewonnen. Die-

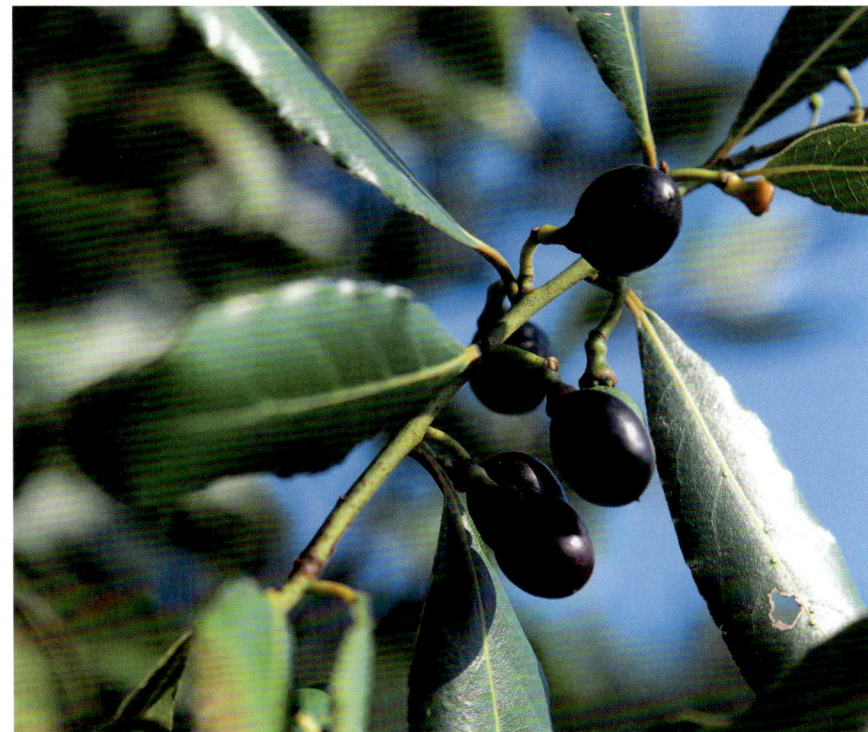

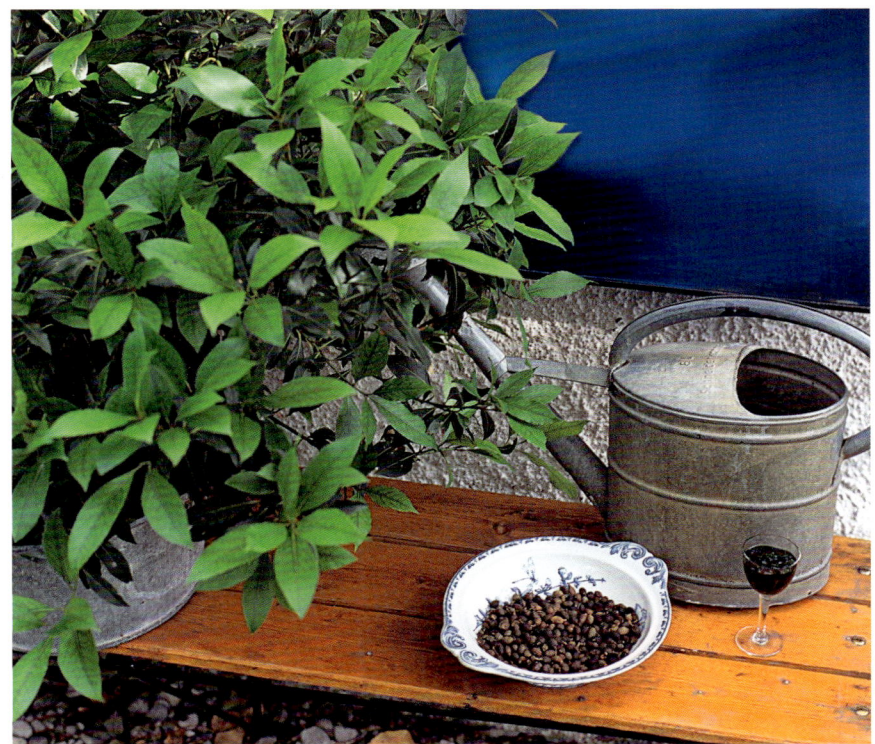

Blätter und Beeren des Lorbeers enthalten antiseptische ätherische Öle und Bitterstoffe.

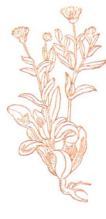

Hausmittel

Lorbeerblätter und Lorbeeren sind für viele Gerichte eine unentbehrliche Würze und gleichzeitig eine magenfreundliche, die Verdauung fördernde Zutat.

Das bei Zimmertemperatur salbenartige Lorbeeröl ist eine ausgezeichnete Salbe zur Linderung von Hautreizungen und Hautschäden; es zieht sofort ein und pflegt sehr gut.

Darüber hinaus spricht nichts dagegen, die oben genannten Rezepturen aus den Hildegard-Texten auszuprobieren. Das Rezept zur Behandlung von Zorn empfiehlt sich nicht zuletzt dann, wenn man bei Winteranfang zu spät daran gedacht hat, den Lorbeerkübel vor dem ersten schweren Frost ins Haus zu holen.

ses aromatische Öl ist Bestandteil zahlreicher medizinischer Salben, die hauptsächlich zur Behandlung von Sportverletzungen dienen.

Nicht anders als in der mittelalterlichen Medizin lindert das Lorbeeröl Schmerzen, fördert die Durchblutung, wirkt antiseptisch und erweichend. Überdies bietet es – auf die Haut verteilt – einen lang anhaltenden Schutz vor Mücken und heilt Insektenstiche.

Auch in der Tiermedizin werden diese Wirkungen genutzt – Lorbeeröl ist Bestandteil der Eutersalbe, die für das Milchvieh verwendet wird.

Kultivierung im Garten bzw. als Kübelpflanze

Laurus nobilis gehört zu den ältesten Kübelpflanzen, die nördlich der Alpen kultiviert wurden. Nicht nur Hildegard von Bingen zählt ihn ganz selbstverständlich zu den pflanzlichen Heilmitteln, auch im St. Gallener Klosterplan und im »Capitulare de villis« war er bereits aufgeführt.

Am natürlichen Standort in den luftfeuchten Küstengebieten der Mittelmeerländer wächst Lorbeer zu 10 m hohen Bäumen mit schwärzlicher Rinde heran. Einen berühmten Lorbeerwald gibt es auf der Insel La Palma, wo westliche Winde regelmäßig Regen bringen.

In Mitteleuropa wird der Lorbeer seit dem 9. Jahrhundert als Heil und Gewürzpflanze in Kübeln kultiviert. Als Zierpflanze taucht er in den Gärten erst im 16. Jahrhundert auf. Lorbeer ist als Kübelpflanze anpassungsfähig und unproblematisch, solange er frostfrei überwintert werden kann. Im Freien verträgt der Baum sogar kurze Kälteperioden mit Frösten, wobei die Temperatur jedoch nicht unter –10 °C fallen darf.

Zu allen Zeiten faszinierte der Lorbeerbaum die Menschen durch sein schönes immergrünes aromatisch duftendes Laub. Die 10 cm langen lanzettlich geformten ganzrandigen Blätter sind dunkelgrün und glänzen oberseits led-

rig. Die Unterseite ist dagegen matt hellgrün. An einem sonnigen geschützten Standort erscheinen im Mai in den oberen Blattachseln die kleinen gelben Blütendolden. Lorbeer ist eingeschlechtig, und nur an den weiblichen Pflanzen erscheinen die eiförmigen Beeren, die im August glänzend schwarz werden.

Lorbeer kann von September bis März über Stecklinge vermehrt werden. Unter Glas im sandigen Boden bei einer Bodentemperatur von 16–20 °C bilden sich in vier bis fünf Wochen Wurzeln. Lorbeer gedeiht in nährstoffreicher Mist- oder Komposterde, die mit etwas Lehm und Sand vermischt wird. Im Sommer sollte man wöchentlich einmal mit Volldünger düngen und bei Läusebefall öfter mit scharfem Wasserstrahl die Baumkrone abspritzen.

Für Heil- und Würzzwecke pflückt man die jungen, aber bereits voll ausgebildeten Blätter, ein Trocknen erübrigt sich.

In Form geschnittene Lorbeerbäumchen sind als Würz- und Heilpflanzen nicht geeignet, es sei denn, man trocknet jeweils den Schnitt. Die Anzucht von Lorbeerformschnitt ist überdies recht langwierig – für ein Kugelbäumchen mit einem Durchschnitt von 50 cm braucht man immerhin zehn Jahre.

Lorbeer ist eine typische Kalthauspflanze. Er kann sogar kurzzeitig Frost vertragen. Das Winterquartier sollte nicht zu dunkel und möglichst kühl sein, 1–6 °C. Doch kann Lorbeer – im Gegensatz zu vielen anderen Kalthauspflanzen – auch bei Zimmertemperaturen überwintert werden.

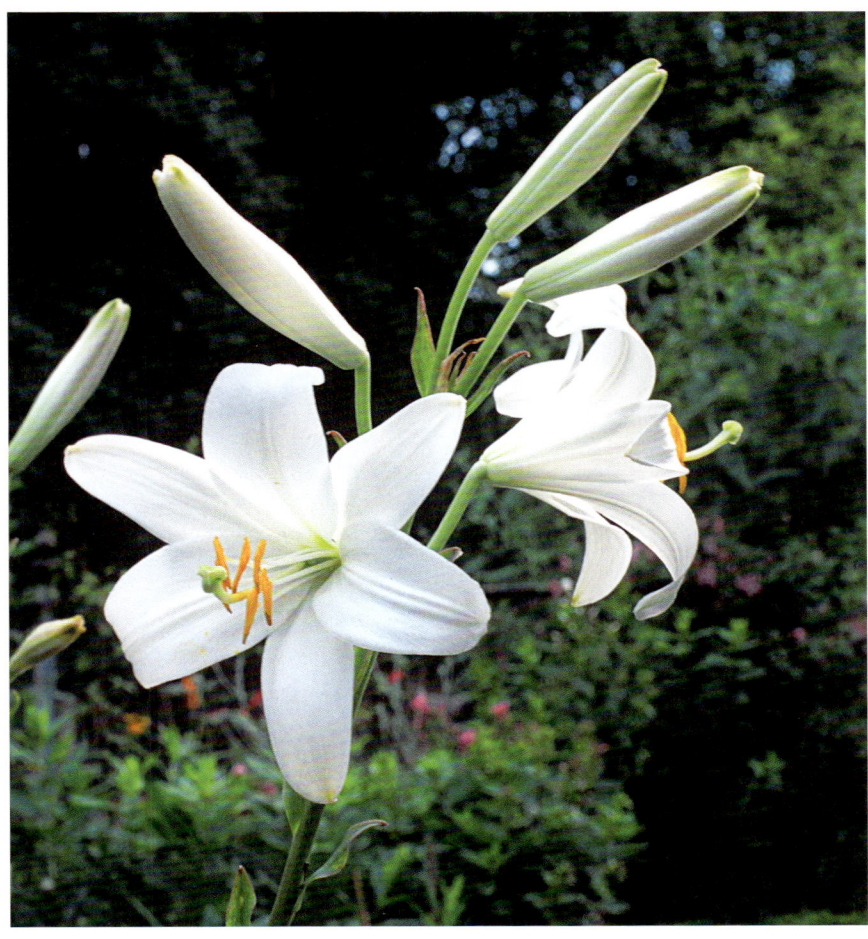

Lillio – Madonnenlilie *Lilium candidum*

De Lillio. Die Lilie ist mehr kalt als warm. Nimm daher den Kopf einer Lilienwurzel und zerstoße ihn stark mit altem Fett und dann zerlasse es in einer Schüssel und so gebe es in ein Gefäß. Und wer dann die weiße Lepra, nämlich »quedick« hat, den salbe oft damit, nachdem die Salbe zuvor erwärmt wurde, und er wird geheilt werden. Aber die rote Lepra kann ähnlich geheilt werden. Und wer Ausschläge hat, der trinke oft Ziegenmilch, und die Ausschläge gehen vollständig von ihm weg. Und dann nehme er den Stängel, die Blätter und Blüten von Lilien, zerstoße sie und drücke ihren Saft aus und zerknete diesen Saft gleichzeitig mit Fett, und wo er am Körper vom Ausschlag Schmerzen hat, dort salbe er sich, Ziegenmilch trinke er immer.

Auch der Duft des ersten Aufbrechens, das heißt der Lilienblüte, und auch der Duft ihrer Blumen erfreut das Herz des Menschen und bereitet ihm richtige Gedanken.

»Physica«, S. 49

Die Lepra verbreitete sich über das ganze Abendland, nachdem sie im frühen Mittelalter mit den Kreuzfahrern aus dem Vorderen Orient nach Europa gelangt war. Zu Hildegards Lebzeiten stellte sie die schwerste nicht heilbare chronische Krankheit dar. Bereits seit dem Altertum wusste man, dass die Krankheit ansteckend war, und so wurden auch in Europa ab dem 9. Jahrhundert Hospitäler für Lepröse gegründet. Die vollständige Absonderung bzw. Aussetzung der Erkrankten wurde bekanntlich durch eine besondere Kleidung, eine hölzerne Klapper und viele Rechtsvorschriften bewerkstelligt. Lepra ist eine – in der Dritten Welt auch heute noch millionenfach verbreitete – infektiöse Allgemeinerkrankung, die durch Leprabazillen ausgelöst wird. Am auffälligsten sind zunächst Erkrankungen der Haut: Rundliche harte Knoten entstehen und brechen zu übel riechenden Geschwüren auf, die schließlich weiße Narben hinterlassen; daher spricht Hildegard von »weißer Lepra«. Da die Veränderungen der Haut zunächst am auffälligsten sind – Jahre bevor die schrecklichen Verstümmelungen eintreten –, lag der Versuch einer äußerlichen Behandlung der Hauterkrankung nahe. Tatsächlich gab es in Asien ein Öl zur örtlichen Behandlung der Leprageschwüre, das Chaulmoogra-Öl aus den Samen von *Hydnocarpus*-Bäumen. Dieses Öl wurde in Europa jedoch erst im 18. Jahrhundert bekannt, eine wirksame Chemotherapie wurde erst im 20. Jahrhundert entwickelt und erprobt. Bis dahin gab es kein einziges wirksames Heilmittel gegen diese furchtbare Krankheit.

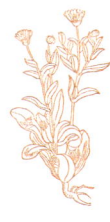

Wenn Hildegard von Bingen Salben und Ölauszüge von Lilienzwiebel, -blättern und -blüten gegen »weiße und rote« Lepra empfiehlt, so mag uns heute die Vergeblichkeit dieser Medikamente seltsam berühren. Die Wirksamkeit von Lilienöl und Liliensalbe als Wundheilmittel wurde aber seit der Antike gerühmt, ebenso wie die Milch einer Ziege, die gerade ein Zicklein geboren hatte.

In den Schriften der Hildegard lassen sich freilich noch verzweifeltere Medikationen gegen Lepra finden: Mit Storchenfett, Schwalbenkot, Geierfett und Schwefel, Blut von Pferden, Odermennig, Klette, Haselwurz und Menstruationsblut in Bädern und Salben soll der Kranke geheilt werden, »oder aber Gott wird es nicht zulassen« (»Causae et Curae«, S. 255 f.).

Obwohl die Ansteckungsform der Lepra früh erkannt war und in der Absonderung der Aussätzigen sichtbar wurde, vermutet Hildegard aus ihrer ganzheitlichen Sicht heraus als Ursache für die Ansteckung auch einen gravierenden Fehler im Lebenswandel der Erkrankten. Daher wird das Maßhalten als Prinzip gesunder Lebensführung angemahnt. Eine ausschweifende Lebensweise, so Hildegard,

»verdirbt das Fleisch und die Haut des Menschen und verursacht Geschwüre… Der Aussatz, der von der Schlemmerei und Trunksucht kommt, lässt rötliche Geschwüre und rötliche Bläschen… entstehen. Rührt er von der Leber her, bildet er in der Haut und im Fleisch des Menschen schwarze Risse, die bis auf die Knochen gehen. Kommt der Aussatz von der Wollust, bildet er weitflächige Geschwüre, die wie Baumrinde aussehen.« (»Causae et Curae«, S. 199)

Die Pflanze in der Kräutermedizin

In der Pflanzenliste des »Capitulare de villis« aus der Karolingerzeit wird die Lilie an erster Stelle genannt. Das geschah nicht nur wegen der Heilwirkung, sondern auch wegen der Symbolkraft der Lilie. Daher wurde ihr auch im mittelalterlichen Klostergarten ein prominenter Platz eingeräumt.

Die Lilie symbolisierte einst Christus und die Rose Maria. In der Renaissance veränderte sich die kulturelle Bedeutung der weißen Lilie. Sie wurde Symbol für die Reinheit und Unschuld der Gottesmutter und erhielt den Beinamen »Madonnenlilie«, später wurde sie auch »Josephslilie« genannt.

Zu allen Zeiten gleich blieb die Begeisterung der Menschen für die Schönheit und den Duft von *Lilium candidum*, der strahlend Weißen. Wie Hildegard betont, dass der Duft der Lilie das Herz der Menschen erfreut, so dichtete auch Walahfrid Strabo, der spätere Abt von Kloster Reichenau, im 9. Jahrhundert:

»Leuchtende Lilien, wie soll im Vers und wie soll im Liede
würdig euch preisen die dürftige Kunst meiner nüchternen Muse?
Euer schimmerndes Weiß ist Widerschein schneeigen Glanzes,
holder Geruch der Blüte gemahnt an die Wälder von Saba.«

Dass gerade stark duftende Pflanzenteile auch besondere Heilkraft entfalten können, hängt mit den enthaltenen ätherischen Ölen zusammen. Die frischen Blüten und Blätter der Madonnenlilie legte man bei Brandverletzungen und Knochenfraß auf, es hieß, sie machten »wachsen das Fleisch«. Die aufgeschnittene frische Zwiebel wurde auf die bläulichen Stellen bei Quetschungen aufgelegt und als ebenso heilsam bei Verrenkungen wie bei Schlangenbissen angesehen. Innerlich angewendet, galt die Lilienzwiebel als harntreibend und die Menstruation fördernd. (Ähnliche Wirkungen wurden übrigens auch der bei uns heimischen Türkenbundlilie, *Lilium martagon* nachgesagt.)

Noch in den 1920er-Jahren war die Herstellung von Lilienöl für den Hausgebrauch üblich. Es wurde bei Verbrennungen und zur Wundbehandlung angewendet.

Die Erfahrung der Volksheilkunde lehrt, dass Blätter, Blüten und Zwiebeln der Madonnenlilie antiseptisch und wundheilend wirken. Doch wurden ihre Inhaltsstoffe bisher nicht pharmakologisch untersucht.

Kultivierung im Garten

Es gibt viele Lilienzüchtungen, die wesentlich prachtvoller anzusehen sind als die Madonnenlilie, aber keine andere Lilienart oder -sorte bringt einen vergleichbar reinen und frischen Duft hervor. Dass wir die Madonnenlilie dennoch nurmehr selten in Gärten antreffen, dass aus vielen Bauerngärten die üppigen Horste früherer Zeiten verschwunden sind, hängt mit einem Virus zusammen, von dem die Madonnenlilie leider häufig befallen wird. Heute würde es keinem Gartenliebhaber mehr einfallen, eine Zwiebel dieser Lilie zu verspeisen (auch wenn diese bekanntlich essbar ist) oder sie für medizinische Zwecke zu verwenden. Früher jedoch wurden diese Lilien in ihren Ursprungsländern als Nahrungsmittel angebaut und im Mittelalter fast ausschließlich zu Heilzwecken gezogen. Sie stammen ursprünglich aus dem Orient und sind seit 2500 v. Chr. in Kultur.

Mit den Trockenperioden der Ursprungsländer hängt auch der Vegetationsrhythmus der Pflanze zusammen. Sie zieht nämlich in den heißen und trockenen Sommermonaten ihrer Heimat und auch in den kühleren Sommern Mitteleuropas vollständig ein. Erst im Herbst wächst aus der Zwiebel die grundständige Blattrosette mit langen ovalen Blättern, die den Winter überdauert und für den Gärtner eine nützliche Bodenmarkierung darstellt. Je üppiger diese Blattrosette, desto mehr Hoffnung darf man sich auf eine Blüte machen. Im April treibt aus den größeren Blattrosetten jeweils ein straff aufrecht wachsender 100–150 cm hoher Blütentrieb, der zunächst dicht, später, wenn er sich streckt, sparsam beblättert ist. Gegen Ende Mai erscheinen dann die Blüten als lockerer Blü-

tenstand mit bis zu zwölf Einzelblüten. Die doppelt dreizähligen Blütenblätter bilden ein Hexagramm, den Stern des Salomon. Innen im Trichter sitzt ein goldener Kranz von – ebenfalls – sechs Staubgefäßen um einen grünen Griffel. Die Blütenblätter sind am Rand leicht zurückgebogen und präsentieren den Goldstaub auf den Blütenblättern. Madonnenlilien sind Blumen der Dämmerung. Abends strömt der Duft am stärksten, dann werden die Blüten von Nachtfaltern bestäubt. Leider reifen in unserem Klima kaum einmal Samen aus. Das ist zu bedauern, weil Sämlinge virusfrei heranwachsen.

Nach der Blüte, Ende Juni, stirbt der Blütentrieb ab, und auch Pflanzen, die nicht geblüht haben, ziehen sich allmählich in ihre schuppigen Zwiebeln zurück. Das ist der Zeitpunkt, zu dem die Lilien gepflanzt und umgepflanzt werden können. Pflanzzeit ist also August/September. Den Rest der Vegetationsperiode benötigt die Zwiebel, um einzuwurzeln und ihre grundständige Rosette zu bilden.

Die Madonnenlilie gedeiht am besten an einem geschützten und doch offenen sonnigen Platz. Ebenso wichtig ist ein lockerer, poröser, humusreicher, leicht kalkhaltiger Boden. Daher sollte man das Pflanzloch tief ausheben und mit durchlässigem Substrat füllen. Die Zwiebeln selbst werden jedoch so flach gesetzt, dass die Spitze nur ganz knapp unter der Erdoberfläche liegt. Wenn die Lilien schlecht gedeihen, kann es sein, dass sie zu tief gepflanzt wurden oder unter Staunässe leiden. Weisen die Blätter hellere Streifen auf oder sehen insgesamt zu gelb aus, ist ein Virusbefall zu befürchten. Dagegen

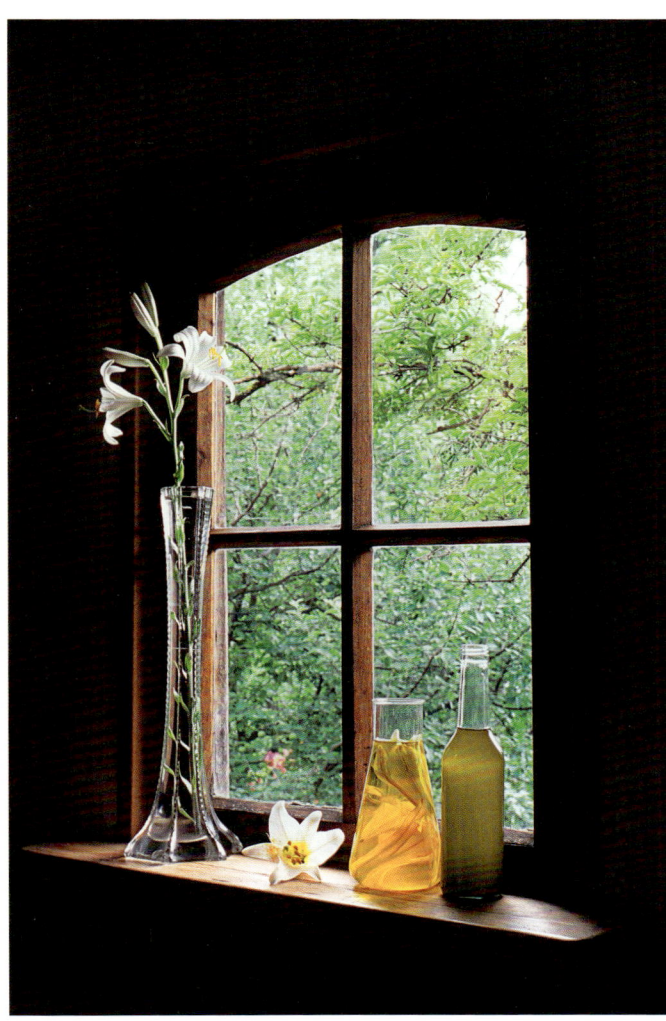

Mit gutem Olivenöl werden an einem warmen, sonnigen Platz die Lilien-Wirkstoffe ausgezogen. Das fertige Lilienöl bewahrt man kühl in dunklen Flaschen auf.

gibt es kein Heilmittel; die Pflanzenteile müssen vernichtet werden, weil Blattläuse die Erreger sonst auf die anderen Lilienpflanzen übertragen. Ein überschaubares Ärgernis ist der hübsche rote Lilienkäfer – der zur Rettung der Pflanzen freilich in das Käferparadies befördert werden muss.

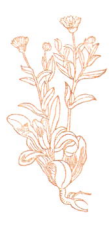

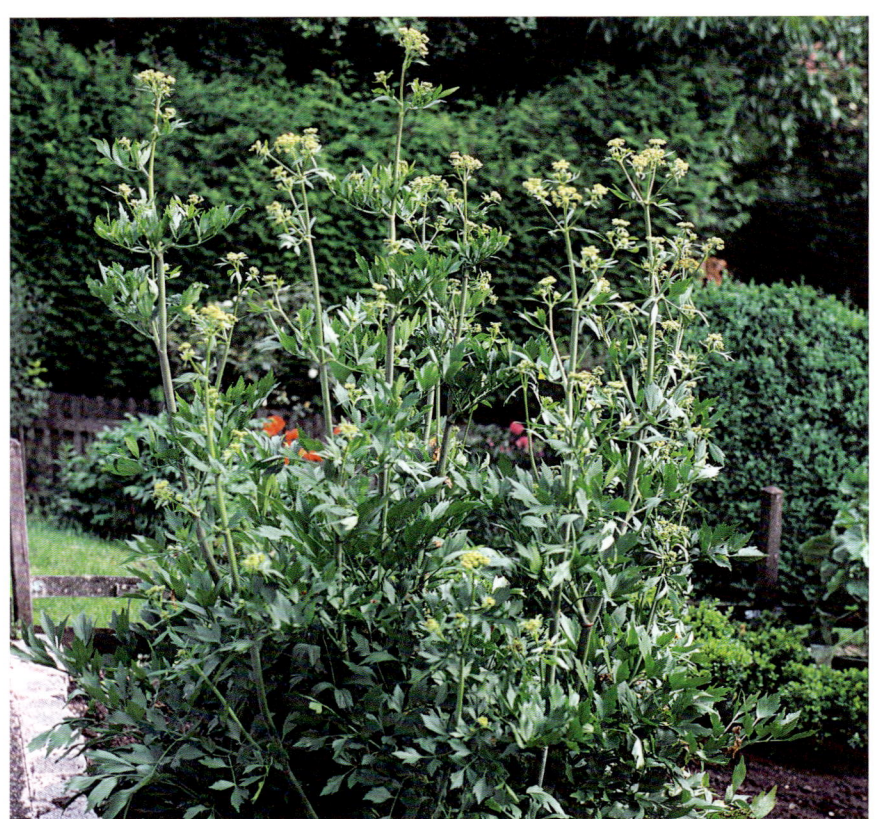

Lubestuckel – Liebstöckel *Levisticum officinale*

De Lubestuckel. Der Liebstöckel ist von gemäßigter Wärme. Und wenn er ihn roh isst, macht er den Menschen in seiner Natur zerfließend und gibt so dessen Natur preis. Aber wenn ihn jemand gekocht ohne andere Würzen allein äße, würde es ihn schwer und »unlustig« in Geist und Körper machen. Wenn er aber mit anderen Würzen gekocht und gegessen wird, dann schadet er dem, der ihn isst, nicht sehr. Und wenn ein Mensch an Drüsen und Hals Schmerzen leidet, sodass die Halsadern aufgebläht sind, dann nehme er Liebstöckel und etwas mehr Gundelrebe und er koche das gleichzeitig in Wasser. Nach Aufgießen des Wassers lege er das warm um den Hals, weil seine Halsadern übermäßig auseinandergezogen sind, und er wird geheilt werden.

Und wenn jemand in der Brust hustet, sodass er dort zuerst Schmerz zu empfinden beginnt, dann nehme er Liebstöckel und Salbei auf gleiche Weise und Fenchel zweimal so viel wie diese zwei und er lege das gleichzeitig so lange in guten Wein, bis dieser Wein den Geschmack davon annimmt, und dann, nach Wegwerfen der Kräutlein, wärme er diesen Wein und er trinke ihn warm nach dem Essen, bis er geheilt wird.

»Physica«, S. 139f.

Hildegard deutet mit ihren einleitenden Beschreibungen die eröffnenden und schleimlösenden Wirkungen des Liebstöckels an. Wegen dieser Wirkung wurde das Kraut genutzt, um verzögerte Monatsblutungen zu fördern, und man findet in den Schriften »Von den Ursachen und der Behandlung von Krankheiten« hierzu auch ein Liebstöckel-Rezept: »Die Frau kann auch einen Imbiss zubereiten aus Eiern und genügend Schmalz unter Zusatz von etwas Liebstöckelsaft und ihn vor und nach dem Essen zu sich nehmen.« (»Causae et Curae«, S. 228)

Liebstöckel ist ein Heilkraut des Mittelalters. Es war bereits in der Zeit der Karolinger in Mitteleuropa weit verbreitet, und sein Anbau wurde in der Pflanzenliste des »Capitulare de villis« gefordert.

Die Pflanze in der Kräutermedizin

In der Volksmedizin hat sich die Anwendung von Liebstöckelblättern bei Halskrankheiten erhalten. Auch die krampflösende und eröffnende Wirkung von Liebstöckel bei Menstruations- und Verdauungsbeschwerden wurde geschätzt. Die zerquetschten Liebstöckelblätter verwendete man zudem äußerlich, um einen zerschundenen Reiterhintern zu heilen.

Dagegen trat in der Klostermedizin bald der Gebrauch von Liebstöckelwurzel als Diuretikum in den Vordergrund. Die harntreibende Wirkung der im Liebstöckel enthaltenen ätherischen Öle wurde bei Blasen- und Nierenerkrankungen, bei Steinleiden und »Wassersucht« genutzt. Die Verwendung von Liebstöckelwurzel als hervorragen-

Warnung

Die Tagesdosis an Liebstöckelwurzel sollte 8 g nicht überschreiten, denn zu reichlicher Gebrauch der Wurzeldroge kann Übelkeit hervorrufen. Schwangere sollten Liebstöckel meiden.

des pflanzliches Mittel zum Durchspülen bei entzündlichen Erkrankungen der Harnwege ist heute wissenschaftlich anerkannt. Die Samen des Liebstöckels galten dagegen als gutes Heilmittel bei Bauchgrimmen und Blähungen. Seine günstigen Wirkungen auf die Verdauung entfaltet Liebstöckel auch als Würzkraut; in Suppen mitgekocht, wirkt er appetitanregend und verdauungsfördernd.

Liebstöckel enthält in seinem gummiartigen gelblichen Pflanzensaft Terpene und Cumarine, ätherisches Öl, organische Säuren und Harz. Der bittere Liebstöckelextrakt ist auch in Magenbittern enthalten.

Duft und Geschmack von Liebstöckel wirkt nicht nur auf Menschen anziehend, sondern auch auf Tiere. Das machen sich die Jäger bei der Saujagd zunutze und bereiten aus Liebstöckel und Salz ein Lockfutter für das scheue Schwarzwild.

Kultivierung im Garten

Liebstöckel stammt angeblich aus dem Bergland des Iran, wurde aber bereits im 8. Jahrhundert in Mitteleuropa angebaut. *Levisticum officinale* aus der Familie der Doldenblütler liebt einen

Hausmittel

Maggikraut als Suppenwürze

Das gebräuchlichste Hausmittel aus Liebstöckel ist das frische oder getrocknete Kraut in der Suppe. Es wird im Volksmund »Maggikraut« genannt, weil es – wie die daraus hergestellte bekannte Fleischwürze – Suppen die Geschmacksrichtung umami verleiht, also den Geschmack von Fleischbrühe. Diese Geschmacksempfindung, die von uns neben süß, salzig, sauer und scharf wahrgenommen werden kann, wurde erst in neuerer Zeit entdeckt. Das Liebstöckelkraut wird vor der Blüte im April/Mai zum Trocknen geschnitten.

Durchspülungstee

Unter dem Namen »Radix Levistici« sind die weichen bräunlich gelben, in Würfel geschnittenen trockenen Wurzeln des Liebstöckels in der Apotheke erhältlich. Wer diese Droge selbst herstellen möchte, gräbt im September/ Oktober die Wurzel von mehrere Jahre alten Pflanzen aus. Die Wurzel wird in Scheiben geschnitten, im Schatten getrocknet und in Blechbüchsen aufbewahrt. Der Geschmack der Wurzelstückchen ist anfänglich süßlich, später würzig und etwas bitter.

Zubereitung:
1 Teelöffel getrocknete Wurzel mit 1 Tasse Wasser aufkochen.
10 Minuten ziehen lassen.
Dieser Tee hilft bei Blähungen und zur Durchspülung der Harnwege.

kräftigen, nahrhaften Boden und einen sonnigen bis halbschattigen Standort. Die unverwüstliche winterharte Staude kann bis zu 2 m hoch und ebenso breit werden, ein wahrer Riese im Kräutergarten! Man sollte sie daher regelmäßig im Frühjahr oder Herbst teilen und kann bei dieser Gelegenheit auch die Wurzeln gewinnen.

Wenn man es nicht zu sehr ins Kraut schießen lässt, ist Liebstöckel ein attraktiver Busch mit röhrenförmigen aufrechten Stängeln und ledrigen dunkelgrün glänzenden Blättern. Die würzig riechenden Blätter sind dreifach gefiedert und gezähnt und ergeben während der ganzen Wachstumsperiode eine üppige Ausbeute – mehr als man jemals für alle Suppen benötigt. Im Juli erscheinen die gelben Blütendolden. Sind die Pflanzen für den Garten zu groß geworden, bildet man neue, indem man im Mai aussät und im Herbst vereinzelt.

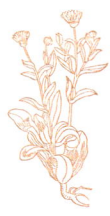

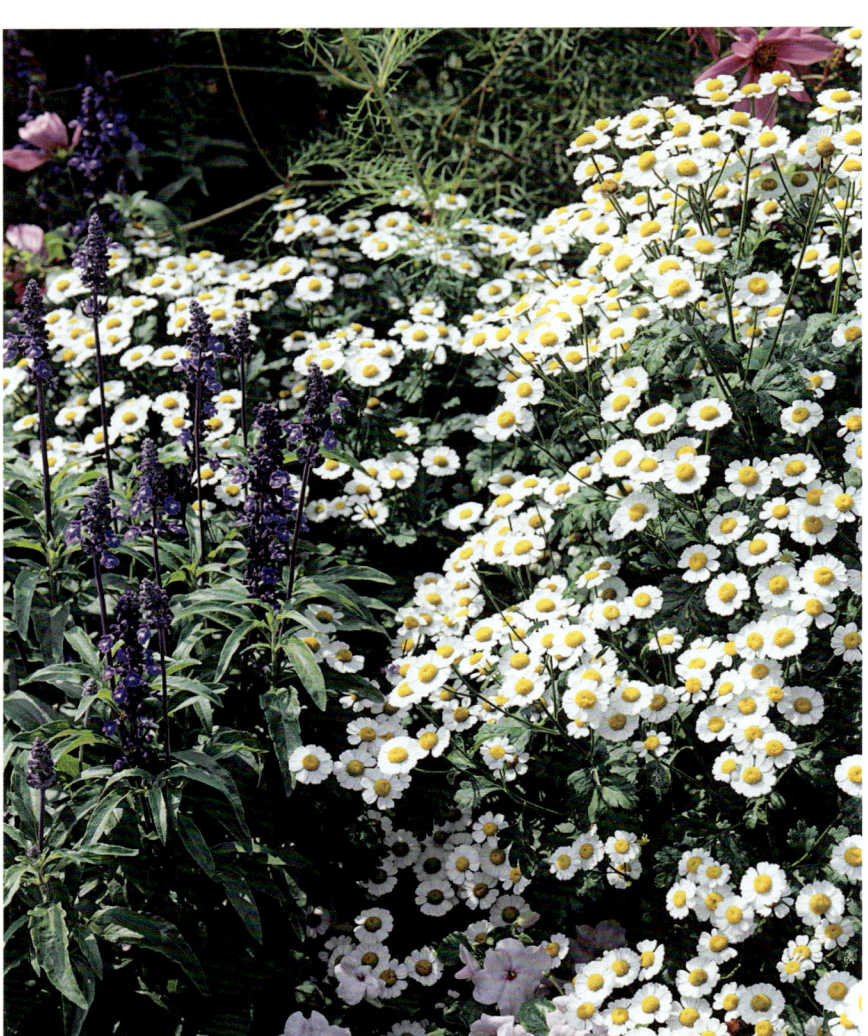

Metra – Mutterkraut

Tanacetum (Chrysanthemum) parthenium

De Metra. Das Mutterkraut ist warm und hat einen angenehmen Saft und den schmerzenden Eingeweiden ist dieser wie eine Salbe. Und wer in den Eingewei- den Schmerzen hat, der koche Mutterkraut mit Wasser und Fett oder Öl und gebe feinstes Mehl dazu und so bereite er Suppe und esse sie, und er heilt die Eingeweide. Und wenn die Frauen den Monatsfluss haben, sollen sie diese Sup- pe, wie vorhin gesagt, bereiten und essen, und dies bereitet eine angenehme und leichte Reinigung des Schleims und des inneren Unrats und leitet den Monatsfluss hinaus.

»Physica«, S. 125

Als Heilkraut viel vertrauter ist uns die Kamille *(Matricaria chamomilla)*, eine nahe Verwandte des Mutterkrautes. In Hildegard von Bingens Pflanzenbuch findet sich jedoch Kamille nicht. Auch im »Capitulare de villis« wird Mutter- kraut (Metrafebrifuga) aufgeführt, nicht Kamille. Höchstwahrscheinlich wurde das Mutterkraut einfach deshalb bevor- zugt, weil es nördlich der Alpen mit mehr Erfolg zu kultivieren war als die Kamille.

Metra war zur karolingischen Zeit in mitteleuropäischen Gärten weit ver- breitet. Ursprünglich vom Balkan stam- mend, war es im antiken Griechenland zu Hause und der jungfräulichen Göt- tin Athene geweiht, woher auch der botanische Name stammt, denn »par- thenos« ist im Griechischen die Jung- frau. Seit der Antike war dieses Heil- kraut eine Medizin der Frauen. Mutterkraut linderte nicht nur die Schmerzen in den »Eingeweiden«, sondern förderte auch die Menstru- ation und ebenso den Wochenfluss nach der Geburt. Mutterkraut war zudem ein Wehenmittel. Hildegard rät den Frauen, Mutterkraut nicht frisch zu benutzen, sondern eine Suppe daraus zu kochen; dieser Rat ist sehr sinnvoll, denn der Verzehr der frischen Blätter kann zu Geschwüren in der Mundhöhle führen.

Die Pflanze in der Kräutermedizin

In der mittelalterlichen Kräutermedizin galt *Tanacetum parthenium* allgemein als Arznei gegen Gebärmutterleiden, gewann aber auch früh schon den Ruf eines Mittels gegen Kopf- schmerzen.

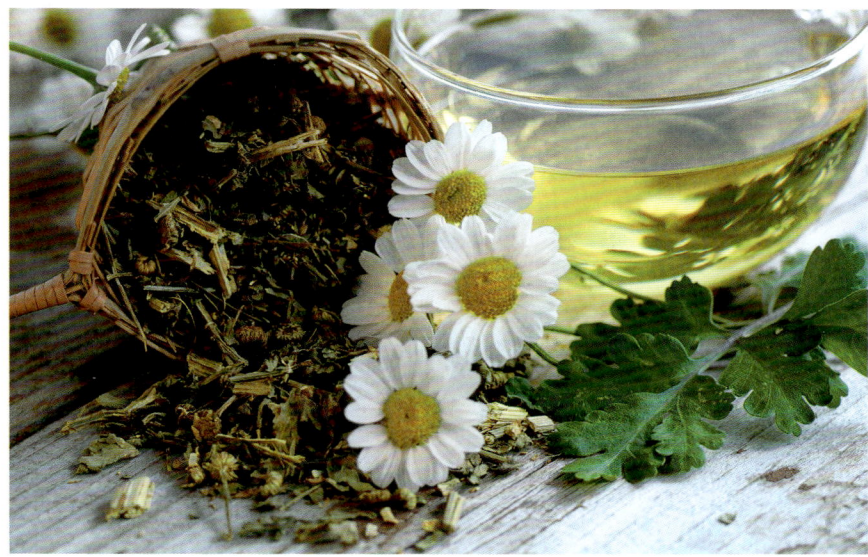

Hausmittel

Beruhigender und krampflindernder Tee

Ein paar frische Blätter und Blüten des Mutterkrautes mit kochendem Wasser übergießen und 10 Minuten ziehen lassen.
Für Schwangere ist dieser Tee nicht geeignet, weil er möglicherweise Wehen auslösen kann.

In der Volksheilkunde wurde Mutterkraut ähnlich wie Kamille gegen Magen- und Darmkrämpfe, Menstruationsschmerzen und Steinleiden eingesetzt. Auch eine äußerliche Anwendung mit zerquetschten Blättern und Blüten bei Schwellungen und Quetschungen hat sich in der Erfahrungsheilkunde bewährt. Als wirksame Inhaltsstoffe kennt man ätherische Öle. Im Mutterkraut wurden Kampfer und Borneol, eine spezielle Kampferart gefunden. Diese keimtötenden und entzündungshemmenden ätherischen Öle sind gleichwohl hautreizend und in größeren Mengen giftig. Kampfer war früher in Wein, Öl oder Spiritus gelöst in Universalheilmittel zur inneren und äußeren Anwendung Außerdem enthält Mutterkraut Sesquiterpene, die krampflösend und durchblutungsfördernd wirken.
Obendrein ist Mutterkraut als Antidepressivum im Gespräch.
Bedeutsam ist die Bestätigung als Mittel gegen Kopfschmerzen. In wissenschaftlich begleiteten Versuchsreihen

hat sich gezeigt, dass Mutterkraut bei Migräne helfen kann. Allerdings stellte sich eine Besserung erst nach einer Behandlungsdauer von sechs Wochen ein.

Kultivierung im Garten

Das winterharte ausdauernde *Chrysanthemum parthenium* gehört zur Familie der Korbblütler. Aus dem Orient und vom Balkan stammend, war es ursprünglich nicht in Mitteleuropa heimisch. Dennoch kann man verwilderte Pflanzen auf Schutthalden und an Bahndämmen finden.
Im Garten zeigt sich das Mutterkraut – im Gegensatz zur echten Kamille – als eine äußerst genügsame, blühfreudige und wüchsige Pflanze. Der 40–60 cm hohe Busch mit seinen gelbgrünen tief gefiederten Blättern füllt gerne alle Lücken in der Rabatte. Am besten gedeiht er auf gut durchlässigem, nährstoffreichem Boden in sonniger Lage. Ab Ende Mai erscheinen die 1–2 cm kleinen weißen, der Margerite ähnlichen Blütchen, die fast den ganzen

Die strahlend weißen Blütenkörbchen des Mutterkrauts werden für krampflösende Tees verwendet.

Sommer über treu bleiben. Sie erscheinen unentwegt auch in der blütenarmen Zeit des Juli und erfüllen – ebenso wie das Kraut – den Garten mit ihrem Duft nach Kamille.
Vermehren muss man das Mutterkraut nicht – das besorgt die Pflanze selbst mit unzähligen Sämlingen. Diese Sämlinge können durchaus zur Plage werden. Manche Gärtnerin hat aus diesem Grund das Mutterkraut aus dem Garten verbannt.
Der große Vorteil jedoch, dass dieses margeritenähnliche Gewächs nicht von Nacktschnecken heimgesucht wird, sollte uns bestechen!

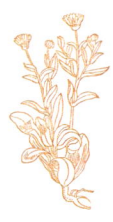

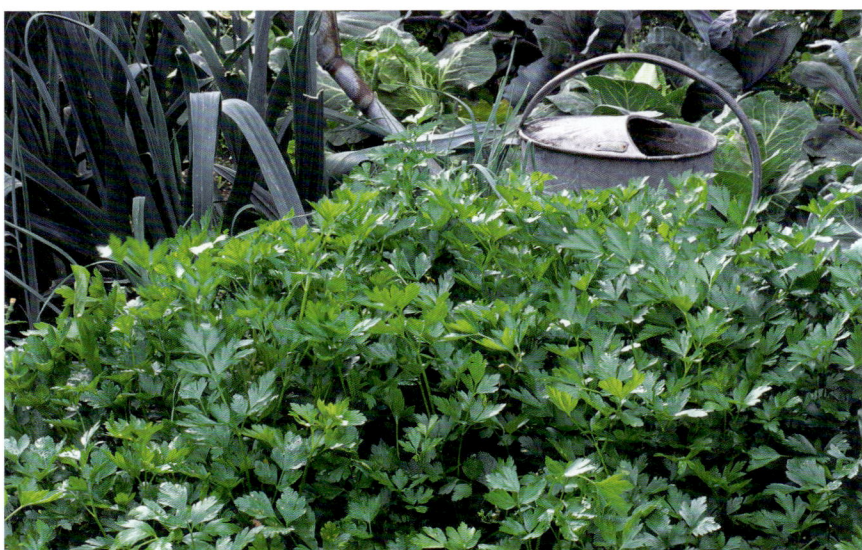

Petroselino – Petersilie *Petroselinum crispum*

De Petroselino. Die Petersilie ist von kräftiger Natur und hat mehr Wärme als Kälte in sich und sie wächst vom Wind und von der Feuchtigkeit. Und sie ist für den Menschen besser und nützlicher roh als gekocht zu essen. Und gegessen mildert sie die Fieber, die den Menschen nicht erschüttern, sondern leicht berühren. Jedoch im Geiste des Menschen erzeugt sie Ernst. Aber wer im Herz oder in der Milz oder in der Seite Schmerzen hat, der koche Petersilie in Wein und füge etwas Essig und genug Honig bei und dann siebe er es durch ein Tuch und so trinke er oft, und es heilt ihn. Aber auch wer einen kranken Magen hat, der nehme Petersilie und zweimal so viel Fenchel und so viel Borretsch wie Petersilie und aus diesen mache er eine Tunke, der er Butter oder Rinderfett und gebratenes Salz beifügen soll, und so gekocht esse er es oft.

Aber auch wer Lauch isst und davon Schmerzen hat, der esse sogleich Petersilie, und er wird weniger Schmerzen haben.

Und wer am Stein leidet, der nehme Petersilie und füge ihr zu einem Drittel Steinbrech bei und dies koche er in Wein und siebe es durch ein Tuch und trinke es in einem Schwitzbad. Und er nehme wiederum Petersilie und füge ihr ein Drittel Steinbrech bei und koche das in Wasser und die erhitzten Steine in ebendiesem Schwitzbad übergieße er mit diesem Wasser, und das tue er oft und es wird ihm bessergehen.

Auch wer von Lähmung gequält ist, der nehme Petersilie und Fenchel im gleichen Gewicht und etwas weniger Salbei. Und diese Kräuter zerstoße er mäßig gleichzeitig in einem Mörser und er gebe ihnen mit Rose bereitetes Olivenöl bei und er lege dies auf die Stelle, wo er leidet, und darüber binde er ein Tuch.

»Physica«, S. 85 f.

Im Altertum wurde Petersilie hauptsächlich als Arznei genutzt, und zwar als menstruationsförderndes und harntreibendes Mittel, gegen Blähungen sowie gegen Seiten-, Nieren- und Blasenschmerzen. Erst im Mittelalter galt Petersilie auch als Mittel gegen Nieren- und Blasensteine. Die arabische Medizin kannte außerdem eine äußerliche Anwendung des frischen zerdrückten Krautes bei Geschwüren und Hautkrankheiten. Hildegard nimmt alle diese Anwendungen auf und erweitert überdies die äußerliche auf die Behandlung von Lähmungen.

Typisch für ihre Medizin ist die Rezeptur einer Tunke: Speise als Medikament und Medikament als Speise werden eingefügt in die Gewohnheiten des Alltages. Auch die Schwitzkur zeigt diesen ganzheitlichen Ansatz, sie wird als eine Anwendung von Storchschnabel empfohlen. Der Verzehr des rohen frischen Krautes entspricht ganz der heutigen Gesundheitspraxis.

»Gebratenes Salz« war vermutlich Salz, das im offenen Tiegel erhitzt wurde, um die darin enthaltenen organischen Verunreinigungen zu beseitigen.

Die Pflanze in der Kräutermedizin

Schon im Altertum wusste man, dass Petersilie »von kräftiger Natur« ist. Man gab sie als antikes »Dopingmittel« den Gladiatoren vor dem Kampf, um Mut und Muskeln zu stärken. Tatsächlich wirkt das in der Petersilie enthaltene ätherische Öl Apiol ähnlich wie Kaffee und schenkt ein Gefühl deutlich vermehrter Körperkraft, begleitet von Wärme und Wohlbehagen. Beim Verzehr von mehr als 1 g Apiol entstehen

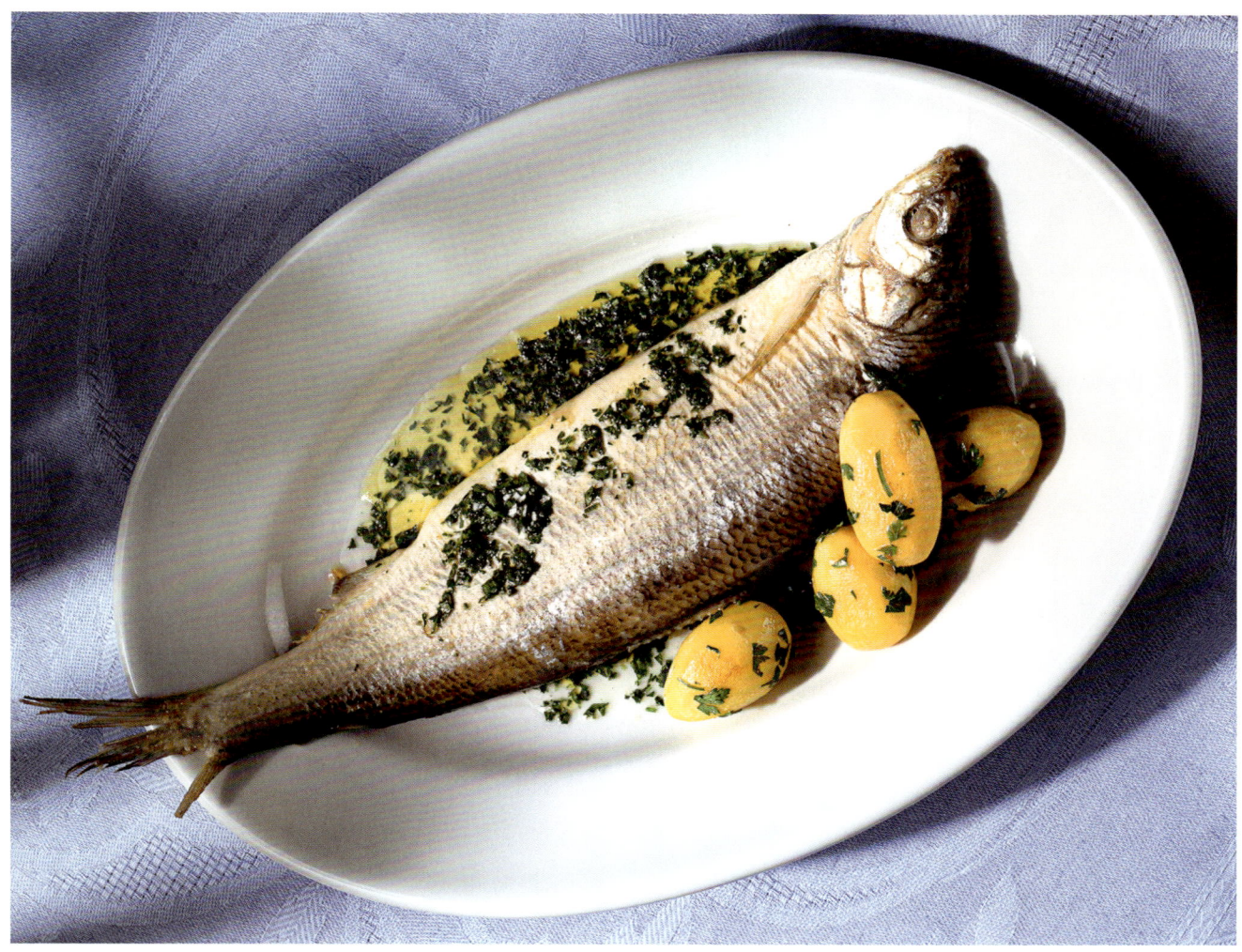

rauschhafte Zustände, Schwindelge-
fühle und Betäubung.

Vom Mittelalter an war die Petersilie in
Deutschland weitverbreitet. Man verwendete die Wurzel gegen Lenden-
und Blasenschmerzen, zur Reinigung
der Leber, gegen Magengeschwüre
und Blähungen. Es hieß, »die Wurzel
gesotten macht wohl harnen«. Noch
im 19. Jahrhundert war Petersilie in
Form von Aqua Petroselini das meist-
gebrauchte Diuretikum in der ärztli-
chen Praxis. Auch als Heilmittel »gegen
den Stein« wurde die Wurzel weiterhin
verwendet. Die Samen der Petersilie

galten als Aphrodisiakum; vor allem
aber kamen sie als wirksames Abtrei-
bungsmittel zum Einsatz, denn sie verursachen Krämpfe im Uterus.

Als Küchenkraut wurde die Petersilie
erst im 15. Jahrhundert wiederentdeckt, und seitdem schätzt man ihre
appetitanregende und die Genussfreu-
de steigernde Wirkung.

Wissenschaftlich anerkannt ist heute
die Anwendung von Petersilienkraut
und -wurzel zur Durchspülungsthera-
pie der Nieren bei Harnwegserkrankungen. Auch zur vorbeugenden Behandlung von Nierengrieß und zur

**Eine Paste aus Knoblauch und
Petersilie schmeckt zur Renke und
schenkt dem Feinschmecker überdies Wohlbehagen.**

Förderung der Verdauung wird Petersilie in der Kräutermedizin verwendet.
Als Inhaltsstoffe wirken dabei ätherische Öle, hauptsächlich das harntreibende und die Verdauung anregende
Apiol, das der Petersilie ihren unverwechselbaren Duft verleiht. Die Vitamine C und A werden begleitet von Flavonglykosid. Neben Mineralstoffen und

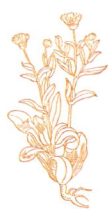

Warnung

Zubereitungen von Petersilienkraut und -wurzel während der Schwangerschaft nur zurückhaltend verwenden. Petersiliensamen sollten nicht verzehrt werden. Sie können Vergiftungen verursachen.
Auch das Kraut sollte man nicht in großen Portionen zu sich nehmen.

Hausmittel

Entwässerungs- und Blutreinigungstee
1 Esslöffel Petersilienkraut oder -wurzel mit 1 Tasse kochendem Wasser übergießen, zugedeckt 10 Minuten ziehen lassen.
Die Tagesdosis beträgt 6 g.

Appetitanregende Marinade
Frische Petersilienblätter mit Knoblauch hacken, in Olivenöl dünsten.
Zu Fischgerichten servieren.

Kalte Kompresse zur Linderung von Insektenstichen
Zerdrückte Blätter von Petersilie auf den Insektenstich auflegen.

Terpenen findet man auch Furanocumarin, das unter Umständen die Lichtempfindlichkeit der Haut erhöht.
Die Inhaltsstoffe sind in allen Pflanzenteilen enthalten, in höchster Konzentration jedoch in den Früchten. Der Verzehr von Petersiliensamen kann daher zu Vergiftungen führen, zur Reizung des Magen-Darm-Traktes, zu Uteruskrämpfen und zur Schädigung von Leber, Nieren und Herz. Wegen dieser Risiken wird Petersiliensamen nicht mehr therapeutisch verwendet.

Kultivierung im Garten
Die Petersilie, eine zweijährige Pflanze aus der Familie der Doldenblütler, stammt ursprünglich aus dem südöstlichen Mittelmeergebiet und ist heute über die ganze Welt verbreitet. Die aromatisch duftenden Blätter sind leuchtend grün und dreilappig, die Blättchen am Blütenstiel gefiedert, die Wurzel ist schmutzig weiß bis gelb und möhrenähnlich verdickt. Kultiviert werden zwei Formen, die Blattpetersilie mit glatten oder krausen Blättern (Petroselinum crispum) und die Wurzelpetersilie (P. c. var. tuberosum). Im ersten Jahr bildet die Petersilie eine Blattrosette, im zweiten Jahr erscheinen im Juni die lang gestielten grüngelben Doldenblütchen. Auch wenn man die Früchte nicht als Heilmittel benutzt, sollte man einige von ihnen ausreifen lassen, denn sie ergeben den besten, weil an den Standort angepassten Samen.
Petersilie ist zwar ein unverwüstliches Allerweltskraut, aber es ist nicht ganz einfach, sie aus Samen heranzuziehen. Sie keimt sehr langsam, drei bis vier Wochen dauert es, und nur unter guten Bedingungen. Im Volksmund heißt es daher, sie gehe siebenmal zum heiligen Peter nach Rom und zurück, um zu fragen, ob sie keimen darf.
Eine Aussaat im März in das Frühbeet gelingt erfahrungsgemäß am besten. Das Saatgut nicht tiefer als 5 cm in tiefgründigen humusreichen Boden ausbringen. Wie Hildegard bereits wusste: Petersilie lebt von der Feuchtigkeit, sie darf während der Keimung nicht austrocknen. Wenn die Blättchen allerdings gelb werden, droht Staunässegefahr. Nach dem Keimen werden die jungen Pflänzchen nur ausgedünnt, ein Umpflanzen gelingt meistens nicht. Der Einfachheit halber kann man fertige Pflänzchen kaufen. Eine sommerliche Volldüngung mit Flüssigdünger steigert den Ertrag.
Glücklicherweise wird Petersilie kaum von Nacktschnecken heimgesucht. Die gut entwickelten Pflanzen überstehen auch problemlos den Winter und treiben im nächsten Frühling prächtig aus. Danach beginnen sie leider zu blühen und sterben nach der Samenreife ab. Bis dahin muss man an anderer Stelle für Pflanzennachschub sorgen. Der Standort für Petersilie muss nämlich immer wieder gewechselt werden, denn sie ist mit sich selbst unverträglich. Zur Haupterntezeit kann man frische Petersilie hacken und für den Wintervorrat tiefkühlen; das Aroma bleibt erhalten.

Poleya – Poleiminze *Mentha pulegium*

De Poleya. Die Polei hat angenehme Wärme und ist trotzdem feucht und von folgenden fünfzehn Kräutern hat sie eine Kraft in sich, nämlich Zitwer, Gewürznelke, Galgant, Ingwer, Basilienkraut, Beinwell, Lungenwurz, Osterluzei, Schafgarbe, Eberraute, Engelsüß, Odermennig, Stur, Storchenschnabel, Bachminze. Und diese Kräuter wirken allen Fiebern entgegen, und wer im Gehirn Schmerzen hat, sodass er krank ist, der lege Polei in Wein und koche sie und er lege sie so warm um seinen Kopf und er binde ein Tuch darüber, damit das Gehirn warm sei, und der Wahnsinn in ihm wird unterdrückt. Und wem die Augen sich verdunkeln, der drücke ihren Saft aus und salbe ihn um die Augen und um die Augenlider, jedoch so, dass er die Augen inwendig nicht berührt, und er wird ihre Verdunkelung vertreiben. Wenn er jedoch die Augen inwendig berührt, wird er durch seine Kraft ihr Fleisch geschwürig machen…

Und pulverisiere Polei und schütte dieses Pulver in Essig und in Honig in gleichem Gewicht und trinke es oft nüchtern, das heißt »suffe«, und es reinigt deinen Magen und erhellt deine Augen.

Aber auch wer die Blätter der Polei roh mit Salz oft isst, nämlich wenn man sie allein dem Fleisch beigibt, der wärmt den Magen, wenn er einen kalten Magen hat. Und auch wenn sein Magen voll von Gift, das ist Eiter, ist, reinigt und heilt es ihn.

»Physica«, S. 133

Historisches Heilkraut

Der Name der Poleiminze stammt aus dem Lateinischen; dort ist »pulex« der Floh. Die Polei, auch »Flohkraut« genannt, wurde von Anfang an wegen ihres starken Geruchs zum Vertreiben von Läusen und Flöhen verwendet. Das getrocknete Kraut duftet noch stärker als das frische und behält den Duft sehr lange. In der Hauptsache jedoch war die Polei ein hoch geschätztes Heilkraut.

Im Hildegard-Text hat sie »eine Kraft« von 15 anderen Heilkräutern in sich, und diese Wertschätzung entspricht ganz der antiken Tradition und der mittelalterlichen Praxis. Allerdings konzentriert sich Hildegard – wie so oft – auf wenige Anwendungsbereiche; Poleiminze empfiehlt sie äußerlich gegen Fieber, Kopfschmerz und Sehschwäche, innerlich gegen Magenentzündung.

Die Pflanze in der Kräutermedizin

Poleiminze stand in der römischen und griechischen Antike in hohem Ansehen. Sie war in römischer Zeit neben Raute und Sellerie das bekannteste und wichtigste Heilkraut. Viele der damals praktizierten Anwendungen hatte sie mit anderen Minzearten gemein, so die Verwendung bei Leber- und Gallenleiden und als Riechmittel bei Ohnmachten. Jedoch wird die

Poleiminze stets eigens aufgeführt und von den anderen »zahmen« Minzearten unterschieden.

Als »Pulegium« findet man das Kraut im St. Gallener Klosterplan ebenso wie im mittelalterlichen Gartengedicht aus dem Kloster Reichenau. Neben den im Hildegard-Text enthaltenen Anwendungen wurde Poleiminze gegen Brust- und Lungenleiden, Husten und Herzschmerzen, gegen Spulwürmer und als Mittel zur Förderung der Menstruation verwendet. Alle Tage gegessen, so hieß es, gebe Poleiminze eine schöne Hautfarbe und mache gesund zu aller Zeit.

Die Poleiminze gehörte bereits im 19. Jahrhundert zu den vergessenen Heilkräutern. Allenfalls in der Volksmedizin wird sie noch als Riechmittel gegen Ohnmachten, als blutreinigender und die Menstruation fördernder Tee verwendet. Hauptinhaltsstoff der Poleiminze ist neben Flavonoiden das nach ihr benannte Pulegon, eine rötlich gelb gefärbte, nach Wein riechende Ketonverbindung, die zu 90 % im ätheri-

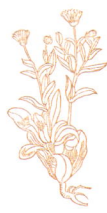

wendet wurde. In der modernen Phytotherapie spielt die Poleiminze keine Rolle mehr. Wegen ihres Pulegongehaltes gilt sie als schwach giftig bis giftig.

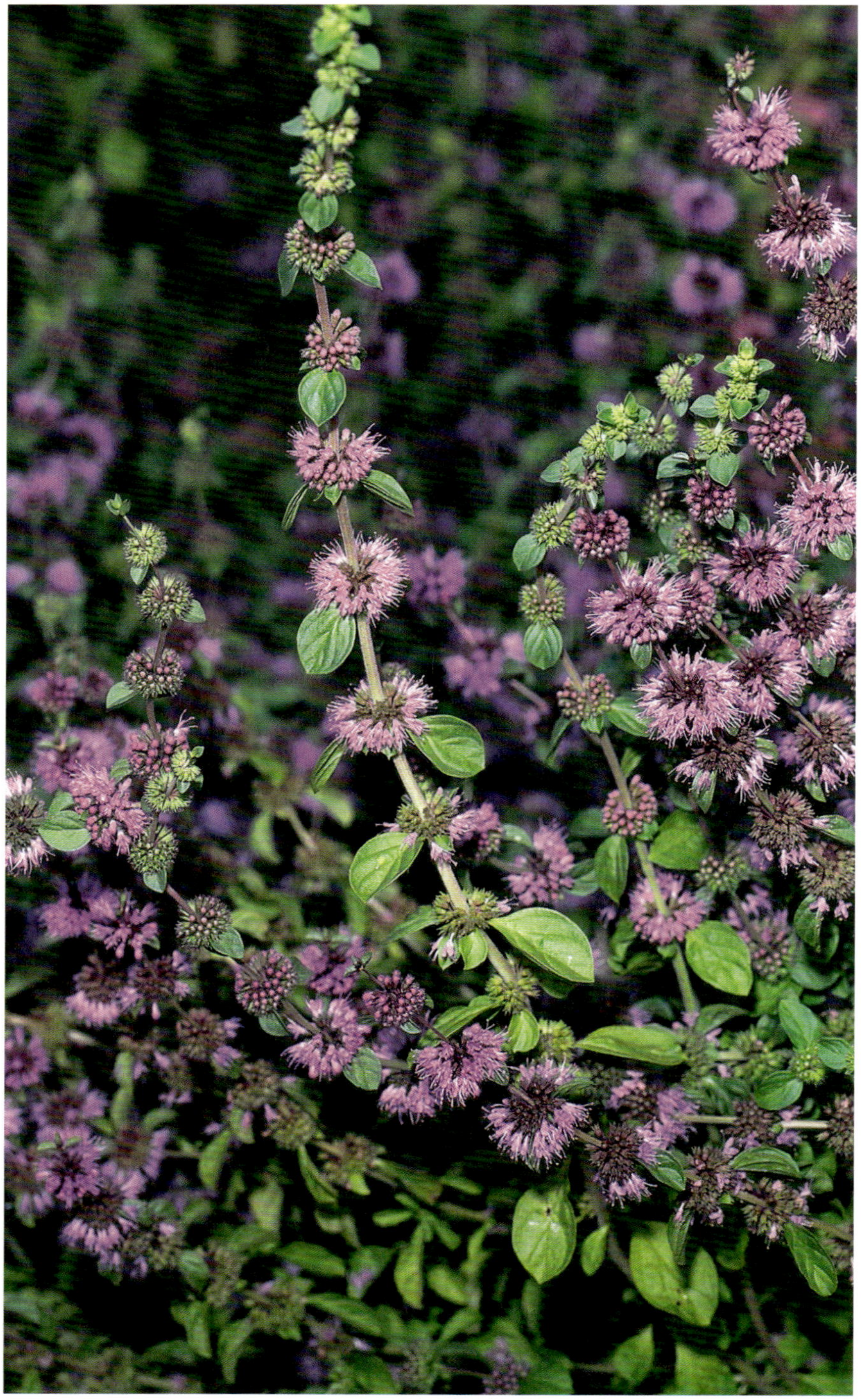

Kultivierung im Garten

Poleiminze wird kaum mehr in Gärten angebaut, aber durch die enorme Differenzierung des Angebotes an Kräutern kann man sie wieder aus Spezialgärtnereien beziehen. Obwohl sie für Hausmittel kaum mehr verwendbar ist, sollte sie in einem Hildegard-Garten nicht fehlen – wegen der großen Wertschätzung, die sie einst in der Klostermedizin und insbesondere in der Hildegard-Medizin genoss.

Die Poleiminze ist eine von rund 25 Minze-Arten und wird oft auch als Wasserminze bezeichnet, was jedoch nicht korrekt ist. Sie findet sich in den gemäßigten Klimaten Mitteleuropas recht häufig. Die eher kriechende, ausdauernde Staude wird nur 20 bis 30 cm hoch und bildet zahlreiche oberirdische Ausläufer, mit denen sie in der Natur Rohböden im Uferbereich sowie Nasswiesen und Röhrichte besiedelt. Daher ist bei der Gartenkultur Vorsicht angebracht. Wie andere Minzearten auch kultiviert man sie am besten in versenkten Pflanzgefäßen, damit sie nicht zu stark wuchert. Von allen Minzearten hat die Poleiminze die kleinsten Blätter; sie sind hellgrün, eiförmig, schwach gezähnt und kurz gestielt. Im Hochsommer (von Juli bis September) erscheinen die fliederfarbenen Blütchen in übereinanderstehenden, kugeligen Scheinquirlen. In einem historischen Hildegard-Garten sollte die Poleiminze nicht fehlen.

Winzig kleine, aber sehr hübsche fliederfarbene Blütenquirle bringt die Poleiminze hervor; das Kraut duftet getrocknet stärker als frisch.

schen Öl enthalten ist. Pulegon, der Geruchsträger des Poleiöls, hat toxische Eigenschaften, was erklärt, dass Poleiminze auch als Abortivum ver-

Quenula und Thymo – Thymian

Thymus serpyllum und *Thymus vulgaris*

De Quenula. Der Quendel ist warm und gemäßigt. Und ein Mensch, der kran-
kes Fleisch des Körpers hat, sodass sein Fleisch wie die Krätze ausblüht, der
esse oft Quendel, entweder mit Fleisch oder im Mus gekocht, und das Fleisch
seines Körpers wird innerlich geheilt und gereinigt werden. Aber wer die kleine
Krätze, das heißt den kleinen Grind, hat, der zerstoße Quendel mit frischem Fett
und mache daraus eine Salbe und er salbe sich damit und er wird die Gesund-
heit erlangen. Und wenn das Gehirn krank und wie leer ist, dann pulverisiere er
Quendel und vermische es mit Semmelmehl in Wasser und so mache er Tört-
chen und er esse sie oft und sein Gehirn wird sich besser befinden.
De Thymo. Der Thymian ist warm und trocken. Und wenn jemand gute Kräuter
und Gewürze beifügt, nimmt er durch seine Wärme und seine Stärke die Fäulnis
dieses Schmerzes weg. Denn wenn er durch andere Kräuter und Gewürze nicht
gewürzt würde, dann würde er die Geschwüre durch seine Stärke durchlöchern
und nicht heilen, wenn er darauf gelegt würde. Aber auch wer Lepra in sich hat,
der würze dieses Kraut mit anderen guten Kräutern und Kräutertunken und so
salbe er die Lepra…
(Der Kranke) nehme Thymian mit der Erde seiner Wurzeln und lasse ihn durch
Feuer sieden und er bereite sich dadurch ein Schwitzbad.

»Physica«, S. 54 f.; 196 f.

Warnung

Thymian und die darin enthaltenen ätherischen Öle sind
hoch wirksam. Thymianöl daher
nicht innerlich und auch äußerlich nur kurze Zeit anwenden!
Tees aus Thymiankraut nicht zu
hoch dosieren. Während der
Schwangerschaft Zubereitungen aus Thymian meiden.

Historisches Allheilmittel

Quendel oder Sandthymian (*T. serpyl-*
lum) und Echter Thymian (*T. vulgaris*)
werden bei Hildegard gesondert
beschrieben, wie es seit der Antike
üblich war. Beide Arten galten als
eigenständige Heilpflanzen und wurden für ähnliche Anwendungsgebiete
genutzt. Der lateinische Name »serpyllum« verweist auf den kriechenden
Wuchs des wilden Sandthymians (»ser-
pens« = lat. Schlange).
Äußerlich und innerlich angewendet,
hält Hildegard den Quendel für ein
Heilmittel mit großer reinigender und
heilender Kraft. Die innere Anwendung
sollte gleichwohl mit aller Vorsicht geschehen; der Quendel wurde zusammen mit Fleisch oder Mus oder als
Törtchen, den mittelalterlichen Tabletten, verabreicht. Diese Vorsicht gegenüber dem hochwirksamen Kraut war
berechtigt, denn es kann bei hoher
Dosierung Leibschmerzen und Durchfall verursachen.
Nur von den ganz großen Heilkräutern
versprach man sich eine Linderung der
Lepra, wie bereits bei der Madonnenlilie erläutert wurde.
Darüber hinaus sind die Anwendungsgebiete und -formen sehr vielfältig. Im
Hildegard-Text werden beide Thymian-
arten äußerlich gegen Krätze, gegen
Lähmung und Stechen sowie gegen
Gliederschmerzen und innerlich gegen
»Fäulnis« empfohlen. Besonders vertraut sind uns Heutigen das Bad und
das Schwitzbad mit Thymian, das, wie
es bei Hildegard heißt, »die schlechten
Säfte« mindert – »außer wenn es Gott
nicht gefällt«.

Die Pflanze in der Kräutermedizin

Der botanische Gattungsname *Thy-*
mus stammt von dem griechischen
Wirt »thymiama« ab, was Räucherwerk
bedeutet und auf die frühe Verwendung als Aromatherapeutikum hin-
weist. Im antiken Ägypten gehörte der
Thymian zu den Einbalsamierungs-
kräutern und wurde Parfüms und duftenden Salben beigegeben. Griechen
und Römern war der Thymian nicht
nur Kranzschmuck und Weinwürze,
sondern auch ein Mittel gegen Erkrankungen der Atemwege und gegen den
Bandwurm; sie nutzten die harntreibende und menstruationsfördernde
Wirkung und verwendeten Thymian
äußerlich bei Ischias und Ödemen.
Im Mittelalter wurde der Thymian zum
Allheilmittel: Asthmaerkrankungen,

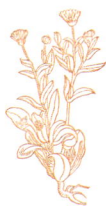

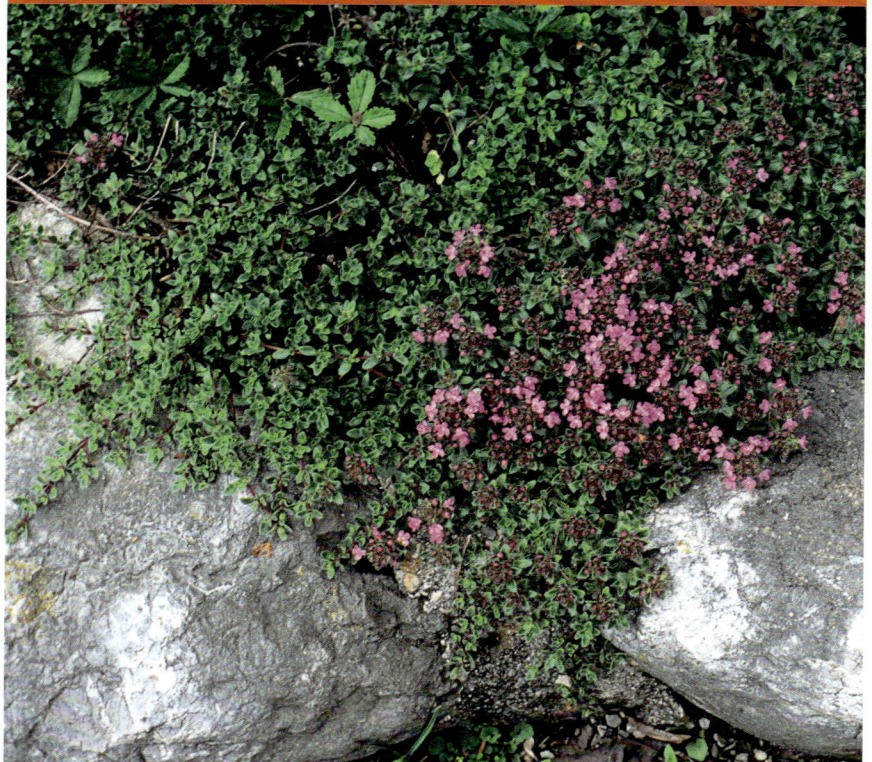

Hausmittel

Thymiantee zum Spülen, Gurgeln und Trinken
1 Teelöffel Thymiankraut mit 1 Tasse kochendem Wasser überbrühen,
5 Minuten zugedeckt ziehen lassen, abseihen. Möglichst vor dem Schlafengehen warm trinken.

Schmerzlinderndes und beruhigendes Bad
50 g Thymiankraut mit 1 Liter kochendem Wasser überbrühen, 10 Minuten ziehen lassen, abseihen. Zum Badewasser geben oder für Umschläge
verwenden.

zu 2,5 % ätherisches Öl, rund die Hälfte davon besteht aus Thymol. Dazu
kommen 10 % Gerbstoffe, Terpene
und Flavonoide. Mit dieser Zusammensetzung wirkt das Kraut stark antiseptisch, bakterizid und fungizid, was
die Behandlung äußerer eiternder
Wunden mit Thymian im Mittelalter
erklärbar macht. Außerdem wirkt es
krampf- und schleimlösend, fördert
den Auswurf bei Husten und Bronchitis und mildert den Hustenreiz bei
Keuchhusten. Obendrein gilt es als
entzündungshemmendes Gurgelmit-
tel.

Somit ist die Anwendung von Thymi-
antee bei Erkrankungen der Atemwege
auch wissenschaftlich anerkannt. Die
hautreizende Wirkung von Thymian-
umschlägen, -bädern und -salben wird
heute bei Rheuma, Schwellungen und
Verrenkungen genutzt.

Als Gewürz verwendet, fördert Thymian die Verdauung, und in der Volksarznei wird es auch gegen infektiöse
Magenerkrankungen angewendet.

Kultivierung im Garten

Der Echte Thymian *(T. vulgaris)* benö-
tigt unbedingt einen trockenen sonni-
gen Standort am Beetrand oder im
Steingarten. Mit seiner 20 cm langen
Pfahlwurzel gedeiht er am besten in
magerem, gut durchlässigem Boden.
Wenn alles passt, kann der »Römische
Quendel« zu einem buschigen dichten
Strauch heranwachsen. Man erntet das
blühende Kraut, und je öfter man die
Blütenstände zurückschneidet, desto
dichter wächst die Pflanze. Für den
Wintervorrat trocknet man das Kraut in
Büscheln. Von den trockenen Sträuß-
chen rebelt man die Blätter ab.

Atemnot, Keuchhusten, Verdauungsbeschwerden, Vergiftungen, Parasiten
und viele weitere Anwendungsgebiete
für das Heilkraut taten sich auf. Auch
als Aphrodisiakum war er beliebt. Weil
Thymian nunmehr den Mut symbolisierte (»thymos« = Mut), verwendeten
die Ritter ihn als Turnierzeichen, und

ihre Damen stickten einen Thymian-
zweig mit einer Biene in die Banner.
Zu Beginn des 18. Jahrhunderts entdeckte man als wirksamen Inhaltsstoff
des Thymians das Thymol. Seitdem
hat der Stellenwert des Krautes in der
Heilkunde eher noch zugenommen.
Thymiankraut, Herba Thymi, enthält bis

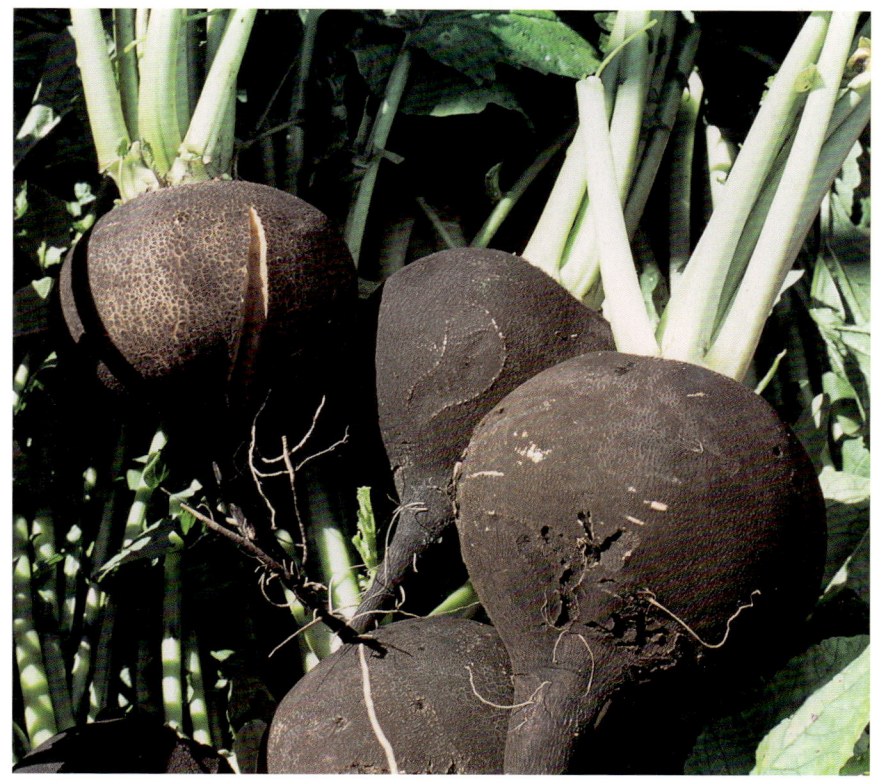

Retich – Rettich *Raphanus sativus*

De Retich. Der Rettich ist mehr warm als kalt. Aber nachdem er ausgegraben ist, soll man ihn unter der Erde an einem feuchten Ort für zwei oder drei Tage ausgegraben liegen lassen, damit sein Grün gemäßigt werde, auf dass er umso besser sei zu essen. Und gegessen reinigt er das Gehirn und vermindert die schädlichen Säfte der Eingeweide. Denn wenn ein starker und fetter Mensch Rettich isst, heilt er ihn und reinigt ihn innerlich. Den Kranken aber und den am Körper Mageren schädigt er. Aber wenn ein Kranker ihn essen will, soll er ihn zuvor auf einem erhitzten Stein trocknen und pulverisieren und diesem Pulver gebe er helles oder gebratenes Salz bei sowie Fenchelsamen und so esse er ihn mit Brot, und seinen Unrat reinigt es und kräftigt ihn.

Aber wer viel Schleim in sich hat, pulverisiere Rettich so und er koche Honig mit Wein und schütte dieses Pulver hinein und etwas abgekühlt trinke er es nach dem Essen und nüchtern, und dieses Pulver wird ihn vom Schleim reinigen und der Honig bewirkt, dass er nicht mager wird. Dass man ihn nach dem Essen wirken spürt, kommt daher, dass er die üblen Säfte und den Unrat aus dem Menschen austreibt. Wer aber Rettich isst, der esse nachher Galgant, und dies unterdrückt den Gestank des Atems und so schadet er dem Menschen nicht.

»Physica«, S. 98 f.

Dass man den Rettich nach der Ernte an einem feuchten Ort liegen lassen soll, erinnert an die Behandlung der Alraune. Diese legt man bekanntlich für einen Tag und eine Nacht in eine Quelle, um die verderblichen magischen Säfte auszuziehen. Beim Rettich sollen jedoch nicht magische Wirkungen, sondern vielmehr das »Grün« gemäßigt werden. Hildegard spricht dem Rettich – ebenso wie der Ringelblume – eine besondere Grünkraft zu, die sogar im Übermaß wirken kann. Tatsächlich ist frischer Rettich für Magenkranke schwer verdaulich, und das enthaltene Senföl kann die Magenschleimhäute reizen.

Als Arzneimittel für Kranke empfiehlt Hildegard daher Rettichpulver. Es wird gegen Verdauungsstörungen und zur Behandlung von Katarrhen verwendet. Den Genuss von frischem Rettich empfiehlt Hildegard nur gesunden starken und wohlbeleibten Menschen.

Die Pflanze in der Kräutermedizin

Die verschiedenen Rettichsorten wie Sommer- und Winterrettich, Schwarzer Rettich sowie die riesigen Wurzeln der asiatischen Rettichsorten existierten im Mittelalter noch nicht. Aber seit der Antike schätzt man den Rettich als gutes Heilmittel ebenso wie als Gemüse. Dass man den Rettich nach dem Essen »wirken spürt«, wie es bei Hildegard heißt, verlieh ihm einen seiner volkstümlichen Namen: Bölkwurzel. Rettich war in der Pflanzenliste des »Capitulare de villis« aufgeführt. Seit alter Zeit gilt Rettichsaft als vorbeugendes Mittel gegen die Bildung von Gallen- und Nierensteinen, als Kur für

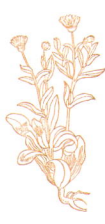

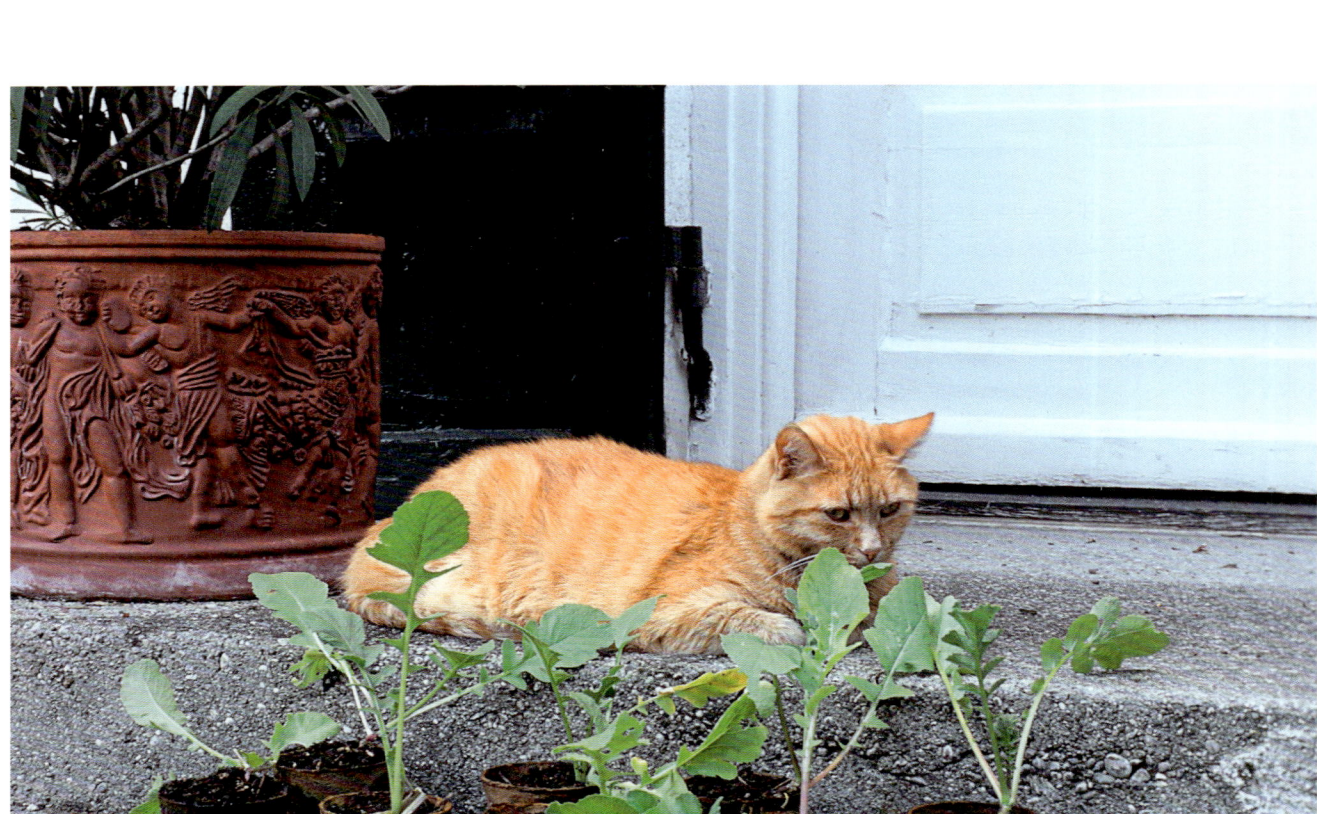

Den Schwarzen Winterrettich sollte man in Einzeltöpfen vorziehen, z. B. in Jiffy-Pots.

Warnung

Keine Kur mit Rettichsaft länger als vier Wochen anwenden! Rettichsaft darf nicht von Patienten mit Gallensteinen verzehrt werden, denn er kann die Gallensekretion anregen.

Leberkranke, als Mittel zur Anregung der Verdauungssäfte und als heilkräftiges Mittel gegen hartnäckigen Husten. Rettich, so hieß es, treibt den Harn, macht viel Rülpsens und ist gesalzen auf nüchternen Magen gut gegen den Kater. Vielleicht ist diese traditionelle Anwendung der Grund dafür, warum auf dem Münchener Oktoberfest zum Bier gleich der »Radi« serviert wird. In der modernen Kräutermedizin wird nur noch der Schwarze Winterrettich verwendet, weil er den höchsten Gehalt an bioaktiven Substanzen hat.

Seine positive Wirkung bei Verdauungs-, Gallen- und Leberbeschwerden sowie die heilende Wirkung von Rettichsaft bei Husten ist wissenschaftlich anerkannt. So mancher Erwachsene mag sich an Erkältungskrankheiten seiner Kinderzeit erinnern: Zu Husten und Schnupfen und der langweiligen Bettruhe kam noch der unbeliebte Hustensaft von Oma dazu. Sie füllte einen ausgehöhlten Rettich mit Kandiszucker. Nach ein bis zwei Stunden löste sich der Zucker im Pflanzensaft und eine kleine Menge süßen Saftes sammelte sich im Rettich. Dieser Hustensaft konnte durchaus heilsame Wirkungen entfalten. Als wirksame Inhaltsstoffe wurden schleimlösende Senfölglykoside und bakterizide ätherische Senföle gefunden, die dem Rettich seinen beißenden Geschmack verleihen. Der Gehalt an den Vitaminen C, B_1 und B_2 wirkt allgemein gesundheitsfördernd.

Kultivierung im Garten

Diese alte einjährige Kulturpflanze aus der Familie der Kreuzblütler stammt ursprünglich aus Vorderasien und kam über die Mittelmeerländer zu uns. Er gedeiht am besten in tiefgründigem, humusreichem und krümeligem Boden. Wegen der Rettichfliege sollte man nur mit Kompost, nicht mit frischem Mist düngen.

Den Samen einfach in Reihen auszusäen bringt oft wenig Erfolg. Viel besser ist es, die Samenkörner oberflächlich einzeln in mit Substrat gefüllte Jiffytöpfe zu legen und mit einer dünnen Substratschicht zu bedecken. Hat sich die Pflanze gut entwickelt, wird sie mitsamt dem Topf in das Beet eingesetzt.

Ende Februar kann man mit der Aussaat von Frühsommerrettich ins Frühbeet beginnen und ab April den Schwarzen Winterrettich anbauen. Rund 50 bis 60 Tage vergehen zwischen Aussaat und Ernte.

Lässt man einen überwinterten Rettich ausblühen, so erscheinen weiße, blasslila oder gelb changierende Blütchen mit vier Blütenblättern. Die Früchte des Rettichs wachsen in perlmuttartigen Gliederschoten mit jeweils einem Samenkorn pro Abschnitt.

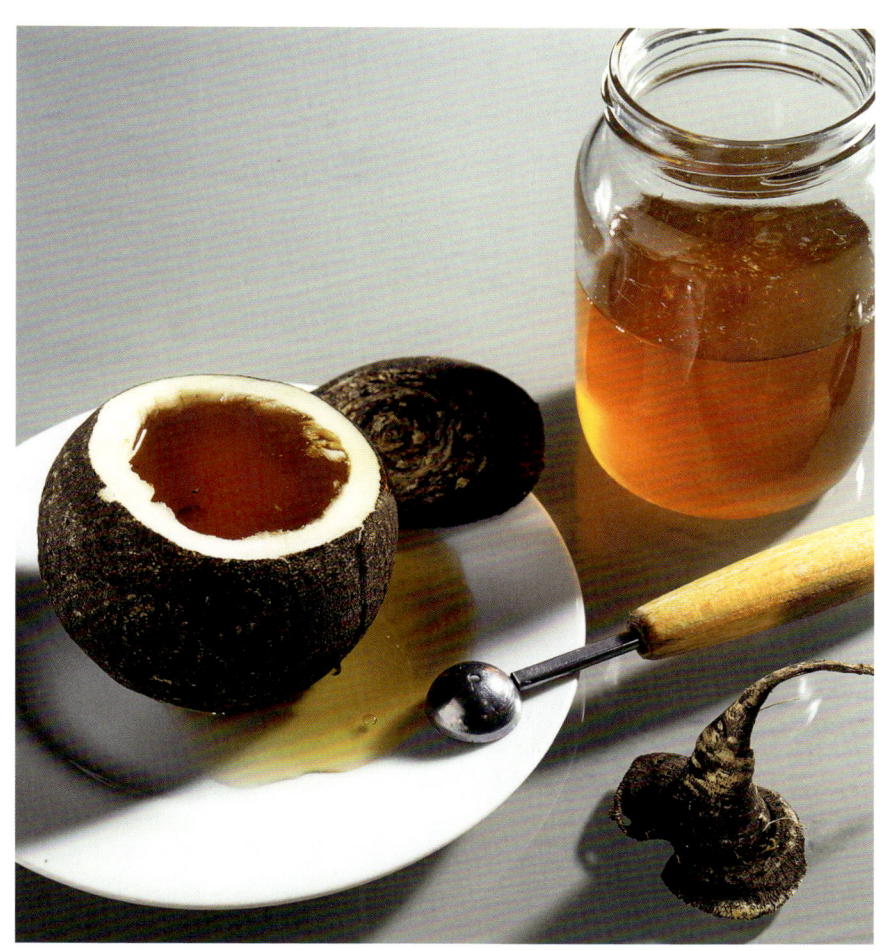

Hausmittel

Viel einfacher als die Herstellung von Rettichpulver ist ein Verfahren zur Herstellung von Hustensaft aus Rettich, das wahrscheinlich uralt ist:

Hustensaft

1 dicke Rettichwurzel aushöhlen, die Spitze abschneiden und den Boden durchbohren, mit Kandiszucker oder Honig füllen und so in ein Glasgefäß stellen, dass unter der Wurzel ein Hohlraum bleibt.

An einen warmen Platz gestellt, sammelt sich alsbald unten im Glas der süße Hustensaft. Er wird löffelweise genommen und ist ein altes Hausmittel, das bei chronischer Bronchitis und bei Keuchhusten gegeben wird.

Als vorbeugendes Hausmittel kann auch Frischpflanzenpresssaft verwendet werden; die Tagesdosis sollte jedoch 100 ml nicht überschreiten.

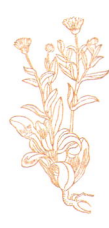

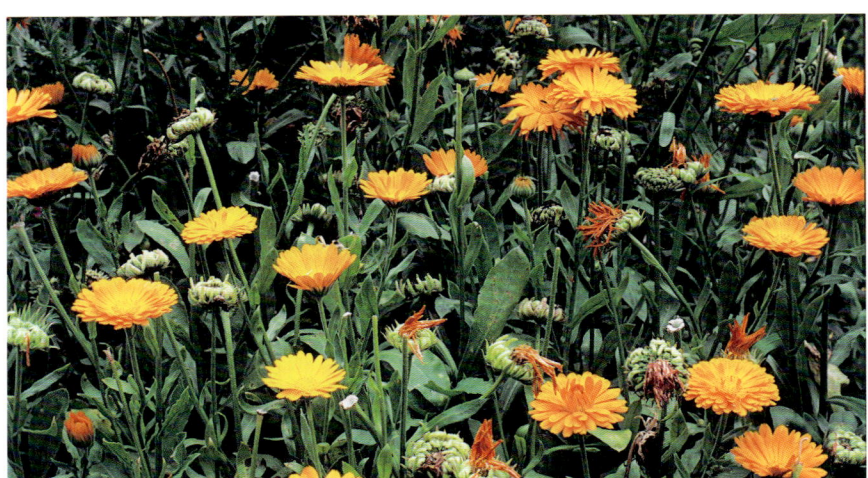

Ringula – Ringelblume *Calendula officinalis*

De Ringula. Die Ringelblume ist kalt und feucht und sie hat starke Grünkraft in sich und sie ist gut gegen Gift. Denn wer Gift isst, oder wem es verabreicht wurde, der koche Ringelblume in Wasser und nach Ausdrücken des Wassers lege er sie so warm auf seinen Magen, und sie erweicht das Gift und es wird von ihm ausgeschieden. Aber dieser Mensch wärme alsbald guten Wein und er lege genug Ringelblume hinein und damit wärme er wiederum den Wein, und weil er Gift genommen hat, trinke er so jenen halbwarmen Wein, und er schnäuzt das Gift entweder aus der Nase aus, oder er wirft es durch den Schaum, das heißt »schum«, von sich aus.

Und wenn die Rinder oder die Schafe etwas Übles gefressen haben, … werde ihnen der Saft in ihre Mäuler eingeflößt…

Und ein Mensch, dem der Kopf fellig (»vellecht«) ist, der schneide das ab, was weich am Speck ist, und er schneide auch die Schwarte jenes Speckes ab, er werfe das weg, was neben der Schwarte im Speck ist, und er nehme das Harte und er zerstoße das mit der Ringelblume im Mörser und damit salbe er oft seinen Kopf, und die »vellen« fallen ab und sein Kopf wird schön werden. Und wer den Grind am Kopf hat, der nehme Blüten und Blätter der Ringelblume und er drücke den Saft davon aus und dann bereite er mit diesem Saft und etwas Wasser und mit Semmelmehl oder mit Roggenmehl einen Teig und dann lasse er damit seinen ganzen Kopf mit Tuch und Mütze verbunden, bis es sich erwärmt und bis der Teig zerrissen wird, das heißt »schrinde«, und dann nehme er ihn weg. Und dann bereite er wiederum Teig auf gleiche Weise und er lege ihn um seinen Kopf und so tue er während neun Tagen. Und sooft er den Teig von seinem Kopf wegnimmt, so oft habe er eine Lauge aus Ringelblumensaft bereit, und er wasche seinen Kopf ebenso oft damit und er wird geheilt werden.

»Physica«, S. 129 f.

Vor allen anderen pflanzlichen Heilmitteln wird die Ringelblume in den Hildegard-Texten hervorgehoben, indem ihr »starke Grünkraft« zugeschrieben wird. »Grünkraft« ist ein zentraler Begriff in der Hildegard-Medizin und meint die frische Jugendkraft, das gesunde Sein schlechthin. Ringelblumen, die sich mit dem Tageslicht öffnen, bei Regen schließen und der Sonne entgegenschauen, konnten sehr wohl ein Symbol dieser Grünkraft sein.

Bezeichnend für die reale Hochschätzung der *Calendula* als Arznei ist, dass sie als Gegengift empfohlen wird, und zwar für Mensch und Tier. *Calendula*-Wein wirkt dabei offensichtlich als Brechmittel, denn Mensch und Tier »speien die schädlichen Säfte aus«. Dass Hildegard *Calendula* auch als Magenmittel ansah, zeigt sich an einer Textstelle über Verdauungsstörungen:

»Nimm Ingwer, pulverisiere ihn, mische ihn mit einem bisschen Saft von der Pflanze, die Ringelblume heißt, und mache dann aus diesem Pulver mit etwas Mehl kleine Kuchen! Backe sie im Ofen, wenn die Hitze des Feuers schon etwas nachgelassen hat, und iss dann diese kleinen Kuchen sowohl nach dem Frühstück als auch auf nüchternen Magen.«
(»Causae et Curae«, S. 219)

Eine Ringelblumensalbe gegen Schuppenflechte und ein Breiumschlag gegen Kopfgrind, einen nässenden Hautausschlag, sind die äußerlichen Anwendungen der Ringelblume bei Hildegard. Die Salbe wird hier mit Speck im Mörser zubereitet – Schweinefett, insbesondere das Fett an den Nieren, wurde noch lange als Salbengrundlage benutzt.

Hildegard verwendet den mittelhochdeutschen Namen »Ringula« oder »Ringla«, der auf die halbkreisförmigen Früchte der *Calendula* verweist. Andere mittelalterliche Namen beziehen sich auf die Eigenschaft der Blume als Wetterprophetin und Sonnenanbeterin: »Solsequium« und »Heliotropium« etwa. Über die antiken Namen herrscht Uneinigkeit. »Klymenon« soll die Ringelblume bei dem römischen Militärarzt Dioskurides geheißen haben, »Caltha luteola« bei Plinius.

Die Pflanze in der Kräutermedizin

Eine großartige Rolle in der antiken Medizin hat die Ringelblume wohl nicht gespielt. Sie war als Arznei eher eine Entdeckung des späten Mittelalters. Bei Dioskurides immerhin wird die Ringelblume als gutes Wundheilmittel erwähnt, und dieser Militärarzt unter Claudius und Nero kannte sich sicher mit Wunden aus. Auch bei Nasenbluten wirke das Kraut adstringierend und sei zudem als Magenmittel zu verwenden, hieß es bei den Römern.

Im Mittelalter galt das Kraut – wie bei Hildegard – als kühlend und feucht, weswegen es vor allem bei Brandwunden zum Einsatz kam. Aber auch bei chirurgischen Wunden und Bisswunden von giftigen Tieren wurde *Calendula* als entzündungshemmend und heilend beschrieben. Überdies galt sie als Heilmittel gegen »Milz- und Leberverstopfung«, als menstruationsfördernd und abortiv. Viele dieser

Hausmittel

Calendula-Salbe

5 g frische Ringelblumenblüten mit 100 g Eucerin und einigen Tropfen Lavendelöl im Wasserbad erwärmen, aus dem Wasserbad nehmen und einige Tage zugedeckt ziehen lassen, erneut im Wasserbad erwärmen, durch Verbandsmull filtern, ausdrücken.
(Eucerin ist ein in den Apotheke erhältlicher Salbengrundstoff aus Wollfetten und Vaseline.)

Ringelblumentee

1 Teelöffel Ringelblumenblüten mit 1 Tasse kochendem Wasser aufgießen, 10 Minuten ziehen lassen, abseihen.
Dieser Aufguss kann als Gurgellösung oder Magentee verwendet werden. Für Umschläge auf Wunden tränkt man Leinentücher mit der Lösung und legt diese noch warm auf.

Calendula-Tinktur

Frische trockene Blüten in ein sauberes Glas geben, mit 70-prozentigem Alkohol (Weingeist aus der Apotheke) bedecken, einige Tage am sonnigen Fenster ziehen lassen, durch einen Filter gießen, gut verschließen und in der Hausapotheke aufbewahren.
Reiner Alkohol aus der Apotheke ist sehr teuer, da er inzwischen voll besteuert wird. Man kann ebenso gut einen klaren Branntwein verwenden, da die Tinktur nur äußerlich angewendet wird. Weniger als 40% Alkoholgehalt sollte das Produkt nicht haben, da die Tinktur sonst nicht mehr desinfizierend wirkt.
Mit *Calendula*-Tinktur kann man vorzüglich alle kleinen Gärtnerwunden wie Splitter, Kratzer, Insektenstiche usw. desinfizieren.

Anwendungen haben sich in der Volksheilkunde erhalten: Erweichende Umschläge sollen bei Geschwüren, verhärteten Drüsen, alten Hautschäden, ja sogar krebsartigen Geschwüren helfen. Ringelblumentinktur wird ähnlich wie Arnikatinktur als desinfizierendes Wundheilmittel empfohlen.

Noch heute hat die Ringelblume in der Kräuterheilkunde einen festen Platz.

Geschätzt wird die heilende Wirkung von Ringelblumensalbe auf Flechten und Akne, bei Sonnenbrand und auf schlecht heilenden Wunden. *Calendula* unterstützt die Bildung von Schorf! Wissenschaftlich anerkannt ist die äußerliche Anwendung von *Calendula*-Blüten bei entzündlichen Veränderungen der Mund- und Rachenschleimhaut. Es ist außerdem erwiesen, dass

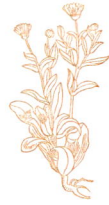

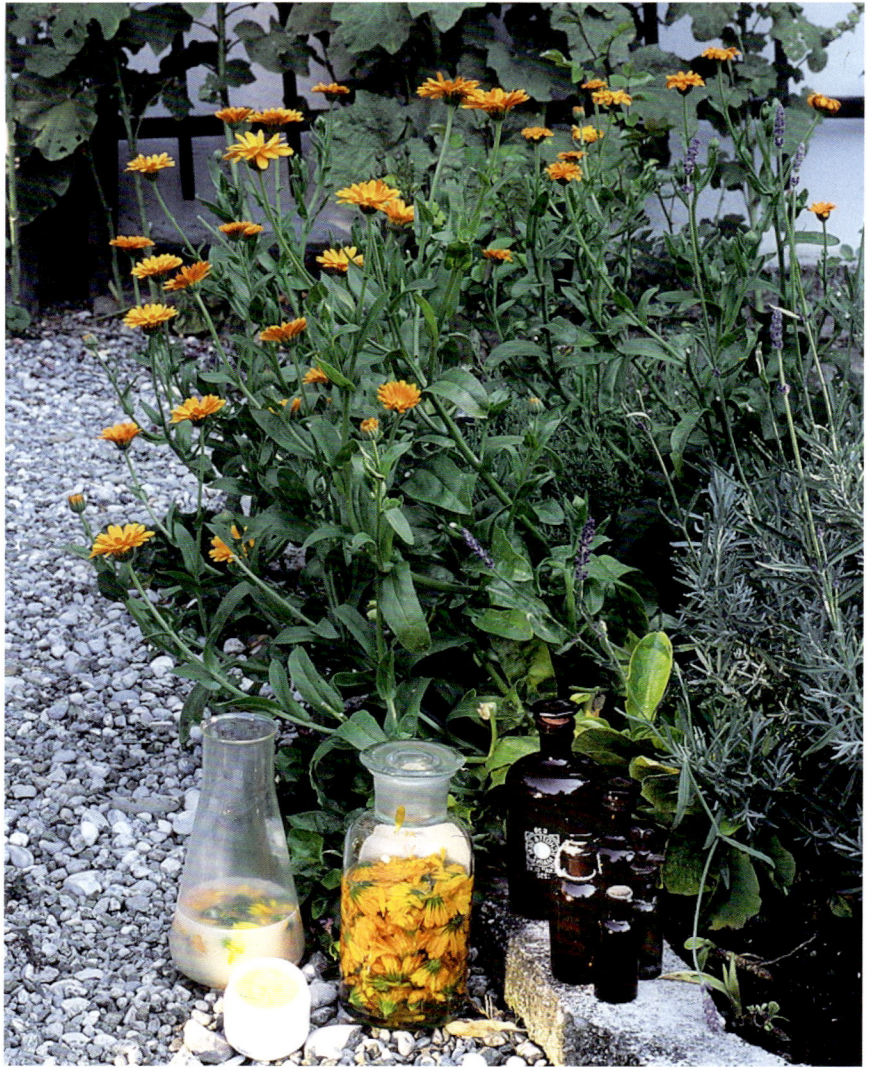

Rechts: Alkoholauszug mit Ringelblumen; links: Ringelblumen in der Salbengrundlage; in der Mitte: die fertige filtrierte Salbe.

ein Tee aus Ringelblumen den Gallenfluss fördert und krampflösende Wirkung auf den Magen-Darm-Trakt ausübt.

Die wirksamen Inhaltsstoffe der *Calendula*-Blüten und -Blätter bilden ein komplexes Stoffgemisch, dessen Wirkung noch nicht restlos erforscht ist. Ein Cocktail aus wenig ätherischen Ölen, fettem Öl, Saponinen, Bitterstoffen, Flavonglykosiden, Säuren, Schleimen und Carotinoiden unterstützt die Zellneubildung bei Hautschäden. Die Ringelblume wirkt sowohl entzündungshemmend als auch heilend auf Wunden. Auf die gesunde Haut wirken *Calendula*-Präparate anregend und tonisierend. Innerlich als »Magentee« verwendet, regt *Calendula* die Gallensekretion an.

Kultivierung im Garten

Die Ringelblume ist eine meist einjährige krautige Pflanze aus der Familie der Korbblütler. In milden Wintern kann sie auch ausdauern. Sie wird 30–60 cm hoch, hat einen brüchigen, drüsig behaarten Stängel und samtig behaarte, saftig grüne Blätter. Die Blüten entwickeln sich an den Triebspitzen. Auf grünem Blütenboden sitzen die gelben und orangefarbenen Blütenzungen, die wie gelackt glänzen. Besonders schön sind die Blüten mit einer Mitte aus dunkelbraunen Röhrenblütchen. Blüten und Blätter der Ringelblume haben einen bittersalzigen Geschmack und einen eigentümlich öligen, kratzigen Duft. Mit einem Strauß *Calendula* kann man lästige Fliegen aus der Stube vertreiben. Ringelblumen anzubauen ist kinderleicht, und es sind so richtige Blumen für kindliche Herzen, die von alters her als Liebesorakel dienen: Er liebt mich, er liebt mich nicht, er liebt mich… Samen werden im Herbst oder Frühling ausgesät; einmal im Garten eingebürgert, sorgen die Pflanzen selbst für ihre Vermehrung. Am besten entwickeln sie sich in gehörigem Abstand in feuchtem, mäßig nahrhaftem Boden und in voller Sonne. Die Blüten kann man den ganzen Sommer über für arzneiliche Zwecke ernten, ein Trocknen ist nicht sinnvoll.

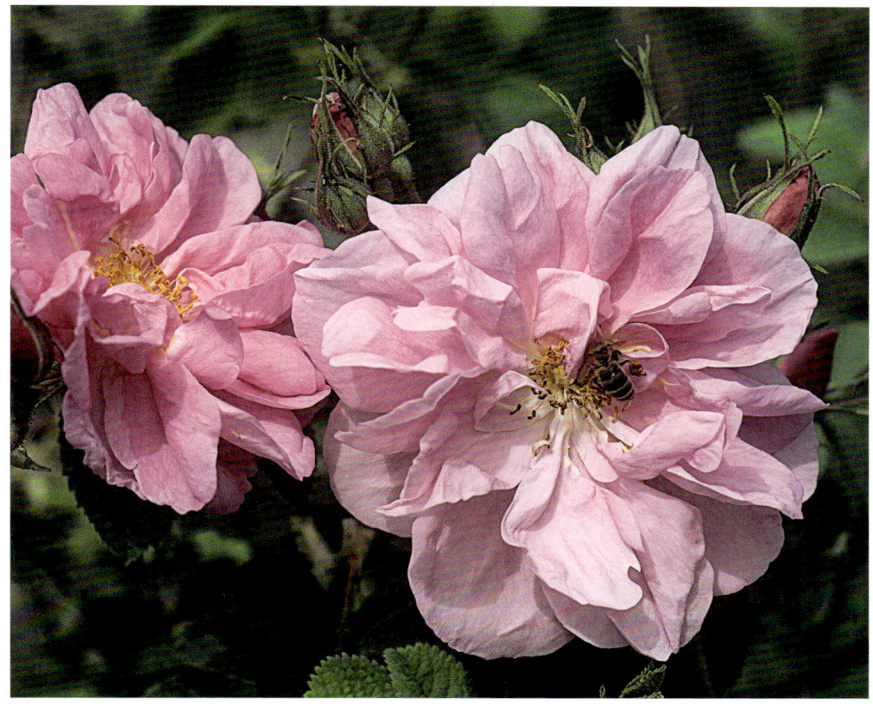

Rosa – Damaszenerrose

Rosa × *damascena* 'Trigintipetala'

*De Rosa. Die Rose ist kalt und diese Kälte hat eine nützliche Mischung in sich.
Am frühen Morgen oder wenn der Tag schon angebrochen ist, nimm ein Rosen-
blatt, lege es auf deine Augen. Es zieht den Saft, das ist das Trieffen, heraus und
macht sie klar.*
*Aber auch wer etwas Geschwüre an seinem Körper hat, lege Rosenblätter dar-
auf und es zieht ihnen den Schleim heraus.*
*Und wer jähzornig ist, der nehme die Rose und weniger Salbei und zerreibe es
zu Pulver. Und in jener Stunde, wenn der Zorn ihm aufsteigt, halte er es an seine
Nase. Denn der Salbei tröstet, die Rose erfreut. Die Rose werde genommen und
zur Hälfte davon Salbei unter Beigabe von frischem Fett, das zerlassen ist. Und
soll gleichzeitig in Wasser gekocht werden, damit daraus eine Salbe werde, und
wo der Mensch vom Krampf oder von der Lähmung geplagt wird, dort soll er
mit der Salbe gesalbt werden, und es wird ihm bessergehen.*
*Aber die Rose ist auch gut zu Tränken und zu Salben und zu allen Heilmitteln,
wenn sie ihnen beigefügt wird; und sie sind umso besser, wenn ihnen etwas
von der Rose beigefügt wird, wenn auch wenig, das heißt von ihren guten Kräften, wie oben gesagt wurde.*

»Physica«, S. 47

Im »Buch der Pflanzen« führt Hildegard eine Gartenrose an, ohne dass diese näher bezeichnet wird. Nördlich der Alpen wurden Gartenrosen im Mittelalter nur in Klostergärten kultiviert. Vom Kloster St. Gallen in der Schweiz und vom Kloster Reichenau am Bodensee sind mittelalterliche (9. Jh.) Rosenbeete im Arzneigarten überlie-fert. Es war entweder die Essigrose (*Rosa gallica*), eine europäische Wild-art mit zunächst einfachen roten Blü-ten, die dort kultiviert wurde, oder die rosa blühende gefüllte Damaszenerro-se (*Rosa* × *damascena*). (*Rosa alba*, eine ebenfalls im Mittelalter bekannte Rose mit sehr zartem Duft, wurde zu medizinischen Zwecken nie genutzt.) Sowohl die Essigrose als auch die Damaszenerrose sind herrlich duften-de Arten und vermögen insofern wohl auch jähzornige Menschen zu erfreu-en, wie Hildegard so bezaubernd schreibt: Weil die Rose von kalter Natur ist, kann sie den heißen Zorn besänftigen. Rosenpulver nutzte man übrigens in der Antike als Körperpuder und Deodorant.

Besonders die Essigrose behält ihren Duft auch nach dem Trocknen, sogar wenn sie pulverisiert wird. Außerdem ist sie *die* Apothekerrose und hat seit Linné den Beinamen *officinalis*. Wenn bei Hildegard allerdings Rosenblätter in größeren Mengen den Tränken, Salben und anderen Heilmitteln »beigefügt« werden, dann war die Damaszener-rose mit ihren gefüllten Blüten und ihrem starken anhaltenden Duft eher geeignet, allen Medikamenten eine angenehme Würze und zusätzliche Heilkraft zu verleihen. Zudem gab es von dieser Rosenart auch eine zweimal

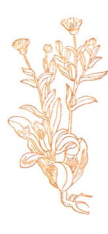

Hausmittel

Rosen-Massageöl

Das käufliche Rosenöl ist ein Destillat aus den Blüten von Centifolien.
Es wird in der Aromatherapie verwendet, kann jedoch als Hausmittel nicht hergestellt werden.
Das Rezept für Rosenöl mit Olivenöl ist dagegen uralt und denkbar einfach.

Zubereitung:
100 g frische Blütenblätter mit 500 ml Olivenöl, Traubenkernöl oder Sonnenblumenkernöl übergießen, 1 Woche an der Sonne stehen lassen, abgießen, kühl aufbewahren.

Rosenwasser zum Gurgeln und Spülen

1 Esslöffel Rosenblütenblätter mit 1 Tasse heißem Wasser übergießen, 10 Minuten ziehen lassen. Mehrmals täglich gurgeln oder spülen.

Rosensirup

Zur Geschmacksverbesserung von Medikamenten, Tees etc.
100 g Rosenblütenblätter mit 1 Zitrone, Saft und Schale, 150 g Zucker und 150 ml Wasser kurz aufkochen lassen, noch heiß in Gläser füllen, verschließen.

Rosenessig gegen Müdigkeit

100 g Rosenblütenblätter mit $\frac{1}{2}$ Liter heißem Weißweinessig übergießen, 1 Stunde ziehen lassen, abseihen.
Als Kompresse auf die Stirn legen.

Rosenzucker

100 g Blütenblätter mit dem Saft 1 Zitrone beträufeln, 3 Stunden zugedeckt stehen lassen, mit 100 g Zucker im Mörser zerstampfen, in ein Glas füllen, im Kühlschrank aufbewahren.

Alle diese Rezepte lassen sich nur mit den zarten Blütenblättern der Alten Rosen herstellen, am besten mit *Rosa* x *damascena* oder *Rosa* x *centifolia*. Die Blütenblätter der modernen Rosen sind viel zu fest, sie lösen sich beim Kochen nicht auf und lassen sich im Mörser nicht verarbeiten.

blühende Varietät. Die Damaszenerrose wurde bereits von den Römern aus dem Orient nach Unteritalien eingeführt und gelangte von dort in karolingischer Zeit nach Norden.
Hildegard nennt eine Salbe aus Rosen und Salbei gegen Krampfanfälle oder Lähmung. Von Bedeutung ist, dass diese Salbe mit Wasser *und* Fett hergestellt wird – die meisten ätherischen Öle der Rose lassen sich nämlich in Wasser allein nicht lösen.
Rosenblätter als entzündungshemmendes und zusammenziehendes Heilmittel haben sich bei Augenentzündungen und Hautgeschwüren Hildegard zufolge auch bewährt.

Die Pflanze in der Kräutermedizin

Weil der Rose allgemein kühlende und adstringierende Eigenschaften zugeschrieben wurden, setzte man sie im Mittelalter vor allem gegen Fieber, Brandwunden und eiternde Verletzungen sowie als Augensalbe ein. Rosenblätter, in Wein gekocht, wurden als Medikament gegen Ohren- und Kopfschmerzen, Magenfäule, Haut- und Zahnfleischentzündungen verwendet. Rosenessig galt als Mittel gegen Apathie und Ohnmachten. Im 16. Jahrhundert hieß es daher: »Die Rosen gehören der Medizin.«
Noch bis in das 20. Jahrhundert war besonders Rosenöl – aus Rosenblättern und Olivenöl hergestellt – Bestandteil von Salben und innerlich anzuwendenden Tinkturen. Das durch Destillation gewonnene »Rosenwasser« oder Rosenöl war zwar bereits im 8. und 9. Jahrhundert ein kostbarer Handelsartikel aus dem Orient. Aber erst

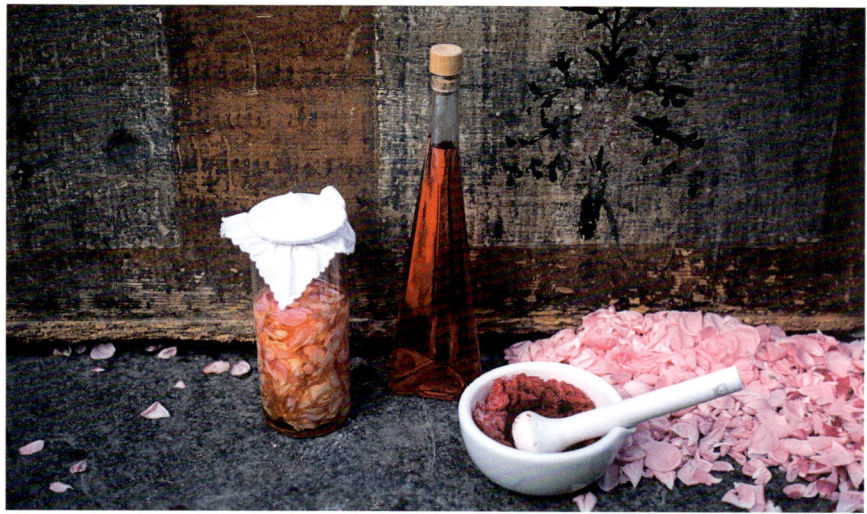

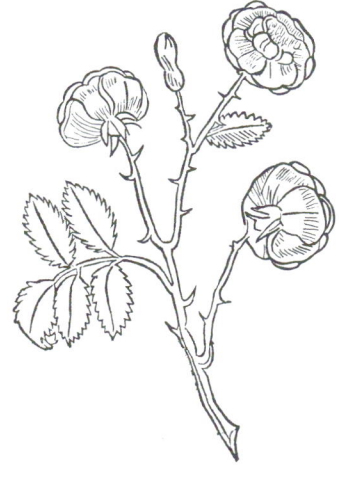

im 16. Jahrhundert wurde auch im Abendland die von den Arabern erfundene Methode der Destillation angewendet.

Pharmakologisch anerkannt ist die Anwendung von Blütenblättern bei Entzündungen im Mund und Rachenraum. Das ätherische Öl der Rose enthält Phenyläthylalkohol, Rhodinol, Geraniol, Nerol, Citronellol und 20 weitere Bestandteile, die entzündungshemmend wirken. Die moderne pharmazeutische Forschung hat sogar gezeigt, dass Rosenöl dort keimtötend wirkt, wo antibiotikaresistente Bakterien vorhanden sind. Die Gerbstoffe der Rose wirken trocknend und adstringierend, wie auch Hildegard es bereits beschrieb. Daher kann Rosenöl bei leichten Wunden und Schmerzen heilende Wirkung entfalten.

Kultivierung im Garten

Ziemlich sicher weiß man, dass *Rosa × damascena* 'Trigintipetala' eine Naturhybride aus *Rosa gallica* und *Rosa phoenicia* ist. Sie stammt vermutlich aus dem Mittleren Osten und gelangte von dort in die Rosenanbaugebiete von Bulgarien, wo noch heute Rosenöl hergestellt wird. Man nennt sie daher Ölrose und auch »Rose von Kazanlik«, nach dem 12.000 Hektar großen bulgarischen Anbaugebiet. Der botanische Name, den Linné ihr gab, geht auf die Erzählung zurück, dass diese Rose von den heimkehrenden Kreuzrittern aus Damaskus mitgebracht worden sei. Der antike Name der Damaszenerrose lautete »Rose von Kyrene«. Im 1. vorchristlichen Jahrhundert besang Vergil sie in seinen Versen über die Rosengärten von Paestum. Dennoch gibt es Gartenbuchautoren, die behaupten, *Rosa × damascena* 'Trigintipetala' sei als Gartenrose nicht geeignet – vielleicht wegen ihres ungezwungenen Wuchses.

Diese uralte, heilkräftige und berühmte Rose im Garten zu kultivieren ist nicht schwer. Sie benötigt einen sonnigen Standort und eine Stütze, denn ihre kräftigen Triebe werden bis zu 3 m hoch und hängen bogig über. Es ist keine angenehme Arbeit, diese Rose in Form zu schneiden, denn ihre Zweige sind mit kräftigen gekrümmten Stacheln dicht besetzt. Dafür blüht die zuverlässig frostharte und gesunde Rose vier Wochen lang. Zwischen den zartgrünen Blättern erscheinen in schwebenden Büscheln die seidigen rosa Blüten in der charakteristischen Fächerform. Vier oder fünf Knospen umgeben die zentrale Rose, sie öffnen sich erst dann, wenn die »Krone« voll erblüht ist. Den Blüten entströmt ein intensiver süßer Duft.

Rosenblütenblätter sammelt man am besten von Knospen, kurz bevor die Blüte ganz aufgeht; die beste Tageszeit ist der Morgen, nachdem der Tau auf den Blüten abgetrocknet ist.

Links: Die Damaszenerrose mit ihrer verschwenderischen Fülle an Blütenblättern eignet sich für alle Rosenrezepturen. Vier Wochen lang kann man Rosenblüten ernten.

Rechts: Die Rose als Heilpflanze: hier in einem Holzschnitt aus dem »Hortus Sanitatis«.

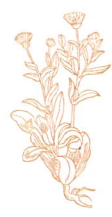

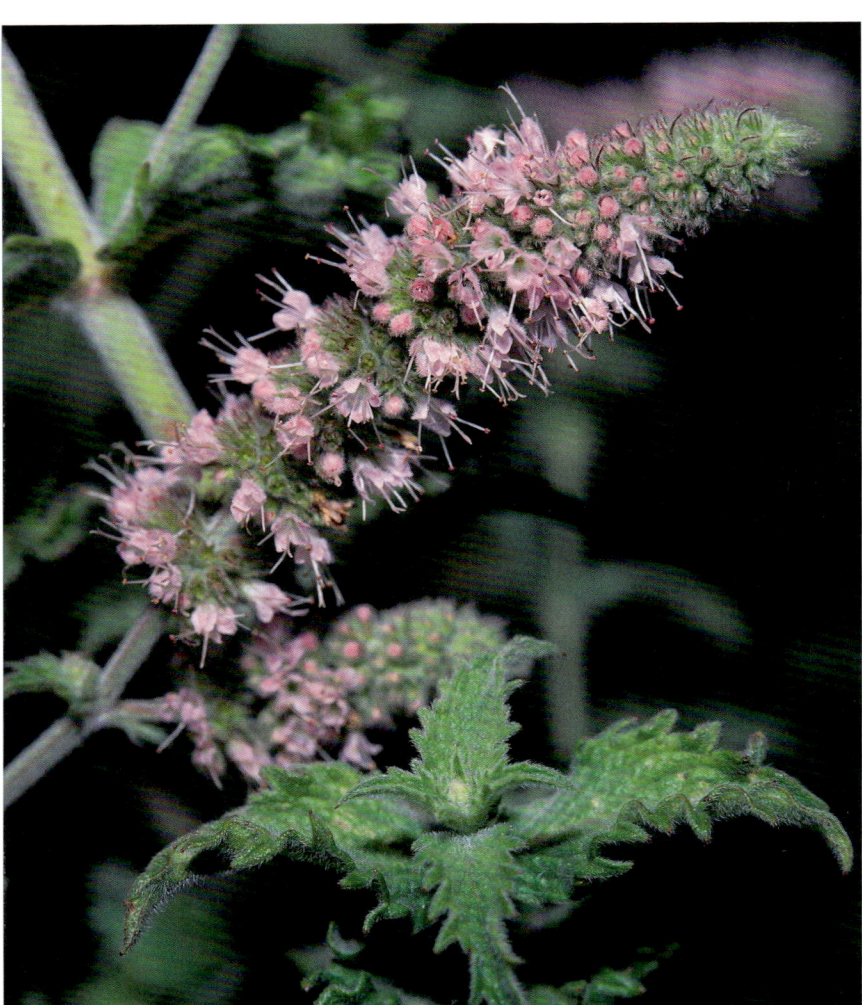

Rossemyntza – Krauseminze

Mentha spicata var. *crispa*

De Rossemyntza. Die Krauseminze ist von mäßiger und scharfer Wärme, ist aber doch etwas gemäßigt. Und wem die Gicht schadet, der zerstoße sie und seihe den Saft durch ein Tuch und füge etwas Wein hinzu und so trinke er sie morgens und abends und zur Nacht und die Gicht wird weichen. Und wie das Salz, mäßig beigefügt, jede Speise mäßigt, weil es schlecht ist, wenn zu viel oder zu wenig der Speise beigefügt wird, so gibt die Krauseminze, wenn sie dem Fleisch, den Fischen den Speisen oder dem Mus beigefügt wird, jeder Speise einen guten Geschmack und eine gute Würze und so erwärmt sie auch gegessen den Magen und verschafft eine gute Verdauung.

»Physica«, S. 92

In den Hildegard-Texten finden sich noch Beschreibungen von weiteren Minzearten als Heilkräutern: »De Bachmyntza«, »De minori Myntza« und »De Myntza majori«. Bereits im Mittelalter waren so viele Arten und Kulturformen der Minze bekannt, dass der Abt des Klosters Reichenau, Walahfrid Strabo, schrieb, die Arten und Namen der Minze seien so zahlreich wie die der Fische im Roten Meer.

In der hier zitierten Hildegard-Übersetzung wird die »Rossemyntza« als Krauseminze gedeutet. Der Formenreichtum der Minzen lässt nach Aussagen der Übersetzer jedoch keine eindeutige Bestimmung der in der Antike und im Mittelalter verwendeten Minzearten und -kulturformen zu.

Bei Hildegard finden wir Minzen als Gicht- und Magenmittel, als Mittel gegen Lungenleiden sowie äußerlich angewendet gegen Krätzemilben und Augengeschwüre.

Die Pflanze in der Kräutermedizin

In der Antike galt die Minze als Aphrodisiakum, man bekränzte Brautleute mit dem Kraut und schmückte damit die Tafel für die Gäste. Neben der kultischen Bedeutung ist die denkbar breiteste Verwendung als Heilkraut überliefert. Im Mittelalter gelangte die Kenntnis der Minze als Heilpflanze von Süd- nach Mitteleuropa. Bald gab es keine Krankheit mehr, bei der die Minze nicht helfen sollte. Bis heute fehlt die Minze in keinem Kräuterbuch und in keinem Kräutergarten.

Alle Minzearten enthalten neben Gerb- und Bitterstoffen ätherisches Öl mit unterschiedlichen Gehalten an Men-

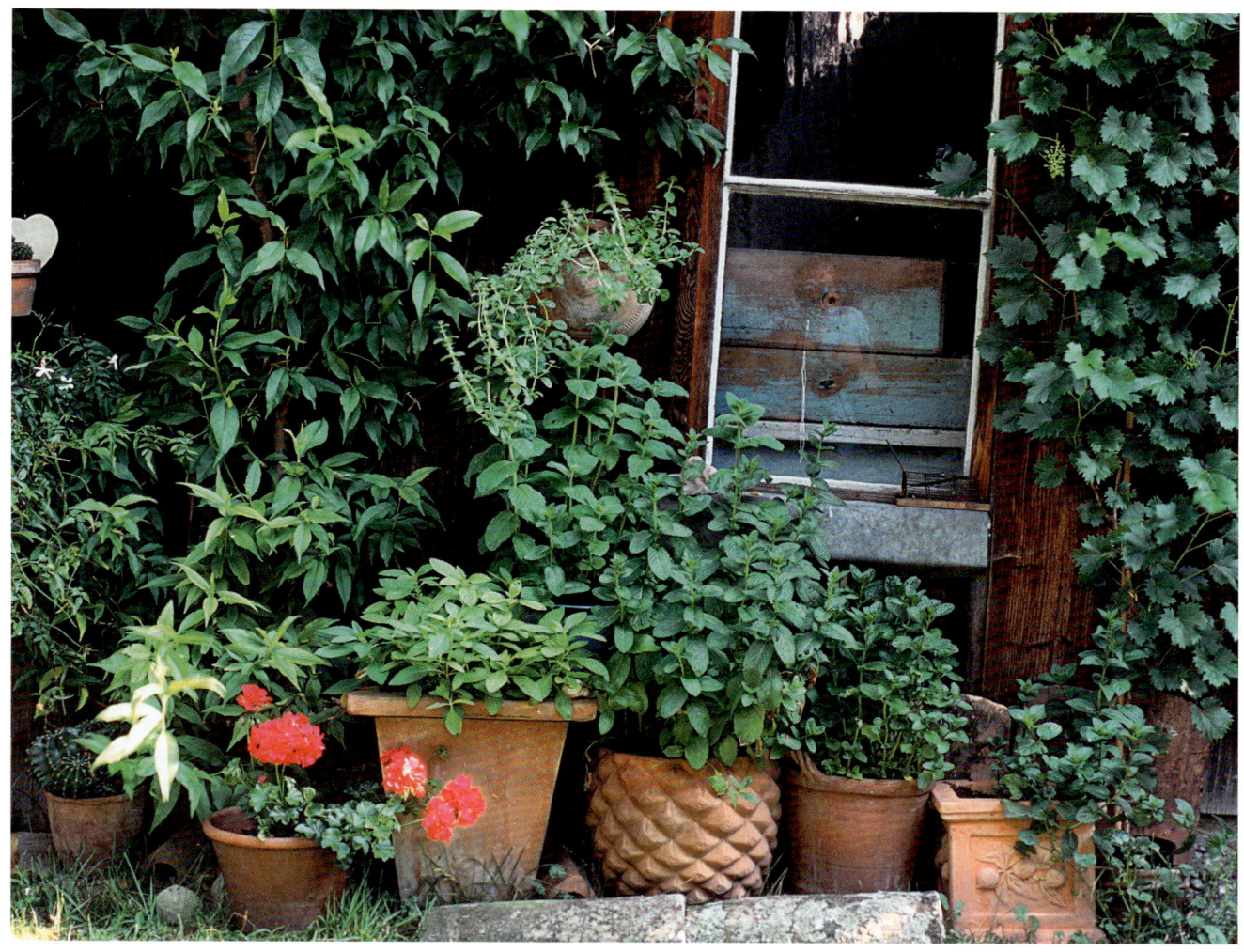

thol, Menthylacetat, Pulegon und Menthofuran. Sie wirken, äußerlich angewendet, kühlend, antiseptisch und leicht anästhesierend. Innerlich angewendet, wirkt Menthol anregend auf die Produktion der Verdauungssäfte, auf Magen, Darm, Leber und Galle, darüber hinaus auch krampflösend und schmerzstillend. Damit ist die breite Anwendung zu erklären, die Öl und Blätter der Minze auch heute noch finden.

Mentholhaltige Salben und Tinkturen werden gegen Rheumaerkrankungen, Migräne, Neuralgien, Ekzeme, Entzündung der Mundschleimhaut und andere Hautkrankheiten eingesetzt. Wissenschaftlich anerkannt ist die Wirksamkeit der echten Pfefferminze bei Magen-, Darm- und Gallenbeschwerden, bei krampfartigen Leibschmerzen und – als Inhalation – bei Erkältungskrankheiten. Die ätherischen Öle der Pfefferminze fördern die Durchblutung und regen den Kreislauf an.

Alle Minzen zeigen mehr oder weniger einen flüchtigen balsamischen Geruch und einen zuerst etwas brennenden, dann aber kühlenden und erfrischenden Geschmack.

Verschiedene Minzesorten in Töpfen.

Warnung

Das reine ätherische Öl nicht auf verletzte Hautteile auftragen und bei Säuglingen und Kleinkindern nicht im Gesichtsbereich anwenden! Bei empfindlichem Magen und Gallensteinleiden auf Minztee verzichten.

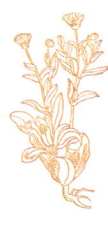

Hausmittel

Pfefferminztee
3 Teelöffel getrocknete oder einige frische Pfefferminzblätter mit 1 Tasse kochendem Wasser übergießen, zugedeckt 10 Minuten ziehen lassen, abseihen.

Minzemilch gegen Müdigkeit
Einige frische Minzeblätter mit 1 Tasse kochender Milch übergießen, 5 Minuten ziehen lassen, abseihen. In kleinen Schlucken trinken (die in der Milch gelösten ätherischen Öle regen den Kreislauf an).

Mund- und Gurgelwasser
30 g frisches oder 15 g getrocknetes Kraut mit 1 Tasse kochendem Wasser übergießen, 10 Minuten ziehen lassen, abseihen und auskühlen lassen.

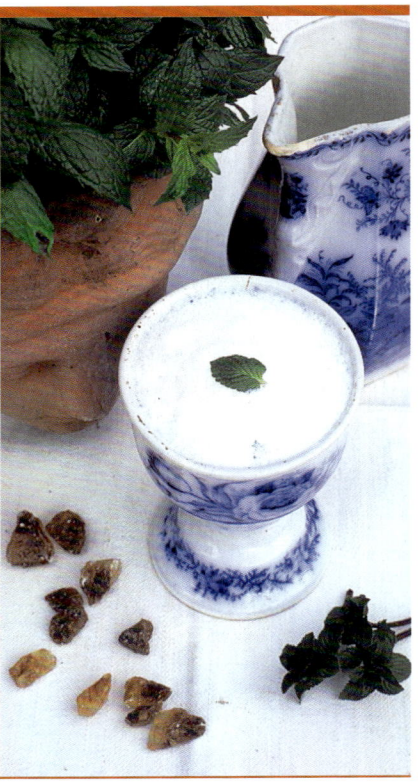

Kultivierung im Garten

Die bei uns vorwiegend kultivierte Pfefferminze *(Mentha × piperita)* ist erst Anfang des 17. Jahrhunderts in England entstanden, daher nannte man sie zuerst »Englisch Minzkraut«. Sie ist die bekannteste Gartenminze und leicht an ihren vierkantigen rötlich gefärbten Stängeln zu erkennen. Eine Minze mit noch intensiverem Mentholgeschmack ist *Mentha spicata*, bei uns unter dem Namen »Spearmint« bekannt. Sie stammt ursprünglich aus Südeuropa, hat bis zu 8 cm lange, matt graugrüne Blätter und wird gerne in der Süßwarenindustrie verwendet.

Die sogenannte Krauseminze, *Mentha aquatica* var. *crispa*, ist in ihrer Wirkung milder als die Pfefferminze. Sie ist eine kultivierte Form der Wasserminze *(M. aquatica)* mit gekrausten Blättern, riecht angenehm aromatisch, schmeckt aber bitter. Alle drei Minzen sind als Heilpflanzen bekannt.

Darüber hinaus bietet der Fachhandel eine geradezu überwältigende Anzahl von Minzearten aus aller Herren Länder und in vielen Geschmacksrichtungen: asiatische Minzen mit hohem Mentholgehalt, marokkanische mit samtigen Stängeln, brasilianische mit glatten kleinen Blättern, griechische Minzen mit kleinem hellgrünen, stark verzweigen Laub und starkem Aroma, dazu Orangenminze, Schokominze und andere mehr. Und da alle Minzearten miteinander bastardisieren, wird die Angebotspalette immer größer. In Gartenkultur neigen fast alle Minzen an einem nahrhaften und feuchten Standort zum Wuchern. (Sie haben einen flachen Wurzelstock mit unter- und oberirdischen Ausläufern.) Daher ist die Kultur in Pflanzgefäßen zu empfehlen. Wegen des hohen Feuchtigkeitsbedarfes der allermeisten Minzen ist es praktisch, die Pflanzgefäße im Boden einzugraben.

Allerdings ist ihre Lebenszeit im Topf begrenzt, denn nur die jungen Ausläufer halten die Pflanze langfristig am Leben. Auch im Beet gedeihen die Minzen nur dann über Jahre, wenn man es zulässt, dass sie über ihre Ausläufer »wandern«.

Die Blütezeit liegt meist im Hochsommer und reicht von Juli bis September. Zum Trocknen schneidet man die Triebe vor der Blüte.

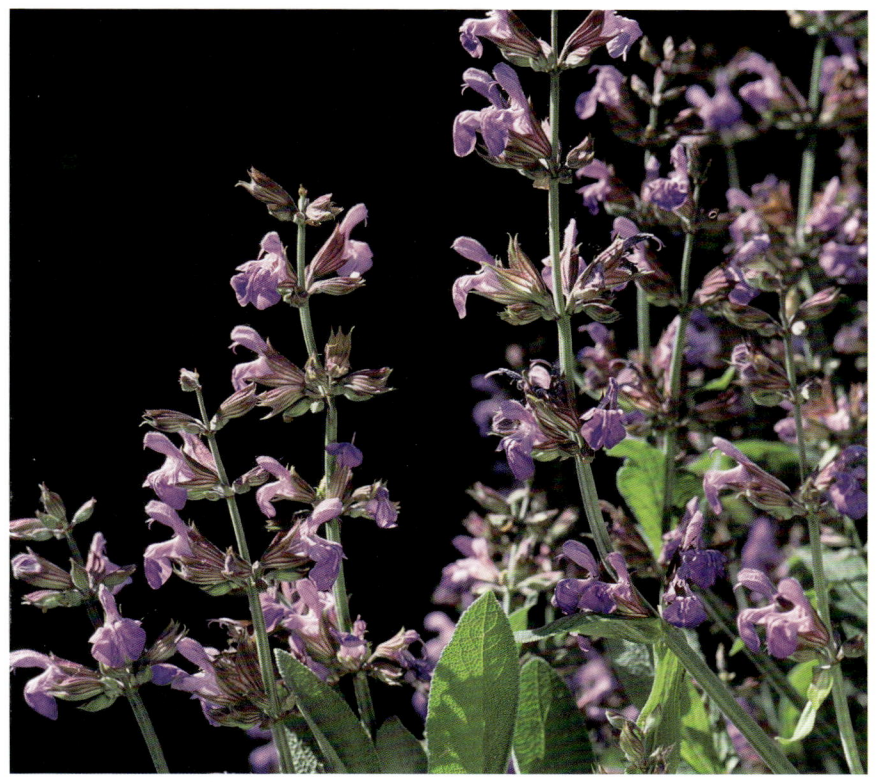

Selba – Salbei *Salvia officinalis*

De Selba. Der Salbei ist von warmer und trockener Natur und er wächst mehr infolge der Sonnenwärme als infolge der Feuchtigkeit der Erde. Und er ist nützlich gegen die kranken Säfte, weil er trocken ist. Denn roh und gekocht ist er gut für jenen zu essen, den schädliche Säfte plagen, weil er diese unterdrückt. Nimm aber Salbei und pulverisiere ihn und iss dieses Pulver mit Brot und es vermindert den Überfluss der schlechten Säfte in dir. Und wer von irgendeiner schmutzigen Sache Gestank erleidet, der stecke Salbei in die Nase und es nützt ihm.

Aber wenn jemand Überfluss an Schleim hat oder wenn jemand stinkenden Atem hat, dann koche er Salbei in Wein und dann seihe er es durch ein Tuch und so trinke er oft, und die schlechten Säfte und der Schleim in ihm werden vermindert. Wenn nun jener, der diese Krankheiten hat, etwas an Gicht leidet, dann koche er Salbei in Wasser und trinke, und die Säfte und der Schleim wird ihm vermindert…Wer aber Widerwillen gegen das Essen hat, der nehme Salbei und weniger Kerbel und etwas Knoblauch und er zerstoße dies gleichzeitig in Essig und so mache er eine Würze und er tauche die Speise, die er essen will, hinein und er hat Appetit.

»Physica« S. 79 f.

Warnung

Wegen des Gehaltes an giftigem Thujon Salbei innerlich nicht länger als vier Wochen anwenden und nicht überdosieren (nicht mehr als 15 g/Tag)!

Der botanische Name des Gartensalbeis lässt sich von »salvere«, ableiten, dem lateinischen Wort für gesund sein. Dieser Name stellt das Heilkraut über alle anderen, und tatsächlich war Salbei in der Antike wegen seiner blutstillenden, wundheilenden und harntreibenden Kraft hoch geschätzt. Im Mittelalter avancierte er zum Universalheilmittel wie Raute oder Wegerich. Er wurde gegen Verdauungs- und Menstruationsbeschwerden, Schlaganfall, Harnbeschwerden, Magenschmerzen, Schwindel, Husten, Epilepsie, Grind und zahlreiche weitere Krankheiten angewendet.

Hildegard empfiehlt Salbei hingegen sehr gezielt gegen Schleimhautentzündungen im Mund- und Rachenraum sowie gegen Verdauungsstörungen – beides Empfehlungen, die heute noch gelten. Auch die Anwendung bei Gicht ist wegen der harntreibenden Wirkung von Salbei durchaus sinnvoll.

Die Empfehlung einer appetitanregenden Marinade aus Salbei, Kerbel, Knoblauch und Essig ist typisch für die Hildegard-Medizin: Heilmittel und heilende Speisen sollen gleichermaßen zur Gesunderhaltung beitragen.

Einen Kräuterwein, mit Muskatellersalbei, Fenchel und Poleiminze zubereitet

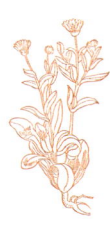

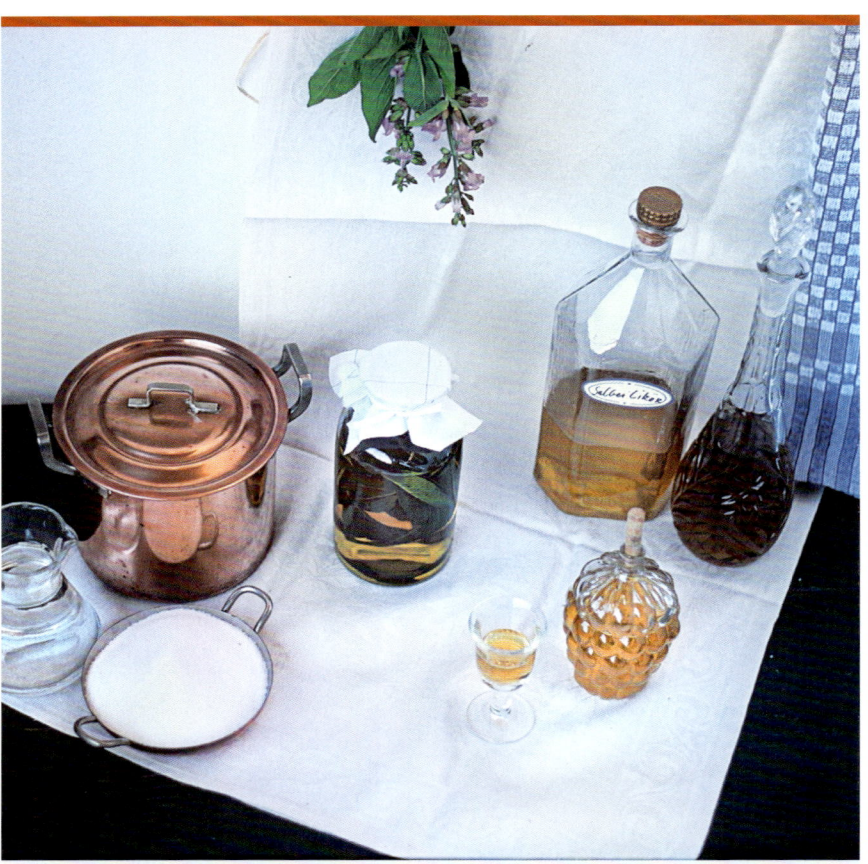

Hausmittel

Salbeitee

1 Teelöffel Salbeiblätter mit 1 Tasse kochendem Wasser übergießen, einige Minuten ziehen lassen und abseihen.

• Bei Entzündungen im Mund- und Rachenraum mehrmals täglich mit Salbeitee spülen oder gurgeln.

• Bei Verdauungsstörungen 3-mal täglich vor den Mahlzeiten 1 Tasse Salbeitee trinken.

• Bei Erkältungskrankheiten mehrmals täglich 1 Tasse Salbeitee mit Honig trinken.

• Bei Nasennebenhöhlenentzündungen Salbeiteedämpfe inhalieren.

Salbeilikör

1 Handvoll Salbeiblätter und -blüten in eine Flasche geben, mit 1 Liter 40–50-prozentigem Alkohol aufgießen, mit einem Tuch abdecken, 1 Woche in der Sonne stehen lassen, abseihen und mit Sirup vermischen. (Sirupherstellung: 400 g Zucker mit $\frac{1}{2}$ Liter Wasser aufkochen.)

und mit etwas Honig gesüßt, empfiehlt Hildegard Patienten mit Magenentzündung. Sie sollen ihn nach dem Essen und abends trinken, er wirke magenstärkend und appetitanregend (»Physica«, S. 155 f.).

Vielleicht noch nicht zu Hildegards Zeiten, aber spätestens vom 16. Jahrhundert an nutzte man die netzrunzeligen Salbeiblätter übrigens als Zahnbürste.

Die Pflanze in der Kräutermedizin

Ein Pulver aus getrockneten Salbeiblättern – wie Pfeffer oder Zimt auf die Speisen gestreut – empfahl noch Sebastian Kneipp als probates Mittel zur Reinigung von Leber und Nieren. Wissenschaftlich anerkannt ist jedenfalls die äußerliche Anwendung von Salbeitee bei Entzündungen im Mund- und Rachenraum sowie die innerliche Anwendung bei Verdauungsbeschwerden.

Die getrockneten Salbeiblätter enthalten bis zu 2,5 % ätherisches Öl und 7–8 % Gerbstoffe und Bitterstoffe. Das ätherische Öl enthält als Bestandteil u. a. das giftige Thujon.

Ätherische Öle und Gerbstoffe zusammen bringen die heilkräftigen Wirkungen des Salbeis hervor: Sie wirken antiseptisch, entzündungshemmend, zusammenziehend, krampflösend und schweißhemmend. Daher wird Salbeitee erfolgreich zum Spülen und Gurgeln bei Entzündungen von Mundhöhle, Rachen, Hals und Mandeln angewendet. Zudem hilft Salbei bei fiebrigem Bronchialkatarrh. Nach wie vor ist er außerdem ein gutes Heilmittel bei Verdauungsstörungen. Ein Gläschen bitter-süßer Salbeilikör kann wohltuend wirken.

Wegen der antiseptischen und adstringierenden Wirkung ist Salbeiöl Bestandteil vieler Zahnpflegemittel. Außerdem findet man Salbei in einigen im Handel erhältlichen Kräuterteemischungen.

Kultivierung im Garten

Salvia officinalis – aus der Familie der Lippenblütler – stammt ursprünglich aus den Felsensteppen und Karsthängen des Mittelmeerraumes. In Mitteleuropa findet man ihn gelegentlich aus Kulturen verwildert vor, denn er ist trotz seiner südlichen Herkunft recht winterhart. In Gartenkultur wird der Kleinstrauch bis zu 80 cm hoch. Seine Triebe verholzen von unten her, ebenso die Pfahlwurzel. Oben sitzen die krautigen vierkantigen Stängel mit den graugrünen länglichen Blättern. Im Frühsommer bilden sich ährenartige Blütenstände mit violetten Lippenblüten, die von Bienen begeistert besucht werden.

Wenn die Samen herangereift sind, sterben die oberen Triebe ab, und es bilden sich von unten her neue Langtriebe mit frischen grünen Blättern. Diese überwintern und tragen im nächsten Frühjahr Blüten. Außenstehende Sprossen senken sich gerne ab und bewurzeln. Auf diese Weise kann der Gartensalbei am einfachsten vermehrt werden.

Zur Heil- und Gewürzpflanze wurde der Salbei durch seine stark würzig riechenden und schwach bitter schmeckenden Blätter; ihre netzrunzlige Oberseite und ihre weißfilzige Unterseite fühlen sich leicht klebrig an. Sal-

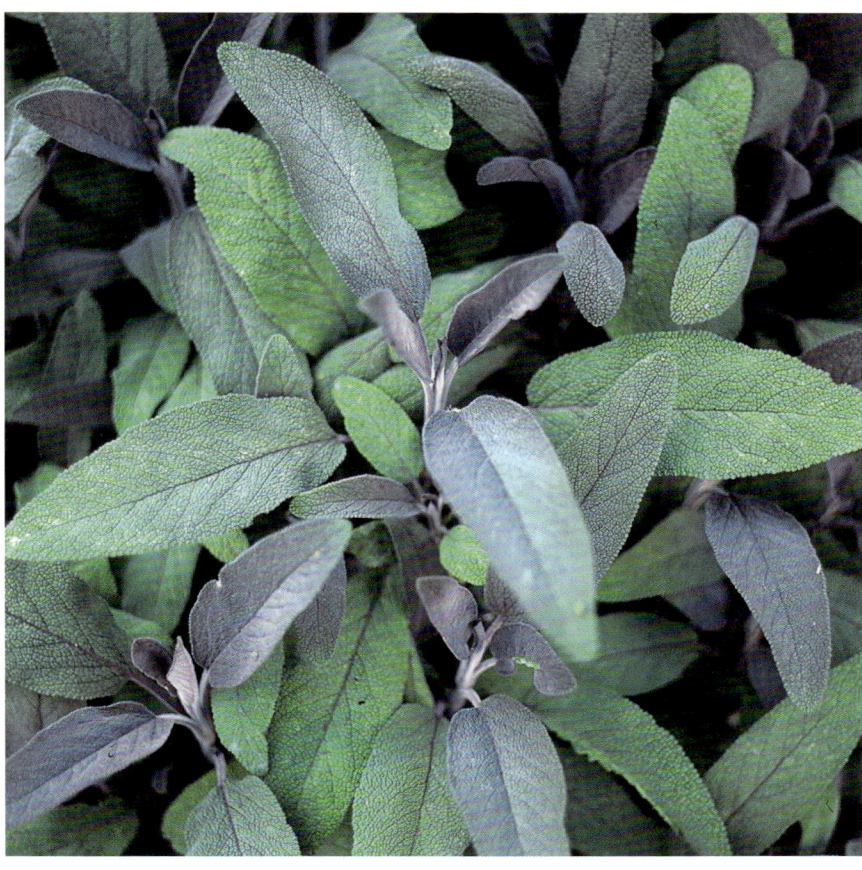

bei gedeiht besonders gut auf durchlässigem Boden an einem sonnigen Standort. Aber kultivieren kann man ihn auch im Halbschatten und auf dichteren Böden. Anders als Lavendel ist er gut winterhart und teilweise wintergrün; man kann den ganzen Winter über Blätter ernten.

Trocknen von Salbei

Salbeizweige werden *vor* der Blüte der Pflanze, also Anfang Juni, geschnitten, gebündelt und im Schatten getrocknet. Die trockenen Blätter werden von den Stielen abgerebelt und in gut schließenden Gläsern oder Dosen aufbewahrt.

Salbei trocknet wegen seines hohen Gehaltes an ätherischen Ölen nur sehr

Salbeiblätter wirken durch einen hohen Gehalt an ätherischen Ölen.

langsam. Da er praktisch wintergrün ist, kann man sich das Trocknen ersparen und auch im Winter frische Blätter ernten – vorausgesetzt, der Salbeistrauch ragt aus der Schneedecke hervor. Die Winterernte reduziert allerdings die nächste Blüte. Da nur die vorjährigen Triebe Blüten tragen, empfiehlt es sich, nicht die ganze Pflanze abzuernten, damit der Salbei auch im nächsten Jahr blühen kann.

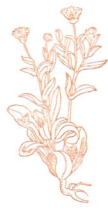

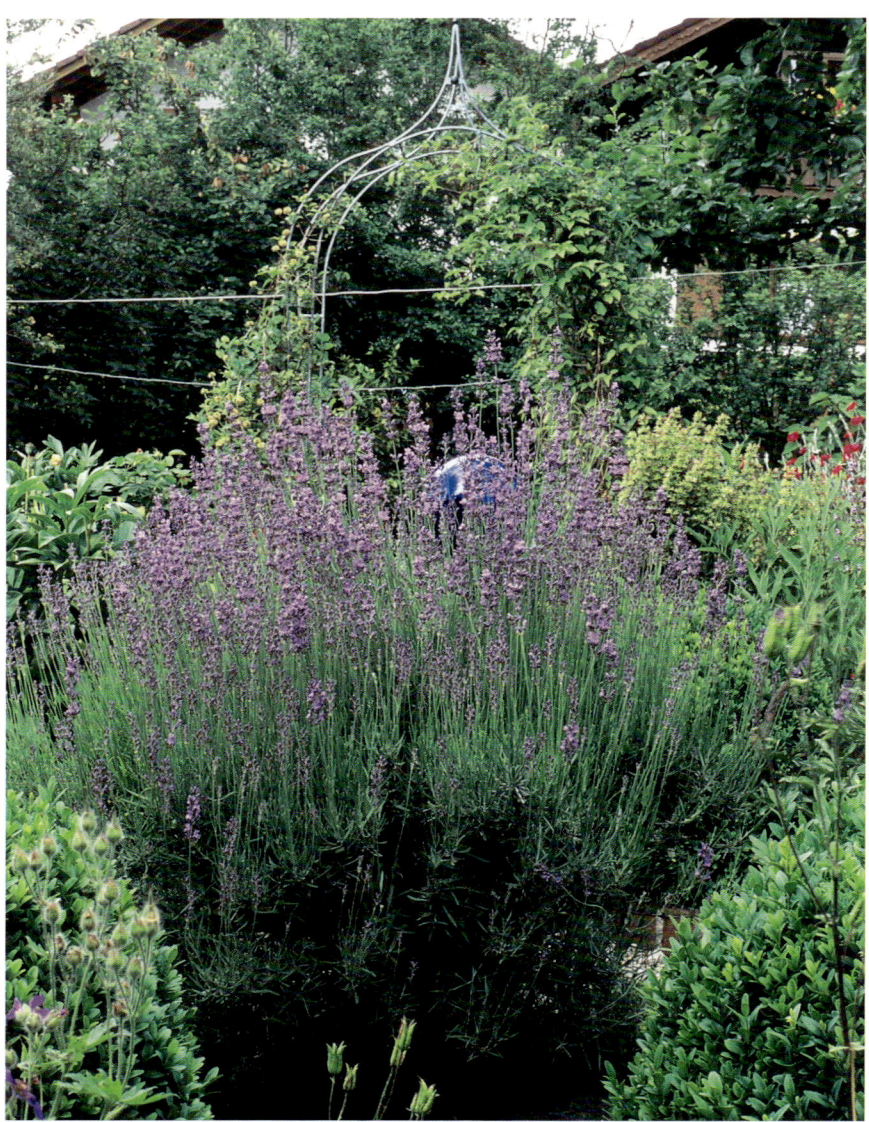

Spica – Lavendel   *Lavandula angustifolia*

De Spica. Der wilde Lavendel ist warm und trocken und seine Wärme ist gesund. Und wer Lavendel mit Wein kocht und so lau oft trinkt, der mildert den Schmerz in der Leber und in der Lunge und die Dämpfigkeit in seiner Brust, und er bereitet reines Wissen und reinen Verstand.

Der echte Lavendel ist warm und trocken, weil er wenig Saft hat. Und er nützt dem Menschen nichts zum Essen, hat aber doch einen starken Duft. Und wenn ein Mensch, der viele Läuse hat, oft am Lavendel riecht, sterben die Läuse an ihm ab. Sein Duft macht die Augen klar.

»Physica«, S. 56

»Spica« ist der alte Name für den Speicklavendel, der noch heute manchen Seifen und Duftwässern seinen unverwechselbaren altmodischen Duft verleiht. Und die Verwendung für kosmetische Zwecke ist auch die älteste Verwendung des Lavendels. Daher stammt sein Name vom lateinischen Wort für waschen, »lavare«, ab, denn lediglich zur Parfümierung von Waschwasser und als Badezusatz wurde Lavendel in der Antike benutzt. Als Heilkraut entdeckte man ihn erst im Mittelalter. In den Hildegard-Texten wird hier demnach eine Neuheit vorgestellt. In den karolingischen Pflanzenlisten war Lavendel noch nicht aufgeführt.

Die etwas unklaren Schmerzzustände und die »Dämpfigkeit in der Brust«, von denen im Text die Rede ist, würde man heute wohl als »vegetative Dystonie« übersetzen, und tatsächlich handelt es sich dabei um das moderne Anwendungsgebiet für Lavendelöl.

Wie bei der Rose und anderen aromatischen Pflanzen spricht Hildegard auch dem Lavendelduft eine positive Wirkung auf die Psyche des Menschen zu.

Die Pflanze in der Kräutermedizin

Die von Hildegard angegebenen Verwendungsarten wurden im Mittelalter beibehalten und erweitert. Lavendelaufgüsse wurden gegen den beißenden und stechenden Schmerz in den Eingeweiden getrunken, der durch Blähungen oder allzu starke Monatsblutungen entsteht. Die »Dämpfigkeit in der Brust« wurde in späterer Literatur deutlicher als »Herzzittern« bezeichnet. Außerdem entwickelte sich der Lavendel zu einem Kraut, das angeblich die Keuschheit erhielt.

In der Volksmedizin blieben diese Anwendungen weitgehend erhalten. Noch heute gilt Lavendel als harntreibend, blähungstreibend und als Heilmittel bei Steinleiden und Koliken. Außerdem etablierte sich eine äußerliche Verwendung von Lavendelumschlägen bei Verrenkungen und Schwellungen. Eine Alkoholtinktur wurde als beruhigendes Mittel bei Migräne und Aufregungen empfohlen. Diese letztere Verwendung ist die heute auch wissenschaftlich anerkannte.

Lavendel wird als krampflösendes Mittel bei solchen Magen- und Darmbeschwerden eingesetzt, die eine nervöse Ursache haben. Er hilft bei Nervosität, Unruhezuständen, Einschlaf- und Kreislaufstörungen. Die wirksamen Inhaltsstoffe sind vor allem ätherische Öle, darunter Kampfer und Gerbstoffe (Rosmarinsäure). Außerdem enthält Lavendel Cumarine und Flavonoide. Äußerlich angewendet, fördern diese Inhaltsstoffe die Durchblutung und regen den Kreislauf an. Innerlich wirken sie entblähend und beruhigend.

Auch die seit dem Mittelalter bekannte Wirkung auf Insekten ist durch das ätherische Öl verursacht. Noch unsere Großmütter legten Lavendel zwischen das Leinenzeug und waren der Ansicht, dass der aromatisch-würzige Duft der Wäsche auch eine Schutzhülle gegen ansteckende Krankheiten sei.

Kultivierung im Garten

Lavandula angustifolia, früher *Lavandula vera* genannt, aus der Familie der Lippenblütler ist ein Pflanzenkind des

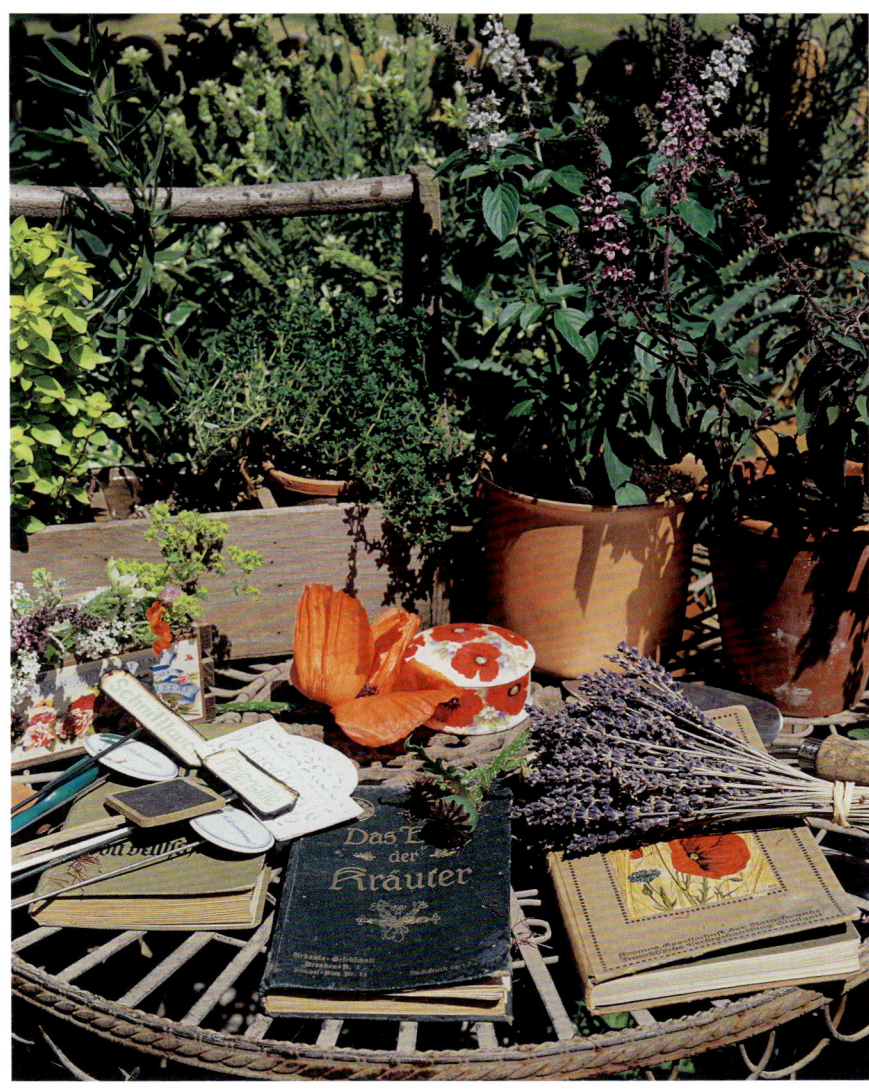

Mittelmeergebietes und – sosehr wir ihn im Garten lieben – in schneearmen Wintern nicht hundertprozentig winterfest.

Die Überwinterungsknospen von Lavendel liegen über der Erde und sind bei sehr tiefen Temperaturen gefährdet. Um sie zu schützen, darf man den Strauch erst im Frühjahr zurückschneiden und sollte in kalten Lagen mit Reisig Winterschutz geben. Ein Rückschnitt im Frühjahr ist darum wichtig, weil sich dann immer wieder

Lavendel für Tees und Umschläge: im Bündel trocknen und abrebeln (siehe auch S. 46).

junge Triebe bilden, die frosthärter sind als die alten.

Lavendel ist ein Halbstrauch, der bei uns bis zu 50 cm hoch werden kann. Er liebt durchlässigen kalkhaltigen Boden und einen sonnigen Platz. Im ersten Jahr ist es gut, die Jungpflanze noch vor der Blüte zurückzuschneiden,

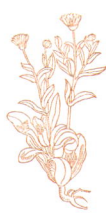

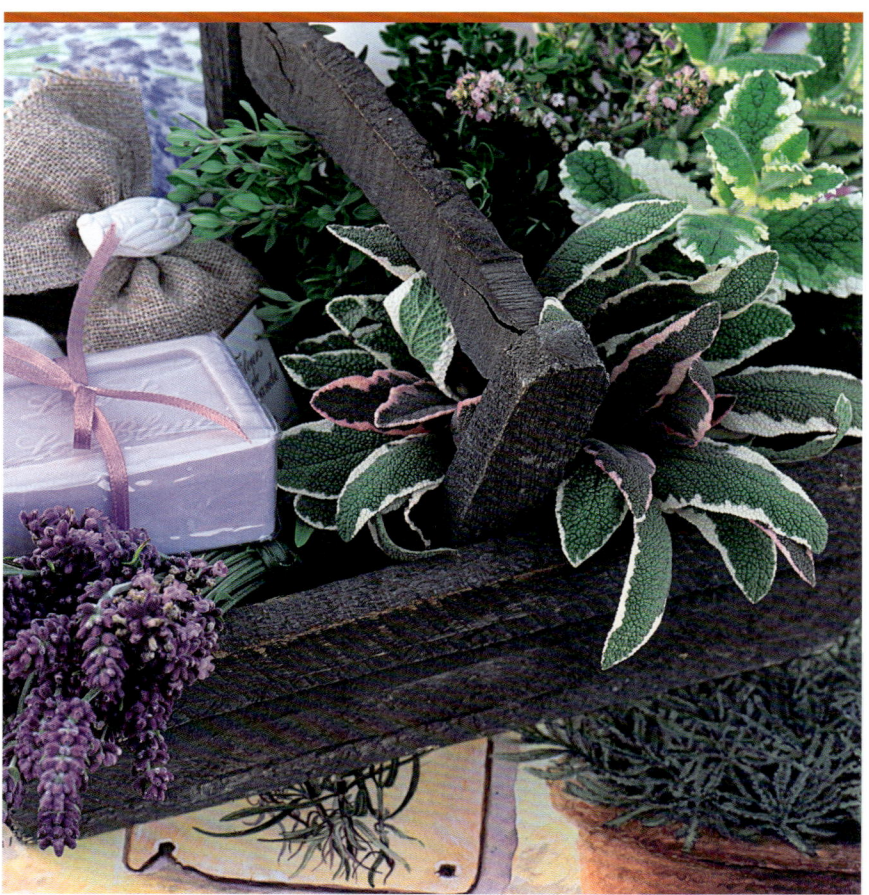

Hausmittel

Lavendeltee zum guten Einschlafen

2 Teelöffel Lavendelblüten und getrocknete Baldrianwurzel mit 1 Tasse heißem Wasser aufgießen, 5 Minuten zugedeckt ziehen lassen, abseihen. Vor dem Schlafengehen 2 Tassen des bitter-aromatischen Tees trinken.

Lavendelbad gegen Stress

60 g getrocknete oder 200 g frische Lavendelblüten und -blätter mit 2 Liter heißem Wasser aufgießen, 5 Minuten zugedeckt ziehen lassen, dem Vollbad zusetzen.
Zurücklehnen, Augen schließen, tief und ruhig atmen.

Kräutersäckchen zur Beruhigung

Ein Säckchen gefüllt mit Lavendelblüten kann man in die Nähe des Bettchens hängen, um Säuglingen einen ruhigen Schlaf zu bereiten.

damit er buschig wächst. Lavendel verträgt einen regelmäßigen Schnitt, aber auf alle Fälle sollte man ihn alle zwei bis drei Jahre einkürzen. Die Blütenstände werden nach der Blüte entfernt.

Als Heilkraut schneidet man den Lavendel im Aufblühen; auf die wundervolle Blüte im Garten zu verzichten ist freilich ein großes Opfer. Die frischen Triebe werden im Schatten getrocknet, gerebelt und in Blechdosen aufbewahrt.

Der Lavendel mit seinen verschiedenen Arten und Sorten ist aus unserer Gartenkultur nicht mehr wegzudenken. Der Strauch mit seinem silbergrau schimmernden Laub, den schmalen lineallanzettlichen Blättern und seinen lang gestielten anmutigen Blüten gehört heute zum Standardzubehör von Kräuter-, Rosen- und Staudengärten. Der Kampferduft des Lavendels beruhigt den Gartenbesucher und regt – wie Hildegard es beschrieb – Sinne und Verstandeskräfte an. Das Aroma entströmt winzigen Öldrüsen, die auf der Unterseite der Blätter als glänzende Punkte mit der Lupe zu erkennen sind. Bekanntlich dienen die ätherischen Öle der Pflanze als chemische Insektenabwehr. Tatsächlich wird der Lavendel weder von Schadinsekten noch von Schnecken heimgesucht. Das ätherische Öl des Lavendels – der Lieblingsduft unserer Urgroßmütter – wird auch heute noch zur Parfümierung kosmetischer Produkte verwendet. Um 75 g dieses kostbaren Öles zu gewinnen, werden 25 kg Lavendelblüten destilliert. Lavendelöl wird in der Aromatherapie angewendet und gilt dort als erfrischend und entspannend.

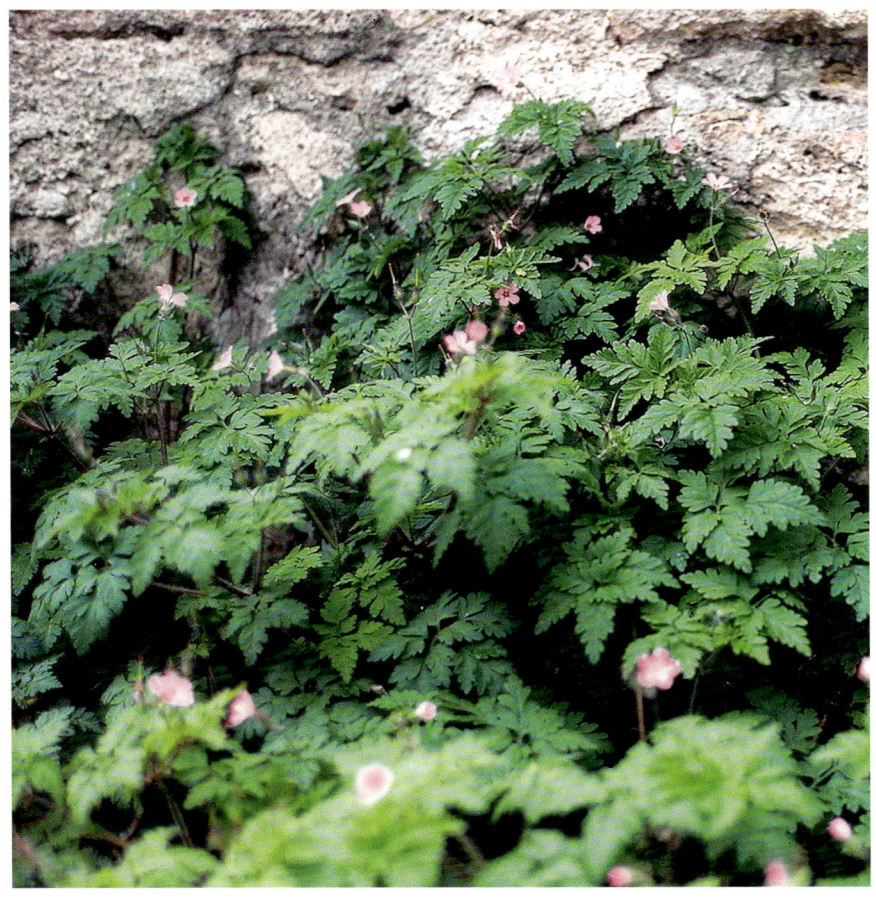

Storcksnabel – Ruprechtskraut

Geranium robertianum

De Storcksnabel. Der Storchschnabel ist mehr kalt als warm und er ist gut gegen den Stein. Denn wer einen Stein in seinem Körper hat, der nehme Storchschnabel und weniger Steinbrech und er koche es in Wasser und seihe es durch ein Tuch und er mache ein Dampfbad und gehe hinein und er koche Hafer in Wasser und mit jenem Wasser, in dem der Hafer gekocht wurde, übergieße er erhitzte Steine. Und nachdem er auf diese Weise geschwitzt hat, trinke er im Bad das vorgenannte Wasser warm, in dem Storchschnabel und Steinbrech gekocht wurden, und der Stein in ihm wird angenehm zerbrochen werden.

Und wer Herzweh hat und immer traurig ist, der nehme Storcksnabel und weniger Polei und weniger Raute als Polei und diese pulverisiere er und dieses Pulver esse er oft mit seinem Brot, und sein Herz wird gestärkt werden und er wird fröhlich sein.

»Physica«, S. 156

Ganz unterschiedliche Schreibweisen wurden in den Hildegard-Texten gefunden: storchensnabel, storkensnabil und storchsnabel, während der lateinische Name nicht vorkommt.

Die Badekultur des Mittelalters mit Schwitzbad hat auch in den Anwendungen der Hildegard ihren festen Platz. Sie plädiert sogar für Ziegelsteine oder Sandsteine für das Schwitzbad wegen der Trockenheit dieser Steine. Neben der Schwitzkur wird gegen Steinleiden ein Tee aus Storchschnabel und Steinbrech empfohlen. Mit »Steinbrech« ist der Steinsame *(Lithospermum officinalis)* gemeint, eine alte europäische Heilpflanze, die bei Anfällen von Nierenkolik verwendet wurde, weil sie harntreibend (und wehenfördernd) wirkte. Semina Milii, die weißen runden harten Samen von *Lithospermum*, gehörten bis in das 20. Jahrhundert hinein zum pharmazeutischen Fundus. Hildegard erwähnt diesen Samen ebenfalls als Medikament, »wenn Schleim sich so verhärtet wie ein Steinchen«.

Der zweite Anwendungsbereich für Storchschnabel ist die Melancholie, deren Symptome hier mit Herzweh und immerwährender Traurigkeit beschrieben werden. Das empfohlene Pulver aus Storchschnabel, Poleiminze und Weinraute dürfte nicht ganz ungefährlich gewesen sein. Zumal *Ruta graveolens* zwar als Heilkraut genutzt wurde, aber durchaus mit Vorsicht. Heute ist Weinraute berüchtigt, weil sie Entzündungen der Haut hervorrufen kann. Weinraute ist zwar als Heilkraut bekannt, aber auch berüchtigt, weil sie Entzündungen und Dermatitis hervorrufen kann.

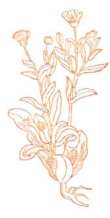

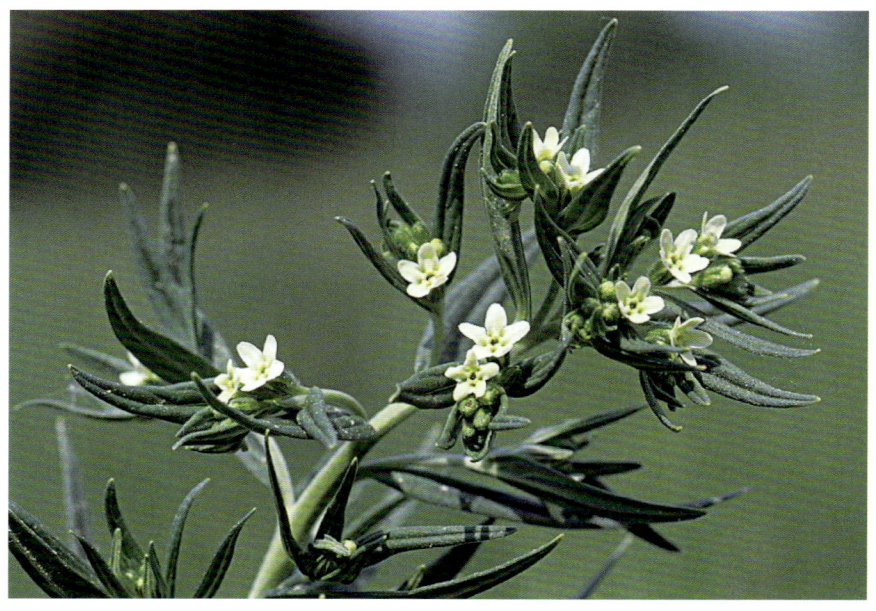

Steinsame *(Lithospermum officinale*, s. Foto) **und Steinbrechkraut** *(Chimophila umbellata)* **sind Diuretika aus der Volksheilkunde.**

Die Pflanze in der Kräutermedizin

Unsere Storchschnabelart trägt den deutschen Namen »Ruprechts-« oder »Robertskraut«, denn es soll der heilige Ruprecht gewesen sein, der ihren medizinischen Gebrauch eingeführt hat. Bereits Ende des 19. Jahrhunderts war die medizinische Verwendung des *Geraniums* vergessen, doch bis dahin stand seine Verwendung in einer bis zum Mittelalter zurückgehenden Tradition. Die Anwendungsbereiche hatten sich nach und nach erweitert.

In amtlichen Arzneibüchern wurden Kraut und Wurzel als Mittel gegen Steinleiden, Harnleiden, Durchfallerkrankungen und Blutungen sowie als Mittel zur äußeren Anwendung bei Wunden und Geschwüren geführt.

In der Volksmedizin wird das frische zerquetschte Storchschnabelkraut heiß auf schwer heilende, selbst karzinomatöse Geschwüre aufgelegt. Auf die Brust aufgelegt, soll es zum Abstillen dienen, weil es den Milchfluss zum Stillstand bringt.

Der hauptsächliche Inhaltsstoff des Ruprechtskrauts ist neben wenig ätherischem Öl sowie Apfel- und Zitronensäure der Bitterstoff Geraniin. Dieser wirkt erfahrungsgemäß zusammenziehend, durchfallhemmend und blutstillend. Wissenschaftlich wurde seine Heilkraft jedoch bis heute nicht erforscht.

Kultivierung im Garten

Wie das Schöllkraut muss auch das wilde *Geranium* im Garten nicht kultiviert werden – es schleicht sich von selbst ein. Mit seinen sparrig verzweigten, weich behaarten, rötlichen Stängeln drängt es sich zwischen Stauden und niedrige Gehölze und streckt seine kleinen rosaroten und rötlich gestreiften Blüten hervor. Der Duft dieser *Geranium*-Art ist stark und wild, aber der ebenfalls offizielle Name »Stinkstorchschnabel« ist eine Beleidigung für dessen Aroma.

»Geranos« ist das griechische Wort für »Kranich« und bezieht sich auf die schnabelförmig zugespitzten 2–4 cm langen Fruchtknoten, die sich – wie die Blütchen – den ganzen Sommer lang bilden. Im Frühling erscheint die niedrige Blattrosette mit gefiederten Blättern unter Hecken und in Mauerritzen. Bekanntlich gibt es rund hundert Arten von Storchschnabel für den Garten, mit duftenden Blättern und größeren Blüten, aber als Heilpflanze gilt nur *Geranium robertianum*.

Swertula – Schwertlilie *Iris germanica*

De Swertula. Die Schwertlilie ist warm und trocken und ihre ganze Kraft liegt in der Wurzel und ihre Grünkraft steigt in die Blätter auf. Im Mai aber nimm den Saft ihrer Blätter und mache Fett in einer Schüssel flüssig und füge diesen Saft bei und bereite so eine Salbe, sodass diese grün erscheint. Und einen, der die kleine Krätze hat, den salbe oft mit dieser Salbe und er wird geheilt werden. Und wer im Gesicht harte Haut hat wie Rinde, oder wer dort beulig ist, oder wer eine schlechte Farbe hat, der drücke den Saft ihrer Blätter aus und gieße ihn in ein Gefäß zum Wasser aus großen Flüssen, wie schon gesagt wurde, und er erwärme diesen gleichzeitig ein wenig. Und so wasche er sein Gesicht mit diesem Wasser und diesem mäßig erwärmten Saft und dies tue er oft und es macht eine angenehme Haut. Und gute schöne Farbe im Gesicht.

Und zerstoße auch ihre Wurzel mit gutem Wein in einem Mörser und erwärme diesen Wein, nachdem er durch ein Tuch geseiht ist, und gib es so warm jenem zu trinken, der einen Stein hat. Und wer von Schwierigkeit des Harnlassens zusammengeschnürt wird, in dem erweicht es den Stein und die Harnwege, und das, was zusammengeschnürt war, wird eröffnet werden.

Auch gegen frische Lepra zerstoße die Wurzel dieser Schwertlilie und lege sie in Eselsmilch, damit sie gleichzeitig gerinnt, und gib die zerstoßene Wurzel mit der Eselsmilch zu jenem Fett in der Schüssel und koche es stark unter gleichzeitigem Mischen. Und wenn das gemacht ist, seihe es durch ein Tuch und nimm die Flüssigkeit in ein Gefäß auf, damit du davon eine Salbe habest.

»Physica«, S. 126 f.

Die blaue Schwertlilie

Hildegard nennt als lateinischen Na-men für die Schwertlilie »Gladiolus communis« und noch lange nach ihr wurde die Iris nach der Form ihrer Blätter (gladiolus = Schwert) so genannt.

Erst Linné ordnete sie in der zweiten Hälfte des 18. Jahrhunderts den Iris-gewächsen zu. Die *Iris germanica* ist nicht so deutsch, wie ihr Name vermuten lässt: Kreuzritter brachten das unverwüstliche Rhizom aus dem Heiligen Land mit und pflanzten es zuerst in ihre Burggärten. Unsere heutigen Gladiolen (Gattung *Gladiolus*) kamen erst im 18. und 19. Jahrhundert aus dem tropischen Afrika nach Europa. Hildegard empfiehlt einen Saft aus Iris-blättern zur Schönheitspflege, und man kann sich ihrem Rezept ruhig anvertrauen – Irismilch ist schließlich auch heute ein harmloser Bestandteil von Hautpflegemitteln. Das »Wasser aus großen Flüssen« hatte in der Hildegard-Medizin eine ganz besondere Bedeutung, denn: »Das Wasser kommt vom Lebensquell und von ihm kommen auch die sprudelnden Gewässer, die allen Schmutz abwaschen.«

Ob für den mit Iriswurzel vermischten Wein frische oder getrocknete Wurzel

Warnung

Iriswurzel nicht als »Zahnbeiß« für Kinder verwenden! Gerne wurde früher die trockene Iris-wurzel Kindern gegeben, um das Zahnen zu erleichtern. Vor der Verwendung dieser »Veil-chenwurzel« aus der Apotheke sei jedoch gewarnt, denn die Stärke aus der Iriswurzel wird im Mund des Kindes zu Zucker abgebaut und kann Karies verursachen.

vorgesehen war, ist aus dem Text nicht zu ersehen. Frische Iriswurzel wirkt abführend und harntreibend und mag daher eine Hilfe bei Blasensteinen gewesen sein. Allerdings verwendete man frische Wurzel ungern, denn sie riecht muffig und schmeckt scharf und bitter. Daher heißt es im »Hortus Sanitatis«:

»Item swerteln wurzeln synt nit gut zu essen sunder man sal ir wurtzeln snyden zu cleynen stucken oder schybelyn und sol die ryen an eyn snore alo daz eyn stuck das ander stuck nit rore und hencke sie uff daz sey drucken werden an dem lofft und nit an der sonnen.«

Die getrocknete Wurzel schmeckt schwach aromatisch (etwas kratzend) und riecht nach Veilchen.

Aus Swertula wird in der Hildegard-Medizin auch eine Leprasalbe zubereitet. Aussatz oder Lepra hatte sich zu Hildegards Zeiten aus dem Vorderen

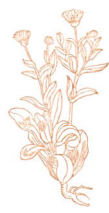

Orient kommend über den Mittelmeerraum und das ganze Abendland verbreitet. Erst im späten Mittelalter verschwand die Seuche wieder. Die Krankheit war unheilbar, entstellte den Kranken entsetzlich und führte nach Jahren des Leidens zu einem qualvollen Tod. Durch zahlreiche Rechtsvorschriften wurde der Betroffene aus der Gemeinschaft ausgegliedert. Siechenhäuser für Aussätzige lagen außerhalb der Stadtmauern. Der Orden des heiligen Lazarus widmete sich ihrer Pflege.

Aus den Blättern der *Iris germanica* kann man ein wirksames Pflegebad für geschundene Gärtnerhände bereiten.

Die Pflanze in der Kräutermedizin

Noch bis Ende des 19. Jahrhunderts wurde *Iris* als Wurzelstockdroge unter dem Namen »Veilchenwurzel« massenhaft gehandelt. Wegen des hohen Stärkegehaltes diente sie als duftendes Mittel zum Stärken der Weißwäsche und gehörte zum festen Bestand der Parfümherstellung und der Pharmazie. Früher wurde für diese Zwecke in der Umgegend von Florenz *Iris germanica* angebaut. Heute wird feldmäßig eine Verwandte, nämlich *Iris pallida,* kultiviert, und zwar im Chianti-Gebiet. Im August werden die Rhizome geerntet, geschält, geputzt und in der Sonne getrocknet. Aus den gelblich weißen trocknen Wurzelstücken wird auch Irispulver her-

gestellt. Die »Veilchenwurzel« ist als wohlriechendes Schleimlösemittel bis heute Bestandteil von Hustentees. Auch getrocknete Iriswurzel ist noch immer im Handel. Als Inhaltsstoffe sind neben 50 % Stärke ätherische Öle bekannt, darunter Iron, der Träger des Veilchengeruchs, Myristinsäure, Oleinsäure, Keton, Gerbsäure, Harz und Gummi.

Kultivierung im Garten

Iris bildet eine eigene Gattung innerhalb der Familie der Schwertliliengewächse. Als Heilpflanze spielt *Iris germanica*, volkstümlich auch Bartiris genannt, keine große Rolle mehr. Als Zierpflanze, zum Beispiel in Rabatten, schenkt sie jedoch dem Garten im Mai ein strahlendes violettes Blau, wie keine andere Blütenpflanze es vermag. Nicht umsonst galt sie im antiken Griechenland als Personifizierung des Regenbogens und als Himmelsbotin: Iris holt das tiefe Himmelsblau in den Garten. Absolut standfest und zunächst fast unbemerkt steigen die Blütenstängel Ende April zwischen den leuchtend grünen schwertförmigen Blättern auf. Von oben nach unten blühen nacheinander die schlanken Knospen auf: Drei Blütenblätter stehen nach oben und bilden einen Dom, drei hängen nach unten. Die Hängeblätter haben nach innen einen weiß gesprenkelten Spiegel, den »Bart«. Die verblühten Teile sondern einen fest haftenden Tintenstoff ab. Wer bei der Kultivierung von *Iris germanica* einige Regeln beachtet, kann bald Rhizome der üppig wachsenden Pflanze trocknen oder an Gartenfreunde verschenken.
Iris liebt einen sandig-humosen trocknen Boden und einen sonnigen Stand-

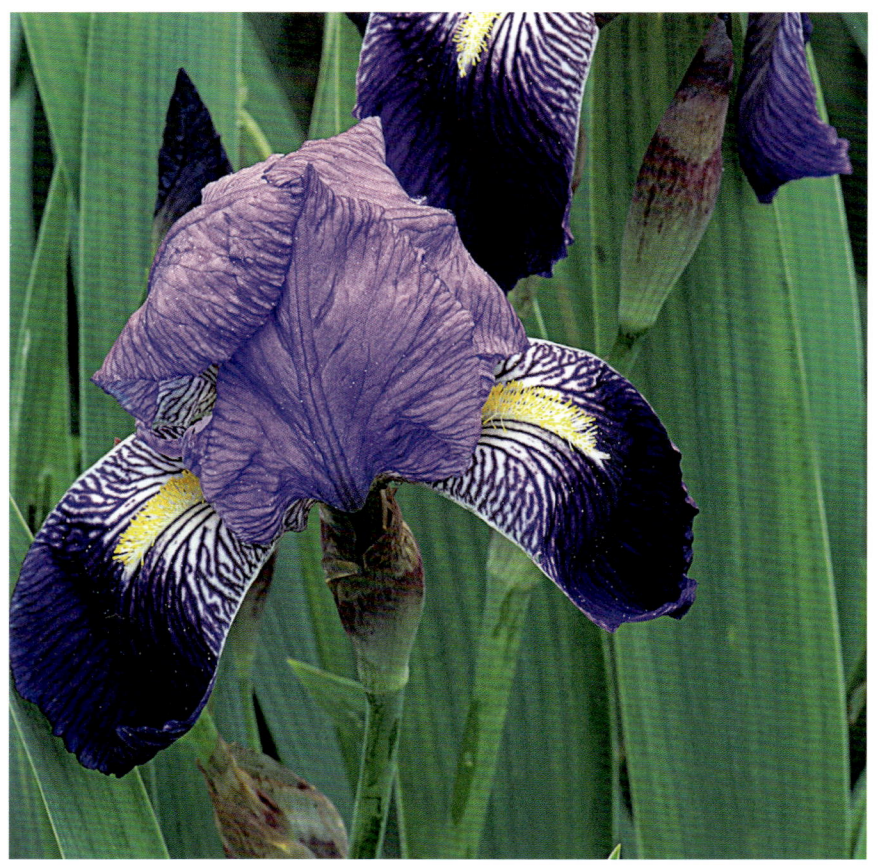

ort. Ganz wichtig ist, dass man die Rhizome waagerecht und so flach pflanzt, dass sie auch nach dem Festdrücken oben noch sichtbar sind. Die beste Pflanzzeit liegt nach der Blüte, zwischen Ende Juni und Anfang August. Es ist die Zeit der intensivsten Wurzelneubildung. Schwertlilien sind kalkfreundlich, sie brauchen Kali und Phosphor, aber nur wenig Stickstoff. Trockenheit schadet ihnen nicht, wohl aber zu viel Nässe. Nach vier bis fünf Jahren haben sich die Schwertlilien unter guten Bedingungen so vermehrt, dass ihre Rhizome über- und untereinanderwachsen. Dann sollte man die Pflanzen teilen, damit sie wieder reicher blühen. Am besten ist es, den ganzen Wurzelstock herauszunehmen. Die Rhizome werden auseinandergezogen, kranke, faulende und abgestorbene Teile herausgeschnitten. Die frischen Schnittstellen lässt man zwei Tage an der Luft trocknen. Zur Rekultivierung eines Irisbeetes kann man sich die stärksten Pflanzen mit den am besten bewurzelten Rhizomen aussuchen. Wenn man den Boden mit Kompost anreichert und mit Sandbeigaben auflockert, wird die Iris wunderbar gedeihen. Vor dem Um- oder Einpflanzen kürzt man die Blätter auf ein Drittel und die Wurzeln auf 10 cm ein. Die Oberseite der Rhizome sollte immer gut abtrocknen. Daher darf man nicht mit Mist düngen, die *Iris* nicht von anderen Pflanzen überwuchern lassen und sollte die vertrockneten äußeren Blätter im Frühling entfernen.

Irisrhizome: rechts frisch geschält, links getrocknet, im Vordergrund der »Zahnbeiß«.

Hausmittel

Irissaft für die Hautpflege

Frische Irisblätter grob schneiden, mit etwas warmem Wasser mit dem Pürierstab zerkleinern, Irissaft durch ein Sieb geben.

Dieser Pflanzensaft ist ein sehr gutes Handpflegemittel. Ein Bad in dem frischen warmen Irissaft macht raue GärtnerInnenhände weich und glatt. Als Gesichtspflegemittel ist der Saft nicht geeignet, weil man unweigerlich die Schärfe des Krautes in die Atemwege bekommt.

Veilchenwurzel

Immer wieder schenkt der Garten so viele überzählige Rhizome von *Iris germanica*, dass es kein Problem ist, die sogenannte Veilchenwurzel selbst herzustellen. Man wäscht, putzt, schält und schneidet die überzähligen Irisrhizome und zieht sie – wie in alter Zeit – auf eine Schnur zum Trocknen. Getrocknete Scheiben von Iriswurzel kann man als duftenden Bestandteil von Potpourris verwenden.

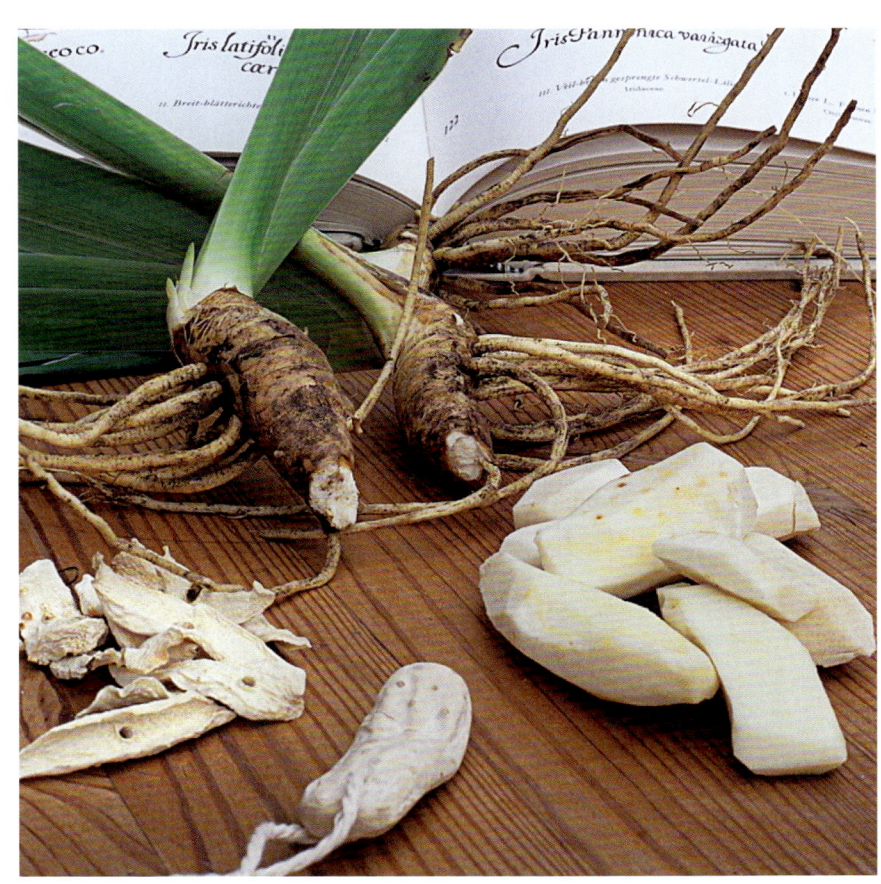

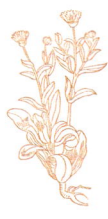

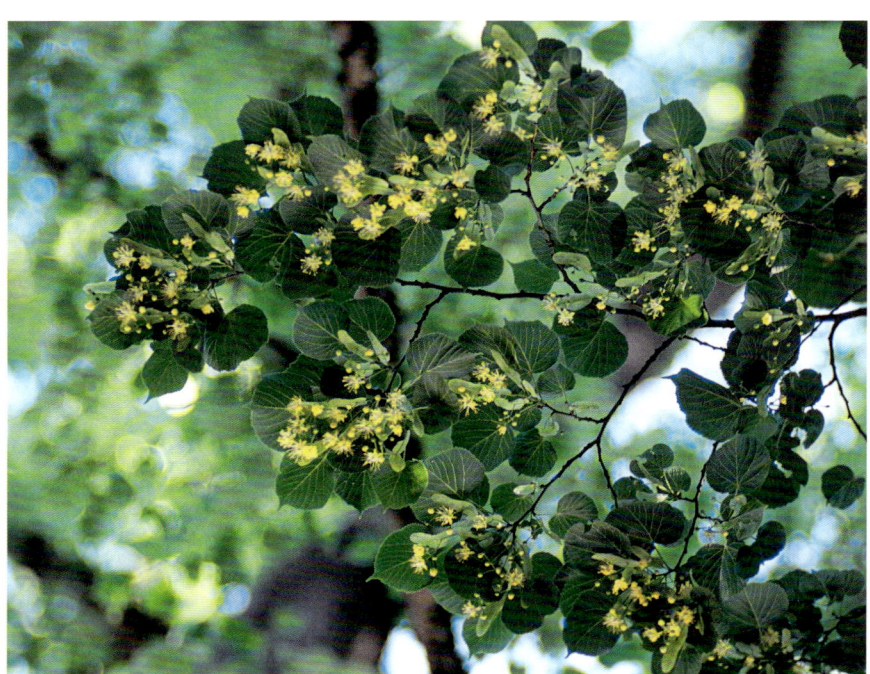

Tilia – Linde   *Tilia cordata, T. platyphyllos*

De Tilia. Die Linde hat große Wärme und jene Wärme ist ganz in der Wurzel und sie steigt in die Zweige und in die Blätter auf. Sie bezeichnet die Gebrechlichkeit. Und der Mensch, der Herzweh hat, nehme die innere Wurzel und das, was in der Mitte der Lindenwurzel ist, und er pulverisiere es und esse jenes Pulver oft mit Brot, und es wird ihm im Herzen besser.

Aber nimm vom Stamm, nicht aber von den Zweigen dieses Baumes die Rinde weg bis zum weißen Holz, wenn er im Sommer grünt, und dann schneide vom Holz Späne und lege das in einen durchbohrten goldenen Ring. Und trag jenen Ring immer am Finger, sodass die Wärme deines Fingers zu jenem Span aufsteige und die Kraft jenes Spans deinen Finger und dessen Adern berühre, und dies [ist] eine sehr starke Kraft gegen die gefährlichsten Krankheiten des Menschen und hält sie vom Menschen fern, wie irgendeine Verbauung verhindert, dass nicht eine plötzliche Überschwemmung durch Wasser einen falschen Lauf nehme.

Und im Sommer, wenn du schlafen gehst, lege frische Lindenblätter auf deine Augen und bedecke dein ganzes Gesicht damit und es macht deine Augen klar und rein. Und wer Gicht hat, der nehme von der Erde, welche um die Wurzel jener Linde liegt, und bringe sie ins Feuer und mache sie glühend. Und im Dampfbad gieße Wasser darüber und bade so. Und er tue dies neun Tage lang. Und wird geheilt werden.

»Physica«, S. 244

Hildegard benutzt den lateinischen Namen der Linde, »Tilia«, der seinerseits auf das griechische Wort »tilos« für »Faser« zurückgeht. Es war vor allem der Reichtum der Baumrinde an Bastfasern, der die Linde in alten Zeiten den Menschen so wertvoll machte. Auch der altgermanische Name »Linde« bezieht sich darauf, denn »lind« bedeutete »biegsam, weich, geschmeidig«. Aus dem Bast der Linde wurden im Mittelalter Kleider, Seile, Bogensehnen, Matten und Körbe hergestellt. Die Linde ist das einzige Pflanzenlebewesen, das so alt werden kann, dass es als lebendiges Bindeglied zwischen den Menschen des Mittelalters und uns Heutigen gelten kann. In den Hildegard-Texten »Von den Bäumen« wird jedoch nicht die große Lebensspanne, sondern die große Wärme der Linde gerühmt, die besonders im inneren Holz der Lindenwurzel zu finden sei. Dass Holz, Blätter und Erde aus dem Wurzelbereich der Linde, nicht jedoch die Blüten als heilkräftig bezeichnet werden, entspricht nicht unseren Vorstellungen. Von klein auf kennt jeder von uns den Tee aus den Blüten als typisches Heilmittel. Aber der Lindenblütentee wurde erst lange nach Hildegards Zeit im 17. Jahrhundert als Pflanzenheilmittel entdeckt.

Das Schlammbad aus »Lindenerde«, das Hildegard gegen Gicht empfiehlt, erinnert an die modernen Moorbäder und Schlammpackungen gegen Rheumaerkrankungen.

Die Linde ist eines der wenigen pflanzlichen Heilmittel, bei denen Hildegard auch eine magische Wirkung beschreibt. Der Span aus frischem Lindenholz im goldenen Ring soll immun machen gegen die schweren Infektionskrankheiten, deren Erreger den menschlichen Körper überschwemmen können.

Die Pflanze in der Kräutermedizin

Auch in der Antike waren es die Blätter und nicht die Blüten der Linde, die als heilkräftig galten. Und noch lange nach Hildegard wurden Holz, Rinde, Bast und Blätter der Linde in der Volksmedizin verwendet. So galt der unter der Rinde liegende Bast – in frischem Zustand zu einem schleimigen Brei zerstoßen – als Wundheilmittel, das besonders bei eiternden Geschwüren half. Fein zerriebene Kohle aus Lindenholz, Carbo Ligni, wurde zur Heilung von Durchfällen, Leberkrankheiten und Vergiftungen verwendet. Es ist noch heute in Apotheken erhältlich und ähnelt in seiner Wirkung den bekannten Kohlekompretten, die aus Kokosnussschale hergestellt werden.

Erst spät entdeckte man die Lindenblüten und ihre schweißtreibende, krampflösende und schleimlösende Wirkung. Die wirksamen Inhaltsstoffe der Lindenblüten sind Schleim- und Gerbstoffe, Flavonglykoside und 0,05 % ätherisches Öl. Im ätherischen Öl ist auch der starke Duftstoff der Linde enthalten, das Farnesol. Besonders viele adstringierend wirkende Gerbstoffe finden sich in den Hochblättern, die an den Lindenblüten sitzen. Die Rinde enthält etwas Vanillin.

Getrocknete Lindenblüten, Flores Tiliae, werden von beiden bei uns heimischen Lindenarten verwendet. Wissenschaftlich anerkannt ist die Anwendung von Lindenblütentee für Schwitzkuren

bei Erkältungskrankheiten und zur Vorbeugung gegen Infektionen. In der Erfahrungsheilkunde wird der sanft harntreibende Tee auch gegen Blasen- und Nierenleiden sowie als schwach abführendes und krampfstillendes Mittel bei Magenkrämpfen verwendet. Der schwach würzig und etwas schleimig schmeckende Lindenblütentee ist ein seit drei Jahrhunderten berühmtes Hausmittel. Wirksam ist er jedoch nur, wenn die Blüten nicht älter als ein Jahr sind.

Kultivierung im Garten

Linden mit ihren abgerundeten Kronen sind wundervolle gesunde Hausbäume. Sie stammen ursprünglich aus den sommerwarmen Laubmischwäldern Europas, Kleinasiens und Chinas, begegnen uns heute jedoch hauptsächlich als Straßenbäume, Dorflinden, als Solitäre auf Weideplätzen und Wegkreuzungen.

Als Hausbaum mit beschnittener oder natürlicher Krone spendet die Linde Heilkraft, Duft und Schatten – ein angenehmes Kleinklima und Schutz vor Lärm, Staub und Wind. Schaukel- und Kletteräste wachsen bereits in geringer Höhe aus dem kurzen dicken walzenförmigen Stamm.

Laub und Holz der Linde verrotten rasch und bilden wertvollen Humus, denn im Lindenholz werden keine fäulnisresistenten Gerbstoffe eingelagert. Bekanntlich werden Linden bis zu 40 m hoch, höher als viele Häuser, und älter als jedes Haus – bis zu tausend Jahre. Dabei verjüngt sich der Baum immer wieder von innen heraus durch die Bildung neuer Innenwurzeln. Sie ermöglichen die Neubildung jun-

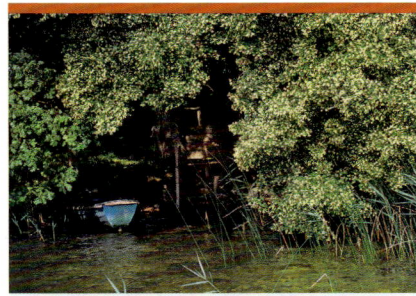

Hausmittel

Lindenblütentee
1 kleine Handvoll Blüten mit 1 Tasse kochendem Wasser übergießen, 10 Minuten ziehen lassen, abseihen, nach Bedarf mit Honig süßen.

gen Holzes und neuer Kronenteile. Die Blütezeit der großblättrigen Sommerlinde *(Tilia platyphyllos)* ist Mitte Juni. Jeweils drei bis fünf Blütchen erscheinen in Trugdolden und überschütten den Baum und seine Umgebung verschwenderisch mit ihrem Duft. Noch später als die Sommerlinde blüht die Winter- oder Steinlinde *(Tilia cordata)*. Als einer der letzten Bäume im Jahr öffnet sie erst Ende Juni ihre Blüten. Bis zu elf Blütchen sitzen in einer Dolde zwischen den blaugrünen herzförmigen gesägten Blättern. Zwischen dem Aufblühen und der Befruchtung der Blüten bleiben zum Sammeln meist nur wenige trockene Tage. Man muss sich daher beeilen. Man sammelt die Blüten mit dem angewachsenen bleichgrünen Hochblatt und trocknet sie im Schatten flach ausgebreitet. Das Hochblatt dient eigentlich den Lindennüsschen als Flugmittel. Es enthält – wie die Blüten – heilkräftige Gerbstoffe.

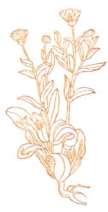

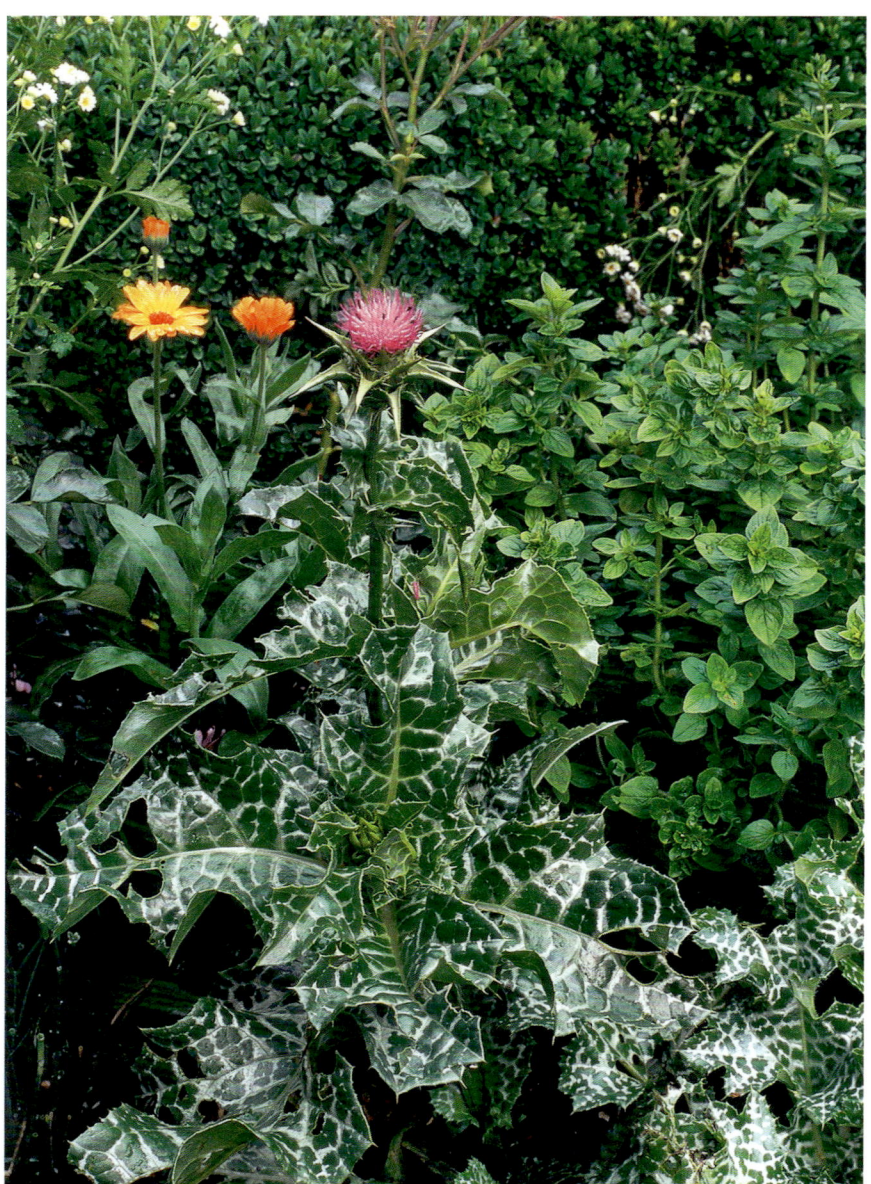

Vehedistel – Mariendistel   *Silybum marianum*

De Vehedistel. Die Mariendistel hat die Kälte in sich, die vom Tau ist, und sie ist sehr nützlich. Wenn jemand vom Stechen im Herzen oder in einem anderen seiner Glieder Schmerzen hat, dann nehme er Mariendistel und etwas weniger »orechter salben« und dies mache in etwas Wasser zu Saft und sogleich trinke er es so zur Stunde, wenn er vom Stechen geplagt wird, und es wird ihm besser-gehen.

»Physica«, S. 187

Im Hildegard-Text wird das antike Silly-bon zum ersten Mal mit dem deut-schen Namen »Vehedistel«, also »Schmerzdistel«, bezeichnet. An die-sem Beispiel wie an vielen anderen ist zu erkennen, dass die mittelalterliche Medizinerin nicht nur aus den Quellen der Antike schöpfte, sondern auch die Mittel und Praktiken der Volksmedizin schätzte.

Dass die Vehedistel ein wirksames Mit-tel gegen Leibschmerzen war, wurde ursprünglich wohl über die alte Signa-turenlehre entdeckt, der zufolge ein stechendes Kraut auch gegen stechen-de Schmerzen helfen konnte. Hilde-gard erwähnt an anderer Stelle zudem eine äußerliche Anwendung gegen Wundrose. Nach einem komplizierten magischen Ritual wird ein Blatt der Mariendistel auf das Geschwür gelegt und auf das Blatt ein Weizenkuchen:

»Die Kälte und der Saft der Mariendis-tel sind nicht gefährlich, sondern machen mit der Wärme des Weizen-mehls das harte Geschwür weich.« (»Causae et Curae«, S. 246)

Die Pflanze in der Kräutermedizin

Die Mariendistel wurde in der Antike hauptsächlich als Gemüsepflanze ge-nutzt; noch jung wurden die großen Blätter mit Öl und Salz gekocht. Die Wurzel allerdings diente bereits medi-zinischen Zwecken, sie galt als Brech-mittel.

Im Mittelalter gelangte das mittelmee-rische Kraut nach Mitteleuropa und er-hielt dort durch eine Legende seinen heutigen Namen: Wegen der auffallen-den milchweißen Marmorierung der

Hausmittel

Mariendisteltee

1 Teelöffel Mariendistelfrüchte und 1 Teelöffel Fenchelfrüchte im Mörser zerdrücken, mit 1 Tasse kochendem Wasser überbrühen, 10 Minuten zugedeckt ziehen lassen, abseihen. Nach dem Essen trinken. Tagesdosis Mariendistelsamen: 12–15 g.

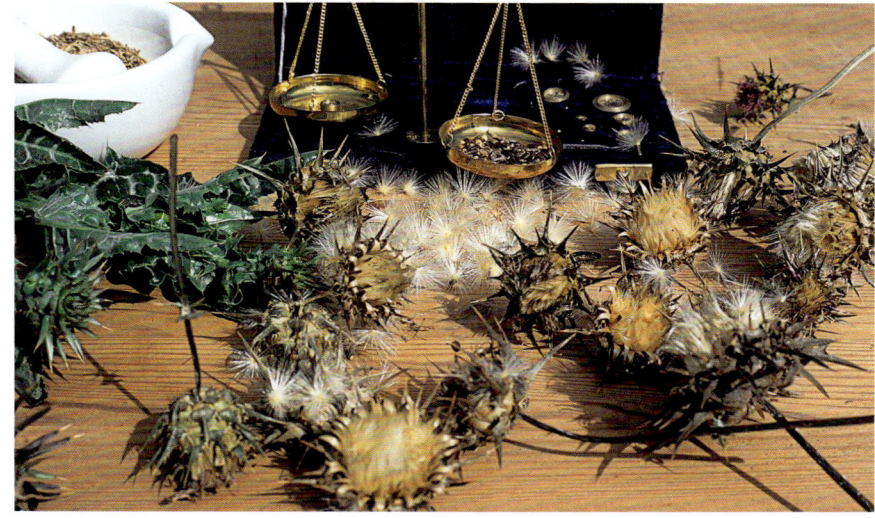

Blätter erzählte man, Maria habe auf ihrer Flucht nach Ägypten das Jesuskind gestillt und dabei seien Milchtropfen auf die Distel gefallen.

Mit Bezug auf diese Legende galt die Mariendistel im Mittelalter auch als milchfördernd. Außerdem erkannte man früh ihre galletreibende Wirkung und ihre Heilwirkung bei Lebererkrankungen. Mit diesen Anwendungen blieb die Mariendistel jahrhundertelang ein Mittel der Volksheilkunde.

Ärzte interessierten sich erst ab den 1920er-Jahren für die Zierpflanze der Bauerngärten. In dieser Zeit wurde die Leberschutzfunktion der Mariendistelfrüchte von den Medizinern wiederentdeckt.

Unter der Schale der *Silybum*-Früchte wurde ein Flavonoidkomplex, das Silymarin, entdeckt, das heute zu den wirksamsten Heilmitteln bei der Therapie von Lebererkrankungen gehört. Es aktiviert die Bildung neuer Leberzellen und beschleunigt so die Regeneration der Leber. Standardisierte Präparate aus Mariendistel werden bei schweren Lebererkrankungen wie Hepatitis und

Leberzirrhose eingesetzt. Silymarin schützt die Leber vor Giften, es verhindert das Eindringen der Lebergifte in das Zellinnere. So konnten Patienten mit lebensgefährlichen Knollenblätterpilzvergiftungen durch Infusionen mit Silymarinextrakt gerettet werden.

Auch die mittelalterlichen Anwendungen wurden in der modernen Pharmakologie bestätigt. Silymarin lindert symptomatische Beschwerden wie Seitenstechen und Gliederschmerzen. Als Hausmittel kann ein Tee aus den Früchten der Mariendistel Verdauungsbeschwerden lindern, die Leber vor Giften schützen und freie Radikale vernichten. Neben dem Silymarin enthalten die Früchte ätherisches Öl, Bitterstoffe, fettes Öl und Vitamin E.

Kultivierung im Garten

Die Mariendistel ist eine große und kräftige einjährige Gartenpflanze. Sie wächst wild in Südeuropa, Kleinasien und Nordafrika als Pflanze der Felsensteppe. In Gartenkultur benötigt sie für ihr intensives Wachstum einen nahrhaften Boden und einen sonnigen

Der Fruchtstand der Mariendistel – mit stechenden Hüllblättern und seidigem Pappus; die schwarz glänzenden Samen in der Waagschale.

Standort. Sehr hübsch und auffallend sind die großen glänzend grünen Blätter mit ihrer milchweißen Marmorierung. Sie sind stark gewellt, eingebuchtet und laufen spitz zu. Am Rand sind die Blätter mit scharfen gelben äußerst unangenehmen Dornen bewehrt.

Ab Mai entwickeln sich aus der Umfassung der Blätter aufrechte, nur oben verästelte Stängel, die im Juni, Juli oder August jeweils eine Blüte hervorbringen. Der dornige Blütenkorb trägt ein Büschel von purpurnen Röhrenblüten. Am Grunde des Blütenkorbes reifen die schwarz glänzenden hartschaligen Samen. Die Fruchtstände schneidet man kurz vor der vollen Reife ab, um sie im Schatten ganz ausreifen zu lassen. Danach kann man die Samen ausklopfen, sie schmecken angenehm nussig.

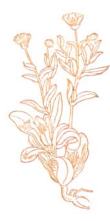

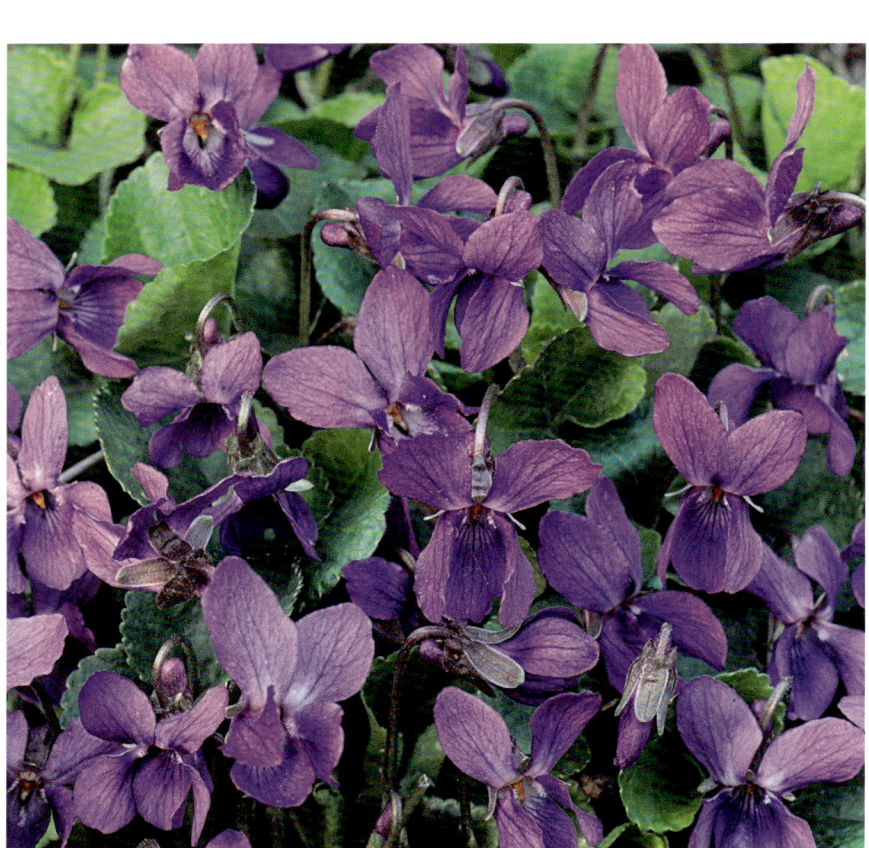

Viola – Veilchen *Viola odorata*

De Viola. Das Veilchen ist zwischen warm und kalt. Aber es ist doch kalt und wächst von der Luft, nämlich wenn die Luft nach dem Winter zuerst beginnt, warm zu werden. Und es ist gut gegen die Verdunkelung der Augen. Nimm daher gutes Öl und bring es entweder an der Sonne oder am Feuer in einem warmen Topf zum Sieden, und wenn es siedet, wirf Veilchen hinein, damit es davon dick wird, und fülle es so in ein gläsernes Gefäß und bewahre es auf. Und abends salbe mit diesem Öl um die Augenlider und deine Augen, jedoch so, dass es die Augen inwendig nicht berührt, und es wird die Verdunkelung der Augen vertreiben.

Und wenn jemand durch Melancholie und Verdruss im Sinn beschwert wird und so die Lunge schädigt, der koche Veilchen in reinem Wein und er siebe es durch ein Tuch und diesem Wein gebe er Galgant bei sowie Süßholz, so viel er will, und so mache er einen Klartrank und trinke es und es unterdrückt die Melancholie und macht ihn froh und seine Lungen heilt es.

»Physica«, S. 110

Hildegard nennt das Veilchen mit seinem lateinischen Namen, denn auch der mittelhochdeutsche Name »veiel« ist aus dem lateinischen »viola« abgeleitet. Das Wort »Veilchen« ist die Verkleinerungsform vom mittelhochdeutschen »veiel«.

Wir finden in der Hildegard-Medizin Veilchenöl und Veilchentee. Die Teemischung mit Veilchen, der »Klartrank«, wird gegen Lungenschaden empfohlen, sicherlich wegen der auswurffördernden Wirkung. Bei Melancholie wird nicht nur Veilchentee innerlich verwendet, sondern auch das Veilchenöl äußerlich. Wenn der von Melancholie befallene Mensch an Schlaflosigkeit leidet, soll man ihm Arme, Beine und Füße von sanfter Hand mit Veilchenöl reiben, aber niemals kräftig, nur gelinde. Bei dieser Behandlung wirkte nicht nur die sanfte Massage, sondern auch der Duftstoff des Veilchens, der über die Haut aufgenommen werden kann.

Das Veilchenöl, dessen Zubereitung hier ganz genau beschrieben wird, soll auch die Verdunkelung der Augen vertreiben. Augenleiden waren im Mittelalter weitverbreitet. Schädliche Säfte und Schweiß, so Hildegard, würden eine weiße Haut über dem Auge bilden (den grauen Star), sodass dieses schwachsichtig wird. Möglicherweise ist aber auch eine Augenentzündung gemeint, denn Veilchen wurde schon seit der Antike gegen Entzündungen eingesetzt.

Sogar eine Veilchensalbe gegen Krebs findet sich in den Hildegard-Schriften:

»Nimm Veilchen, presse ihren Saft aus, seihe ihn durch ein Tuch, wiege

Olivenöl ab, und zwar ein Drittel des Gewichts dieses Saftes, dann so viel Bockstalg, wie der Veilchensaft wiegt, lass dies alles in einem neuen Topf kochen, so wird eine Salbe daraus. Salbe dann die Körperstelle, wo der Krebs oder andere Würmer am Menschen fressen, ringsum und auch obenauf ein!« (»Causae et Curae«, S. 247)

Die Pflanze in der Kräutermedizin

Die Verwendung des März- oder Duftveilchens für medizinische und kultische Zwecke ist so alt, dass man nicht weiß, welches die ältere von beiden ist. Die Römer jedenfalls glaubten fest daran, dass Veilchenkränze sie bei Festen vor Rausch und Kopfschmerzen bewahren könnten. Für die Griechen war das Veilchen die Blume der Liebe und der Göttin Aphrodite geweiht. Wonnecke von Cube gibt in seinem »Hortus Sanitatis« den wintermüden melancholischen Menschen den Rat: »Violen gerochen oder das Kraut auf der Brust getragen vertreibt die Bedrücktheit.« Noch unsere Großmütter steckten sich vielleicht auch deshalb ein Veilchensträußchen an die Brust. Manchmal findet man es noch bei guten Floristen, das Veilchensträußchen zum Anstecken, die tiefvioletten Blüten von einem Kranz herzförmiger Blätter umgeben. Aus Stoff oder Papier hergestellte Veilchensträuße bekamen ein paar Tropfen »Extrait de violette« oder einen Tropfen ätherischen Veilchenöls, damit der Frühlingsduft das Herz der Dame – oder des eleganten Herrn – erfreute und alle Wintermelancholie vertrieb.

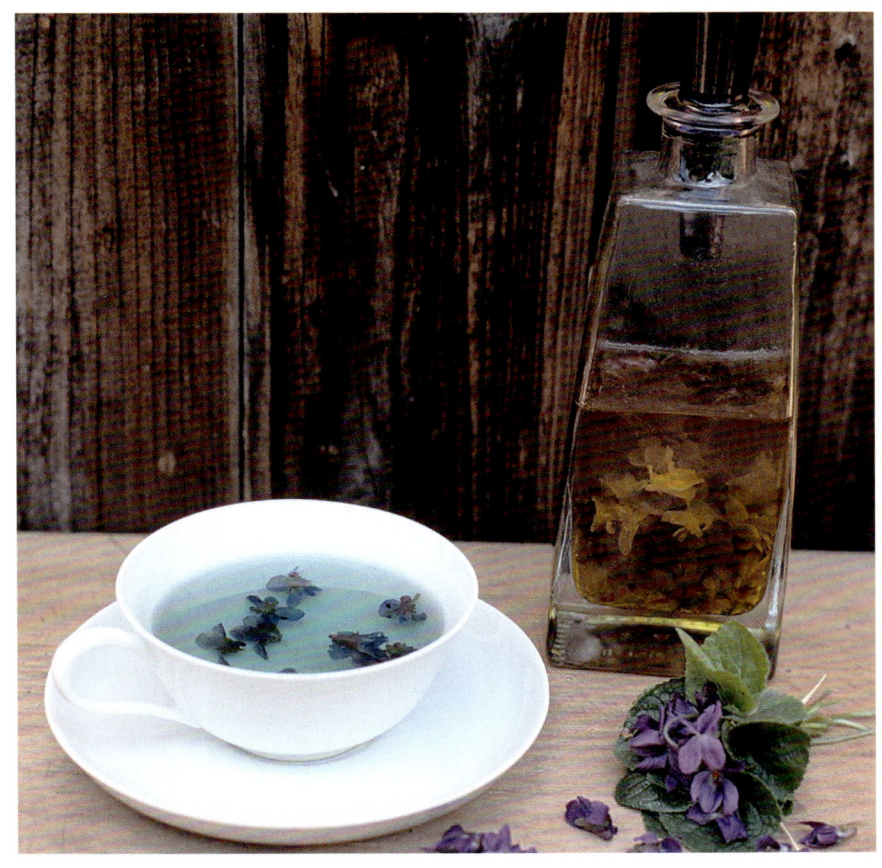

In der Klostermedizin wurde »Violenöl« und »Violensyrup« bei fiebrigen Erkrankungen eingesetzt. Veilchenkraut ist heute wieder bei Anhängern der Naturheilkunde in Gebrauch.
Inhaltsstoffe der Veilchenblüten und -blätter sind Saponine, also Verbindungen, die mit Wasser einen seifenähnlichen Schaum bilden; sie wirken schleimlösend, auswurffördernd, schweißtreibend und leicht abführend. Das Alkaloid Odoratin, das auch über die Haut aufgenommen werden kann, macht eine äußere Anwendung sinnvoll. Die ebenfalls enthaltene Methylsalizylsäure wirkt entzündungshemmend und schmerzlindernd.
In der Erfahrungsheilkunde gilt ein Aufguss aus Veilchenblüten und -blättern

Frisch gepflückte Veilchen färben den Tee blau; rechts: Veilchenöl mit Blüten und Blättern.

als auswurffördernd, entzündungshemmend und harntreibend.
Ein Tee aus Veilchenblüten wird besonders als Hustenmittel für Kinder bei Bronchitis und hartnäckigen Katarrhen der oberen Luftwege empfohlen. Auch als Gurgelwasser bei Halsweh und als Halswickel ist Veilchentee wirksam. Darüber hinaus werden dem Veilchen Wirkungen bei der Langzeitbehandlung von Rheuma und Hauterkrankungen zugeschrieben; auch krebshemmende Wirkungen soll es haben. Ein Aufguss aus Veilchenblüten

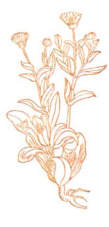

Hausmittel

Das Märzveilchen blüht im Erkältungsmonat März, und wenn im Garten genügend kostbare Veilchen stehen, um sie als Heilmittel zu verwenden, so ist es sinnvoll, sie frisch zu verwenden, denn es gibt üppigere Kräuter im Laufe des Sommers mit vergleichbarer Wirkung, die man trocknen kann.

Hustentee für Kinder

Frische Blüten mit kochendem Wasser überbrühen, 10 Minuten ziehen lassen und schwach süßen.
1 Teelöffel frischer Blüten reicht für 1 Tässchen.
Diesen bläulichen Tee bereitet man mehrmals am Tag frisch zu und lässt ihn trinken. Er schmeckt in keiner Weise unangenehm, und kleine Kinder finden Veilchentee eher lustig und trinken ihn gern. Dieses pflanzliche Heilmittel kann jedoch kein Ersatz für Antibiotika bei schweren bakteriellen Atemwegserkrankungen sein!

Hustensirup

Wer die Wirkstoffe des Veilchens als Hausmittel durchaus konservieren will, kann Veilchensirup zubereiten.
200 g Zucker mit dem Saft $\frac{1}{4}$ Zitrone in $\frac{1}{4}$ Liter Wasser aufkochen,
1 Handvoll Veilchenblüten hineinlegen, mehrere Tage in einem kühlen Raum ziehen lassen, dann den Sirup durch ein Sieb geben.
1 Teelöffel mehrmals täglich gegen Husten.

Veilchen-Massageöl

Vielleicht lohnt es sich auch einmal, mit Veilchenöl zu experimentieren. Dafür werden die Blüten und einige Blätter an warmen, sonnigen Tagen gepflückt, damit sie trocken sind. Man legt sie in gutes Olivenöl oder ein anderes hochwertiges Pflanzenöl und lässt dieses einige Wochen an einem warmen Ort stehen, bis der Wirkstoff in das Öl aufgenommen ist. Der Ölauszug muss kühl und dunkel aufbewahrt werden, da Öle sehr leicht verderblich sind.

Kultivierung im Garten

Viola odorata, das Wohlriechende oder Märzveilchen, ist in Südeuropa beheimatet und im frühen Mittelalter in mitteleuropäische Gärten und von dort aus in die Natur eingewandert. Inzwischen ist es nicht nur in ganz Europa, sondern auch in Asien und Amerika verbreitet.

In der Natur finden wir das Märzveilchen zum Glück noch an sonnigen Hecken und Wiesenrändern. Im Garten gehört es zu den Gewächsen, die sich gerne selbst einen guten Platz suchen – oft Kieswege, Ritzen zwischen Gehwegplatten und Treppenstufen. Man sagt zwar, das Märzveilchen liebe einen halbschattigen bis wechselsonnigen Standort, aber im zeitigen Frühjahr sollte dieser sonnig sein. Hildegard beschreibt ja sehr treffend, wie die Veilchenblüten von den ersten warmen Sonnenstrahlen leben.

Die kleine Staude ist mehrjährig, bildet eine grundständige Blattrosette und ist mit ihren herzförmigen Blättern fast durchgehend wintergrün. Je nach Witterung erscheinen Anfang bis Ende März die kleinen dunkelvioletten, duftenden Blüten. Der ebenfalls violette vielsamige Fruchtknoten hat eine sehr lange Reifezeit. Erst im Juli/August werden die Samenkörnchen reif. Man sollte die Sämlinge im Herbst an ihrem selbst gewählten Ort belassen. Eine Vermehrung erfolgt auch durch Wurzelausläufer.

Veilchen sind ohne Einschränkung essbar und waren früher eine beliebte Zutat der feinen Patisserie. Sie aromatisieren oder dekorieren auch heute noch Cremes, Gelees, Gefrorenes, feines Backwerk und Pralinen.

und -blättern soll die Vitalität stärken. Allerdings wird im Handel nur noch Veilchenkraut angeboten, also getrocknete Veilchenblätter und -blattstiele. Die Blüten muss man selbst pflücken.

Ähnliche Heilwirkungen wie von *Viola odorata* sind von *Viola tricolor*, dem Wilden Stiefmütterchen, bekannt. Es ist Bestandteil vieler Teemischungen und wirkt erfahrungsgemäß auch bei Hautausschlägen und Ekzemen.

Vite – Weinrebe

Vitis vinifera

De Vite. Die Weinrebe hat feurige Wärme und Feuchtigkeit, aber jenes Feuer ist so stark, dass es ihren Saft zu einem anderen Geschmack umwandelt, als ihn andere Bäume oder andere Kräuter haben. Daher macht auch jenes große Feuer ihr Holz so trocken, dass es anderen Hölzern beinahe unähnlich ist. Und die Weinrebe ist ein der Erde abgerungenes Gehölz und ähnelt mehr den Bäumen. Und weil die Erde vor der Sintflut brüchig und malmig war, brachte sie keinen Wein hervor. Als sie jedoch durch die Sintflut begossen und gestärkt war, brachte sie Wein hervor, weil die jetzige Erde im Vergleich zur Erde vor der Sintflut sich so verhält wie lockeres Gestein zum jetzigen Erdreich.

Aber wem das Fleisch um die Zähne fault und wessen Zähne schwach sind, der lege warme Rebenasche in Wein, wie wenn er eine Lauge machen wollte, und dann wasche er mit jenem Wein die Zähne und das Fleisch, das um die Zähne ist. Und das tue er oft und jenes Fleisch wird gesund werden und die Zähne werden fest. Denn wenn seine Zähne gesund sind, wird diese Waschung ihnen nützen, und sie werden schön…

Wenn das Rebenschoss zuerst von der Rebe abgeschnitten wird, sind jene Tropfen, die dann von morgens bis mittags aus jenem Einschnitt fließen, gut und nützlich für die Klarheit der Augen. Daher soll der Mensch sie in ein Töpfchen auffangen und ihnen Olivenöl beigeben.

Und wenn er Ohren- und Kopfschmerzen hat, soll er sich damit salben, und es wird ihm bessergehen. Und wer hustet und Schmerzen in der Brust und im Magen hat, der soll die Spitze des Schosses, wenn gerade die Blüten hervorbrechen, mit den Blüten abschneiden. Und er soll es stark in Wasser kochen und durch ein Tuch seihen und es nüchtern und nach dem Essen oft trinken und es wird ihm bessergehen.

Damit aber ein betrunkener Mensch wieder zu sich kommt, soll er, wenn es Herbst ist, von der grünen Rebe das Schoss mit den frischen Blättern um Stirn, Schläfen und Kehle legen, und er wird ernüchtert.

Ein Wein von der Rebe, wenn er rein ist, macht dem Trinker das Blut gut und gesund. Ein trüber (Wein) indessen macht (das Blut) schlecht und wie mit Asche vermischt. Der Frankenwein ist stark und macht fast Stürme im Blut und daher soll der, der ihn trinken will, ihn mit Wasser vermischen. Aber es ist nicht nötig, dass der Ungarwein mit Wasser vermischt wird, weil er von Natur aus wässrig ist…

Wenn jemand den Harn wegen der Kälte des Magens nicht halten kann, soll er oft am Feuer erwärmten Wein trinken. Und alle seine Speisen vermische er mit Essig, und den Essig, wie immer er kann, trinke er oft.

»Physica«, S. 264 f.

Medium der Hildegard-Medizin

Alle Teile der Weinrebe erscheinen im Hildegard-Text als heilsam: der Saft der jungen Triebe, die Blätter, die Asche des Holzes, die Blüten, der Wein und der Essig. Noch Jahrhunderte nach Hildegard wurde aus Rebenholz (wie aus anderen Hölzern) Pottasche gewonnen und zur Herstellung von Laugen und Schmierseifen verwendet. Mit Wein vermischt, mag die Lauge auch zum Zähneputzen ein erträgliches Mittel gewesen sein. Hildegard schreibt an anderer Stelle, dass auch kaltes Wasser dazu ausreiche. Man behält es eine Weile im Mund, damit es warm wird, und »damit soll er sich die Zähne putzen und dies oft tun, und dann wird der schleimige Zahnbelag nicht mehr wachsen, sondern die Zähne werden gesund bleiben« (»Causae et Curae«, S. 214).

Zur innerlichen Anwendung bei Schmerzen in Brust und Magen wird eine Aufkochung aus dem Pflanzensaft der Reben empfohlen. Und dieser Pflanzensaft wird auch als Salbe bei Augen-, Ohren- und Kopfschmerzen verwendet. Rebenasche im Mundwasser und einen Rebenzweig um den Kopf gegen die Trunkenheit – nichts scheint beim Weinstock unmöglich. Die besondere Bedeutung des Weines in der Hildegard-Medizin wird deutlich, wenn man bedenkt, dass es fast für jedes ihrer pflanzlichen Heilmittel eine Zubereitung mit Wein gibt. Wein ist das Medium in dieser Medizin und hat denselben Stellenwert wie heute Tabletten oder Kapseln. »Der Wein«, so Hildegard, »heilt und erfreut den Menschen mit seiner wohltuenden Wärme

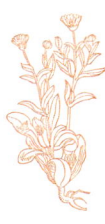

gewarnt: »Wenn der Mensch zu viel und ohne Maß Wein oder ein anderes Getränk, davon er betrunken werden kann, trinkt, wird sein ganzes Blut verflüssigt und fließt und strömt in seinen Adern ohne Ordnung hierhin und dorthin, sodass auch der ganze Verstand und Sinn dieses Menschen verwirrt wird.« (»Causae et Curae«, S. 187)

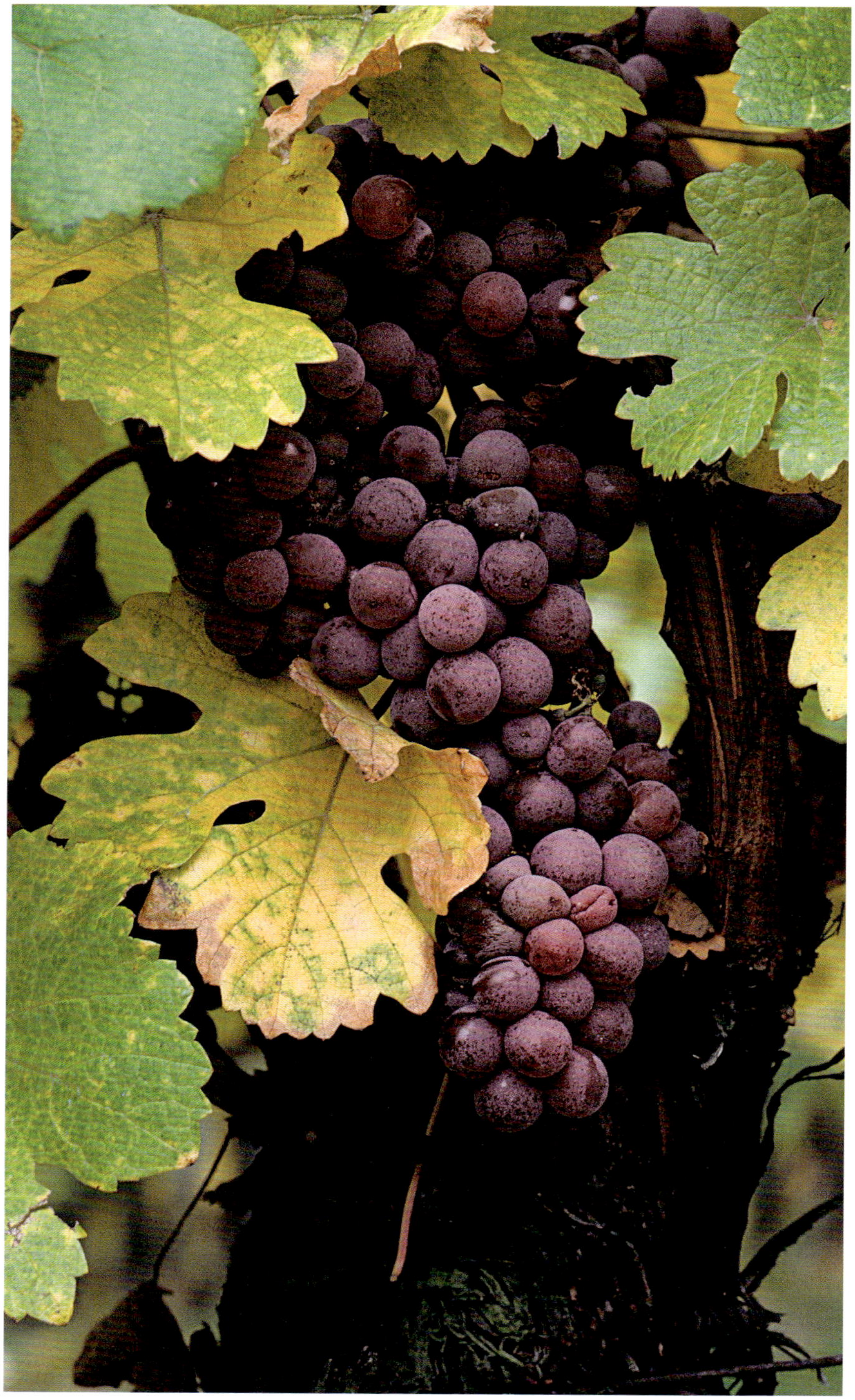

Das Kloster Disibodenberg, dessen Äbtissin Hildegard war, liegt mitten in einem Weinbaugebiet. Seit der Römerzeit gab es hier Weinstöcke. Karl der Große ließ seine burgundischen Reben nach Rüdesheim bringen, und die Kreuzritter brachten ungarische, griechische und syrische Weinsorten an den Rhein und an den Main. Sogar wild wachsend wird heute noch hier im Nahe-Glan-Eck *Vitis vinifera* gefunden.

Hildegard war keine Abstinenzlerin, sie wusste offensichtlich einen guten Tropfen zu schätzen und den starken Frankenwein vom »wässrigen Ungarwein« zu unterscheiden. Sogar Hinweise auf das Schneiden des Weinstockes finden sich in den Hildegard-Texten.

Neben dem Wein wird auch der Weinessig hervorgehoben. »Aceto« taugt Hildegard zufolge zu allen Speisen, doch soll er ihnen den Eigengeschmack nicht nehmen. »… so reinigt der Essig, mit etwas Speise genommen, den Unrat im Menschen…« (»Physica«, S. 173)

Die Pflanze in der Kräutermedizin

Wie bei Hildegard gelten auch in der Volksmedizin die »Tränen« des Weinstockes, das ist der beim Schneiden im Frühjahr reichlich ausfließende Saft,

Wein heilt und erfreut den Menschen, so Hildegard, aber im Unmaß getrunken, verwirrt er Verstand und Sinn.

und großen Kraft.« Schnell wie ein Rad leite der Wein seine Wärme und die Heilkraft der Pflanzen aus der Blase »in das Mark«. Allerdings wird auch

als Mittel gegen allerlei Krankheiten. Innerlich wird er gegen Harn- und Steinleiden genommen, gegen innere Blutungen, vor allem gegen Darmblutungen bei Dysenterie. Äußerlich kennt man in der Volksmedizin die Verwendung bei Ausschlägen und trockenen Hautflechten. Als wirksame Inhaltsstoffe des Pflanzensaftes gelten dabei Gerbstoffe, organische Säuren, Flavonoide und Borverbindungen. Sie regen innerlich die Leberfunktion und den Stoffwechsel an und wirken äußerlich auf die Haut adstringierend.

Der Traubensaft wird – auch in Form einer Traubenkur – gegen chronische Verstopfung angewendet. Erfahrungsgemäß wirken die in den Früchten enthaltene Wein- und Apfelsäure, die Mineralsalze sowie die Pektine abführend und harntreibend. Traubenzucker, Vitamine und Flavonoide haben stärkende Funktion. Traubenkerne enthalten fettes Öl und Gerbstoffe.

Kultivierung im Garten

Die heilkräftige Welt eines Hildegard-Gartens wäre nicht vollkommen, wenn ihr der Weinstock fehlte, denn er ist in der Hildegard-Medizin ein einzigartiges pflanzliches Heilmittel. Zwar wird die am Spalier oder in der Laube gezogene Traube kein Weinfass füllen, aber als Schatten spendende Kletterpflanze mit Tafeltrauben kann sie auch in klimatisch nicht so begünstigten Gegenden gedeihen.

Eine gute Voraussetzung dafür bietet ihre Frosthärte. Wenn der Weinstock nicht zu nass und kalt steht und sein Holz im Sommer gut ausgereift ist, verträgt er Temperaturen bis zu –20 °C. *Vitis vinifera*, der Echte Weinstock, ist

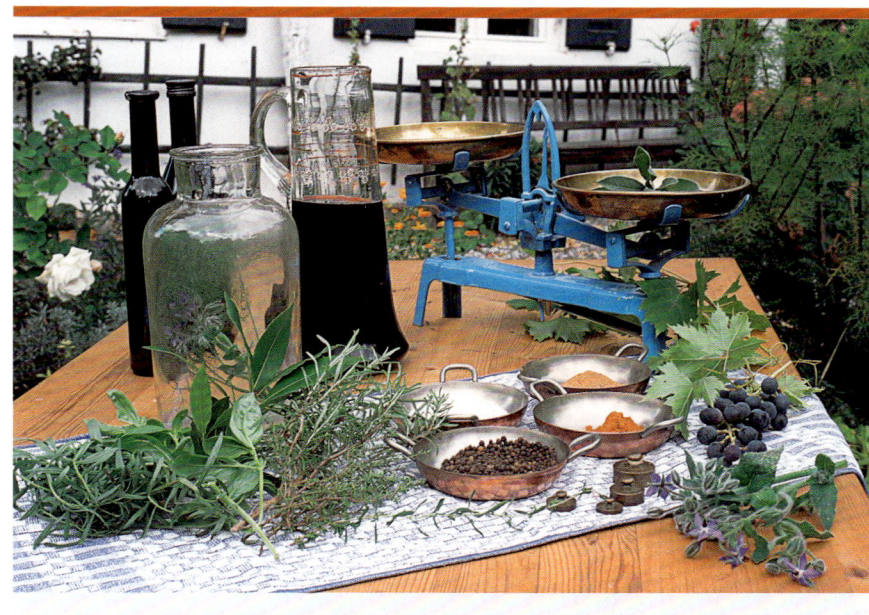

Hausmittel

Weinessig mit Kräutern und Gewürzen

Zutaten:
60 g Estragon
50 g Holunder
50 g Pimpinelle
50 g Kerbel
15 g Salbei
15 g Dill
15 g Bohnenkraut
15 g Lorbeerblätter
10 g Borretsch
8 g Rosmarin
8 g Thymian
8 g Basilikum
8 g Meersalz
8 g Muskatnuss, gerieben
8 g Zimt, gemahlen
15 g Pfefferkörner, schwarz

Zubereitung:
Kräuter und Gewürze in einen Glasbottich geben und mit 1 Liter Aceto Balsamico (Gährungsessig) und 2 Litern Rotwein aufgießen. Mit einem Tuch zubinden und an einem sonnigen Platz 6 Wochen stehen lassen. Ab und zu durchschütteln. Danach durch ein Sieb oder ein Mullsäckchen gießen und in Flaschen füllen.

ein Methusalem unter den Nutzpflanzen: Er wuchs bereits in der Eiszeit wild in Südeuropa, östlich bis zum Kaukasus und im gesamten Mittelmeergebiet. Die Kultivierung des Weinstockes lässt sich zurückverfolgen bis zu den Sumerern und den Ägyptern zur Zeit des Pyramidenbaues. Die see-

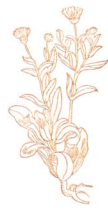

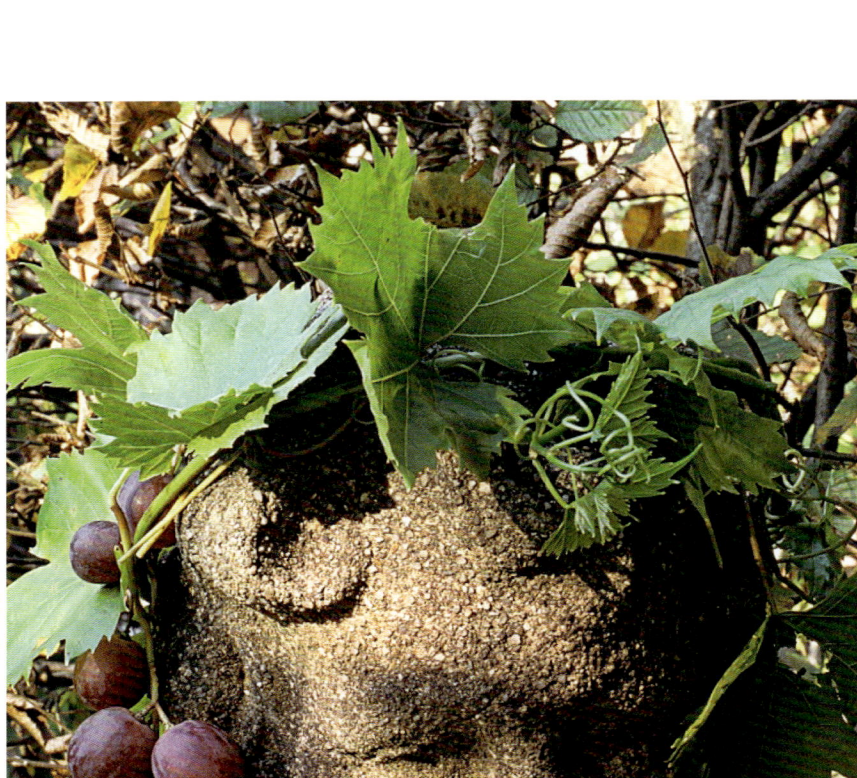

Gegen die Trunkenheit empfahl Hildegard einen frischen, kühlen Rebenzweig um den Kopf.

fahrenden Griechen brachten den Wein nach Italien, die Römer fanden ihn bereits in Gallien vor. Dort wird er seit 600 v. Chr. angebaut, und die Gallier waren es auch, die das hölzerne Weinfass erfanden.

Der Weinstock wächst aus einer tief in die Erde eindringenden Wurzel und gedeiht auf verschiedenartigsten Böden. Aus dem Stamm mit seiner graubräunlichen faserig zerrissenen Borke treiben die Langtriebe bis zu 20 m hoch.

Mit den gegenüber den Blättern auswachsenden Ranken halten sich die Zweige an Bäumen oder Stützen fest. Im Juni erscheinen die unscheinbaren, aber wohlriechenden grünlich gelben Blütchen in Rispen.

Berühmt ist das Weinlaub wegen seiner Schönheit. Die handförmig gelappten Blätter bezaubern mit ihrem frischen glänzenden Grün und ihrer Herbstfärbung in glühenden Farben. Für den Hausgarten ist es am besten, schwach wachsende, sicher reifende Sorten als Containerpflanzen zu erwerben und auf jeden Fall im Frühjahr zu pflanzen. Spalierweine werden ca. 1 m von der Mauer entfernt in tief gelockerte komposthaltige Erde gesetzt. Wein muss kräftig gedüngt werden, Stallmist, Guano und Hornspäne sind dafür geeignet. Nach dem Pflanzen schneidet man auf zwei Augen zurück und bindet die wachsenden zwei Triebe an einem Pfahl auf. Trickreiche Gärtner legen im Herbst des ersten Jahres einen Graben bis zur Mauer, füllen ihn mit Kompost und legen den Weintrieb hinein. Nur das Ende des Triebes schaut heraus und wird an die Spalierwand gebunden. Im zweiten Jahr bewurzelt sich die eingegrabene Rebe, und der Weinstock erhält auf diese Weise ein großes zusätzliches Wurzelgeflecht. Im folgenden Februar/März wird wiederum auf zwei Augen geschnitten; wenn man später im Frühjahr schneidet, weint der Stock entsetzlich. Der Schnitt in den folgenden Jahren richtet sich nach der Sorte. Man schneidet die Reben auf zwei bis sechs Augen des vorjährigen Holzes. Für alle Sorten gilt gleichermaßen: Der Weinstock fruchtet nur am einjährigen Holz, an den »Ruten«. Im Sommer werden die fruchttragenden Ruten gekürzt, und zwar auf drei Blätter hinter der letzten Traube.

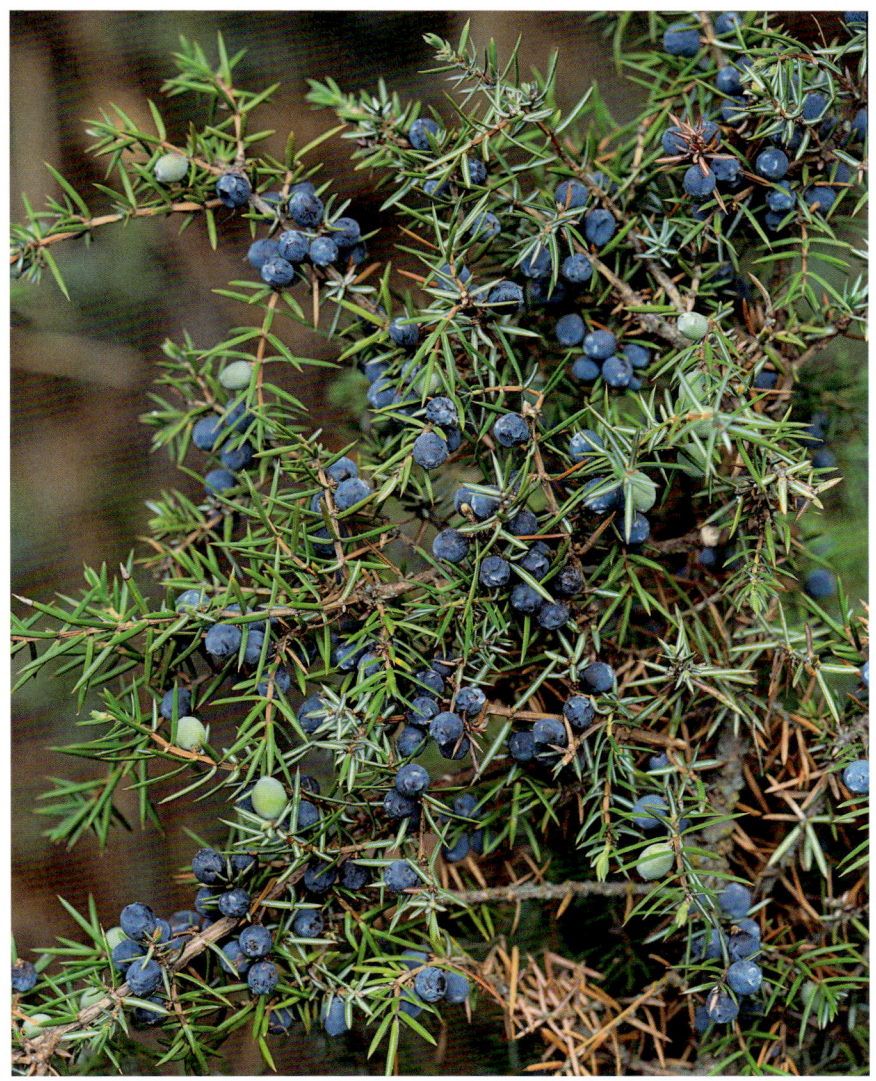

Wakalder – Wacholder *Juniperus communis*

De Wakalder. Der Wacholder ist mehr warm als kalt und bezeichnet das Über-
maß. Nimm daher von seiner Frucht und koche sie in Wasser und seihe das
Wasser durch ein Tuch und dann gib diesem Wasser Honig bei und etwas Essig
und Süßholz und weniger Ingwer als Süßholz. Und so koche es nochmals und
füll es dann in ein Säcklein und mache einen Klartrank und trinke davon oft
nach dem Essen und nüchtern und es mildert und mindert den Schmerz in der
Brust oder in der Lunge und Leber. Aber nimm auch seine grünen Zweiglein und
koche sie in Wasser und mach mit diesem Wasser ein Bad wie ein Dampfbad
und bade darin oft und es mildert die verschiedenen üblen Fieber in dir.

»Physica«, S. 258

Im Hildegard-Text wird der mittelhochdeutsche Name für den Wacholder
verwendet. Er ist aus dem althochdeutschen Namen »wehaltar« entstanden, was »immergrüner Baum« bedeutet.

Wacholder ist der Machandelbaum
und heißt auch »Krammetsbaum«, weil
die Krammetsvögel seine Beeren
suchen.

Hildegard sieht eine innerliche Verwendung der Wacholderbeeren bei
Erkrankungen der Lunge und Leber vor
sowie eine äußere Verwendung der
grünen Zweige für ein Dampfbad
gegen fiebrige Erkrankungen. Damit
trifft sie eine vorsichtige Auswahl aus
den zahlreichen antiken und mittelalterlichen Verwendungen. Gegen Lungenleiden findet man in ihren Texten
ein Rezept:

»Nimm Wacholderbeeren und zwei-
mal so viel Wollkraut (Königskerze)
wie Wacholderbeeren, zweimal so viel
Bertram wie Wollkraut und koche dies
in reinem gutem Wein; gib es dann in
einen Topf, gib rohen, in kleine Stücke
geschnittenen Alant hinein, siehe es
dann durch ein Tuch und trinke es
langsam zwei bis drei Wochen lang
auf nüchternen Magen.«
(»Causae et Curae«, S. 215)

Die Pflanze in der Kräutermedizin

Die größten und besten Beeren trägt
der Wacholder im Süden Europas und
in Nordafrika, wo er auch zu einem
stattlichen 10 m hohen Baum heran-
wächst. Daher ist es nicht verwunderlich, dass die Heilkraft seiner stark duftenden Pflanzenteile in der Antike

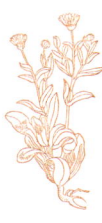

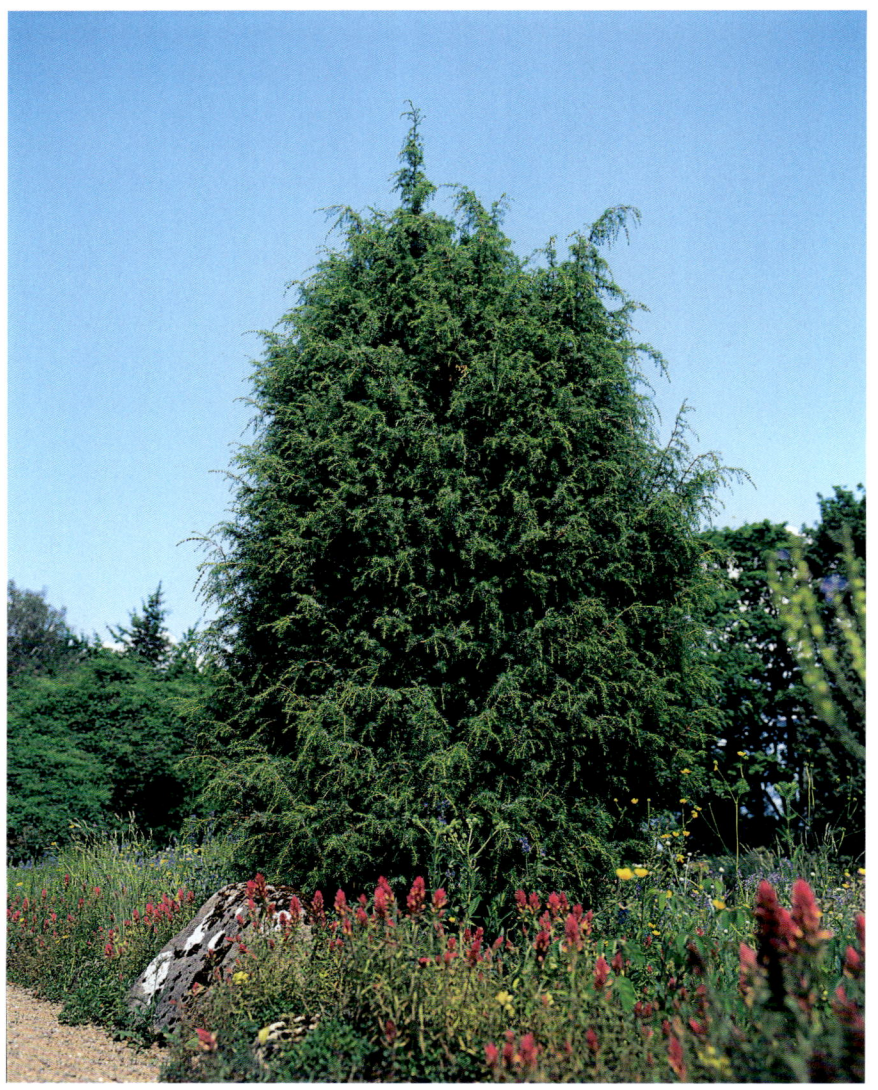

Wacholder im Landschaftsgarten.

wohlbekannt war. Die Griechen verwendeten ihn zur Parfümherstellung und kannten auch die harntreibende und Blähungen vertreibende Wirkung seiner Beeren. Die Verbrennung von Leichen mit Wacholderholz war nicht nur in den südlichen Ländern, sondern auch bei den Germanen üblich. Aber erst während der Zeit der großen mittelalterlichen Epidemien erlangte der

Wacholder seine große Bedeutung als Räucherkraut und Desinfektionsmittel, wobei die im Rauch freigesetzten Terpenkohlenwasserstoffe durchaus antiseptische Wirkung entfalten können. Auch beim Räuchern von Fleisch und Fisch werden ja bekanntlich Wacholderbeeren und -zweige verwendet, um deren fäulnisverhindernde Eigenschaft zu nutzen.

Arzneien aus Wacholder galten im Mittelalter als innerlich wärmend und reinigend zur Heilung aller Krankheiten,

die von der Kälte kämen. In erster Linie wurde hierzu das im Hildegard-Text erwähnte Bad oder Dampfbad aus gekochten Zweigen angewendet; auch der schweißtreibende »Wacholdermantel« gehört dazu, wobei eine Wolldecke über glimmenden Wacholderbeeren präpariert und der Kranke darin eingehüllt wurde. Rheumatische Erkrankungen, Gicht, Fieber, Brustleiden und Atembeschwerden wurden so kuriert. Die antike Verwendung der Beeren als harntreibende Arznei wurde im Mittelalter beibehalten und auf Steinleiden erweitert; die Liste der Indikationen ist lang und umfasste außerdem Wassersucht, Leber- und Milzleiden, Magenbeschwerden, Verstopfung und Blähungen. Ursprünglich dienten Pflanzenteile des Wacholders auch zum Abtreiben, wurden in dieser Zweckbestimmung jedoch vom Sadebaum abgelöst.

Dass Wacholderbeeren eine unterstützende und heilende Wirkung auf die Verdauungsorgane entfalten, ist mittlerweile wissenschaftlich erwiesen. Ein Tee aus Wacholderbeeren, Fructus Juniperi, kann leichte krampfartige Beschwerden im Magen-Darm-Bereich lindern und schmerzliche Blähungen beseitigen. Diese Wirkung können Wacholderbeeren auch als Gewürz in schwer verdaulichen Gemüse- und Fleischspeisen entfalten.

In Mengen genossen, können Wacholderbeeren allerdings die Nieren schädigen. Die von Pfarrer Kneipp entwickelte »an- und absteigende Kur«, bei der bis zu 15 Wacholderbeeren täglich gegessen wurden, wird daher heute abgelehnt. Man muss hier noch einmal bewundern, wie behutsam demgegenüber die Medikation der Hildegard von Bingen war.

Eine Inhalation der ätherischen Wacholderöle bei Erkrankungen der Luftwege durch Bäder, Dampfbäder usw. ist in der Volksheilkunde auch heute noch sehr beliebt, denn Wacholder wirkt erfrischend und stimulierend. Die Beeren enthalten bis zu 2 % ätherisches Öl, das hauptsächlich aus Pinen besteht, Harz und 30 % Zucker. Daher rührt der süße, aromatische Geschmack, der erst im Nachhinein etwas bitter wird.

Zu den im weitesten Sinne arzneilichen Produkten aus Wacholderbeeren gehören Wacholderbranntweine, die aus den vergorenen Beeren destilliert werden (Gin, Genever, Steinhäger). Ein Trockendestillat aus Wacholderholz, das sogenannte Kadeöl, wird in der Dermatologie bei chronischen Hautkrankheiten genutzt. Auch eine Salbe aus Wacholderöl wird verwendet; sie wirkt hautreizend und äußerlich schmerzstillend.

Es hat sich jedoch gezeigt, dass auch bei der Aufnahme der ätherischen Wacholderöle über die Haut eine Schädigung der Nieren bei Dauergebrauch möglich ist. Daher werden anstelle des Wacholderöles heute Latschenkieferöl und Eukalyptusöl verwendet, die weniger Nebenwirkungen zeigen. Aus medizinischer Sicht stimmt es also, dass – wie Hildegard schreibt – der Wacholder ein Übermaß bezeichnet. Ein gutes Stomachikum ohne Nebenwirkungen ist er, wenn man seine Beeren in Maßen als Gewürz oder Tee zu sich nimmt.

Kultivierung im Garten

Juniperus communis ist in unseren Breiten ein sparrig verzweigter Strauch mit stachelspitzen Blättchen, die in Quirlen zu je drei Nadeln stehen. Typisch ist der bläulich weiße Mittelstreifen auf den Nadeln. Wacholder ist zweihäusig und bildet von April bis Mai unscheinbare gelbe männliche und grüne weibliche Blütchen. Die kugeligen Zapfenbeeren bleiben im ersten Jahr grün und reifen erst im Oktober/November des zweiten Jahres zu den schwarzen, blau bereiften Wacholderbeeren heran.

Baumschulen bieten mehrere Sorten von *Juniperus communis* an; sie alle sind genügsam und gedeihen auf

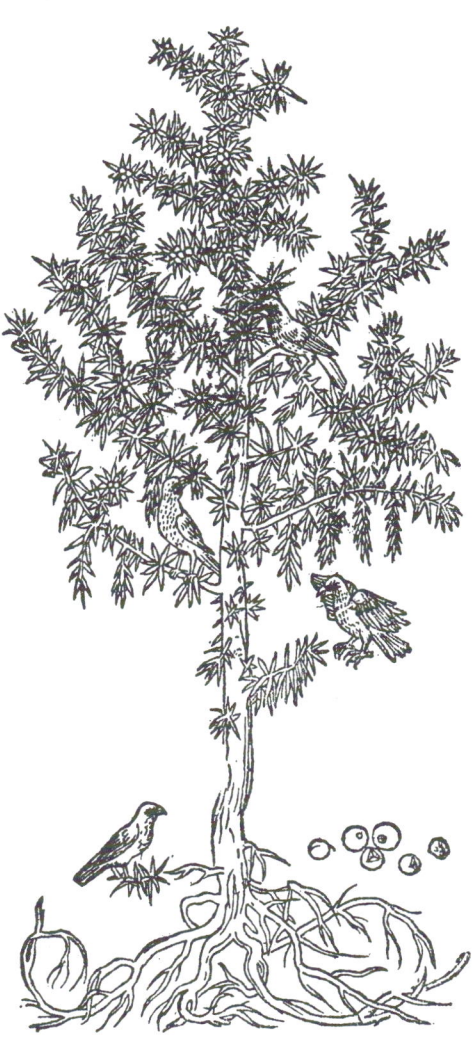

Wacholder mit Krametsvogel

jedem noch so mageren Boden, denn der Wacholder wächst bekanntlich ebenso auf sandiger Heide wie in Moorböden und im Gebirge.

Leider fungiert *Juniperus communis* ebenso wie sein Verwandter, der Sadebaum, als Wechselwirt für den Erreger des Birnengitterrostes (*Gymnosporangium sabinae*). Wer also Birnen in seinem Garten kultivieren will, sollte auf Wacholdergewächse verzichten und umgekehrt.

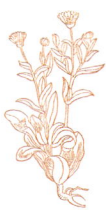

Wermuda – Wermut *Artemisia absinthium*

De Wermuda. Der Wermut ist sehr warm und sehr kräftig und ist der wichtigste Meister gegen alle Erschöpfungen. Denn von seinem Saft gieße genügend in warmen Wein und den Kopf des Menschen, wenn er schmerzt, befeuchte ganz bis zu den Augen und bis zu den Ohren und bis zum Nacken, und dies sollst du abends tun, wenn du schlafen gehst, und bedecke den ganzen Kopf mit einem wollenen Hut bis zum Morgen, und es unterdrückt den Schmerz des geschwollenen Kopfes und den Schmerz, der sich im Kopf »erbulset« von der Gicht und es vertreibt auch den inneren Kopfschmerz.

Und gieße auch von seinem Saft in Baumöl, sodass das Öl jenen Saft um zwei Teile übertrifft, und wärme es in einem gläsernen Gefäß an der Sonne und bewahre es so auf für ein Jahr. Und wenn irgendein Mensch in der Brust oder um die Brust Schmerzen hat, sodass er davon hustet, dann salbe ihn auf der Brust damit. Und wer in der Seite Schmerzen hat, den salbe dort, und es heilt ihn innen und außen.

Aber zerstoße Wermut in einem Mörser zu Saft und füge Hirntalg und Hirschmark bei, sodass vom Wermutsaft zweimal so viel wie vom Talg und vom Talg zweimal so viel wie vom Hirschmark, und mach so eine Salbe. Und ein Mensch, der von sehr starker Gicht geplagt wird, sodass seine Glieder sogar zu zerbrechen drohen, den salbe damit nahe am Feuer, wo es schmerzt, und er wird geheilt werden.

Und wenn der Wermut frisch ist, zerstoß ihn und drücke seinen Saft durch ein Tuch und dann koch Wein mit Honig ein wenig und gieß diesen Saft in den Wein, sodass derselbe den Wein und den Honig an Geschmack übertrifft, und trink dies nüchtern von Mai bis zum Oktober jeden dritten Tag, und es unterdrückt den Nierenschmerz und die Melancholie in dir und es macht deine Augen klar und es stärkt das Herz und es lässt nicht zu, dass die Lunge krank wird, und es wärmt den Magen und es reinigt die Eingeweide und es bereitet eine gute Verdauung…

Ein Mensch aber, der von fauligem Blut geplagt wird und durch eine Ausscheidung des Gehirns an den Zähnen leidet, der koche Wermut und Eisenkraut in gleichem Gewicht in gutem Wein in einem neuen Topf und er seihe diesen Wein durch ein Tuch und trinke ihn unter Beigabe von ein wenig Zucker. Aber er lege auch diese warmen Kräuter, wenn er schlafen geht, auf seinen Kiefer und binde ein Tuch darüber. Und dies tue er, bis er geheilt wird.

»Physica«, S. 115 ff.

Die wärmende Wurzel

Allein schon die Textfülle zeigt, welch große Bedeutung Hildegard dem Wermut als Heilmittel beimisst. Und dabei fehlt in diesem Zitat noch eine sehr komplizierte Form der Behandlung von Ohren-»Würmern«. Sie empfiehlt das frische Kraut als Kräutermütze gegen Kopfschmerzen aller Art, als Salbe gegen Gliederschmerzen und als Brustsalbe gegen Husten. Eine innere Anwendung in Form von Kräuterwein dient zur Stärkung der Verdauung und gegen Zahnschmerzen. Außerdem hilft Wermut gegen Erschöpfung und Melancholie, er ist ein »Meister« unter den Heilkräutern.

Dennoch fällt auf, dass die äußerliche Anwendung im Vordergrund steht. Möglicherweise ist hier wiederum – wie so oft – die große Vorsicht der Hildegard-Medizin gegenüber toxischen Substanzen am Werke. Die Anwendungen von wermuthaltigen Salben und Ölen haben sicher ihre Wirkung getan. Ähnlich wie bei heute gebräuchlichen hautreizenden Mitteln mit ätherischen Ölen wie Cineol, Kampfer, Menthol usw. übt das im Wermut enthaltene Thujon und Sabinylacetat einen heftigen wärmenden Reiz auf die Haut aus, der Schmerzen und Entzündungen in Gliedern und Brust lindern kann. Genau diese Wirkung bezeichnet auch der von Hildegard verwendete deutsche Name. Wermut kommt von »wermouda«, was so viel heißt wie »wärmende Wurzel«. »Absinthium« ist nichts anderes als die griechische Bezeichnung für Wermut.

Warnung

Wermut nicht überdosieren und nur kurzfristig einnehmen! Schwangere sollten das Kraut gänzlich meiden.

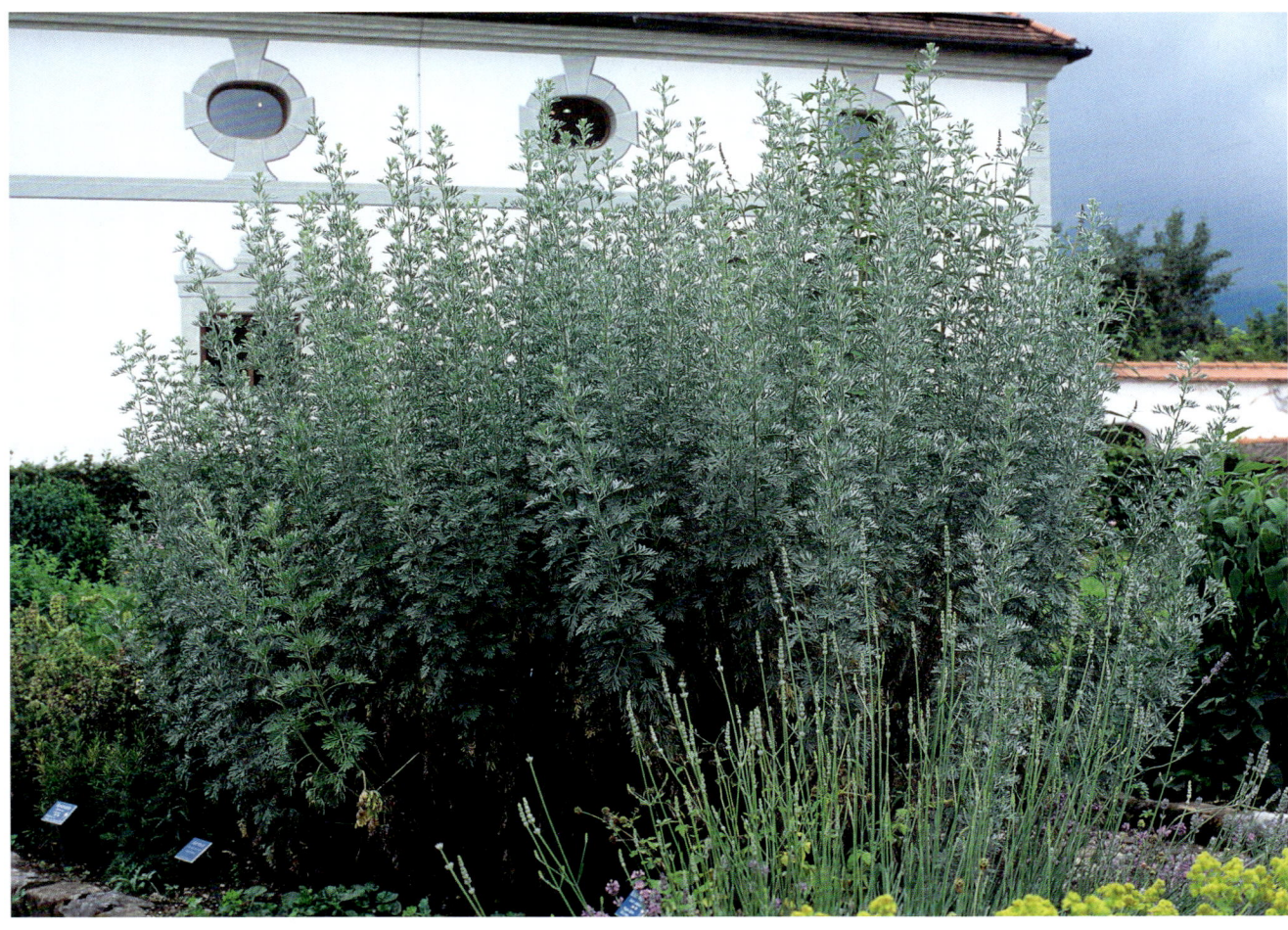

Die Pflanze in der Kräutermedizin

Wie bei Hildegard, so war der Wermut bereits in der Antike als bitterwürziges Magenmittel bekannt. Auch als Medikament gegen Fieber, Schwächezustände und Kopfschmerzen wurde das Kraut genutzt. In Mitteleuropa wanderte Wermut lange vor den Römern mit den Menschen ein. Trotz seiner Bitterkeit galt er im frühen Mittelalter als Universalheilmittel nach der alten Volksweisheit: Was bitter dem Mund, ist dem Magen gesund.

Die antiken Anwendungsformen galten weiterhin, wie das Gedicht von Walahfrid Strabo zeigt:

»Brennenden Durst zu bezwingen und Fieberglut zu vertreiben,
diese Wirkung durch rühmliche Kraft kennt man lang aus Erfahrung.
Auch wenn plötzlich vielleicht der Kopf dir hämmert in scharfem stechendem Schmerz oder quälender Schwindel erschöpfend dich heimsucht,
wende an ihn dich um Hilfe und koche des laubigen Wermuts bitteres Grün; dann gieße den Saft aus geräumigem Becken und überspüle damit den höchsten Scheitel des Hauptes.«

Die Toxizität des Wermuts war sicher zu allen Zeiten bekannt, denn man verwendete ihn auch gegen Eingewei-

Wermut mit seinem silbrig behaarten Laub sorgt für Mittelmeerflair und aromatischen Duft im Garten.

dewürmer und als Abortivum. Seine giftige Wirkung zeigte der Wermut zudem als uraltes Insektenmittel. Nach dem Zweiten Weltkrieg, als viele Menschen an Hunger litten und sich an zweifelhaften Fleischquellen Wurmerkrankungen zugezogen hatten, griff man auf ein altes Rezept zurück: 4 Liter Weißwein mit 25–30 g Wermut und 30 g Knoblauch einige Tage lang ziehen lassen und täglich einige Gläschen trinken.

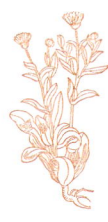

Hausmittel

Wermuttee

Man sammelt das Kraut im Juli kurz vor dem Aufblühen, entfernt die groben Stängel, trocknet es im Schatten und bewahrt es in Blechdosen auf.

Zubereitung:
1 knappen Teelöffel Wermutkraut mit 1 Tasse kochendem Wasser übergießen, 10 Minuten ziehen lassen, abseihen.

Bei Appetitlosigkeit ½ Stunde vor dem Essen, bei Verdauungsbeschwerden nach dem Essen 2-mal täglich eine Tasse trinken.

Der würzig und stark bitter schmeckende Tee kann äußerlich zur Wundreinigung und Behandlung von Insektenstichen sowie als reinigendes und stärkendes Augenwasser verwendet werden.
Tagesdosis: 2–3 g Kraut.

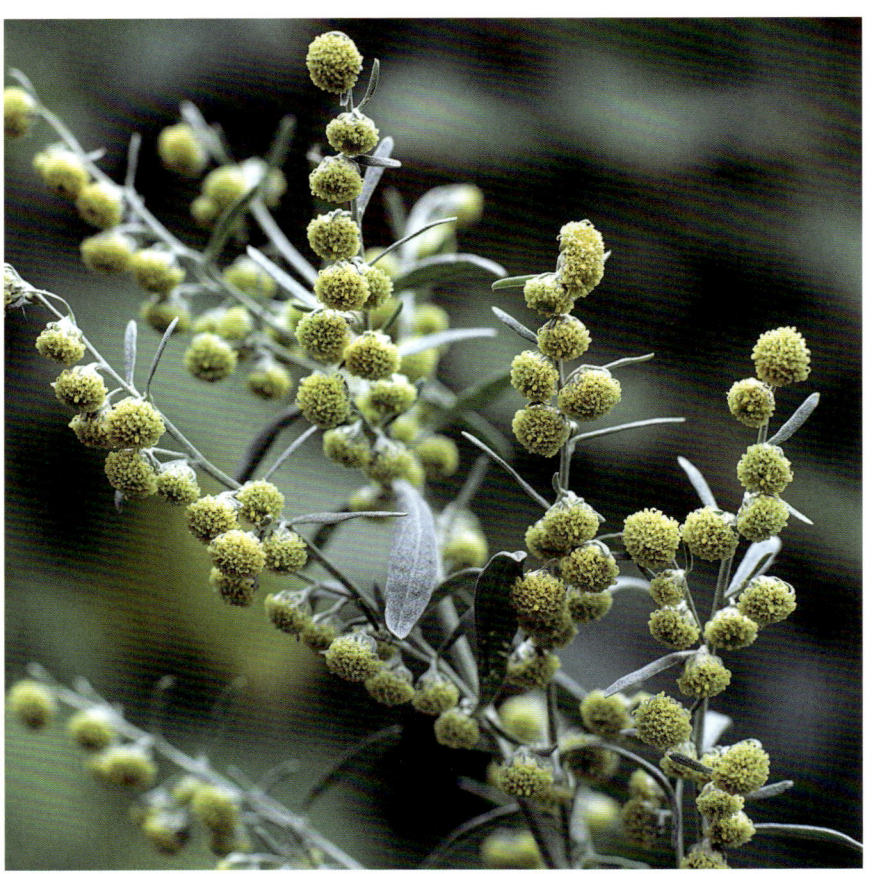

Pfarrer Kneipp empfahl ein paar in Branntwein eingelegte Wermutblätter als Reiseapotheke. Solche Arzneien sucht man bei Hildegard vergebens – vielleicht deshalb, weil sie bei Dauergebrauch nicht ganz ungefährlich sind. Es ist der Gehalt an Thujon, der bei höherer Dosierung und längerer Einnahme aus dem Wermut ein Nervengift macht. Im Trockenkraut sind 0,25 bis 0,50% ätherisches Öl enthalten, darunter Anethol und Thujon. Außerdem enthält Wermut den Bitterstoff Absinthin. Dieser regt die Verdauungssäfte an, wirkt krampflösend, blähungstreibend und menstruationsfördernd. Die ätherischen Öle wirken keimtötend, was die äußerliche Anwendung als Wundarznei und gegen Insektenstiche erklärt.

Kultivierung im Garten

Artemisia absinthum, ein Beifußgewächs aus der Familie der Korbblütler, stammt ursprünglich aus dem südeuropäischen Bergland. Bei uns wächst er gerne in Weinbaugebieten und ist auch aus Kulturen verwildert zu finden. Die ausdauernde Pflanze liebt kalkhaltigen, mäßig trockenen Lehm- oder Tonboden und sonnige Lagen. Sie verholzt am Grunde. Aus der Blattrosette der Jugendpflanze steigen die Stängel 60–120 cm hoch. Stängel wie auch die zwei- bis dreifach gefiederten Blättchen sind umkleidet mit seidig filzigen Härchen, was die Staude zu einer sil-

Zum Trocknen schneidet man das Wermutkraut im Juni, ehe die kugeligen gelben Blüten erscheinen.

bergrauen Gartenschönheit macht. Im Juli bis September erscheinen in lockeren Rispen kleine gelbe kugelförmige Blütenköpfe, umgeben von hellgrauen Hüllblättern.

Wermutpflanzen bilden attraktive standfeste Büsche mit Mittelmeerflair und aromatischem Duft. Eine Pflanze genügt für den Heilkrautbedarf, sie ist leicht aus einem Steckling heranzuziehen.

Absinth – ein Modegetränk

Das berühmte Modegetränk des 19. und frühen 20. Jahrhunderts wurde im 18. Jahrhundert als Heilmittel entwickelt. Im Algerienkrieg ab 1830 verabreichte man es den Soldaten als Prophylaktikum gegen Malaria (als Chininersatz) und Seekrankheit. Die heimgekehrten französischen Soldaten machten es in ihrer Heimat populär. Das hochprozentige Getränk mit einem Alkoholgehalt von 45–78 % wurde zur Volksdroge, vor dem Ersten Weltkrieg aber in fast allen europäischen Ländern und in den USA wegen des Thujongehaltes verboten.

Später erkannte man, dass es nicht der Thujongehalt, sondern die schlechte Qualität des Alkohols und die Alkoholmengen waren, die zu Sucht und Gesundheitsschäden führten. Seit 1998 sind Herstellung und Vertrieb von Absinth in Deutschland und den meisten EU-Ländern wieder erlaubt, nicht jedoch in den USA. Der Thujongehalt

darf 35 mg/kg nicht überschreiten, eine Menge, die auch zuvor in den traditionellen Produkten nicht überschritten wurde.

Für Absinth werden Wermut, Anis und Fenchel mazeriert, also in Weinalkohol eingelegt und destilliert. Dabei bleiben die Bitterstoffe des Wermuts zurück, weil sie weniger flüchtig sind als die ätherischen Öle. Im Gegensatz zu Magenbittern ist daher Absinth nicht bitter. Seine grüne Farbe stammt von den Färbekräutern Minze und Melisse. Die charakteristische Trübung, die bei Vermischung von Absinth mit Wasser eintritt, stammt von dem schwer wasserlöslichen Anethol.

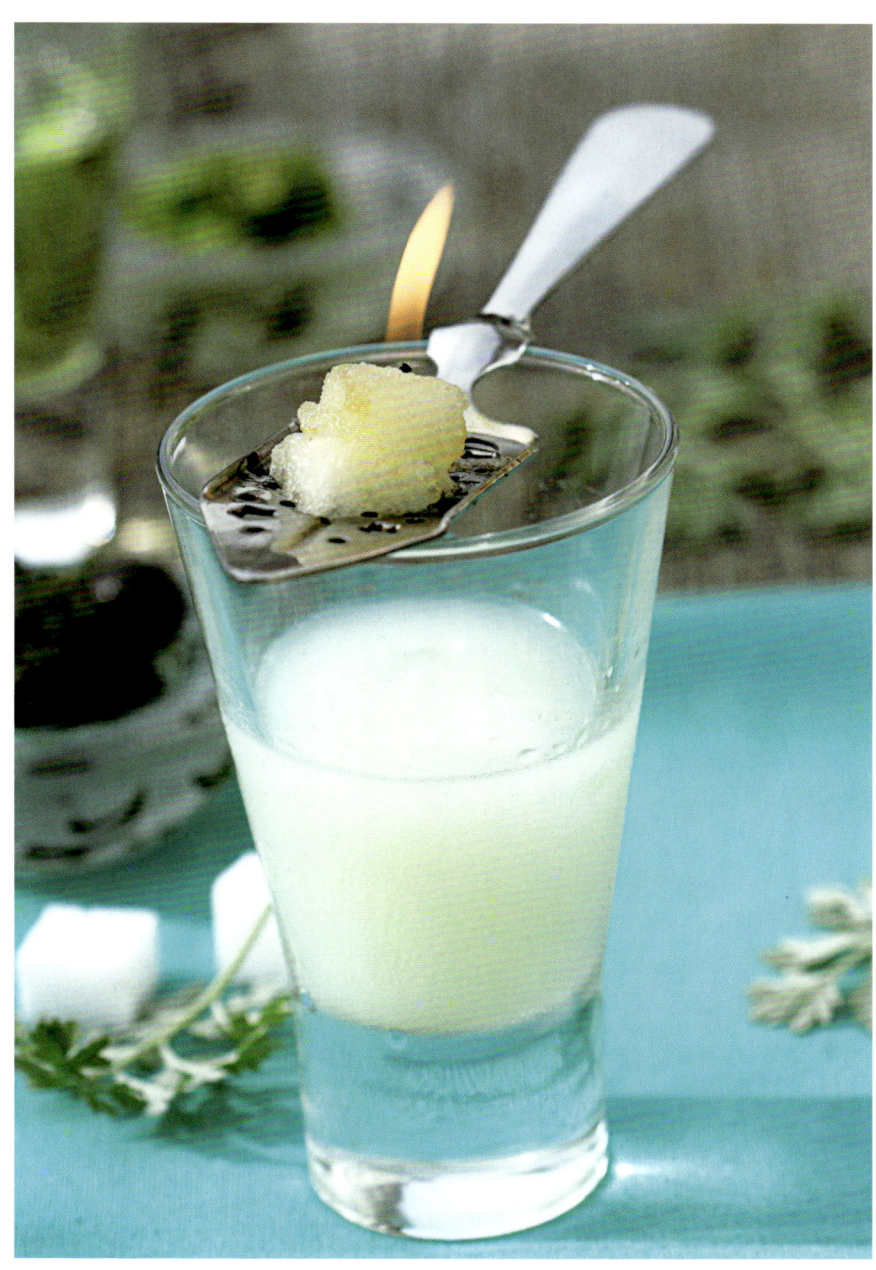

Der Zucker, mit Absinth übergossen und angezündet, tropft langsam in das milchig-grüne Getränk.

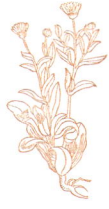

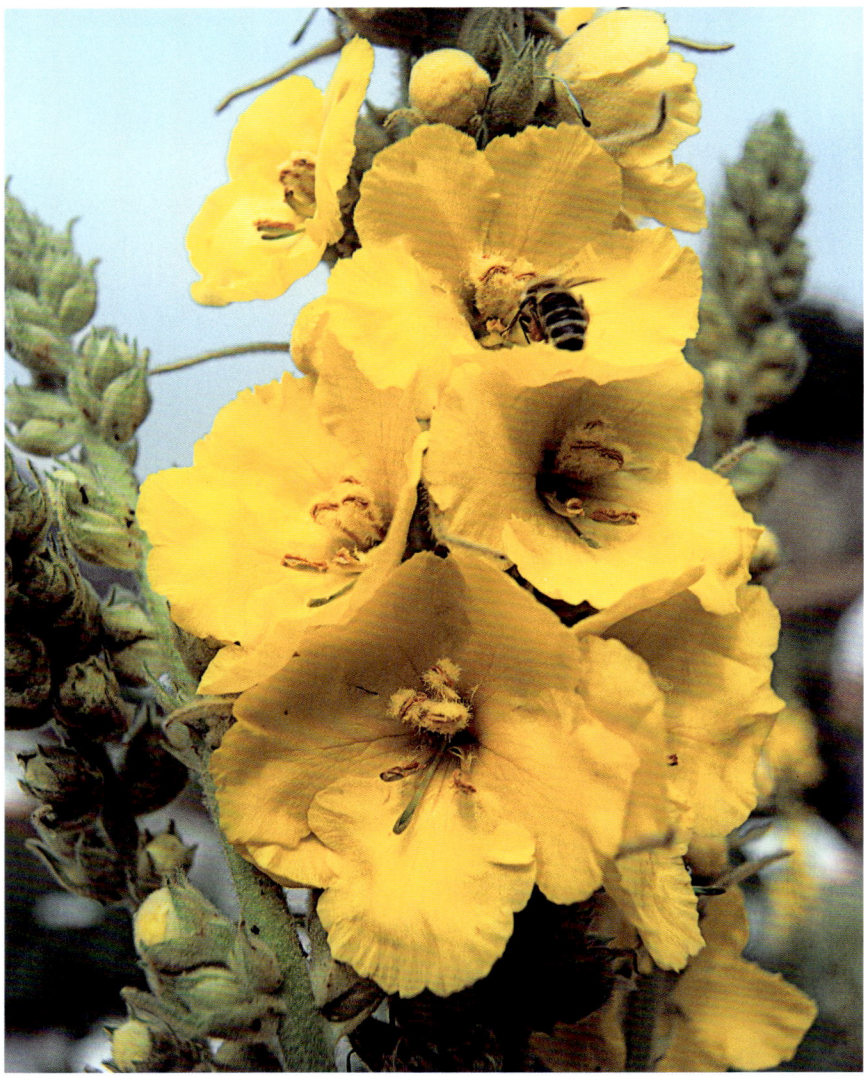

Wullena – Königskerze

Verbascum thapsus, V. densiflorum

De Wullena. Die Königskerze ist warm und trocken und etwas kalt und wer ein schwaches und trauriges Herz hat, der koche Königskerze mit Fleisch oder mit Fischen oder mit »Kucheln« ohne andere Kräuter und er esse das oft und es stärkt sein Herz und macht es fröhlich. Aber auch wer in der Stimme und in der Kehle heiser ist und wer in der Brust Schmerzen hat, der koche Königskerze und Fenchel in gleichem Gewicht in gutem Wein und er seihe das durch ein Tuch und trinke es oft und er wird die Stimme wiedererlangen und er heilt die Brust.

»Physica«, S. 131

»Wollene« oder »Wollkraut«, der mittel-alterliche Name, beschreibt die dicht wollfilzige Behaarung von Blatt und Stängel, die für die Königskerze charak-teristisch ist. Aber auch der volkstüm-liche Name »Wetterkerze« stammt bereits aus dieser Zeit, in der man glaubte, Blitzschlag und anderes Unheil mithilfe der Pflanze abwehren zu kön-nen. Wegen dieses Aberglaubens, aber auch wegen ihres Ansehens als Heil-kraut ist die Königskerze fester Bestandteil aller Kräuterbuschen, die zu Mariä Himmelfahrt geweiht werden. Diese Kräuterbuschen werden noch heute in den ländlichen Gebieten Bay-erns im Stall und unter dem Dachfirst als magische Abwehr befestigt. Hildegard erwähnt indes nichts von den magischen Verwendungen; ihre Texte konzentrieren sich ganz auf die Heilwirkung. Zwei Anwendungsberei-che werden genannt, zum einen die Erkrankungen der Atemwege und zum anderen ein »schwaches und trauriges Herz«. Diese letztere Anwendung wird in anderen Textstellen noch genauer beschrieben. Ein Kräuterwein aus Königskerze, Wacholderbeeren, Bert-ram, Alant, Dill, Liebstöckel und Brenn-nessel soll in kleinen Schlucken täglich getrunken werden. Er helfe jenen, die »bei neblig-feuchtem Wetter gezeugt wurden«. Diese Menschen hätten Mundgeruch und Körpergeruch und seien krank und müde, »sodass sie oft gleichsam sich selbst vergessen«. Der Kräuterwein helfe ihnen, das Phlegma zu vertreiben und ihr Gehirn von schädlichen Säften zu reinigen (»Cau-sae et Curae«, S. 215 f.). Es liegt nahe, dass mit dem traurigen Herzen Depressionen gemeint waren.

Die Pflanze in der Kräutermedizin

Sowohl die klein- als auch die groß-
blütige (eigentlich dichtblütige) Königskerze wurden seit dem Altertum als
heilkräftige Pflanzen angesehen. Der
lateinische Gattungsname *Verbascum*
stammt von »barba« (lat. = Bart), was
ebenso wie der alte deutsche Name
die dichte beiderseitige Behaarung der
Blätter beschreibt. Die Griechen nannten die Pflanze »phlomos«, wegen
ihres Gebrauches als Fackel. Diese
technische Verwendung des kerzenge-
raden, mit Pech, Harz oder Wachs ge-
tränkten Stängels brachte auch die
deutschen (Volks-)Namen »Königskerze«, »Fackelblume« oder »Lampen-
kraut« hervor.

Die Verwendung als Hustenmittel
kannten bereits die Römer; darüber
hinaus wurde die Königskerze gegen
Durchfall und Krämpfe sowie äußerlich
als Wundarznei verwendet.

Auch zu Hildegards Zeiten war die
Wirksamkeit der Königskerze bei Erkrankungen der Atemwege bekannt.
Als Wundpulver wurde sie vor allem
bei eitrigen Wunden angewendet: Man
streute die getrockneten und gepulver-
ten Blüten und Blätter auf die Wunde.
Königskerze, so hieß es, »ätzt aus das
faule Fleisch«. Mit Essig vermengt, half
das Pulver bei Brandwunden. Umschläge aus frischen zerstoßenen Blättern galten als probates Mittel gegen
Augenentzündungen und Zahnschmerzen.

In der Erfahrungsheilkunde wird ein
Aufguss des Krautes noch immer bei
Durchfall, ja bei Ruhr angewendet. Als
Badezusatz soll es bei juckenden
Hautkrankheiten helfen. Ein Öl aus

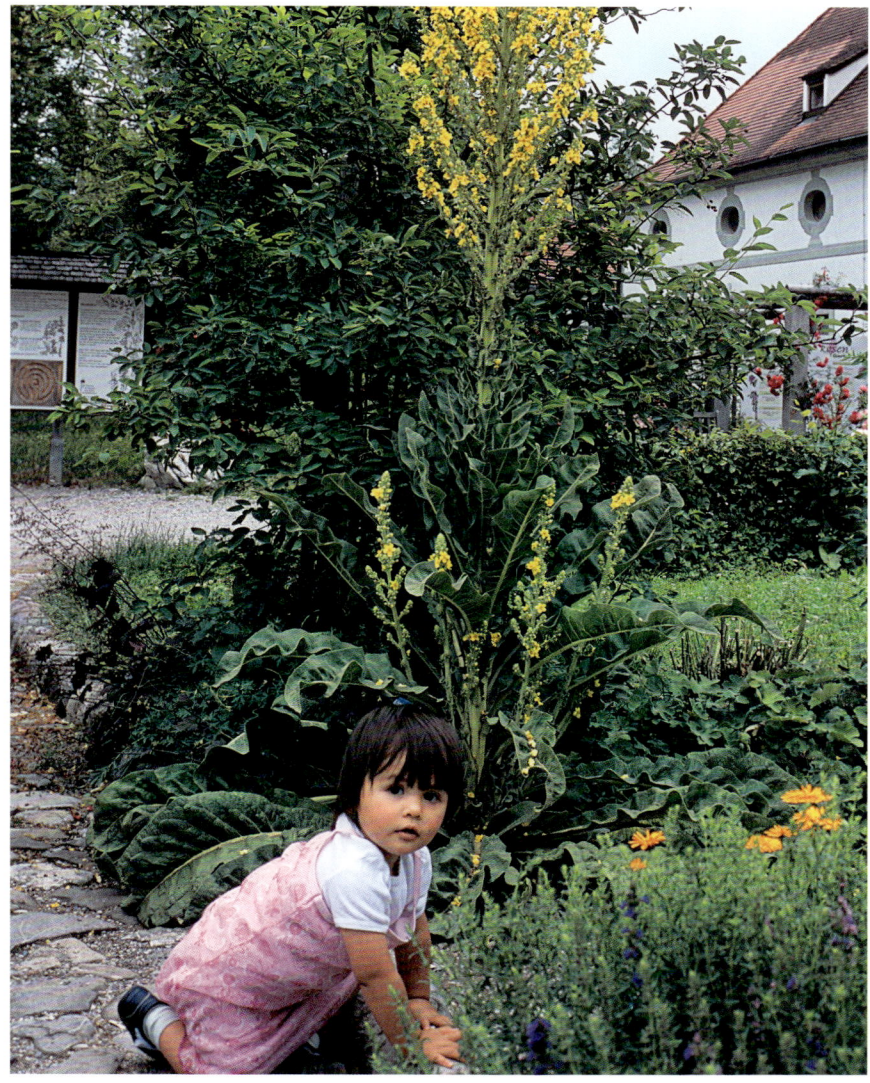

den Blüten gilt als Heilmittel bei
Ohrenentzündungen und bei Rheuma,
ein Umschlag aus zerquetschten Blättern als Wundarznei. Wissenschaftlich
anerkannt ist die klassische Verwendung bei Katarrhen der oberen Luftwege, besonders bei chronischer Bronchitis.

Die wirksamen Inhaltsstoffe sind reichlich Schleim, der reizmildernd wirkt,
sowie Saponine, die erweichend,
schleimlösend und auswurffördernd
wirken. Außerdem sind Spuren eines

**Bis zu zwei Meter hoch kann die
Königskerze werden.**

ätherischen Öles, Blütenfarbstoffe, Iri-
doide und Flavonoide (Rutin, Kämpfe-
rol u. a.) vorhanden.

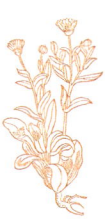

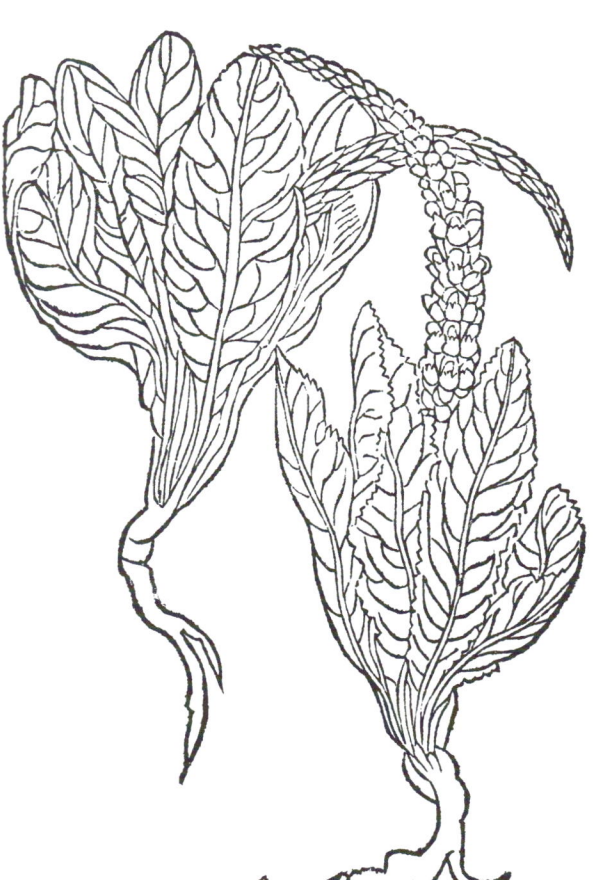

Königskerze mit ihrer perfekten Rosette.

Kultivierung im Garten

Die Königskerze aus der Familie der Rachenblütler stammt aus Mittel- und Südeuropa und aus Nordafrika. Mit Ausnahme des hohen Nordens gedeiht sie in ganz Europa und wächst wild an steinigen sonnigen Standorten, an Bahndämmen, Wegrändern und Geröllhalden. Die tiefgründige Wurzel ermöglicht es der Pflanze, selbst anhaltende Trockenzeiten zu überstehen, und die dichte Behaarung von Blättern und Stängel schützt sie vor Verdunstung.

Auch in der Gartenkultur sät sie sich gerne in Kieswegen und anderen trockenen Standorten aus. Einmal im Garten eingewandert, keimen immer einige Pflanzen von selbst an geeigneten Standorten. Eine Invasion ist jedoch nicht zu befürchten.
Im ersten Jahr entwickelt sich der Sämling zu einer kräftigen perfekten Rosette aus gelbgrünen länglichen Blättern. Erst im zweiten Jahr steigt aus der Rosette ein kerzengerader Blütenschaft mit zahlreichen Stängelblättern empor. Er erreicht eine Höhe von bis

zu 2 m und ist bei sehr kräftigen Pflanzen manchmal auch verästelt. Wahrhaft königlich sieht die Königskerze *vor* dem Aufblühen aus, wenn die Blütenähre noch in der Knospe und der Stängel noch dicht beblättert ist. Kaum eine andere Gartenpflanze ist so kompakt, so regelmäßig geformt und strahlt eine solche Kraft aus! Ab Ende Juni erscheinen dann in einer dichten aufrechten Ähre die goldgelben Blüten und verströmen ihren narkotischen Duft. Nach dem Ausreifen der Früchte stirbt die zweijährige Pflanze ab.

Hausmittel

Getrocknete Blüten (Wollblumen)
Als Flores Verbascii sind die getrockneten Blüten der Königskerze im Handel. Sie selbst zu trocknen erfordert viel Sorgfalt, denn die Blüten verderben schnell.
Sie werden von Juni bis August bei ganz trockenem Wetter in der Mittagszeit gesammelt. Man zupft nur die Blumenkrone – ohne den Kelch – ab und trocknet in dünner Schicht so rasch wie möglich. Dabei dürfen sich die Blüten nicht bräunlich verfärben. Werden sie sorgfältig getrocknet, behalten sie ihre Farbe und riechen nach Honig. Da die Blüten stark hygroskopisch sind, müssen sie in gut schließenden Blechdosen aufbewahrt werden.

Hustentee
1 Esslöffel getrocknete Blüten mit 1 Tasse kochendem Wasser übergießen, 10–15 Minuten ziehen lassen, durch ein feines Sieb abseihen (damit die filzigen Staubfäden nicht in den Tee gelangen und einen zusätzlichen Hustenreiz verursachen!).
Mehrmals täglich 1 Tasse trinken. Der schleimig-süßlich schmeckende Wollblumentee ist vollkommen unschädlich.

Königskerzen-Massageöl
1 Handvoll Königskerzenblüten in einer Glasflasche mit 100 ml Olivenöl übergießen, an einem sonnigen Ort im Freien 3–4 Wochen stehen lassen, öfter aufschütteln, abseihen.

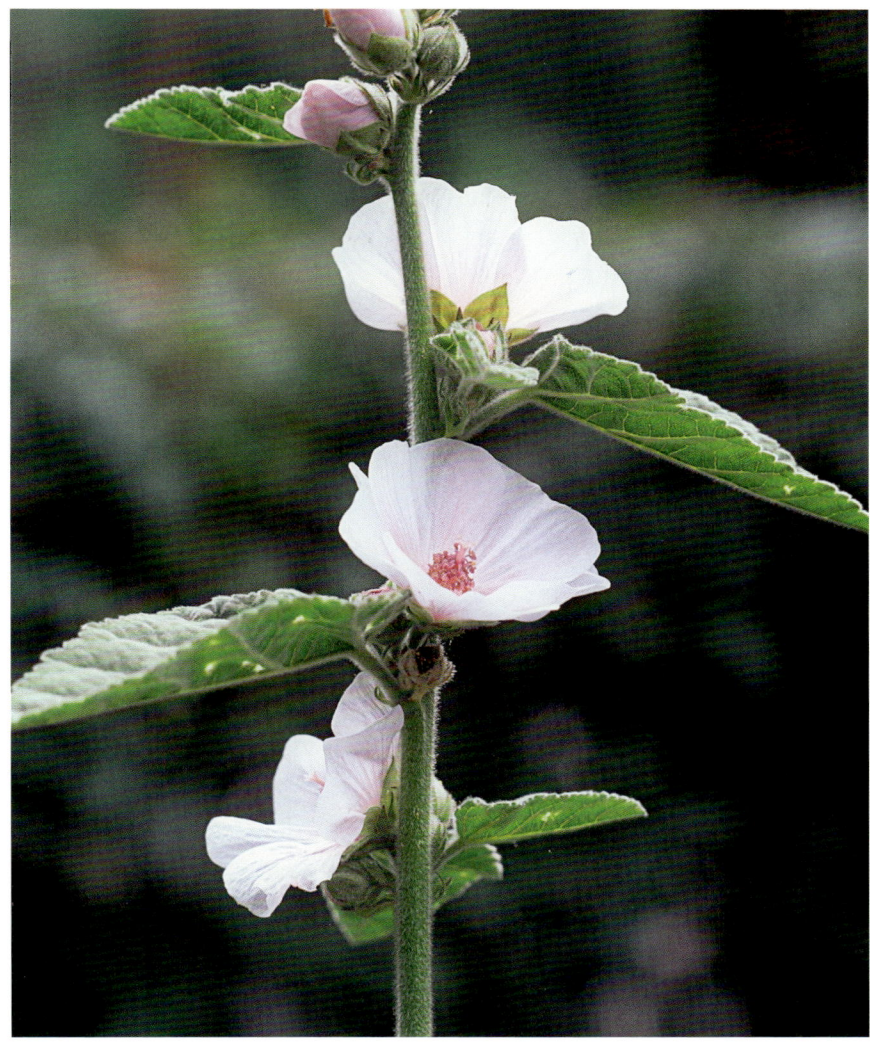

Ybischa – Echter Eibisch
Althaea officinalis

De Ybischa. Der Eibisch ist warm und trocken und er ist gut gegen Fieber. Denn ein Mensch, der Fieber hat, welche immer es sind, der zerstoße Eibisch in Essig und er trinke das so morgens nüchtern und abends, und das Fieber, welcher Natur es auch sei, wird weichen.
Aber auch wer Kopfweh hat, nehme Eibisch und füge etwas weniger Salbei bei und dies zerstoße er gleichzeitig und dem mische er etwas Baumöl hinzu und dann wärme er es nur neben dem Feuer in seiner Hand und so lege er es auf seine Stirn und binde ein Tuch darum und so schlafe er ein und es wird ihm bessergehen.

»Physica«, S. 145

Im Hildegard-Text wird der alte keltische Name für den Eibisch verwendet. Dieser wurde im Lateinischen zu »ibiscum« und schließlich zu Hibiskus. Zu Hildegards Zeiten war der Eibisch sicher Teil der charakteristischen Flora, und sie mag ihn als Heilpflanze gut gekannt haben; noch heute findet man kleine Bestände im Rhein-Nahe-Gau in der Umgebung des alten Klosters am Disibodenberg.
Seine vollständige Bedeutung als Allheilmittel gewann der Eibisch erst im späten Mittelalter. Hildegard führt ihn lediglich als Fieber- und Kopfschmerzmittel an, offenbar war seine Bekanntheit als Schleimdroge zwischenzeitlich verloren gegangen.

Die Pflanze in der Kräutermedizin

In der Antike galt der Echte Eibisch nahezu als Allheilmittel. Darauf weist auch sein botanischer Name noch hin, denn »althäis« bedeutet im Griechischen heilsam. Man verwendete das Kraut und die Wurzel als Hustenmittel, gegen Harnwegserkrankungen und Steinleiden; äußerlich fand es Anwendung bei Geschwüren, Abszessen, Drüsenschwellungen, Wunden, Brandwunden und Zahnschmerzen.
Wurzel und Samen wurden als Arznei bei Magen- und Darmerkrankungen sowie zur Heilung innerer und äußerer Wunden angewendet. Ybisch, so hieß es, weicht Geschwüre auf und heilt Insektenstiche. Die karolingische Verwaltungsordnung half, den Eibisch im Mittelalter in die Klostergärten und Hofgüter zu bringen. Im 19. Jahrhundert galt die Wurzel auch als Heilmittel bei Gonorrhö und Fluor albus.

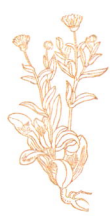

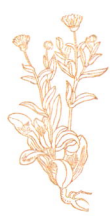

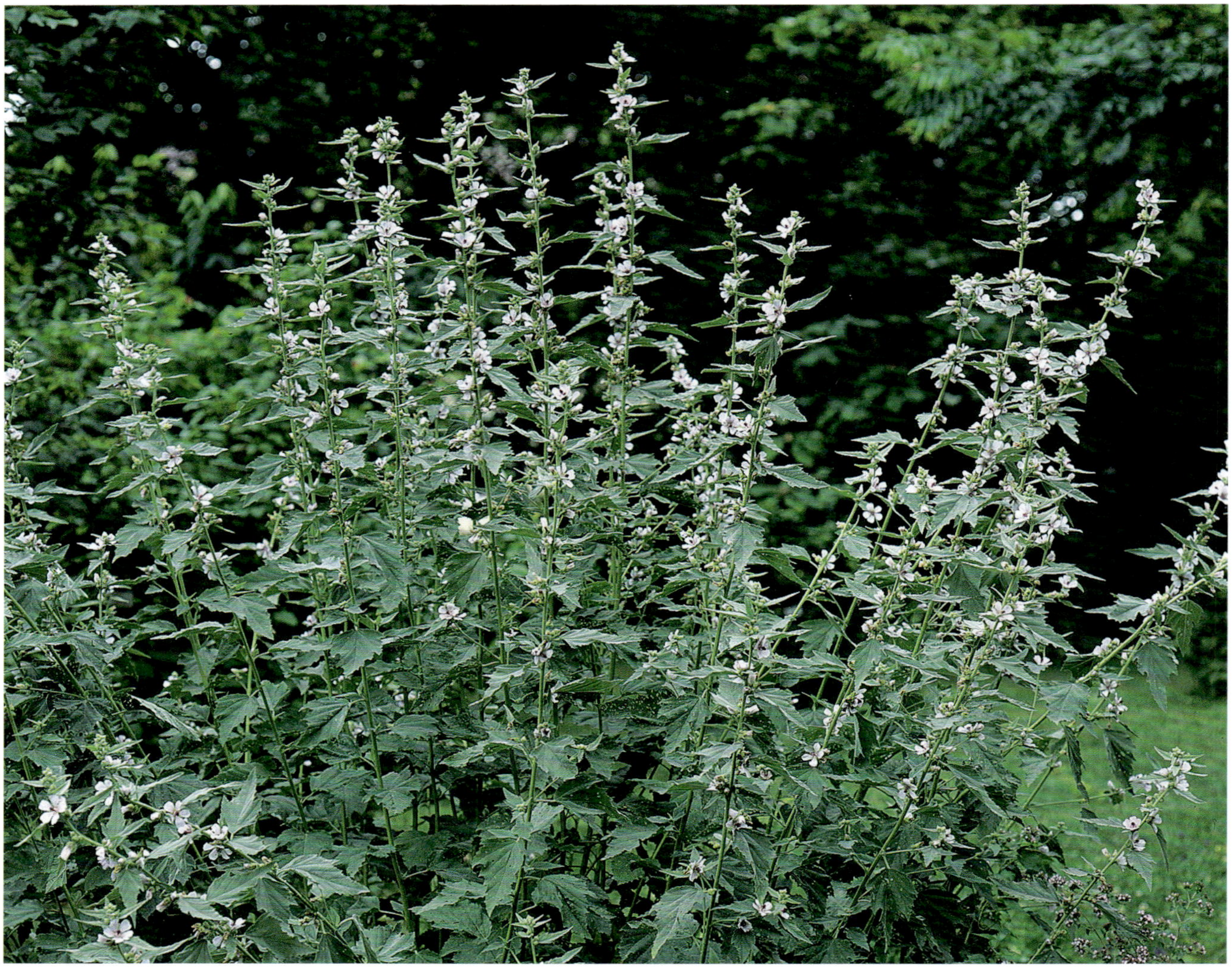

Eine einzige Eibischpflanze reicht aus, um mehrere Erkältungskrankheiten zu lindern.

Die lindernde und heilende Wirkung von Eibisch bei Schleimhautreizungen im Mund- und Rachenraum sowie im Magen hat sich nicht nur bewährt, sie ist inzwischen auch wissenschaftlich anerkannt. Als Inhaltsstoffe wirken besonders die in der Eibischwurzel reichlich enthaltenen Schleimstoffe. Sie hüllen ein, lindern den trockenen Hustenreiz, erweichen und lösen Entzündungen. Den gleichen Effekt haben Blätter und Blüten als Umschläge auf Furunkel und Geschwüre. Der volkstümliche Name Heilwurz ist daher wohlbegründet.

Die getrocknete Eibischwurzel weist bis zu 35 %, die Blätter und Blüten weisen bis zu 10 % Schleimstoffe auf. Außerdem enthält Eibisch adstringierende Gerbstoffe. Die Wurzel enthält überdies 35 % Stärke, die beim Kochen verkleistern würde, daher wird der Tee kalt zubereitet.

Kultivierung im Garten

Der zu den Malvengewächsen zählende Eibisch bildet mehrjährige mannshohe aufrechte Stauden mit wunderschönen weißroten Blüten. Er gehört daher zweifellos zu den attraktivsten Heilkräutern im Garten. Wesentlich bekannter und verbreiteter als Gartenpflanze ist die Art *Alcea rosea*, die Stockrose. Auch diese Zierde vieler Hausgärten besitzt Heilkräfte.

Der Eibisch ist in Mittel- und Südosteuropa heimisch, kommt bei uns aber nur noch in kleinen, seltenen und gefährdeten Beständen vor und ist geschützt. Er wächst gerne auf nassen, salzhaltigen Böden, an Gräben und auf Schuttplätzen. In Gartenkultur gedeiht er an feuchten Standorten in nahrhaftem Boden. Junge Pflanzen müssen im ersten Jahr bei Trockenheit gegossen werden, ältere Pflanzen entwickeln ein starkes Rhizom und sind anspruchslos.

Die Eibischwurzel, ein spindelförmiges Rhizom, kann von zweijährigen Pflanzen geerntet werden. Sie wird im Oktober ausgegraben und vor dem Trocknen von der Rinde befreit.

Der Echte Eibisch entwickelt sich zu ansehnlichen, recht großen Büschen. Die aufrechten Triebe und die handförmig gelappten tiefgrünen Blätter sind samtig behaart. Die Blüten erscheinen von Juli bis September in den Blattachseln als kleine Büschel mit weißen bis fleischfarbenen Kelchen aus zartwandigen Kronblättern.

Die Eibischpflanze ziert jeden Bauern- und Kräutergarten und ist ein beinahe unerschöpfliches Reservoir für wirksame und harmlose Hausmittel.

Hausmittel

Die Eibischwurzel zu trocknen ist nicht ganz einfach, da sie äußerst hygroskopisch ist. Man kann die würfelförmig geschnittenen Stückchen von Radix Altheaea und auch den daraus hergestellten Eibischsirup jedoch in der Apotheke kaufen. Eibischwurzel ist überdies in zahlreichen Hustenteemischungen enthalten.

Unkompliziert ist die Verwendung von Blättern und Blüten für den Hausgebrauch. Ein Tee aus dem frischen oder getrockneten Kraut ist ein wirksames Mucilaginosum (Schleimlöser) bei Bronchialkatarrh und Magenschleimhautentzündung und ein entzündungshemmendes Gurgelwasser. Die Schleimstoffe müssen jedoch kalt ausgezogen werden, da sie beim Kochen zerstört werden.

Tee aus Eibischwurzel
1 Teelöffel geschnittene Wurzel mit 1 Tasse kaltem Wasser übergießen, 1 Stunde ausziehen lassen, abseihen, erwärmen.
In kleinen Schlucken trinken, möglichst lange im Mund behalten.

Tee aus Folia et Flores Altheaea
1 Esslöffel getrocknete Blätter und Blüten mit 1 Tasse kaltem Wasser übergießen, 1 Stunde ausziehen lassen, abseihen, erwärmen.
In kleinen Schlucken trinken, möglichst lange im Mund behalten.

Frische zerquetschte Blätter, auf Insektenstiche aufgelegt, wirken lindernd und heilend.

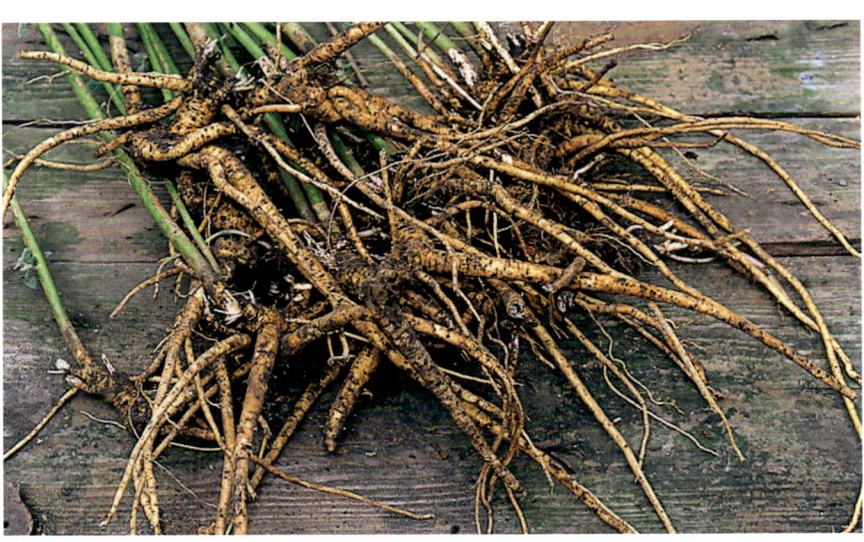

Die spindelförmigen Rhizome des Eibisch kann man vom zweiten Jahr an ernten.

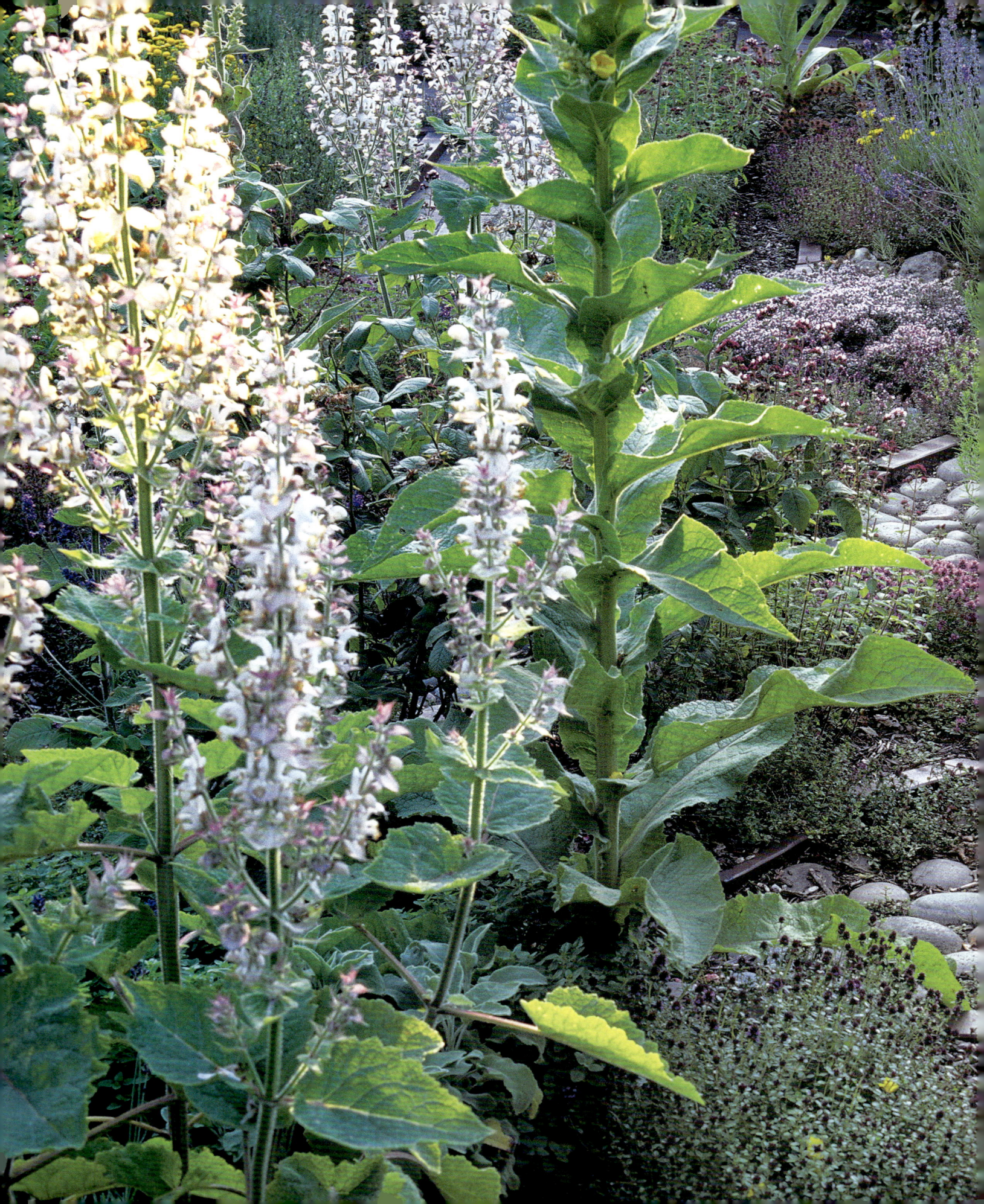

Hildegard von Bingen und der Garten

Die Idee, mit den Heilpflanzen der Hildegard von Bingen einen Kräutergarten anzulegen, ist nicht ganz neu. So hatte man in der Fachhochschule Weihenstephan bei Freising einen kleinen Hildegard-Garten angelegt, und im neuen Botanischen Garten der Universität Hohenheim bei Stuttgart besteht als Sonderpflanzung ein mittelalterlicher Heilpflanzengarten der Hildegard von Bingen.

In Bingen, am Ort ihres Wirkens, wurde im Jahr 2007 zu Ehren der mittelalterlichen Medizinerin ein gartenarchitektonisch ambitionierter Hilde-Garten völlig neu geplant und umgesetzt; 2008 erfolgt zum Anlass der Landesgartenschau Rheinland-Pfalz feierlich seine Eröffnung.

Gestaltungsideen aus diesen öffentlichen Gärten sowie weiterer Heilkräutergärten werden nun aufgegriffen, um das Konzept für einen privaten Hildegard-Garten zu entwickeln.

Im vorangegangenen Kapitel wurden 44 ausgewählte Heilpflanzen aus Hildegard von Bingens Werken porträtiert.

Mächtige Stauden wie Königskerze und Salbei gehören ebenso zu einem Hilde-Garten wie niedrige Polster von Thymian.

Diese Pflanzensammlung bildet einen Grundstock für die Gestaltung eines Hildegard-Gartens, und zwar nicht nur deswegen, weil Pflanzen der wichtigste Bestandteil eines Gartens sind. Die beschriebenen Heilkräuter, Gemüse und Gehölze bringen auch ihre Geschichte mit, ihre wertvollen Inhaltsstoffe, ihre Düfte und die Schönheit ihrer Blätter, Blüten und Früchte.

Mehr als einen Grundstock kann die Pflanzenliste dennoch nicht bieten, denn ein Hildegard-Garten sollte nicht nur Heilpflanzen für die Hausapotheke liefern. Er sollte zugleich auch die symbolischen, kontemplativen und ästhetischen Bezüge in Hildegards Naturverständnis repräsentieren. Daher kommt neben der Pflanzenauswahl auch der Anlage eines solchen Heilpflanzengartens mit Wegen, Beeten, Einfriedung und Ruheplatz eine große Bedeutung zu. Bei der Suche nach einem gelungenen Konzept sollen uns in diesem Kapitel historische und moderne Heilkräutergärten Anregungen liefern und helfen, die zu einem Hildegard-Garten passenden Gartenelemente auszuwählen. Neben gartenarchitektonischen, ästhetischen und – im weitesten Sinne – philosophischen Aspekten wollen dabei auch gartenpraktische Gesichtspunkte bedacht sein, denn die

vorgestellte Sammlung aus Kräutern, Gemüse und Gehölzen stellt aus gärtnerischer Sicht ein ziemliches Durcheinander dar. Die Frage, nach welchen Gesichtspunkten man die Pflanzen ordnen und wie man sie in Beeten so zusammenfassen kann, dass sie gedeihen, hat schon viele Heilpflanzen-Gärtner bewegt. Bei der Anlage der frühmittelalterlichen Heilkräutergärten waren – anders als bei der modernen Gartengestaltung – pragmatische Überlegungen sogar am wichtigsten.

Historische Vorbilder für einen Hildegard-Garten

Wie der Heilkräutergarten in Hildegards Kloster auf dem Rupertsberg bei Bingen ausgesehen hat, ist nicht bekannt. Weder in Hildegards Schriften noch in ihren Biografien finden sich Hinweise auf die mittelalterliche Anlage und die Gartenarchitektur des Benediktinerinnenklosters auf dem Disibodenberg oder auf dem Rupertsberg. Es existieren jedoch zwei viel zitierte Dokumente aus dem frühen Mittelalter, die uns eine allgemeine Vorstellung von Klostergärten des frühen Mittelalters vermitteln können. Das eine ist der »St. Gallener Kloster-

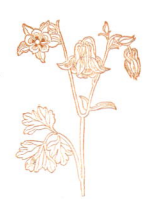

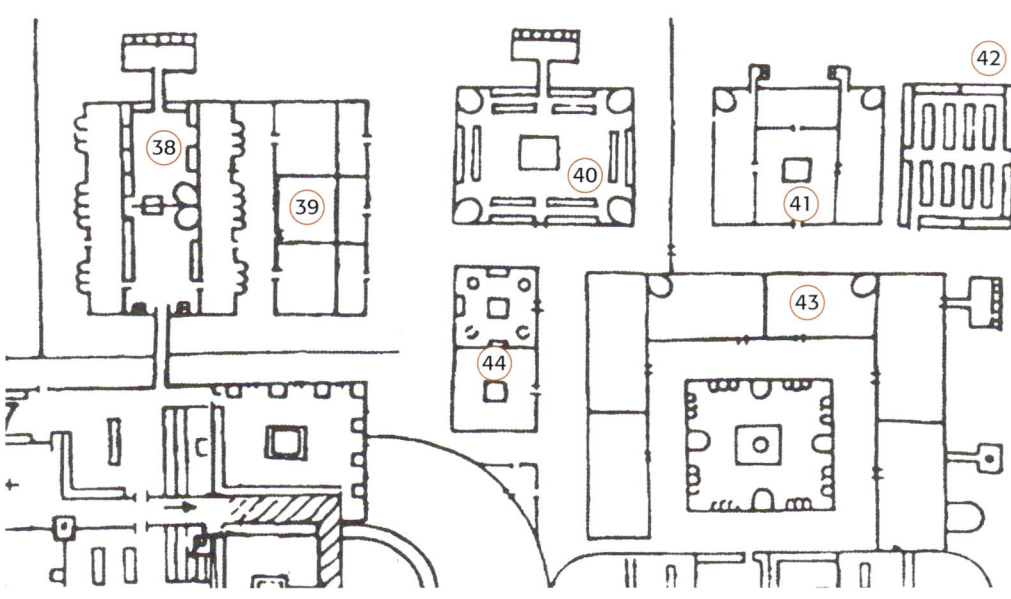

plan«, ein bautechnischer Entwurf für eine ideale Anlage von Gebäuden und Freiflächen, der zum Vorbild aller späteren Klosteranlagen wurde. Das zweite ist ein Gartengedicht, das den Arzneigarten des Klosters Reichenau beschreibt.

Pfirsiche und Pastinaken im »St. Gallener Klosterplan«

Im ersten Teil dieses Buches wurde bereits auf das Reichskloster St. Gallen und seine berühmten Werkstätten für Handschriften und Miniaturen hingewiesen. Bei dem »St. Gallener Klosterplan« handelt es sich um einen Idealplan, der zwar in St. Gallen nie so ausgeführt wurde, jedoch die Anlage von mittelalterlichen Klöstern nachhaltig beeinflusst hat. Um das Jahr 820 wurde dieser Plan für den damaligen St. Gallener Abt Gozbert von einem Mönch namens Eginhard angefertigt. Der Plan zeigt ein Kloster mit Kirche,

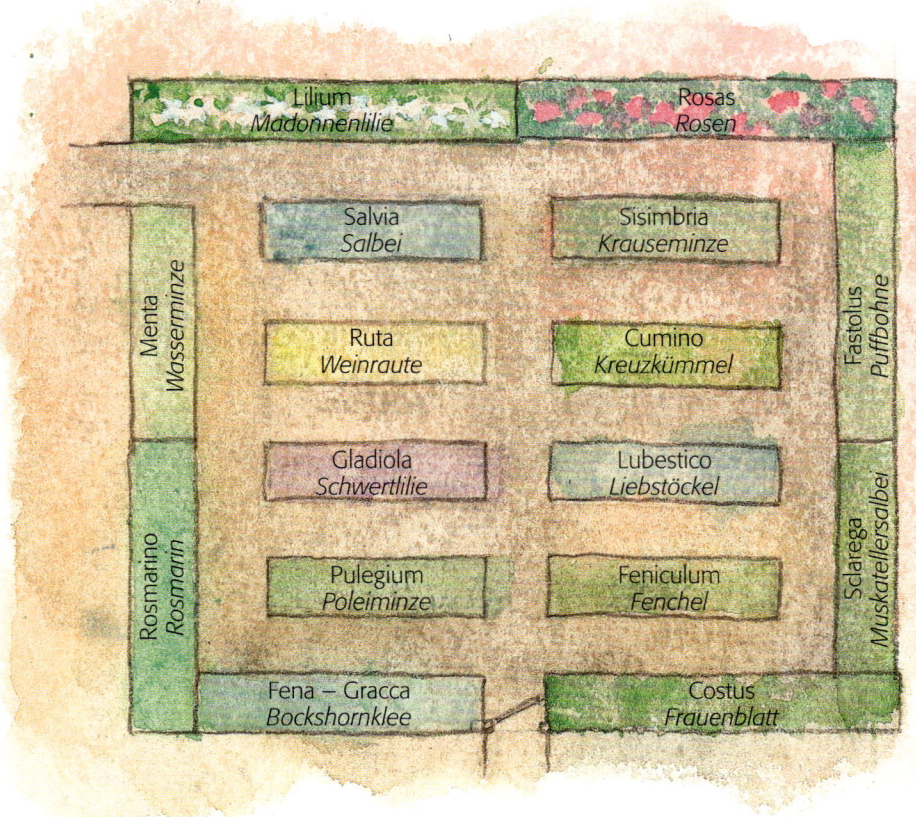

Oben: **Ausschnitt aus dem St. Gallener Klosterplan:**
- ㊳ **Haus des Abtes,**
- ㊴ **Küche, Keller und Badehaus des Abtes,**
- ㊵ **Aderlasshaus,**
- ㊶ **Ärztehaus,**
- ㊷ **Heilkräutergarten (»Hortulus«),**
- ㊸ **Hospital mit Kreuzgang,**
- ㊹ **Küche und Bad des Hospitals.**

Unten: **Der Arzneigarten von St. Gallen: acht Beete mit Mittelweg, Lilie und Rose als »Altar« im vorderen Rahmenbeet.**

Klausur, Gäste- und Krankenhäusern, Noviziat, Werkstätten und Wirtschaftsgebäuden sowie mit Friedhof und Gartenanlagen.

Drei Gärten sind mit den Namen der Pflanzen, die in den Beeten wachsen sollten, eingezeichnet: ein Obstgarten, der zugleich als letzte Ruhestätte der Mönche diente, ein Küchengarten und ein Arzneigarten.

Im Plan für den Obstgarten sind alle Bäume eingetragen, die auch in Hildegards »Physica« beschrieben wurden: ihre Lieblinge Apfel und Quitte, aber auch Birnen, Pfirsiche, Esskastanien und Pflaumen. Auch allerhand Gehölzarten aus den Mittelmeerländern waren vorgesehen, wie Feigen, Lorbeer, Mandeln, Maulbeeren und Mispeln. Die St. Gallener Gehölzliste stimmte auch mit der Pflanzenliste des karolingischen »Capitulare de villis« überein.

Im Gemüsegarten sollten Zwiebeln und Lauch, Knoblauch und Schalotten wachsen; es waren Beete für Möhren, Lattich, Pastinaken, Sellerie und Rettich, Kohl und Mangold vorgesehen. Als Würzkräuter waren Petersilie, Kerbel, Bohnenkraut, Koriander, Mohn und Dill eingetragen. Insgesamt 18 Gemüsebeete zeigt der Plan, die symmetrisch zu beiden Seiten eines Mittelweges angelegt sind. Von der später so beliebten und angeblich für das Mittelalter typische Kreuzform der Wege ist in diesem Plan noch nichts zu sehen. Auch der Heilkräutergarten, der »Herbularius«, zeigt eine nüchtern praktische Aufteilung der Beete entlang einer Mittelachse. Die 16 Beete sind durch breite Wege von allen Seiten zugänglich.

Lilie und Rose – der »Altar« im Kräutergarten

Der Heilkräutergarten lag in der Nähe des Siechenhauses und in der Nähe der Wohnungen von Abt und Apotheker. Der Plan zeigt einen abgeschlossenen rechteckigen Garten mit zwei Eingängen. Ein seitlicher Eingang führt zu den Klostergebäuden. Der Garten ist symmetrisch in 16 schmale rechteckige Beete eingeteilt: je vier Beete liegen rechts und links eines breiten Mittelgangs, acht weitere Beete bilden den Rahmen des Gartens.

Wie im Gemüsegarten, so ist auch im Arzneigarten jedes Beet für eine einzige Pflanzenart vorgesehen, denn die Mönche und Nonnen wollten Verwechslungen bei der Ernte durch das Küchenpersonal vermeiden.

Die vorderen Rahmenbeete sind das Lilien- und das Rosenbeet. Sie bilden den Altar des Gartens, seine Apsis, denn – wie im vorangegangenen Kapitel bereits angedeutet wurde – die Lilie symbolisierte Christus und die Rose die Jungfrau Maria. Christus war für die mittelalterlichen Klosterärzte **das** Allheilmittel in Person und der eigentliche Hausherr des Klosters. Maria war durch zahlreiche Legenden mit vielen Heilpflanzen verbunden und repräsentierte als Schutzmantel-Muttergottes die Heilkraft der Pflanzen.

In den Mittelbeeten sollten die acht Heilkräuter Salbei, Weinraute, Schwertlilie, Poleiminze, Fenchel, Liebstöckel, Krauseminze und Kreuzkümmel gedeihen. In den Rahmenbeeten waren neben Rose und Lilie noch Frauenblatt, Rosmarin, Puffbohne, Muskatellersalbei, Wasserminze und Bockshornklee vorgesehen.

Kloster Reichenau: lateinische Verse über einen Arzneigarten

Das zweite Dokument, das uns eine Vorstellung von Hildegards Klostergarten vermitteln kann, stammt von einem Mönch des Benediktinerklosters Reichenau. Dieser Mönch namens Walahfrid Strabo verfasste 444 lateinische Verse über den Arzneigarten seines Heimatklosters. Die poetischen Verse, die wahrscheinlich im Jahre 829 entstanden, sprechen vom Heimweh des Mönches nach der schönen Bodenseeinsel, denn Walahfrid war als Dichter am karolingischen Hof in Aachen tätig und verfasste dort Biografien von Kaisern, Königen und Märtyrern als Auftragsarbeiten. Besonders mit seinem bezaubernden Gartengedicht erwarb sich dieser Mönch und spätere Abt des Klosters Reichenau einen über die Jahrhunderte dauernden Ruhm. Der noch junge Reichenauer Abt ertrank im Jahr 849 auf einer Gesandtschaftsreise in der Loire.

Das Gedicht über den Arzneigarten des Klosters Reichenau mit dem Namen »Hortulus« oder »De cultura hortorum« gilt als die erste auf die Wirklichkeit bezogene literarische Quelle für den Gartenbau in Mitteleuropa. Mit ihm schilderte der Dichter die Anlage, Bepflanzung und Kultur des Kräutergartens im mittelalterlichen Kloster. Manche seiner Verse, zum Beispiel das Gedicht über die Lilien, wurden in diesem Buch bereits zitiert. Die Handschrift mit dem Gartengedicht wurde im Jahr 1510 wiederentdeckt und 1908 erstmals aus dem Lateinischen ins Deutsche übersetzt.

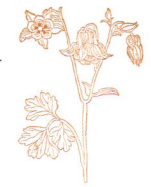
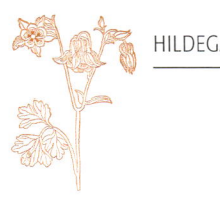

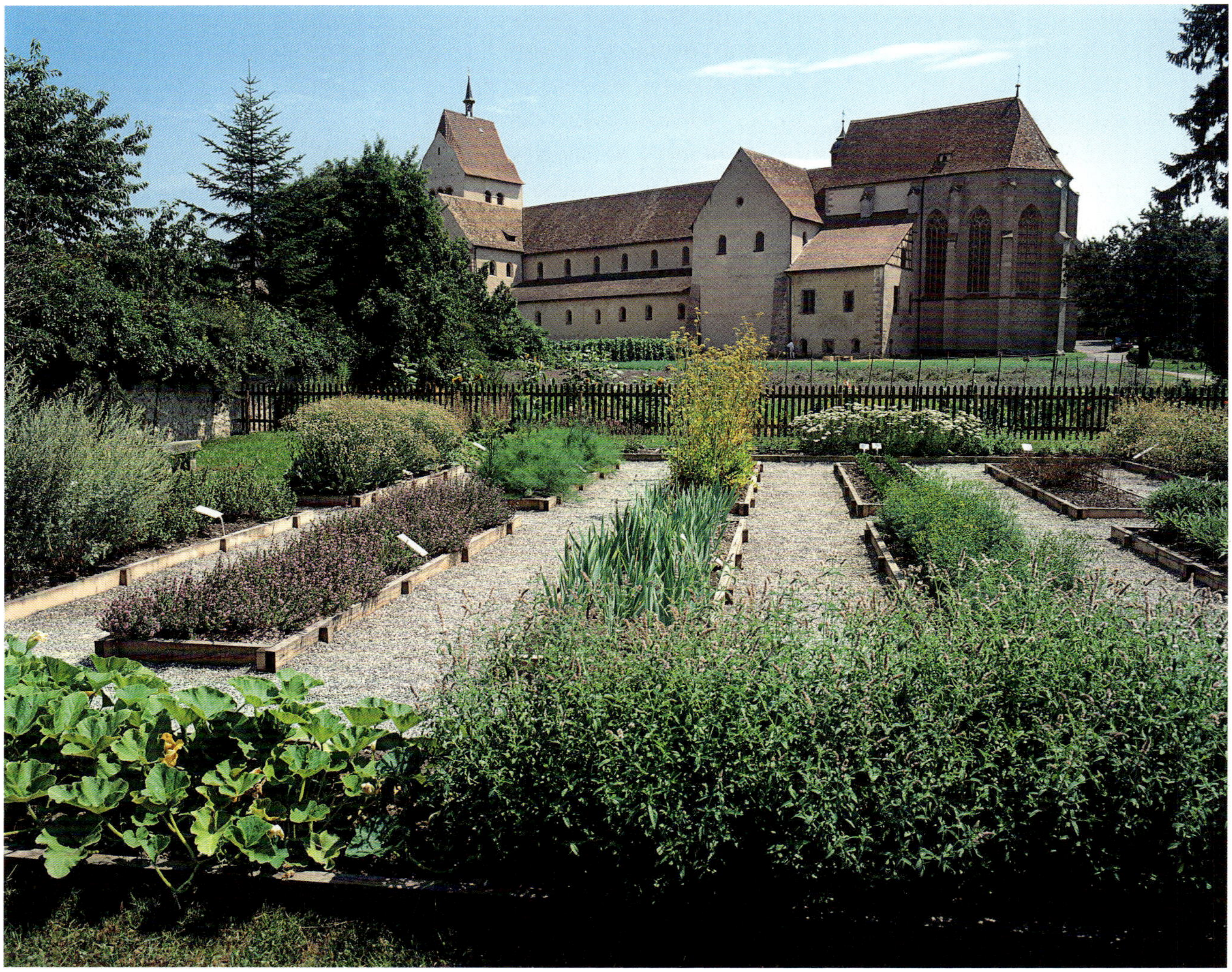

Der Arzneigarten des Klosters Reichenau: ein eigenes Beet für jedes
Kraut, zu dem man bequem und
trockenen Fußes gelangt.

Duft und Heilkraft zwischen Gartenmauern

Hatte der Arzneigarten im St. Gallener
Klosterplan 16 Beete, so zählt Walahfrid in seinen Versen 24 Beete auf.
Durch Teilung der Außenbeete wurde
der Arzneigarten um acht Pflanzenbee-
te erweitert: Nun fanden auch Muska-

tellersalbei, Andorn, Wermut, Katzenminze, Odermennig, Kerbel, Kürbis
und Melone ihren Platz unter den
Heilkräutern. Wie der St. Gallener Arzneigarten, so war auch der Garten auf
der Insel Reichenau durch einen breiten Mittelweg gegliedert. Rechts und
links vom Mittelgang lagen je vier
schmale Beete; acht weitere Beete bil-
deten den umlaufenden Rahmen. Alle
Beete waren durch bequeme Wege zu
erreichen.
Walahfrid betonte, dass seine Pflan-
zenkunde nur zum Teil auf Gehörtem

und Gelesenem, zum anderen Teil
jedoch auf Erfahrung beruhte. Er war
bestrebt, der Natur selbst praktische
Kenntnisse abzugewinnen. Viele seiner
Verszeilen belegen das, wenn zum
Beispiel die Rede ist vom wechseln-
den Licht und Schatten auf den feinen
Blattformen der Raute.
Sowohl der Reichenauer als auch der
St. Gallener Arzneigarten sind Variatio-
nen eines Gartentyps, der als »um-
schlossener Garten« bezeichnet wird.
Man muss sich diese Gärten mit Mau-
ern umgeben vorstellen, gegliedert

durch Säulen und Bögen. Am Säulengang kletterte der Flaschenkürbis im warmen Sommer hinauf. Im windgeschützten Garten verströmten die Heilpflanzen ihre Düfte. Den prominenten Platz am Eingang des Gartens hatte in beiden frühmittelalterlichen Gärten der Salbei, über ihn dichtete Walahfrid Strabo:

»Leuchtend blüht Salbei ganz vorn am Eingang des Gartens, süß von Geruch, voll wirkender Kräfte und heilsam zu trinken.
Manche Gebresten der Menschen zu heilen, erwies er sich nützlich, ewig in grünender Jugend zu stehn, hat er dadurch verdienet.«

Der Arzneigarten auf der Reichenau war exakt nach den Himmelsrichtungen ausgerichtet; in der Nord-Süd-Richtung war er 40 Ellen lang, in der Ost-West-Richtung 30 Ellen breit, also ein Viereck, das fast so breit wie lang war. Die umlaufende Mauer war 144 Ellen lang. Die Elle (60–80 cm) sei, so Walahfrid, das Maß der Menschen wie der Engel. Mit einer Fläche von rund 24 x 18 Metern war dieser Heilkräutergarten nicht gerade klein, und doch war er lediglich mit 24 Pflanzenarten bestückt. Man hatte sich offensichtlich auf eine Auswahl der wirksamsten Kräuter beschränkt und kultivierte diese in den für das Kloster notwendigen Mengen.
Ein Pflanzensortiment von 44 Hildegard-Pflanzen wäre in diesen mittelalterlichen Heilkräutergärten nicht unterzubringen. Allerdings sind in einem privaten Hildegard-Garten die meisten Heilkräuter ja auch nur in kleinen Men-

gen erforderlich. Von den meisten Pflanzen ist ein einziges Exemplar für die Hausapotheke ausreichend. Ein solcher Gartentyp, in dem auf kleinstem Raum bis zu 50 Pflanzenarten gedeihen, ist der historische Bauerngarten.

Bauerngärten: große Pflanzenvielfalt auf kleinstem Raum

Im Freilichtmuseum Südbayern auf der Glentleiten bei Großweil wurden Bauerngärten rekonstruiert, deren Pflanzenbestand sich seit dem 17. Jahrhundert nicht mehr wesentlich geändert hatte. Sie waren mit Gewächsen bepflanzt, die seit dem 9. Jahrhundert geläufig waren. So wachsen im Museumsgarten am »Michlhof« 39 Heilkräuter, Sträucher und Gemüse, die – mit Ausnahme von Rosmarin und Rhabarber – allesamt im Pflanzenbuch der Hildegard von Bingen aufgeführt sind. Der Pflanzenbestand europäischer Bauerngärten baut auf einem sehr alten Grundstock auf, der erst im Laufe der Jahrhunderte durch neue Entdeckungen und neue Moden angereichert wurde.
Die aus den klösterlichen Arzneigärten bekannten Merkmale der Gartenarchitektur findet man in den historischen Bauerngärten in verkleinertem Maßstab wieder. Anstelle der Mauern schließen Flechtzäune, Stangenzäune oder Staketen die Gärten ein. Ein breiter Mittelweg teilt die Gartenfläche. Zu beiden Seiten des Mittelweges sind symmetrisch die Beete angeordnet, die von einem umlaufenden Rahmen-

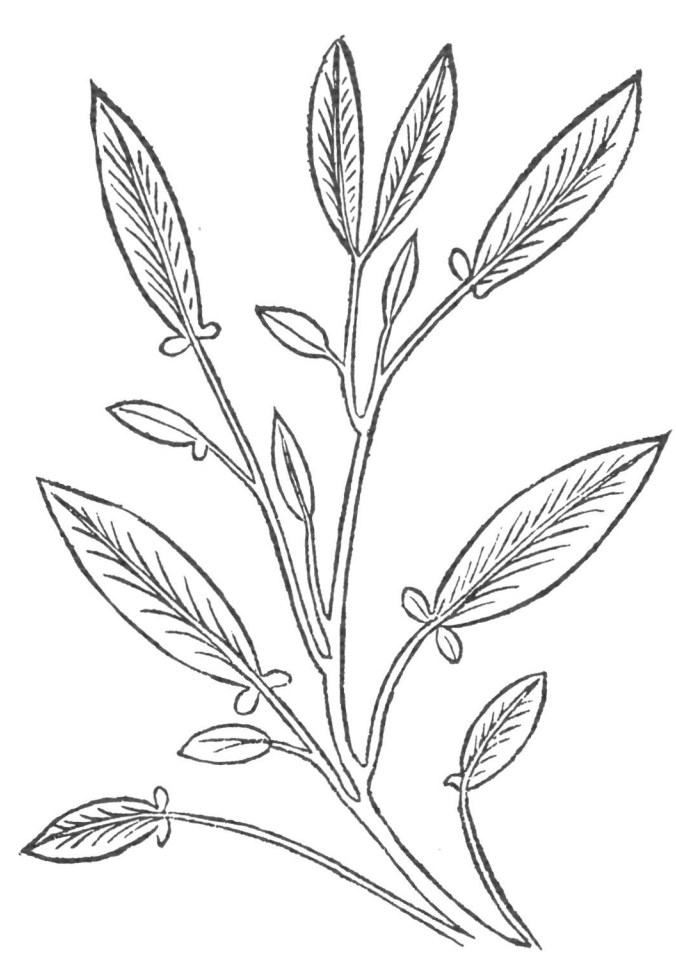

Salbei – Prominenz im mittelalterlichen Klostergarten.

beet eingefasst werden. Ein eigenes Beet oder eine eigene Beetreihe ist im Bauerngarten jedoch nur dem Gemüse vorbehalten. Heil- und Würzkräuter werden als Einzelpflanzen oder als kleine Tuffs kultiviert. Die ausladenden Kräuter wie Malve, Alant, Akelei und Königskerze müssen sich mit einem Platz im Rahmenbeet zwischen den Johannisbeeren begnügen, das Schöll-

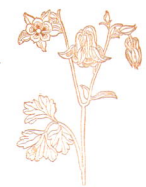

kraut mit einem Eckchen am Beetrand. Nur die wichtigen Würz- und Heilkräuter stehen gleich am Garteneingang. Was gegenüber den klösterlichen Kräutergärten fehlt, ist der »Altar«. Wohl wachsen hier Rose und Lilie, aber sie haben keinen herausgehobenen Platz im Garten. Dafür gibt es in jedem Bauerngarten ein Wasserreservoir, einen kleinen Brunnen oder Wassertrog. Mit seiner großen Pflanzenvielfalt auf kleinem Raum könnte ein historischer

Traditioneller Bauerngarten mit breitem Mittelweg zwischen den Gemüsebeeten.

Bauerngarten durchaus als Vorbild für einen Hildegard-Garten dienen. Allerdings ist der Bauerngarten ein Nutzgarten, er bietet keinen Platz für einen entspannten Aufenthalt. Meditation ist hier allenfalls beim Jäten möglich, den Sitzplatz bietet nicht der Garten, sondern die Bank am Haus mit Blick auf den Garten.

Moderne Vorbilder für einen Hildegard-Garten

Moderne Kräutergärten sind meistens so konzipiert, dass sie den Besuchern einen Aufenthalt angenehm machen.

Bequeme Wege und Bänke laden zum Verweilen, zum Lernen und zum Eintauchen in die duftende Pflanzenwelt ein. Auch für die Lösung gartenpraktischer Probleme beim Anbau von Heilkräutern lassen sich durchaus Anregungen in modernen Konzepten finden.

Meditation im Labyrinth

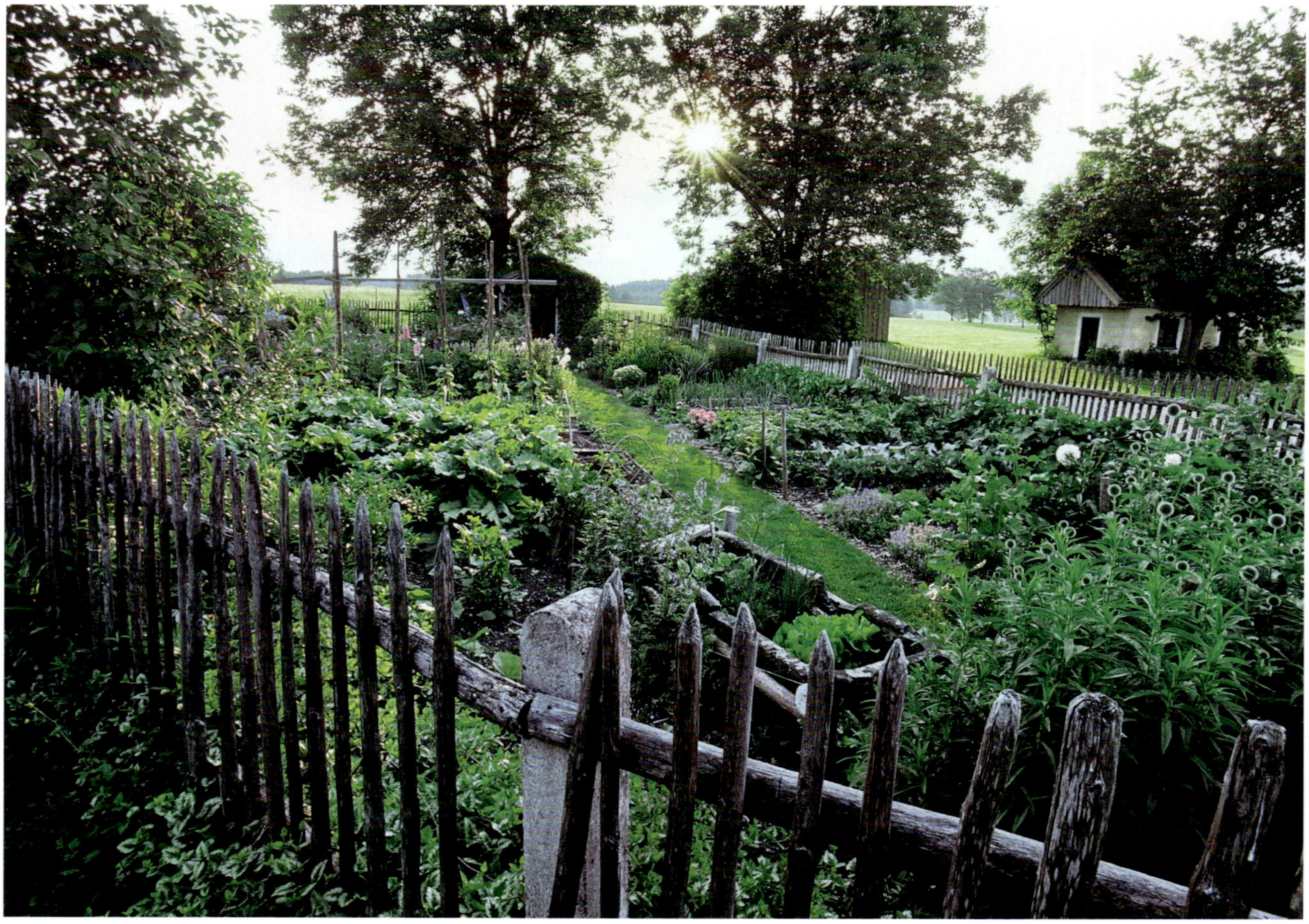

Ein nachahmenswertes Beispiel für einen Meditationsgarten ist das im Jahr 2000 angelegte Kräuterlabyrinth auf dem Gelände des Klosters Benediktbeuern. Die etwa 150 cm breiten Kräuterbeete sind in der Form kretischer Labyrinthschlingen angelegt. Naturstein-

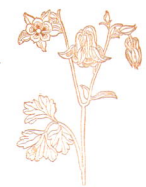

wege begleiten die Beete bis zu einem kreisförmigen Zentrum. Dieser mit Natursteinen befestigte zentrale Kreis hat einen Durchmesser von acht Metern und bietet mehreren Menschen Platz zum Meditieren.

Bänke und ein Sprudelstein im Zentrum bilden das verlockende Ziel des 150 Meter langen Weges entlang den Beetkreisen. Im Zentrum, im innersten Beetkreis, wachsen die alten Altarpflanzen Madonnenlilie und Rose. Sie gelten

Das Heilkräuterlabyrinth des Klosters Benediktbeuern dient auch als Meditationsgarten.

Pflanzengruppen im Garten Benediktbeuern

- Kräuter für die Sinne (Muskatellersalbei, Lavendel, Jasmin, Mohn und Felsenbirne)
- Küchenkräuter (Petersilie, Knoblauch, Oregano, Angelika und Hagebutte)
- Apothekenkräuter (Johanniskraut, Melisse, Salbei, Baldrian und Kamille)

Heilpflanzen nach Anwendungsmöglichkeiten im Hildegard-Garten Hohenheim

- Erkrankungen der Atemwege
- Hauterkrankungen
- Störungen des vegetativen Nervensystems
- Innere Erkrankungen
- Gelenkerkrankungen
- Herz- und Kreislauferkrankungen
- Sammelgruppe diverse Krankheiten

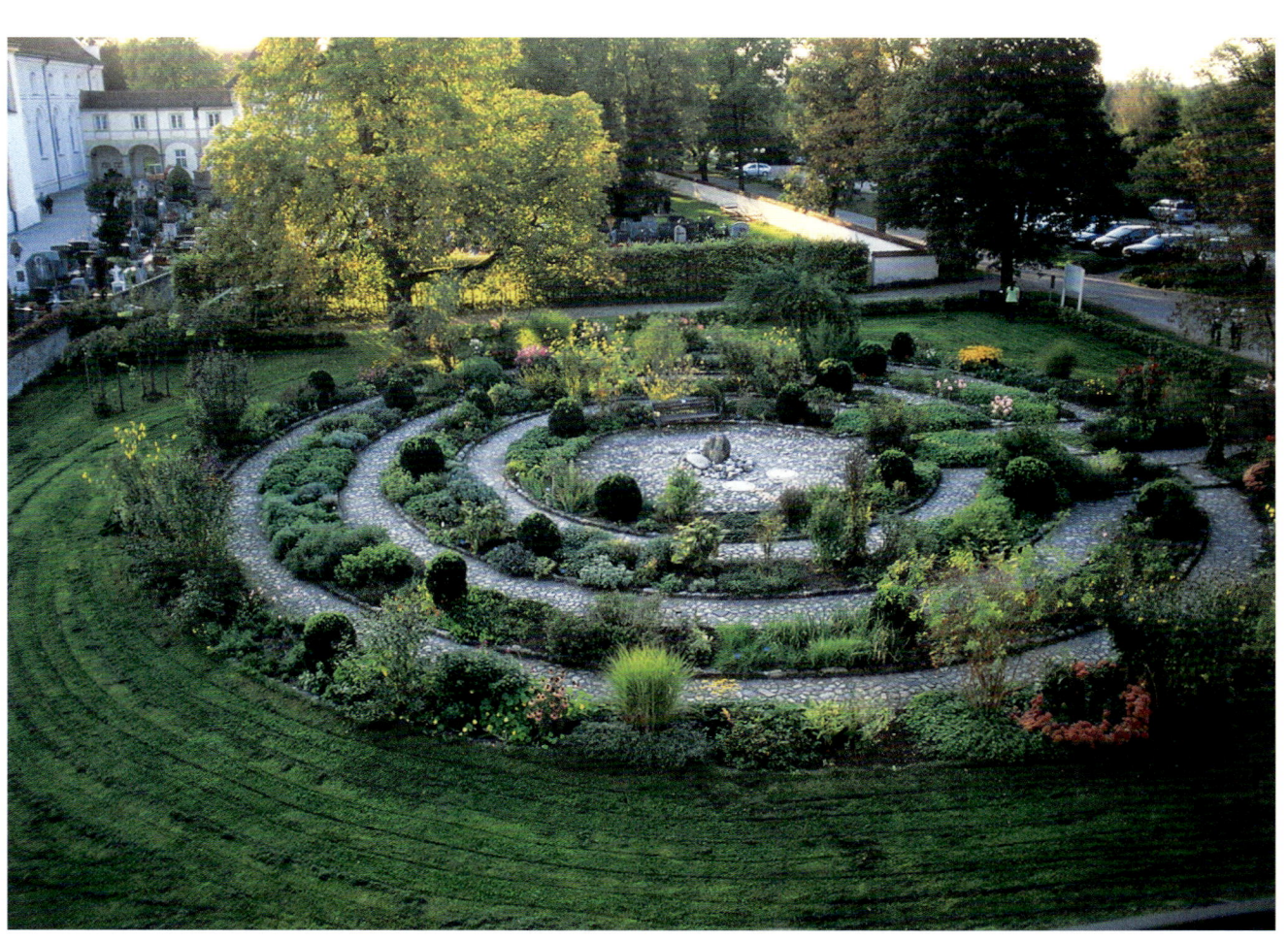

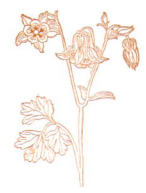

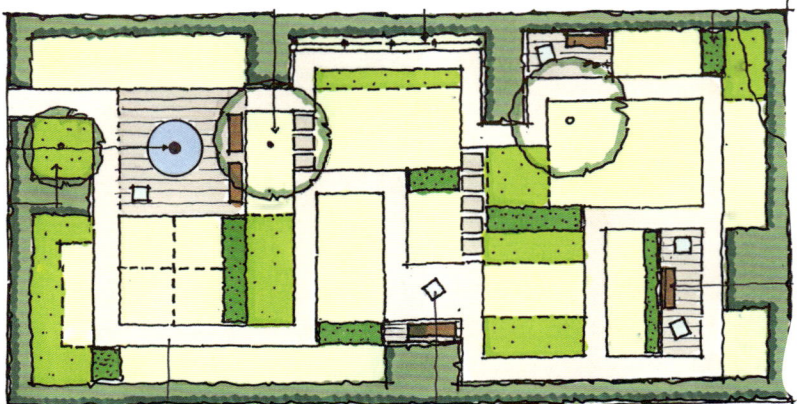

Der Hildegarten in Bingen. Von links: Eingang, Sitzbereich mit Quellenbrunnen, Themenbeete, mäanderförmige Wege, Einfassung aus
Formhecken.

**Auswahl der Heilpflanzen im
Hildegarten in Bingen**
- Pflanzen, die Hildegard von
  Bingen besonders wichtig waren
  (»Top 10«),
- deren Heilwirkungen heute wissenschaftlich bestätigt sind,
- deren Anwendung heute wider-
  sprüchlich gesehen wird,
- die als giftig bezeichnet werden.

in diesem Meditationsgarten als Symbolkräuter, zu denen sich Erdbeere,
Frauenmantel, Mariendistel und Efeu
gesellen. In den weiteren Beetkreisen
wachsen Pflanzen, die in drei Gruppen
eingeteilt wurden (s. Kasten S. 175).
Die Apothekenkräuter sind einem ano-
nymen Benediktinermönch von Benediktbeuern gewidmet, der ein »Recep-
tar« für Arzneikräuter verfasst hat.
Neben den sogenannten Themenkräu-
tern wachsen in den Beeten noch
zahlreiche weitere Heilpflanzen, die
auch bei Hildegard eine wichtige Rolle
spielen, wie Wermut, Beifuß, Königskerze, Buchsbaum, Alte Rosen, Thymian und viele mehr. Es ist offenbar
nicht ganz einfach, alle Kräuter einer
der drei Gruppen zuzuordnen. So ist
zum Beispiel der Thymian ein Küchenkraut, aber gleichzeitig wird er als Heilkraut genutzt und spricht ohne Zweifel
auch die Sinne an. Auch sein Symbol-
gehalt als antikes kultisches Räucherkraut und als Zeichen für den Mut
wurde im Pflanzenporträt dieses
Buches beschrieben. Das ungelöste
Problem einer eindeutigen Zuordnung

haben alle Heilkräutergärten, die die
Heilpflanzen zu natur- oder sozialwis-
senschaftlich begründeten Gruppen
zusammenfassen.

Die Medizin im Kräutergarten

Im »Hildegard-von-Bingen-Heilpflan-
zengarten« der Universität Hohenheim
wurden die Pflanzen nach ihren An-
wendungsmöglichkeiten in sieben
Beeten gruppiert. Diese Beete enthalten Arzneipflanzen, die man bei verschiedenen Erkrankungen anwenden
kann (s. Kasten S. 175).
Von den 226 Heilpflanzenarten, die in
der »Physica« kategorisiert sind, wurden im Hohenheimer »Hildegard-von-
Bingen-Garten« in den sieben Beeten
96 Pflanzenarten untergebracht. Dabei
waren Mehrfachpflanzungen unver-
meidlich, denn zahlreiche Heilkräuter
sind in der »Physica« mit verschiedenen Heilwirkungen beschrieben, einige
sogar als Universalheilmittel dargestellt.
Folglich wachsen Hildegards Favoriten
Lorbeer, Fenchel und Wermut in fünf,
Ringelblume, Aloe und Pfingstrose in
vier von sieben Beeten.

Zwischen den Kräutern stehen im
Hohenheimer Garten auch einige
Gehölze aus der »Physica«, nämlich
Sadebaum, Wacholder, Holunder,
Gagelstrauch und Myrrhenstrauch.
Die sieben rechteckigen bzw. quadrati-
schen Beete sind um eine rechtwinkli-
ge Freifläche herum angelegt. Dort
wurde eine Ruhezone geschaffen. Alle
Beete sind durch Wege erschlossen;
Hecken schließen den »Hildegard-von-
Bingen-Heilpflanzengarten« ein.

Der »Medizinhistorische
Garten« in Ingolstadt

Der Garten an der alten Anatomie in
Ingolstadt war ehemals botanischer
Garten der dortigen Universität. Er ist
ebenfalls ein nach medizinischen Kri-
terien angelegter Heilkräutergarten.
Aber die Pflanzen sind hier nicht nach
den therapeutischen Anwendungs-
möglichkeiten gruppiert, sondern nach
ihren hauptsächlichen Inhaltsstoffen
(siehe Kasten gegenüberliegende
Seite).
Da der Anatomiegarten am historischen Ort mitten in der Altstadt liegt,

ist er von wundervoll restaurierten Gebäuden und Mauern umgeben und zeigt den Charakter eines umschlossenen Gartens.

Der »Hildegarten« in Bingen

Neben dem »Historischen Museum am Strom« direkt oberhalb der Rheinterrassen wurde zur Landesgartenschau 2008 in Bingen der »Hildegarten« errichtet. Der bekannte Landschaftsarchitekt Stefan Fromm hatte den ehrgeizigen Plan, auf der vorgegebenen schmal rechteckigen Fläche von 800 Quadratmetern Hildegards »Physica« abzubilden.

Das Grundstück mit einer Länge von 28 und einer Breite von 19 Metern wurde mit einer mannshohen Hecke eingefasst und durch unregelmäßig mäanderförmige schmale Wege erschlossen. Geschnittene Buchsflächen und einige Gehölze dienen der Höhengliederung. Zwei gepflasterte Sitzplätze, einer davon mit einem Quellenbrunnen, laden zum Verweilen ein.

Es wurden zwölf Themenbeete und acht Einzelbeete angelegt, die unter anderem verschiedene Heilpflanzen zeigen.

Weil die Heilkräuter allein die »Physica« nicht abbilden können, schmücken auch einige von Hildegard gerühmte Bäume den »Hildegarten«, nämlich ein Maulbeerbaum, ein Walnussbaum, ein Speierling und eine Quitte. Ein Glücks-

Eine Kräuterspirale aus gemauerten Natursteinen stellt ein attraktives Kleinod dar.

Heilpflanzen und ihre Inhaltsstoffe
- Pflanzen mit **ätherischen Ölen** wie Minzen, Fenchel, Thymian und Rosmarin
- Pflanzen mit **Alkaloiden** wie Schöllkraut, Hanf und Mohn
- Pflanzen mit **Gerb- und Bitterstoffen** wie Wermut, Zitronen(schalen) und Salbei
- Pflanzen mit **Glykosiden** wie Aloe, Senfarten, Meerrettich und Brunnenkresse
- Pflanzen mit **Schleimen** wie Malve, Eibisch, Huflattich und Königskerze
- Pflanzen mit **Saponinen** wie Königskerze, Schlüsselblume und Stiefmütterchen

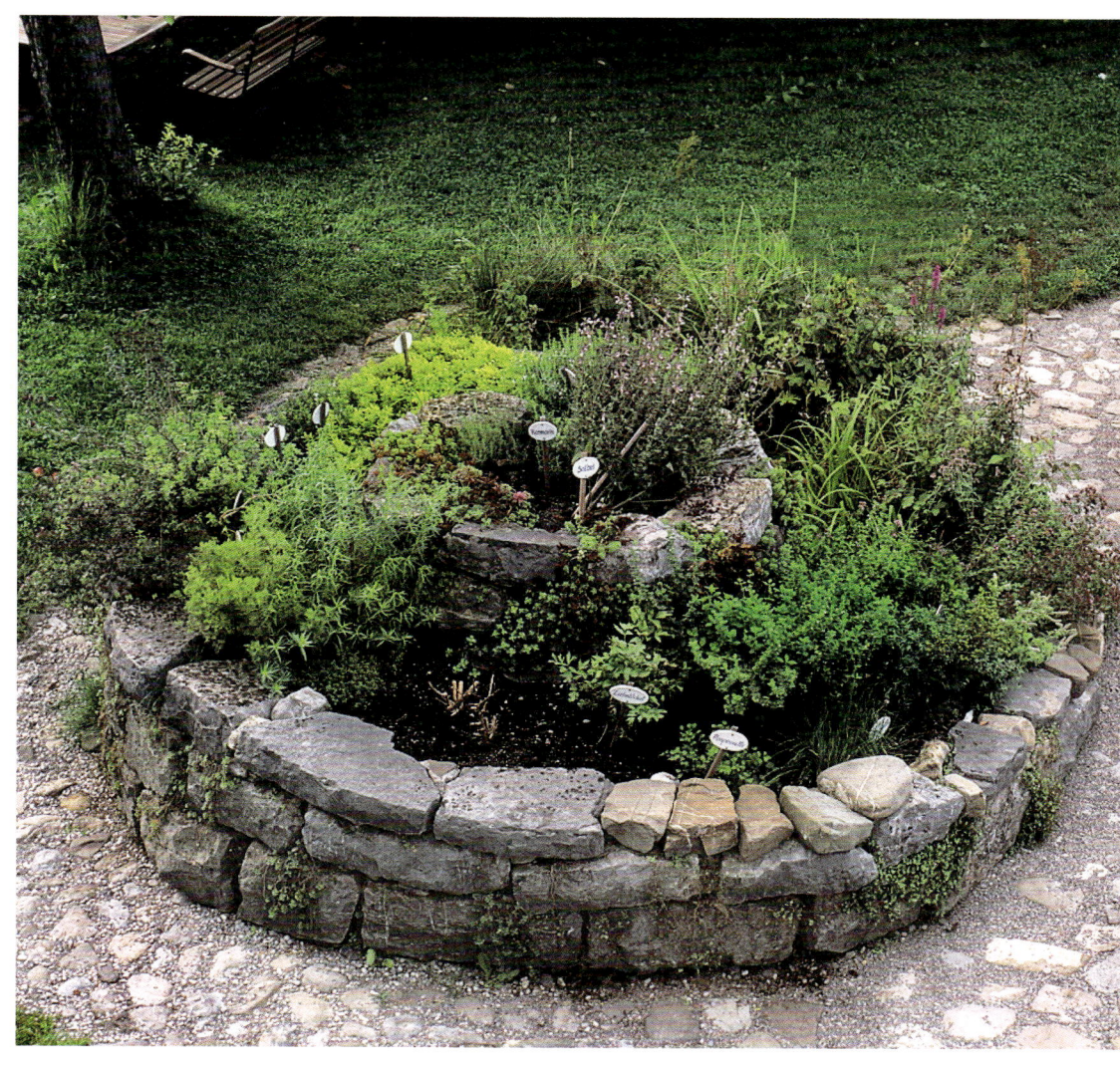

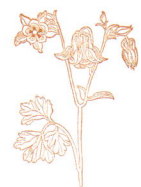

fall war die bereits vorhandene alte Linde, die vom Grundstück nebenan ihre Krone über die Heckenwand des »Hildegartens« ausbreitet.

Die Kräuterspirale – Denkmal in Stein

Ähnlich praktisch wie die mittelalterlichen Mönche bei der Anlage von Kräutergärten vorgingen, dachten auch die Erfinder der beliebten Kräuterspirale. Sie ist ein Kompromiss, der Rück-

Duft und Wärme konzentrieren sich im versenkten Zentrum dieses Kräutergartens.

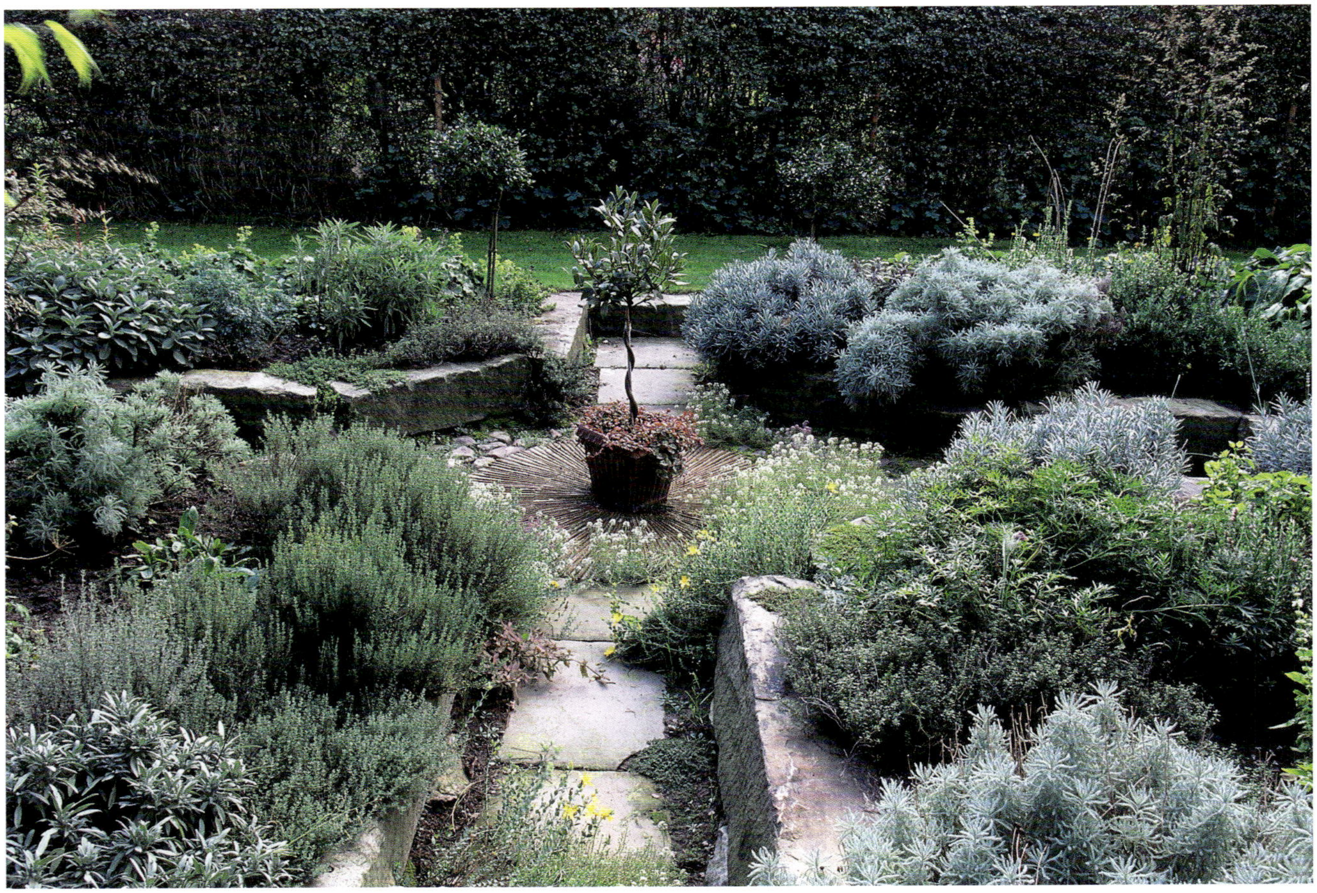

sicht nimmt sowohl auf den Platzmangel im Hausgarten als auch auf die ganz unterschiedlichen Lebensbedingungen der Heil- und Gewürzkräuter. Da im Hausgarten die ganz Großen und Schattenliebenden wie der Eibisch in nächster Nähe der ganz Kleinen und Sonnenhungrigen wie dem Thymian gedeihen sollen, wurde diese Mini-Terrasse erdacht. Ein schneckenartig aufgeschichteter Kern aus Ziegel- oder Natursteinen wird mit Substrat aufgefüllt. Die ausladenden schattenverträglichen Pflanzen wachsen auf der unteren nördlichen Windung, die oft in einem kleinen Tümpel endet. Die aus wärmeren Zonen eingeführten Kräuter wie Thymian, Rosmarin und

Basilikum erhalten ein sonniges, erhöhtes Plätzchen.
Leider fügt sich die massige Kräuterspirale nur selten harmonisch in einen Garten ein.

Beziehung des Gartens zum Menschen, zu den Elementen und zum Kosmos

Weitere Anregungen zur Gestaltung eines Hildegard-Gartens soll nunmehr die mittelalterliche Naturkundlerin selbst geben. In ihren Werken sind zwar kaum Ausführungen über die Anlage und Pflege von Gärten zu finden. Aber der Einfluss des Mondes, der Elemente und der Winde auf das Wachstum der Pflanzen wird in ihren Texten eingehend beschrieben. Auch finden sich zahlreiche Hinweise allegorischer Art, die eine innige Beziehung zwischen Menschen und Gärten beschwören.

Der Garten als Allegorie auf den Menschen

In Hildegards allegorischen Bildern entspricht der Bast der Bäume den Adern des Menschen, die Steine entsprechen seinen Knochen. Die luftigen Kräuter sind wie die Haare, die schwer verdaulichen wie der Schweiß des Menschen. Unnütze Kräuter entsprechen den dämonischen Charakterzügen des Menschen und giftige Kräuter seinen Ausscheidungen.

Die Wärme der Kräuter ist wie die Seele, ihre Kälte wie der Leib des Menschen.

Sanfter Regen ist wie ein Mensch, der vor Freude Tränen vergießt, Donner ist wie ein Mensch, der in Zorn gerät. Die Beweglichkeit des Wassers ist wie die Beweglichkeit des menschlichen Blutes. Und so wie die Luft nicht weniger wird, nur weil die Pflanzen, in denen sie ist, absterben, so stirbt auch die Seele nicht, wenn sie den Menschen verlässt.

Es wurde bereits darauf hingewiesen, dass Hildegard die Gartenpflanzen als Haustiere unter den Pflanzen bezeichnet. Entsprechend dazu vergleicht sie Wildpflanzen mit wilden Tieren:

»Die Kräuter aber, die durch das Fallen ihres Samens ohne Arbeit des Menschen wachsen und plötzlich und eilig wie ungezähmte Tiere empor-

kommen, sind dem Menschen nachteilig zum Essen… Aber dennoch unterdrücken einige von ihnen die schädlichen und kranken Säfte in den Menschen als Heilmittel.« (»Physica«, S. 29)

In diese Allegorien ist auch der Kosmos mit einbezogen. So entspricht die Wechselhaftigkeit des Mondes der Wechselhaftigkeit der menschlichen Stimmungen; jedoch können die Gestirne weder die Zukunft noch die Gedanken der Menschen offenbaren. Auch kann der Mond nicht die Natur beherrschen, als wäre er Gott.

Garten und Kosmos

Und doch schreibt Hildegard dem Mond großen Einfluss auf das irdische Leben zu. Er reguliert die Jahreszeiten, das Wetter und den Wasserhaushalt des Menschen und er ist »die Mutter aller Zeitabschnitte«, die allesamt nach dem Mondumlauf berechnet werden. Im Zusammenhang mit dem Einfluss des Mondes findet man bei Hildegard die einzigen konkreten Hinweise auf Gartenarbeit. So soll man ihren Hinweisen zufolge Bäume bei abnehmendem Mond pflanzen und beschneiden, weil sie dann nicht so stark im Saft stehen, besser bewurzeln und heranwachsen.

Auch Weinstöcke sollen bei abnehmendem Mond beschnitten werden, weil sie dann nicht so viel Saft verlieren und »zu größerer Nutzleistung und Fruchtfülle gelangen« (»Causae et Curae«, S. 110).

Dagegen sollen edle und gute Kräuter bei zunehmendem Mond gesammelt, abgeschnitten oder mit ihren Wurzeln

herausgezogen werden, weil sie dann im vollen Saft stehen und sich besser für Latwergen, Salben und andere Arzneien eignen.

Gemüse und Obst soll man bei zunehmendem Mond ernten, weil es dann einen größeren Nährwert hat. Die Haltbarkeit der Gartenfrüchte sei allerdings dann besser, wenn man diese bei abnehmendem Mond ernte. Dasselbe treffe für Getreide zu:

»Saatgetreide, das bei abnehmendem Mond geerntet wurde, keimt und wächst zwar langsamer und bringt weniger Halm, liefert jedoch einen größeren Ertrag an Korn.« (»Physica«, S. 111)

Jeder Samen, der bei zunehmendem Mond in die Erde kommt, keimt und wächst schneller.

Der Garten und die Elemente

Die Grundlage für das Gedeihen pflanzlichen Lebens erörtert Hildegard, indem sie das Zusammenwirken der vier Elemente schildert: Die Luft ist – wie Hildegard sehr anschaulich sagt – wie ein Mantel um die Erde und halte Kälte und Hitze von ihr ab, das Wasser halte die Erde zusammen und mache sie fruchtbar. Die Erde wiederum trage das Wasser, halte es im Dunkeln unter der Erde und reguliere seine Bahnen auf der Erdoberfläche. Das Feuer, das die Früchte kräftigt und trocknet und zur Reife bringt, könnte nicht entzündet werden und nicht brennen, wenn es die Luft nicht hätte, und so vermischten und fügten sich die Elemente zusammen zum rechten Gedeihen allen Grüns.

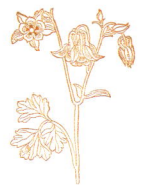

Der Tau ist wie der Schweiß der Luft und er macht die Erde fruchtbar, ganz anders als der Nebel, der den Menschen und Tieren Krankheiten, Seuchen und Tod bringe. Der Nebel im Frühling sei auch für den Obstgarten gefährlich, denn er kann die ersten aufbrechenden Blüten vernichten und die Früchte schädigen.

Die Erde hat Hildegard zufolge sieben Kräfte. Sie lässt keimen, wachsen und verdorren. Sie lässt leben und erstarren, kann tragen und bewahren.

Dass das Klima verschiedener Regionen auf die Fruchtbarkeit der Erde großen Einfluss hat, ist der mittelalterlichen Naturkundlerin wohl bewusst. Sie macht Ausführungen über den Äquator, über tropisches Klima und über subtropische Klimate: In südlicher Wärme gedeihen Obst und Getreide im Überfluss und der Wein wird köstlich und stark. Aber die Garten- und Feldkräuter seien dort schwach und verdorrt. Diese wüchsen im »Östlichen Land vorzüglich, duften gut, taugen zur Arznei und sind auch gut zum Essen« (»Causae et Curae«, S. 55).

Der Garten und die Winde

Große Bedeutung für den Kosmos und die Fruchtbarkeit der Erde haben in Hildegards Kosmologie die Winde. Wie die Seele den Leib des Menschen zusammenhalte, so halten die Winde als unsichtbare Kräfte das Firmament, damit es nicht zusammenbricht. Die Winde sind es, die neben dem Mond das Wetter regulieren: Der Südwind hält die Hitze im Zaum, dass nicht alles verdorrt, der Ostwind sendet milden Tau. Der Westwind hält mit den ziehenden Wolken die Wasser, damit

sie nicht hervorstürzen und alles hinwegschwemmen. Der Nordwind jedoch hält die Finsternis von der Erde zurück. So behüten die vier Winde den Garten. Sie symbolisieren »die Flügel der Macht Gottes«. Hildegard hatte die Vorstellung, dass sich das Firmament mit hoher Geschwindigkeit dreht und dabei wunderbare Töne hervorbringt. Sonne und Planeten würden dem sich drehenden Firmament langsam entgegenlaufen. Das Weltall sah sie in ihren Visionen als riesiges dunkles Ei mit einer äußeren Schicht aus Feuer (Bild S. 26).

Der Garten in der Schöpfung

Die Entstehung von Himmel und Erde, die sechs Schöpfungstage, den Menschen im Garten Eden und seinen Sturz in die Finsternis sah Hildegard in einer einzigen Vision. In dieser Vision, die sie »Der Erlöser« nannte, erschien ihr gleichzeitig die Entstehung des Weltalls, der Fall des Menschen und seine Erlösung durch Christus. Diese Vision wurde in einer Miniatur dargestellt, deren Rahmen mit Palmetten geschmückt ist. Christus erscheint als Lichtmensch, der aus der Morgenröte kommt. Er berührt den Menschen in seiner Finsternis, sodass dieser sich erheben kann.

Die obere, große, hell leuchtende Feuerkugel mit der inneren himmelblauen Flamme stellt den lebendigen Schöpfergott und zugleich die Elemente Feuer und Luft dar. An der Flammenkugel hängt – »wie Tau am Grashalm«, so Hildegard – eine weiße Lilie. Die menschliche Figur spürt ihren Duft, kann sie aber nicht mit den Händen erreichen, sie sinkt in die Finsternis.

Die mittlere dunkle Luftkugel ist das Gebilde der Erde. »Rund ist es«, so Hildegard, »weil es unter der unbegreiflichen Macht Gottes steht.« Die kleinen Kreise stellen die sechs Schöpfungstage dar; zwischen ihnen sieht man die weiß glühende blitzende Flamme des Schöpferwortes. Die Sterne, die neben der Erde leuchten, stellen die Propheten dar; die drei großen Sterne sind Abraham, Isaak und Jakob, der größte Stern bezeichnet Johannes den Täufer. In anderen Miniaturen können die Sterne sowohl Propheten bedeuten als auch die fünf damals bekannten Planeten und die Sonne.

Beileibe nicht jedem Menschen sind Visionen gegeben, die in derart intensiven Bildern die Beziehungen zwischen Himmel und Erde, Schuld und Erlösung schildern. Aber Hildegard glaubte, dass kein Geschöpf

»von Natur aus so stumpfsinnig [ist], dass es nicht die wechselseitigen Beziehungen, die seiner Fülle Fruchtbarkeit verleihen, kennen würde. Wieso? Der Himmel enthält Licht, das Licht Luft, die Luft Vögel; und die Erde nährt das Grün, das Grün die Frucht, die Frucht die Lebewesen. Dies alles bezeugt, daß eine kraftvolle Hand es bestellt hat, d.h. die gewaltige Macht des Allherrschers. Er hat vermöge seiner Kraft alles so gemacht.« (»Scivias«, S. 106)

Anregungen für einen Hildegard-Hausgarten

Die historischen und modernen Beispiele für die Anlegung von Heilkräutergärten geben eine Reihe von Anregungen für die Gestaltung eines privaten Hildegard-Gartens.

Moderne Heilkräutergärten zeigen, wie man durch die Anlage einer zentralen Freifläche mit Sitzgelegenheiten den Heilkräutergarten zu einem Aufenthaltsort machen kann.

Auch von der wissenschaftlich begründeten Gruppierung der weiteren Heilpflanzen lässt sich ein Prinzip übertragen: Pflanzen mit ätherischen Ölen sollten in der Nähe des Gartenzentrums wachsen, wo ihr Duft beim Verweilen am intensivsten aufgenommen werden kann. Für die Anordnung der Heilpflanzen im Hausgarten werden jedoch überwiegend gartenpraktische Gesichtspunkte wirksam. Wie im historischen Bauerngarten müssen die hohen ausladenden Stauden mit den eher schattigen äußeren oder den Rahmenbeeten vorliebnehmen.

Der Kräutergarten darf insgesamt zwanglos wirken, und die Pflanzen dürfen sich selbst aussäen, aber der gärtnerische Eingriff ist erforderlich, damit die besonders lebenskräftigen nicht überhandnehmen.

Die äußere Form des Gartens sollte rechtwinklig sein, damit sie sich den meist rechtwinklig verlaufenden Gartengrundstücken anpasst. Außerdem eignet sich eine rechtwinklig verlaufende Gartengrenze am besten für eine Einfriedung mit Hecken oder Mauern.

Darstellung von Hildegards Vision »Der Erlöser«: Die Miniatur zeigt die Schöpfung, den Sündenfall und die Erlösung.

Anregungen für einen Hildegard-Hausgarten

- Der Bezug zum mittelalterlichen geschlossenen Garten sollte durch eine schützende Mauer, Hecke oder durch ein Spalier hergestellt werden, die den Eindruck der Abgeschiedenheit vermitteln können.
- Die Aufteilung des Gartens sollte streng symmetrisch nach den Regeln der Geometrie vorgenommen werden, denn diese Aufteilung erleichtert den Zugang zu den Beeten.
- Symbolpflanzen sollten an einer hervorgehobenen Stelle des Gartens wachsen.
- Das Prinzip der schmalen Beete und der bequemen Wege können wir vom Klostergarten abschauen, ebenso die Einteilung in Mittelbeete und Randbeete.
- Vom historischen Bauerngarten können wir die gemischte Bepflanzung des Gartens mit Heil- und Gewürzkräutern, mit Gemüse und heilkräftigen Gehölzen übernehmen, denn sie entspricht der ausgewählten Liste der heilkräftigen Hildegard-Pflanzen.

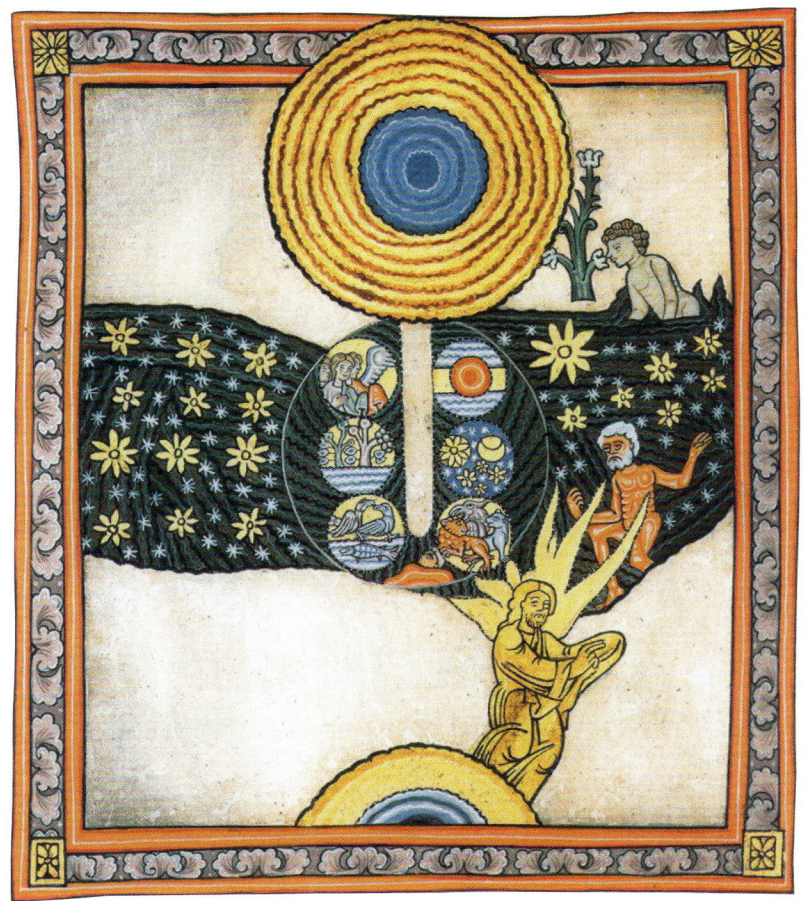

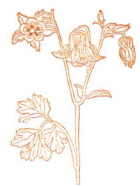

Ein ganz privater Hildegard-Garten

Der von uns vorgeschlagene Hildegard-Garten ist etwa acht Meter breit
und sechs Meter lang und würde sich
damit in Hausgärten üblicher Größe
integrieren lassen. Er ist der äußeren
Form nach rechtwinklig, nach innen zu
jedoch rund. Die innere Freifläche mit
einem Durchmesser von etwa zwei
Metern ist in zwei flachen Stufen ver-
senkt. Die innere kreisförmige Fläche
entspricht den Vorstellungen Hildegards vom »runden Gebilde der Erde«.
Der innere Kreis bildet den Ruheraum
des Gartens, er lädt zum Sitzen ein.
Der Platz ist mit zweifarbigen Steckkie-
seln befestigt; Metallbänder bilden
darin die Form eines achteckigen
Sterns ab. Die Wege dieses Gartens
sind mit Ziegelpflaster befestigt, damit
man trockenen Fußes zu den Beeten
gelangen kann. Eine Randbefestigung
der Beete erübrigt sich dadurch.

Bilder- und Zahlensymbolik

Der Mond, der in Hildegards Vorstellungen von Wachstum und Fruchtbarkeit eine so große Rolle spielt, wird
durch einen kugelförmigen Sprudelstein im Zentrum des Ruhekreises dargestellt. Der Sprudelstein stellt auch
die Quelle dar, den »queckborn«;
Quellwasser war für die mittelalterlichen Menschen das einzig vollkommen saubere Wasser, mit reinigender
und heilender Kraft.
Aus dem Ruhekreis führen über zwei
flache Stufen Hauptwege in den vier
Himmelsrichtungen in den Garten; sie
sind den vier Winden gewidmet, die,
wie Hildegard sagt, das Wetter regulie

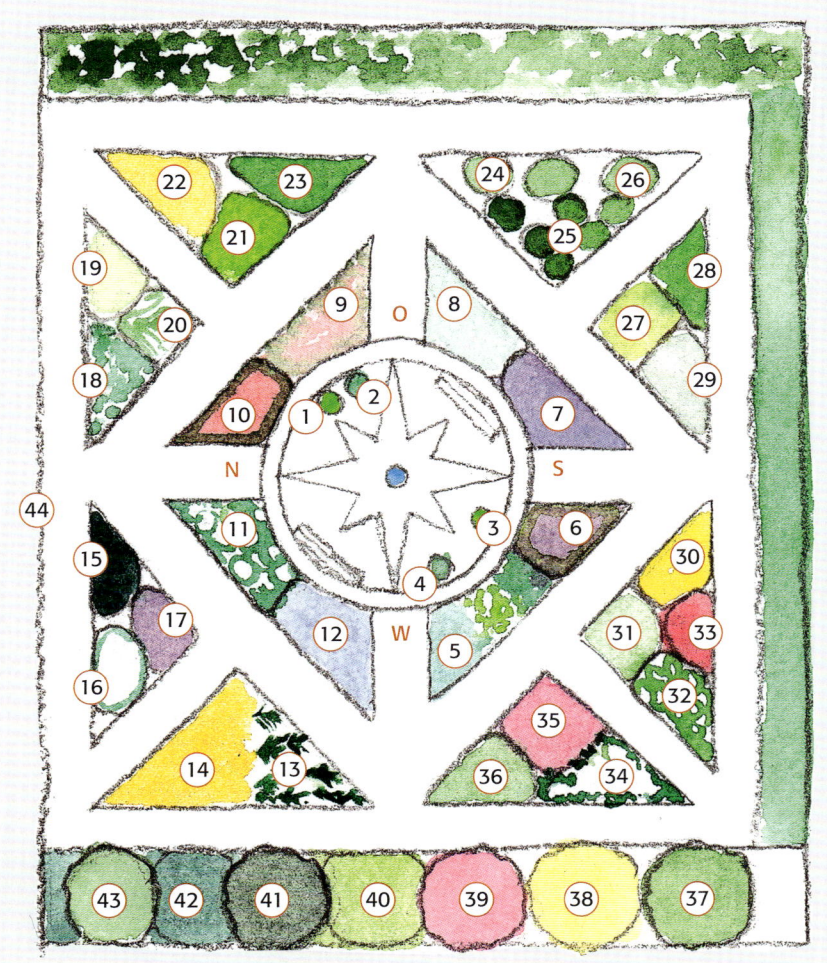

1 Zitrone	16 Mutterkraut	32 Baldrian
2 Lorbeer	17 Pfingstrose	33 Mariendistel
3 Basilikum	18 Petersilie	34 Eibisch
4 Aloe	19 Kerbel	35 Malve
5 Minze	20 Knoblauch	36 Melisse
6 Veilchen	21 Sellerie	37 Holunder
7 Ysop	22 Ringelblume	38 Schöllkraut
8 Salbei	23 Liebstöckel	39 Damaszenerrose
9 Thymian	24 – 26 Stangen-	40 Storchschnabel
10 Rose	und Feuerbohnen	41 Wacholder
11 Lilie	27 Wermut	42 Akelei
12 Lavendel	28 Hanf	43 Buchsbaum
13 Rettich	29 Beifuß	44 Weinstock
14 Ringelblume	30 Königskerze	45 Apfelspalier
15 Schwertlilie	31 Fenchel	

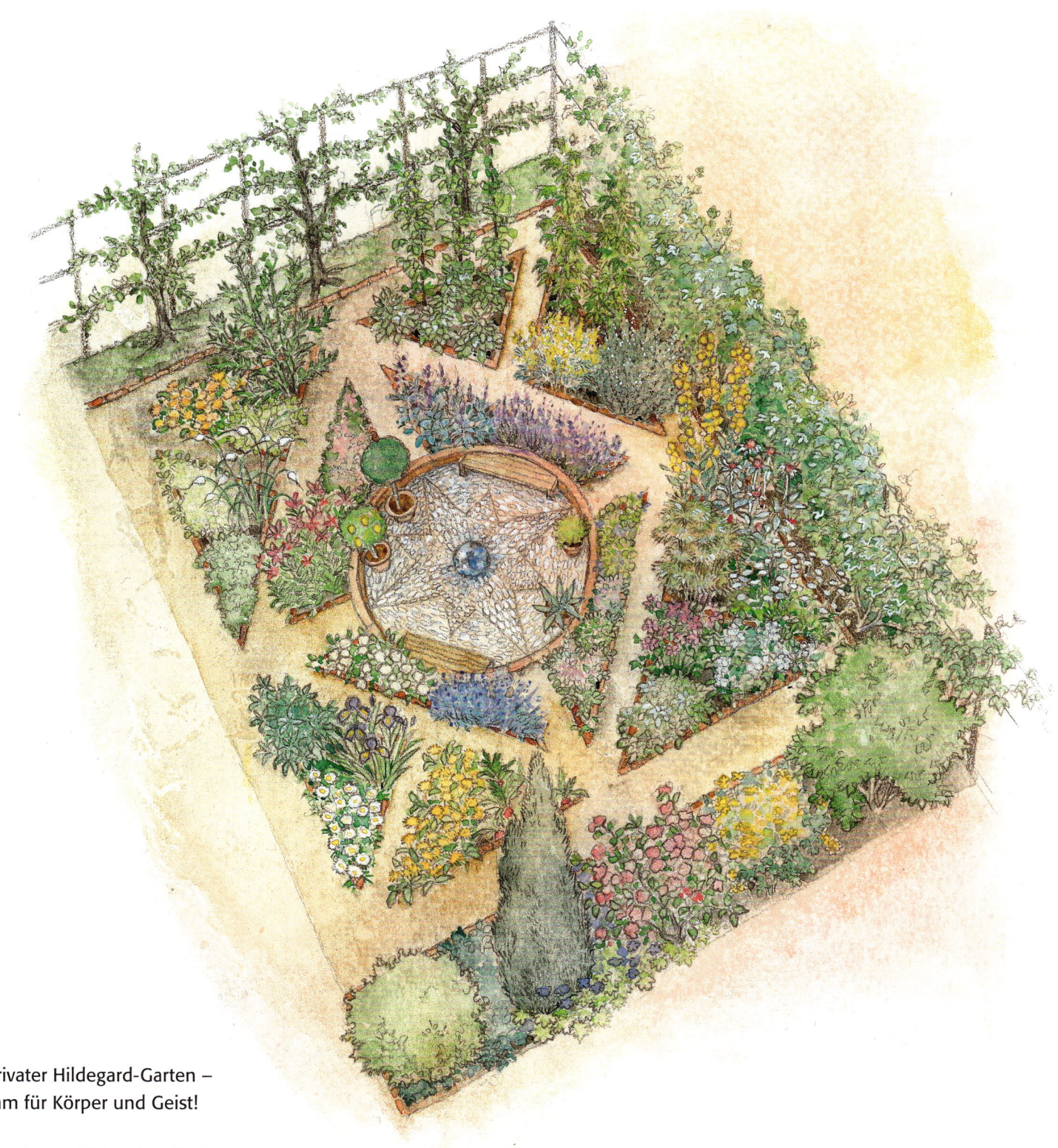

Ein privater Hildegard-Garten –
heilsam für Körper und Geist!

Linke Seite: Aufsichtsplan für den
Hildegard-Garten.

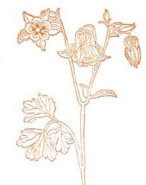

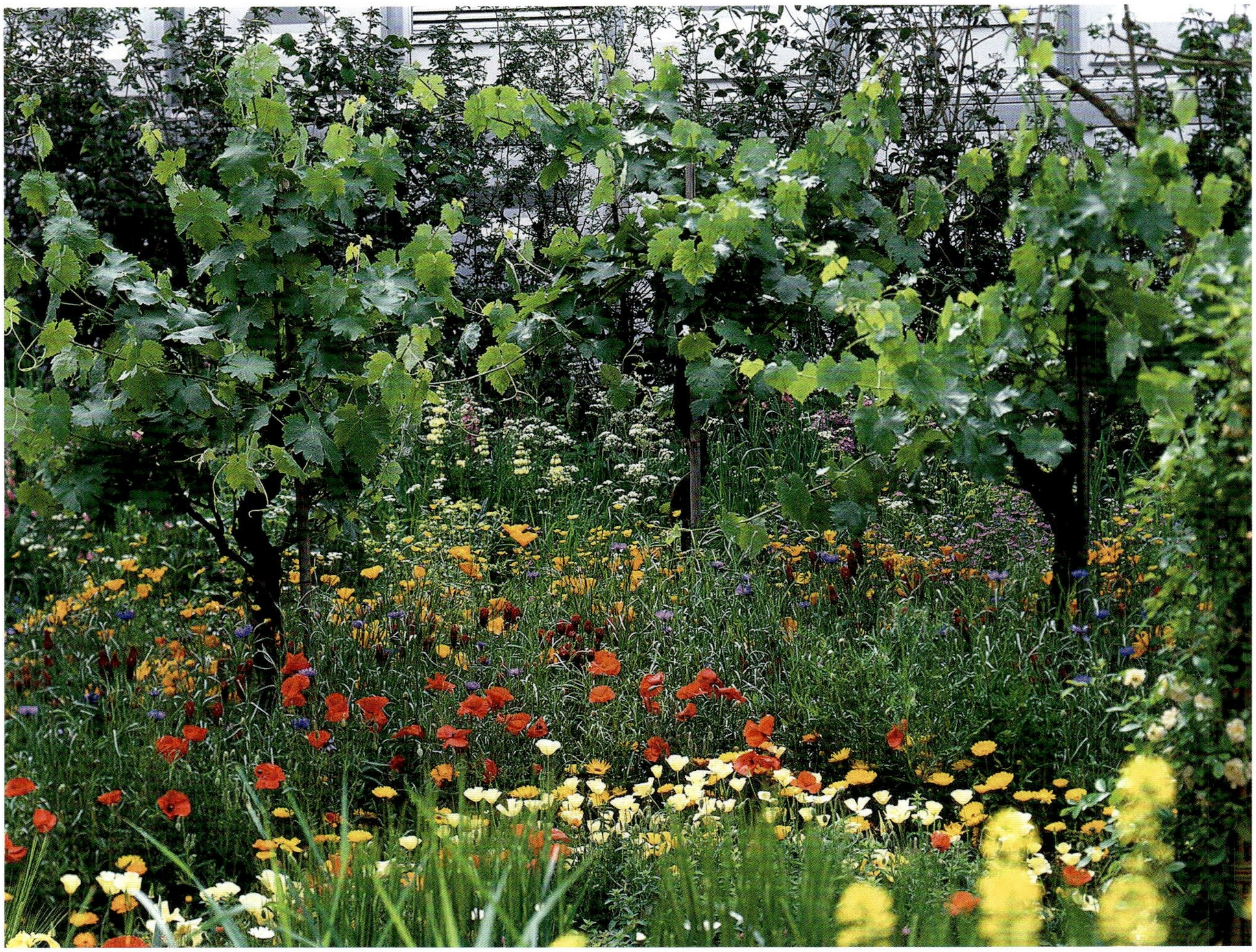

Ein Weinspalier an der Hausmauer bildet einen idealen Rahmen für einen Hildegard-Garten.

ren. Die Zahl Vier wiederholt sich mehrfach in diesem Gartenplan. Es gibt vier innere Beete, zweimal via äußere Beete, die wiederum durch vier Wege getrennt werden. Durch diese Zahlensymbolik soll an die vier Elemente, die vier Säfte und die vier Eigenschaften der Heilpflanzen (kalt, warm, feucht, trocken) erinnert wer-

den, die in Hildegards Naturlehre bedeutsam sind.

Das Pflaster im inneren Kreis bildet die Form eines achteckigen Sterns. Dieser Stern kann ganz prosaisch eine Windrose darstellen oder andere Sinnbilder aus Hildegards Kosmos andeutungsweise wiedergeben. Sterne stellten in ihren Visionen die Propheten dar und Hildegard selbst verstand sich ja als Prophetin. Der Kreis ganz allgemein – ohne Anfang und Ende – gilt als Zeichen Gottes oder der Ewigkeit, er kann auch das Element Feuer symbolisieren. Der Kreis mit einem Punkt in der

Mitte ist das alte Symbol für die Sonne aber auch für das Element Luft und überdies Symbol für den menschlichen Körper mit dem darin enthaltenen Geist.

Das Quadrat aus Wegen, das den inneren Ruhekreis des Gartens umschließt, deutet auf das Quadrat als Zeichen für Welt und Natur hin.

Die Einfriedung des Gartens

Die Nordseite des Gartens ist mit einer Mauer eingefasst oder grenzt an ein Haus. Hier wächst ein Weinstock am Spalier (44). Die westliche Einfassung wird von Sträuchern gebildet: Holunder (37), einer Hecken- oder Damaszenerrose (39), einem Wacholder (41) und einem Buchsbaum (43). Sie schließen den Garten ab. Die ausgesprochenen Wildkräuter in unserer Pflanzenliste – Schöllkraut, Storchschnabel und Akelei – finden zwischen den Sträuchern einen Platz (38, 40, 42).

Nach Osten bildet ein frei stehendes Apfelspalier den Ersatz für eine Klostermauer (45). An der Südgrenze sorgen im Sommer die hochwachsenden Stauden Wermut, Hanf, Beifuß, Königskerze, Fenchel und Baldrian (27–33) für eine gewisse Abgeschlossenheit des Gartens nach Süden. Auch das Beet mit den Stangen- und Feuerbohnen (24–26) kann an den Südrand des Gartens wandern.

Beete und Pflanzen

Die seitlichen Außenbeete beherbergen die schattenverträglichen Heilkräuter Malve, Eibisch und Melisse. Die vordere Hälfte des Gartens nahe am Haus ist den Gemüsebeeten mit Sellerie und Rettich vorbehalten. Hier dürfen sich Ringelblumen aussamen, und auch der Liebstöckel findet hier in streng gezügelter Form sein Plätzchen. In den vordersten Beeten am Haus wachsen (mit den Jahren den Standort wechselnd) die Kräuter, die der Aufsicht und Pflege bedürfen: Petersilie und Kerbel zusammen mit Knoblauch. Ebenfalls am Haus stehen Pfingstrose, Schwertlilie und Mutterkraut.

Die Symbolpflanzen und die besonders intensiv duftenden Lippenblütler unter den Heilkräutern wachsen in den inneren Beeten rund um das Gartenzentrum: die Madonnenlilie, eine Essigrose, Salbei, Ysop, Thymian, Lavendel und die durch umlaufende Ziegelwege gebändigten Minzen. Auch das Veilchen kann sich hier frei aussamen.

Die Kübelpflanzen stehen im Rondell: Zitronenbäumchen, Lorbeer, Basilikum und Aloe. Letztere möglichst im Schatten des Lorbeers, damit ihre Blätter nicht gelb werden.

Natürlich muss man sich bei der Bepflanzung des Hildegard-Gartens nicht so streng an die alten Pflanzenlisten halten, wie wir es hier getan haben – zumal auch diese Pflanzliste eine interpretierende Auswahl darstellt. Die köstlichen fadenlosen Buschbohnen aus moderner Züchtung hätten Hildegard bestimmt auch gefallen. Auch Salate wie der bittere Rucola und der uralte Rapunzelsalat passen gut in diesen Garten. Dagegen werden mit der Zeit sicher einige Heilpflanzen, die nicht gebraucht werden oder nicht zu bändigen sind, den Garten verlassen.

Viele der Heilpflanzen von Hildegard haben – wie sie es nannte – eine unglaubliche „Grünkraft". Sie versamen sich in Massen. Nicht nur der Holunder, dessen Sämlinge man am unverwechselbaren Duft erkennt, auch Mutterkraut, Akeleien, Storchschnabel, Ringelblume und Malve wollen den ganzen Garten erobern. Auch die stacheligen Kinder der Mariendistel kommen zuhauf, wenn man die Früchte nicht rechtzeitig erntet. Daher kann der Hildegard–Garten nur bestehen, wenn er aufmerksam gejätet wird.

Damit die Gehölze nicht zu viel Schatten werfen, sollte man überdies Holunder und Buchsbaum regelmäßig zurückschneiden.

Der Hildegard-Garten als Paradies

In der Einleitung zu diesem Buch wurde Robert Musil zitiert mit seinem Hinweis auf das »hinterirdische Pförtchen«, das aus dem irdischen Garten heimlich ins »Überirdische« weise. Kein Garten – und sei er noch so sehr eine Hommage an die Handschriften einer mittelalterlichen Mystikerin – kann dies versprechen. Einzig von den Menschen selbst, die in einem Garten arbeiten, ausruhen oder meditieren, hängt es ab, ob sie ihren Garten als Paradies erleben können.

Versprechen kann man jedoch, dass der Hildegard-Garten ein Paradies für Insekten und Vögel sein wird. Die Blüten und Früchte der naturnahen Pflanzenarten werden ihnen Nahrung, die Gehölze Nistplätze bieten. Die Stimmen der Insekten, die Vogellaute und das intime Geräusch des sprudelnden Wassers geben der Stille Gestalt, dehnen die Zeit und schließen die Außenwelt aus. Die Düfte von Rose und Lavendel und die starken Aromen der Heilpflanzen werden sich in der Wärme des inneren Gartens zu einer betörenden Atmosphäre verdichten.

Die verschiedenen grauen und grünen Farbnuancen, die unterschiedlichen Strukturen und Wuchsformen der Kräuter bieten ein abwechslungsreiches Gartenbild. Klare Blautöne von Schwertlilie und Ysop, leuchtendes Gelb der Königskerze, sanftes Rosa der Rosen und strahlendes Weiß von Mutterkraut und Lilien – wen könnte das nicht verzaubern?

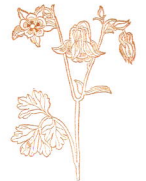

Literatur

von Bingen, Hildegard: Physica. Heilkraft der Natur. Aus dem Lateinischen übersetzt von Dr. Marie-Louise Portmann. Hildegard-Gesellschaft Basel (Hrsg.), Christiana-Verlag, Stein am Rhein, 2. Aufl. 2005.

von Bingen, Hildegard: Causae et Curae. Heilwissen. Von den Ursachen und der Behandlung von Krankheiten. Übersetzt und herausgegeb en von Manfred Pawlik. Herder Spektrum, Freiburg Basel Wien, 5. Aufl. 1997

von Bingen, Hildegard: Liber Divinorum Operum. Buch der göttlichen Werke. In: Welt und Mensch – De operatione Dei. Herausgegeben von Heinrich Schippgerges. Otto Müller Verlag, Salzburg 1965

von Bingen, Hildegard: Liber Vitae Meritorum. Das Buch der Lebensverdienste. In: Der Mensch in der Verantwortung. Übersetzt und herausgegeben von Heinrich Schipperges, Salzburg 1972

von Bingen, Hildegard: Scivias. Wisse die Wege. Übersetzt und herausgegeben von Walburga Storch OSB, Abtei St. Hildegard; Rüdesheim-Eibingen. Herder Verlag, Freiburg Basel Wien, 4. Aufl. 1998

Bartens, Werner: Zwischen Heilung, Geschäft und Risiko. In: Süddeutsche Zeitung, Nr. 120, 2007, S. 24

Cube, Johann Wonnecke von (Stadtarzt zu Kaub am Rhein): Hortus Sanitatis. Peter Schöffer, Mainz 1485. Reprint-Ausgabe Verlag Konrad Kölbl, München 1966

Fellmeth, Ulrich (Hrsg.): Hildegard von Bingen und der Hohenheimer Heilpflanzengarten. Archiv der Universität Hohenheim, Hohenheim 2006

Hempen, Carl-Hermann/Fischer, Toni: Leitfaden der Chinesischen Phytotherapie. Verlag Urban & Fischer, Minden und Jena, 2. Aufl. 2007

Hohenberger, Eleonore: Gewürzkräuter und Heilpflanzen. Bayerischer Landesverband für Gartenbau und Landespflege (Hrsg.), Verlag Ludwig Auer, Donauwörth 2007

Kooperation Phytopharmaka (Hrsg.): Arzneipflanzen in der Phytotherapie. Bd. 1 von Eberwein, Eva und Vogel, Günter, 1990, 1993

Mayer, Johannes, Uehleke, Bernhard und Saum, Kilian: Handbuch der Klosterheilkunde. Zabert Sandmann, München 2003

Müller, Irmgard: Die pflanzlichen Heilmittel bei Hildegard von Bingen. Herder, Freiburg 1993

Reichel, Erdmute: Über die Gärten im Freilichtmuseum auf der Glentleiten. In: Freundeskreis Freilichtmuseum Südbayern e. V. (Hrsg.), Großweil bei Murnau 1978

Rettenmaier/Rissmann/Ziegler: Botanik-Drogenkunde. Verlag Rudolf Müller, Köln-Brausfeld 1975

Saurma-Jeltsch, Lieselotte E.: Die Miniaturen im »Liber Scivias« der Hildegard von Bingen. Dr. Ludwig Reichert Verlag, Wiesbaden 1998

Schandri, Marie: Regensburger Kochbuch. Verlag Alfred Coppenrath, Regensburg, 55. Aufl. 1912

Schipperges, Heinrich: Die Kranken im Mittelalter. C. H. Beck, München, 3. Aufl. 1993

Schipperges, Heinrich: Hildegard von Bingen. C. H. Beck, München, 5. Aufl. 2004

Schulz, Hugo: Vorlesungen über Wirkung und Anwendung der deutschen Arzneipflanzen. Verlag Georg Thieme, Leipzig 1921

Stoffler, Hans-Dieter: Der Hortulus des Walahfried Strabo. Thorbecke, Stuttgart 2000

Thomson, William A. R. (Hrsg.): Heilpflanzen und ihre Kräfte. Verlag Helmut Lingen, Köln 1978

Wilber, Ken: Das Spektrum des Bewusstseins. Eine Synthese östlicher und westlicher Psychologie. Rowohlt Taschenbuch Verlag, Reinbek bei Hamburg 1991

Zimmerer, E.: Kräutersegen. Die Bedeutung unserer vorzüglichsten heimischen Kräuter. Ludwig Auer, Donauwörth 1896. Reprint Ludwig Auer, Donauwörth 1975

Adressen

Internationale Gesellschaft Hildegard von Bingen
Im Kirschgarten 4
55411 Bingen
www.hildegard-gesellschaft.org

Hildegarten, eröffnet zur Landesgartenschau Bingen 2008
An der Alten Stadthalle
55411 Bingen am Rhein
www.bingen.de

Hildegard von Bingen Heilpflanzengarten
Universität Hohenheim
70599 Stuttgart-Hohenheim

Meditationsgarten Kräuterlabyrinth
Kloster Benediktbeuern
83671 Benediktbeuern

Medizinhistorischer Garten Ingolstadt
Anatomiestraße 18-20
85049 Ingolstadt

Stichwortverzeichnis

Ziffern mit * verweisen
auf Abbildungen

A

Abführmittel 34, 61, 64, 78
Abortiv 118, 125
Absinth 161, 161*
Abstillen 140
Abtreibung 115, 156
Aderlassen 34
adstringierend 57, 65, 81
Agave 61*
Ahorn 39
Aids 93
Akelei 56, 56*
Akne 125
Alant 155, 162
Alcea rosea 166
Alkaloide 52, 83, 91, 95, 177
Allantoin 80
Allegorie 18, 179
Allium sativum 58
Aloe 60, 60*, 61*
Aloe vera 60
Aloe-Gel 61
Alraune 30, 31*
Althaea officinalis 165
Amethyst 36
Andorn 172
Anthriscus cerefolium 102
Antiaphrodisiakum 30
Antidepressivum 113
antiseptisch 17, 105, 108
Apfelbaum 39
Aphrodisiakum 58
Apio 62
Apium graveolens 62
Apokalypse 26
appetitanregend 67, 111
Aquilegia vulgaris 56
Aristoteles 51
Artemisia absinthium 158
A. annua 71
A. vulgaris 56, 70
Arzneigarten 127, 170, 171, 172, 173
Arzneimittel, chemische 50
–, synthetisch-chemische 10
Asche 82, 97, 151
Atemwege 68, 88, 100

B

Atemwegserkrankungen 52, 105
Aue, Hartmann von der 15*
Augenheilmittel 72
Augensalbe 128
Augenstäbchen 43

Babela 64, 64*
Bäder 43
Badezusatz 136, 163
Bakterien 59, 129
–, antibiotikaresistente 129
bakterizid 91
Baldrian 82, 82*, 83
Baldrianwurzel 83*
Bandwurm 119
Barbarossa, Kaiser Friedrich I.
17, 22
Basilikum 66, 66*, 67*
Basilisca 66, 66*, 67*
Bauerngarten 173, 174*
Bäume 30
–, beschneiden 179
Befindlichkeitsstörungen 9
Beifuß 70, 70*
Beine, offene 81
Beinwell 79, 79*, 80*, 81*
Beinwellwurzel 80, 80*
Benedikt von Nursia 13, 22, 24
Benediktiner 15, 16, 22
Beonia 68
Berberitze 39
Bertram 162
Besenginster 39
Betäubung 115
Betäubungsmittelgesetz 93
Betonie 31
Biboz 70, 70*
Binsuga 72
Bienen 73, 89
Biochemie 51
Birke 39
Birne 39
Birnengitterrost 157
Bisswunden 125
Bitterstoffe 47, 52, 61, 71
Blähungen 59, 88
Blasenentzündung 93
Blei 39
Bluterguss 80
blutreinigend 94, 95, 117
Blutreinigungsmittel 103
Bockshornklee 41, 104, 170, 171
Bohne 85, 85*, 86*

Bohnenkraut 171
Bontziderbaum 74, 4*
Brandwunden 60, 125
Brennnessel 162
Brombeeren 42*, 45
Bronchitis 120, 123, 149
Brustfellentzündung 82
Buch der Bäume 39
Buch der göttlichen Werke 20, 26
Buchsbaum 77, 77*
Buxo 77, 77*
Buxus sempervirens 77

C

Calciumcarbonat 36
Calendula 34, 125
C. officinalis 124
Calendula-Salbe 126, 126*
Calendula-Tinktur 126, 126*
Cannabis indica 95
C. sativa 92
Capitulare de villis 41
Carbo Ligni 145
Carmina Burana 12*, 13
Chaulmoogra-Öl 107
Chelidonium majus 90
Chimophila umbellata 140*
Chrysanthemum parthenium 113
Citrus medica 74
Clairvaux, Bernhard von 18
Codex 18, 19
Comfrey 79
Consolida 79, 79*

D

Damaszenerrose 127, 127*, 129*
Darmerkrankungen 59
Dattelpalme 39
Denemarcha 82, 82*
Desinfektionsmittel 156
Diätetik 32
Digitalis 50, 50*
Dill 89, 153, 162
Dinkel 41*, 43
Dioskurides 47
Disibodenberg 17
Dopingmittel 114
Dronabiol 93
Durchblutung 104
Durchfall 119
Durchspülungstee 111

E

Edelsteine 14, 30
Eibe 39
Eibisch, Echter 165, 165*, 166*
Eibischwurzel 167, 167*
Eiche 39
Eingeweidebrüche 102
Einschlafstörungen 83
Eisenkraut 36
Ekzem 65, 70, 85, 90, 91, 103
Elemente 24, 25, 26, 32, 34, 35
Enzian, Gelber 50, 51*
Enzianwurzel 50
Epilepsie 56, 68
Erbsen 44
Erdbeeren 45
Erfrierungen 61
Erkältungskrankheiten 54, 57, 58
Erkältungstee 101
Erle 39
Erlöser, Der 24, 180, 181*
Essig 42, 43
Essigrose 98, 127
Esskastanie 171

F

Faba 84, 84*, 85, 85*
Feigenbaum 39
Fenchel 87, 88*, 89*
Fenchelfrüchte 88*
Feniculo 87, 88*, 89*
feucht 34
Feuer 34, 35, 39, 41
Feuerbohne 84, 86*
Fieber 36, 53, 56, 156, 159
Fiebermittel 78
Fingerhut 50, 50*
Fische 30
Flaschenkürbis 43
Flavonoide 63
Flechten 42
Flechtzaun 173
Flohkraut 117
Flores Sambuci 96
Flores Verbasci 164
Fluor albus 165
Foeniculum vulgare 87
Frauenleiden 70, 73
Frauenmantel 43, 45*
Frühjahrskur 103
Furanocumarin 116
Furunkel 36, 61, 166

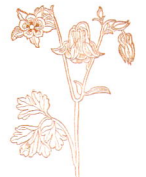

G

Gagelstrauch 176
Galen von Pergamon 34, 47
Galle 59
Gallenblase 90
Gartenarchitektur 169, 173
Gebärmutterleiden 105, 112
Gefäßerkrankungen 59
Gegengift 75, 124
Gemüse 42, 44
Gemüsegarten 86, 171
Geranium robertianum 140
Gerbstoffe 47, 52
Geschmacksrichtung 35
Geschwüre 36, 57, 60, 61, 80
–, krebsartige 91
Gesundheit 8, 9
Gewürze 42, 45
Gewürzküchlein 42
Gewürznelke 45
Gicht 36, 62, 69, 104, 130, 133
Gift 32, 37, 50, 90
Glykoside 52
Gold 38
Gonorrhö 165
Grind 77
Grintwurz 90, 90*, 91*
Grünkraft 25, 27, 31, 33, 34, 62, 121, 124
Gundelrebe 34
Gurgeln 120
Gurke 45

H

Haarmilben 68
Hagebutte 36, 97
Hahnemann, Samuel 51
Hainbuche 39
Handschriften 7
Hanf 92, 93*
harntreibend 50, 63
Harnwegserkrankungen 111, 115, 141
Hartriegel 39
Haselstrauch 39
Haustiere, pflanzliche 9, 9*
Hautabschürfungen 61
Hautpflege 141, 143
hautreizend 105, 120, 157, 158
Heckenrose 97, 97*
Heilkräutergarten 24, 41, 48
Heilkräuterlabyrinth, Kloster Benediktbeuern 175*
Heilkunde 29

Heilmittelrezept 9
Heilpflanzengarten 169, 176
Heilung 17, 27, 29
Heilwurz 166
Heilziest 31, 32*
heiß 35
Herpes 59
Herzerkrankungen 51, 52
Herzrhythmusstörungen 83
Heuschnupfen 101
Hildegard-Garten 10, 69, 77, 118, 153, 169, 173, 182, 185
Hildegard-Medizin 32, 33, 35
Hildegarten 182*, 183*
Himmelsleiter 21*
Himmelsrichtungen 173, 182
Hippokrates 34, 48
Holunder 94, 94*, 65*
Holunderbaum 94, 94*, 95*
Homöopathie 38, 51
Hortulus 170, 171
Hortus medicus 49
Hortus Sanitatis 48
Hundsrose 97, 97*
Hustensirup 150
Hustentee 65, 89
Hysopp 99
Hyssopus officinalis 99

I

Infekte 52
Inhalationen 43
Insektenmittel 159
Insektenstiche 59
Iris germanica 141, 142*
Irisrhizome 143*
Ischias 119

J

Jakob 20, 21*
James, William 21
Josephslilie 108
Juniperus communis 155
J. sabina 32

K

kalt 34
Kalthauspflanze 106
Kamille 43, 112, 113
Karl der Große 13, 152
Käsepappel 65, 65*
Katarrh 65, 68

Katzenminze 82
Keimung 116
Kerbel 102, 102*
Kerbelsuppe 103
Kinderheilmittel 56
Kirbele 102
Kirschbaum 39
Kirsche 39
Kleinkinder 89, 131
Kloster Reichenau 108, 117, 127, 170
–, Arzneigarten 170*, 172*
Klostergarten 11*, 78, 171
Klostermedizin 34, 43, 47
Kneipp, Sebastian 134
Knoblauch 58, 58*, 59*
Knochenbrüche 79
Kohl 9*, 45
Koliken 90, 137
Kommission E 52
Kompresse 87, 116
Königin der Nacht 51
Königskerze 8*, 162, 162*, 163*, 164*
Kopfgrind 124
Kopfschmerzen 36, 93, 98, 104, 112
Koriander 171
Kornelkirsche 36
Krampfanfälle 56
krampflösend 82, 83, 92, 103, 110, 114, 126, 131
Kranich 37
Krankenpflege 16, 23, 24
Krankheit 8, 9
Krätze 36, 77
Krauseminze 130, 130*
Kräuter, heilkräftige 41
Kräutergarten 111, 167, 169, 171
Kräuterlabyrinth 175*
Kräutermütze 158
Kräutersäckchen 138
Kräuterspirale 177, 177*
Kräuterumschlag 64
Kräuterwein 79
Kreislauferkrankungen 52
Kreislaufstörungen 137
Kreuzform 171
Kreuzritter 141, 152
Kübelpflanze 76, 106
Kucheln 43
Küchengarten 171
Küchenkraut 71, 102, 115
Kultkraut 99
Kümmel 41

Kürbis 44, 44*

L

Lagenaria siceraria 43
Laster 24
Lattich 45, 171
Latwerge 43
Lauch 171
Lauro 104, 104*, 105*
Laurus nobilis 104
Lavandula angustifolia 136
Lavendel 136, 136*, 137*
Lavendelöl 138
Leberkrankheiten 145
Leberleiden 62, 90, 103
Leberschutzfunktion 147
Leckmittel 43
Lepra 107
Levisticum officinale 110
Liber divinorum operum 18, 26
Liebeskraut 32
Liebesorakel 126
Liebstöckel 110, 110*
Liebstöckelwurzel 111
Liguster 39
Lilie 107
Lilienöl 109*
Lilium candidum 107
L. martagon 108
Lillio 107, 107*
Limonade 76*
Linde 144, 144*, 145*
Lindenblüten 145
Linsen 44
Lithospermum officinale 140*
Lorbeer 39, 104, 104*, 105*
Lorbeeröl 106
Lubestuckel 110
Luft 25, 32, 33, 34, 39
Lungenleiden 67, 97, 99, 104
Lymphdrüsenschwellung 56

M

Madonnenlilie 108, 108*
Magen 59
Magen-Darm-Beschwerden 61, 65, 100
Magengeschwür 65
Magenschmerzen 63
magische Pflanzen 30
Malaria 71
Malva neglecta 65, 65*
M. sylvestris 64

Malve, Wilde 64, 64*
Mandeln 171
Mandragora officinarum 30
Mangold 171
Mariendistel 146, 146*, 147*
Märzveilchen 150
Massageöl 43
Maßhalten 33
Maulbeerbaum 177
Maulbeeren 171
Mazaganbohne 85
Medikamente 10
Meditation 11, 174
Meditationsgarten 175*
Medizin 10, 22
Medizin, anthroposophische 51
Medizinhistorischer Garten Ingol-
stadt 49*, 176
Melancholie 34
Melissa officinalis 72
Melone 172
Menstruationsbeschwerden 61
Mentha 3 piperita 132
M. pulegium 117
M. spicata var. crispa 130, 130*,
131*
Menthol 132, 158
Metalle 30, 37, 38
Metra 112
Methylsalizylsäure 149
Migräne 113, 131, 137
Milzleiden 156
Mineralien 38
Miniaturen 14, 15*
Minnesänger 13, 15*, 18, 18*
Minze 36, 130, 131*
Minzemilch 132, 132*
Mispel 39, 171
Mittelhochdeutsch 13
Mittelmeerpflanzen 16, 43
Mohn 44, 50*
Möhren 171
Mond 178, 179, 182
Müdigkeit 132
Multiple Sklerose 93
Mundgeruch 87, 162
Muskatellersalbei 133, 171
Muskatnuss 36, 45
Mutterkraut 112, 112*
Myrrhenstrauch 176
Mysterienspiel 17
Mystik 15, 20

N
Naturheilkunde 149
Nebenwirkungen 32, 52, 83, 90
Nervenstörungen 75
Nervosität 137
Nierenentzündungen 63
Nierenerkrankung 103, 110
Nierensteine 93, 103
Nüsse 39

O
Obstgarten 171, 180
Ocimum basilicum 66
Ödeme 119
Odermennig 172
Ohnmacht 41, 66, 68, 117
Ölauszüge 108
Ölbaum 39, 40*
Öldrüsenschuppen 124
Öle, ätherische 52
Olivenbaum 40*

P
Paeonia officinalis 68, 69*
Paracelsus 47
Paradies 26
Parfüm 119
Pastinake 45, 170
Pest 82
Petersilie 114, 114*
Petroselino 114
Petroselinum crispum 114
Pfaffenhütchen 39
Pfeffer 45
Pfefferminze 101, 131
Pfingstrose 68, 69*
Pfirsichbaum 39
Pflanzenheilkunde 10
Pflanzensaft 57, 77, 78, 111, 143,
151
Pflanzenstoffe, sekundäre 52
Pflaume 39, 171
Phaseolus coccineus 84, 85, 86
Ph. vulgaris 84
Physica 39, 48, 60, 78
Phytotherapie 34, 35, 37, 45, 51
Pilze 42
Planeten 180
Poleiminze 117, 118*
Poleya 117
Pomeranze 75*
Präparate, synthetische 9
Prellungen 61, 81

Puffbohne 85*

Q
Quecksilber 49
Quellenbrunnen 177
Quenula 119
Quetschungen 80, 108, 113
Quitte 38, 39*

R
Radikale, freie 147
Radix Levistici 111
Raphanus sativus 121
Räucherwerk 119
Räude 77
Rauschmittel 93
Regeneration 80, 147
Regenwurm 33, 36, 37
Reizmagen 83
Rettich 48*, 121, 121*, 122*, 123*
Rhabarber 173
Rheumaerkrankungen 36, 62
Ringelblume 35*, 124, 124*
Ringelblumensalbe 126, 126*
Ringula 124
Rosa 127, 127*
Rosa canina 97
R. x damascena 127
R. gallica 127
R. rugosa 98
Rose 39
Rosenessig 128, 129*
Rosenöl 128, 129
Rosenzucker 128
Rosmarin 173, 177, 178
Rossemyntza 130
Rupertsberg 14, 17
Ruprechtskraut 139, 139*, 140,
140*

S
Sadebaum 32
Säftehaushalt 33
Salbei 133, 133*, 135*
Salbeilikör 134*
Salben 43
Salerno, Schule von 47
Salvia officinalis 133
Salz, Gebratenes 114
Sambucus ebulus 94
S. nigra 94
Sämlinge 95, 109

St. Gallen 14
St. Gallener Klosterplan 170, 170*
Saponine 52, 126, 149, 163
Schafgarbe 42
Schalotten 171
Schlafstörungen 73
Schlaganfall 133
Schlangen 78
Schlehdorn 39
Schleimdrogen 52, 53
Schleimhautentzündungen 133
Schleimstoffe 47, 52, 65
Schmerzen 32, 36, 42
Schmerzmittel 92
Schöllkraut 90, 90*, 91*
Schulmedizin 47, 49, 51, 81
Schuppenflechte 124
Schwächezustand 159
Schwangerschaft 63, 70, 71, 78,
79, 87
Schwefel 49
schweißtreibend 57, 94, 145, 149
Schwertlilie 141, 142*
Schwertula 141
Schwindelgefühl 115
Schwitzkur 96
Scivias 15, 18, 21
Sehschwäche 44, 117
Seitenstechen 103
Sellerie 62, 62*
Senföl 121, 123
Sillybon 146
Silybum marianum 146
Silymarin 147
Sitzbäder 105
Skorbut 75
Skriptoren 18
Sonnenbrand 61, 125
Speierling 177
Spica 136
Spülen 120, 128, 134
Spulwürmer 117
Stachys officinalis 31
Stangenbohne 84
Stangenzaun 173
Stärkungsmittel 59, 61, 95
Steinbrech 139, 139*
Steiner, Rudolf 51
Steinleiden 110
Steinsame 139, 140*
Stillzeit 79
Storchschnabel 139
Storcksnabel 139, 139*
Strabo, Walahfrid 47
Symbolkräuter 176

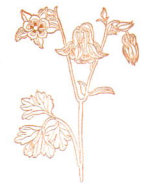

Symphytum officinale 79
Syphilis 78

T
Tanacetum parthenium 112
Tanne 39
Tee 147, 149
Teefenchel 89
Temperatureigenschaften 38, 42
Terpene 52, 53, 111, 116
Thujon 71
Thymian 119, 120*
Thymo 119
Thymol 120
Thymus serpyllum 119
T. vulgaris 119
Tiere 30
tierische Produkte 37
Tiermedizin 105
Tierversuche 52
Tilia 144
Tilia cordata 144
T. platyphyllos 144
tollwütiger Hund 97
toxisch 80
Traditionelle Chinesische Medizin

(TCM) 35
Traubenkirsche 39
trocken 39
Trocknen 103, 126
Tugenden 20, 24

U
Überwinterungsknospen 137
Umschläge 40, 43, 57
Umwelt 32
Universalheilmittel 133, 159

V
Valeriana officinalis 82
Vegetationsperiode 109
Veilchen 148, 148*, 149*
– -Massageöl 149, 149*
Verbascum 162
Verdauungssaft 122, 131
Vicia faba 84
Viola odorata 148
Viren 90
Viriditas 32, 41
Virusinfektion 91, 109
Visionen 7, 15, 17, 18, 19, 21
Vitamine 59

Vite 151
Vitis vinifera 151
Vögel 30

W
Wacholder 155, 155*, 156*, 157*
Wacholderbeeren 155, 156, 157
Wakalder 155
Walnussbaum 177
Warzen 59
Warzenmittel 91
Wehenmittel 70, 112
Weide 39
Weihrauch 102
Weinessig mit Kräutern 153, 153*
Weinraute 41
Weinrebe 151, 152*
Weißdorn 39
Wermuda 158
Wermut 158, 159*, 160*
Wildpflanzen 179
Winde 179
Winterrettich, Schwarzer 121,
121*, 123*
Winterschutz 101, 137
Wirkstoffe 47, 50

Wullena 162
Wundheilmittel 108, 125
Wundpulver 163
Würmer 61
Wurzelstockdroge 142
Würzmittel 67, 99, 103

Y
Ybischa 165
Ysop 99, 100*, 101*

Z
Zahlensymbolik 182, 184
Zahnbeiß 141, 143, 143*
Zahnfleischentzündungen 128
Zahnschmerzen 158, 163
Zedratzitrone 74, 75
Zerrungen 81
Zimt 45
Zitronenbaum 39, 74, 74*
Zitronenmelisse 72, 72*
Zorn 39, 104, 106
Zwiebel 108, 109, 171
Zypresse 33*, 39

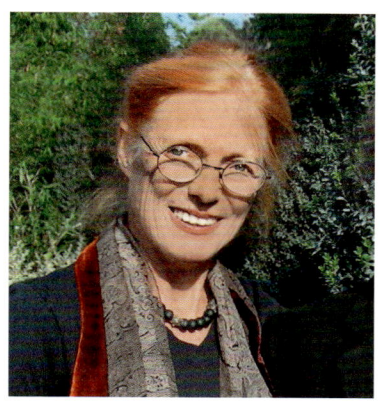

Über die Autorin

Dr. Gerda Tornieporth, gelernte Gärtnerin, Professorin für Erziehungswissenschaft der Technischen Universität Berlin mit den Schwerpunkten Ernährungs- und Verbraucherbildung in Forschung und Lehre. Sie gärtnert und schreibt mit Leidenschaft. Dabei baut sie alle beschriebenen Pflanzen selbst in ihrem Privatgarten an und erprobt sämtliche Rezepturen. Von ihren zahlreichen Veröffentlichungen erschienen in BLV-Verlag »Pfingstrosen«, »Buchs«, »Das große Buch vom Buchs«.

Impressum

Bibliografische Information der Deutschen Nationalbibliothek

Die Deutsche Nationalbibliothek verzeichnet diese Publikation in der Deutschen Nationalbibliografie; detaillierte bibliografische Daten sind im Internet über http://dnb.d-nb.de abrufbar.

3., durchgesehene Auflage, Neuausgabe des Titels »Hildegard von Bingen – Das Gartenbuch«

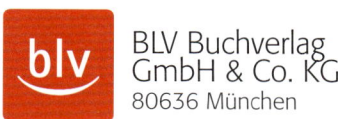

BLV Buchverlag
GmbH & Co. KG
80636 München

Layoutkonzept Innenteil: Kochan & Partner, München

Umschlagfotos: Flora Press/Visions (vorne); Tornieporth (hinten Mitte), Reinhard (hinten links), akg-images (hinten rechts)

Programmleitung Garten: Dr. Thomas Hagen

Lektorat: Sandra Hachmann, Rita Meixner

Herstellung: Hermann Maxant

Layout und DTP: griesbeckdesign, München

Printed in Slovakia · ISBN 978-3-8354-1399-3

Hinweis
Das vorliegende Buch wurde sorgfältig erarbeitet. Dennoch erfolgen alle Angaben ohne Gewähr. Weder Autoin noch Verlag können für eventuelle Nachteile oder Schäden, die aus den im Buch vorgestellten Informationen resultieren, eine Haftung übernehmen.

 www.facebook.com/blvVerlag

Gärtnern mit Leib und Seele: alter Wissensschatz und Praxistipps

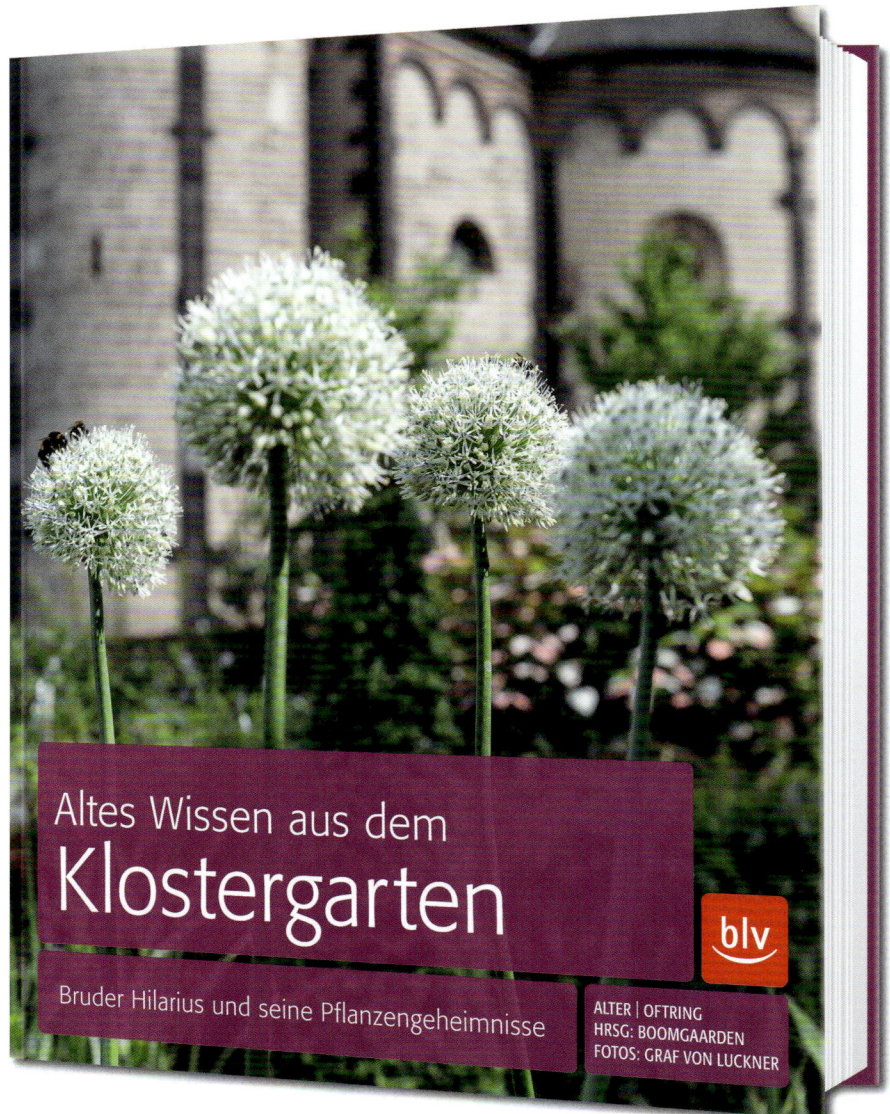

Matthias Alter/Bärbel Oftring u.a.
Altes Wissen aus dem Klostergarten
Authentisches, tiefgründiges Pflanzenwissen und einzigartiges Know-how – geprägt
von 50 Jahren Klostergarten-Erfahrung. Begegnungen mit Bruder Hilarius, dem
heiteren Klostergärtner mit dem grünen Herzen. Aus der Praxis: Boden, Kompost,
Pflanzenauswahl, naturgemäße Düngung und Pflanzenschutz, Obst- und Gemüse-
anbau, Zierpflanzen und ihre Pflege.
ISBN 978-3-8354-1214-9